健康生活必读

主 编 胡大一 许桂华

副主编 贺青华 冯子健 廖文科 王临虹 何 耀

编 委 （按姓氏笔画排序）

马吉祥 王 梅 王维真 尹荣秀 田振彪 何 丽 宋岳涛 金 曦 杨 琦 郑树国 崔 红 徐东群 黄悦勤 曹 剑 韩宏伟 蒋荣猛 曾繁玉

北京大学医学出版社

JIANKANG SHENGHUO BIDU

图书在版编目（CIP）数据

健康生活必读 / 胡大一，许桂华主编．—北京：北京大学医学出版社，2019.2

ISBN 978-7-5659-1915-2

Ⅰ．①健…　Ⅱ．①胡…　②许…　Ⅲ．①保健－基本知识　Ⅳ．① R161

中国版本图书馆 CIP 数据核字（2018）第 266337 号

健康生活必读

主　　编：胡大一　许桂华
出版发行：北京大学医学出版社
地　　址：（100191）北京市海淀区学院路 38 号　北京大学医学部院内
电　　话：发行部 010-82802230；图书邮购 010-82802495
网　　址：http://www.pumpress.com.cn
E-mail：booksale@bjmu.edu.cn
印　　刷：中煤（北京）印务有限公司
经　　销：新华书店
责任编辑：陈　奋　靳　奕　　责任校对：靳新强　　责任印制：李　啸
开　　本：880 mm × 1230 mm　1/32　印张：15.5　字数：440 千字
版　　次：2019 年 2 月第 1 版　2019 年 2 月第 1 次印刷
书　　号：ISBN 978-7-5659-1915-2
定　　价：58.00 元

主编简介

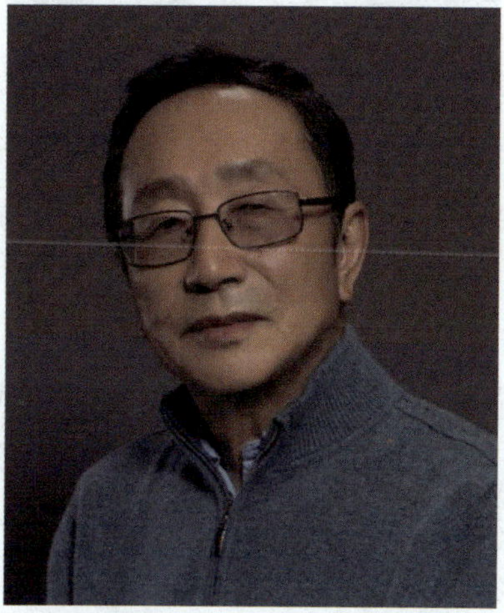

胡大一，北京大学人民医院心血管疾病研究所所长，中共党员，教授，博士生导师，国际欧亚科学院院士，曾被评为国家和北京市突出贡献专家。

现任中国控制吸烟协会会长，中华预防医学会副会长，中国老年学和老年医学学会副会长，中国康复医学会心血管病专业委员会主任委员，《中华心血管病杂志》《中华高血压杂志》和《医学哲学》杂志名誉总编辑 / 总编辑等职位。

胡大一教授是我国心血管疾病和医学领域的专家。他在我国率先成功采用射频消融技术根治快速心律失常。率先开辟急性心肌梗死救治“绿色通道”，率先提出并实践“双心”医学、预防康复“4S店”和“五大处方”体系。他积极倡导开展医疗志愿服务。先后获得国家科技进步二等奖 6 项，省部级医学科技奖 20 余项，为我国的医疗卫生、医学教育和健康服务等方面的发展做出了重大贡献。

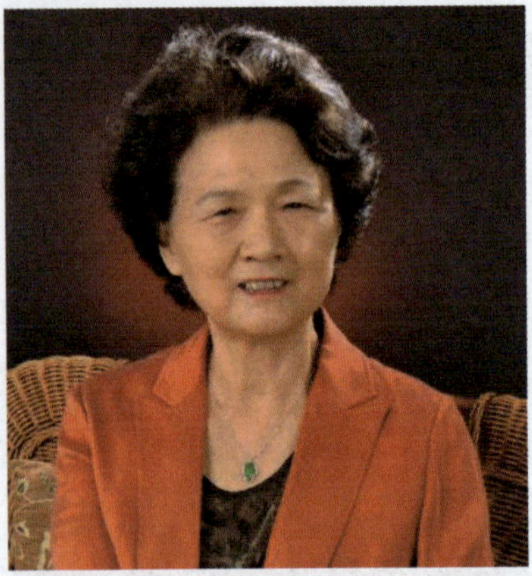

许桂华，研究员，长期从事疾病防治和公共卫生管理工作，曾任河南省医学科学院院长，河南省卫生厅副厅长，卫生部卫生监督司副司长，中国疾病预防控制中心副主任，中国控烟协会常务副会长，北京师范大学客座教授，第11届亚太地区控烟大会执行主席兼秘书长。曾组织编写《学校卫生监督管理规范》《放射卫生监督管理规范》《烟草危害与烟草控制》《走向健康发展的战略选择》等书，组织制定全国无烟医院、无烟学校标准和评估标准。2010年获世界卫生组织“控烟贡献奖”，2011年受联合国邀请参加第66届联合国大会关于全球防治慢性病的高级别会议。

编委会

主　编

胡大一　中国控制吸烟协会
许桂华　中国疾病预防控制中心

副主编

贺青华　国家卫生健康委员会疾病预防控制局
冯子健　中国疾病预防控制中心
廖文科　教育部体育卫生与艺术教育司
王临虹　中国疾病预防控制中心
何　耀　解放军总医院老年病研究所

编　委（按姓氏笔划排序）

马吉祥　中国疾病预防控制中心慢性非传染性疾病预防控制中心
王　梅　国家体育总局体育科研所群众体育研究中心
王维真　国家卫生健康委员会疾病预防控制局
尹荣秀　中国控制吸烟协会
田振彪　北京市红十字会999急救中心
何　丽　中国疾病预防控制中心营养与健康研究所
宋岳涛　北京老年医院研究所
金　曦　中国疾病预防控制中心妇幼保健中心
杨　琦　中国疾病预防控制中心妇幼保健中心
郑树国　北京大学口腔医院
崔　红　首都医科大学北京友谊医院
徐东群　中国疾病预防控制中心环境与健康相关产品安全所
黄悦勤　北京大学精神卫生研究所

曹　剑　解放军总医院
韩宏伟　国家食品安全风险评估中心
蒋荣猛　首都医科大学附属北京地坛医院
曾繁玉　中国控制吸烟协会

编　者（按章节排序）
何　丽　中国疾病预防控制中心营养与健康研究所
韩宏伟　国家食品安全风险评估中心
陈　思　国家食品安全风险评估中心
陶婉婷　国家食品安全风险评估中心
徐东群　中国疾病预防控制中心环境与健康相关产品安全所
常君瑞　中国疾病预防控制中心环境与健康相关产品安全所
叶　丹　中国疾病预防控制中心环境与健康相关产品安全所
王先良　中国疾病预防控制中心环境与健康相关产品安全所
郝舒欣　中国疾病预防控制中心环境与健康相关产品安全所
吕祎然　中国疾病预防控制中心环境与健康相关产品安全所
刘　悦　中国疾病预防控制中心环境与健康相关产品安全所
莫　扬　中国疾病预防控制中心环境与健康相关产品安全所
闫　旭　中国疾病预防控制中心环境与健康相关产品安全所
王先良　中国疾病预防控制中心环境与健康相关产品安全所
刘　柳　北京市朝阳区疾病预防控制中心
李韵谱　中国疾病预防控制中心环境与健康相关产品安全所
杨一兵　中国疾病预防控制中心环境与健康相关产品安全所
董小艳　中国疾病预防控制中心环境与健康相关产品安全所
刘　喆　中国疾病预防控制中心环境与健康相关产品安全所
黄悦勤　北京大学精神卫生研究所
孔庆梅　北京大学第六医院
宋煜青　北京大学第六医院
王希林　北京大学第六医院
孙新宇　北京大学第六医院

李雪霓　北京大学第六医院
柳鸣毅　武汉体育学院
王　梅　国家体育总局体育科研所群众体育研究中心
马吉祥　中国疾病预防控制中心慢性非传染性疾病预防控制中心
曾繁玉　中国控制吸烟协会
白雅敏　中国疾病预防控制中心慢性非传染性疾病预防控制中心
吉　宁　中国疾病预防控制中心慢性非传染性疾病预防控制中心
徐建伟　中国疾病预防控制中心慢性非传染性疾病预防控制中心
李剑虹　中国疾病预防控制中心慢性非传染性疾病预防控制中心
陈晓荣　中国疾病预防控制中心慢性非传染性疾病预防控制中心
蒋荣猛　首都医科大学附属北京地坛医院
宋美华　首都医科大学附属北京地坛医院
韩　冰　首都医科大学附属北京地坛医院
何　耀　解放军总医院老年医学研究所
杨姗姗　解放军总医院老年医学研究所
曹　剑　解放军总医院
李建华　解放军总医院
曾　静　解放军总医院
丁荣晶　北京大学人民医院
吕　斌　解放军总医院
千年松　解放军总医院
邓国超　解放军总医院
张智健　解放军总医院
刘婷婷　解放军总医院
彭　江　解放军总医院
李　睿　解放军总医院
徐亦驰　解放军总医院
郑树国　北京大学口腔医院
金　曦　中国疾病预防控制中心妇幼保健中心
杨　琦　中国疾病预防控制中心妇幼保健中心

侯启春　中国疾病预防控制中心妇幼保健中心
田振彪　北京市红十字会 999 急救中心
马圣奎　北京市红十字会 999 急救中心
魏建民　北京市红十字会 999 急救中心
李　方　北京市红十字会 999 急救中心
张忠浩　首都医科大学附属北京友谊医院
崔　红　首都医科大学北京友谊医院
宋岳涛　北京老年医院研究所

序

近年来，我国的心脑血管疾病、糖尿病、癌症与呼吸道疾病等慢性疾病的发病率明显攀升，并呈现年轻化态势，严重影响着人们的身体健康和生命质量。其发生率增高的原因，主要是由于不合理的膳食结构与不合理的生活方式所致，如缺乏适量运动、吸烟和嗜酒等。目前，全国有糖尿病患者9240万，心脑血管疾病患者2.9亿，其中高血压患者2.5亿，脑卒中患者1300万，冠心病1100万；新发各类恶性肿瘤患者429万。慢性疾病在给民众带来痛苦的同时，也使家庭和国家医疗负担不堪重负，对国民经济的可持续发展带来了负面影响。防治慢性病已成为世界各国政府面临的严重的公共卫生问题。

2011年，联合国举办的第66届关于预防和控制慢性非传染性疾病问题的高级别会议上，明确提出了防治慢性病是各国政府共同面临的挑战，其有效策略就是“合理膳食、适量运动、戒烟限酒”。

随着人们物质生活和文化水平的提高，人们更加渴望健康快乐长寿的生活。什么是健康？健康的标准是什么？世界卫生组织对健康的定义是“健康不仅是没有疾病，而是包括躯体健康、心理健康、社会适应良好和道德健康”。四者相互依存、相互促进、有机结合。躯体健康是健康的基础，心理健康是健康的核心。

为了普及正确的健康知识，国内营养、环境、运动以及慢性疾病防治等方面的著名专家，共同编写了《健康生活必读》一书。我希望本读物，能够帮助民众养成自主自律的健康行为和良好的生活习惯与方式，做到预防疾病、延缓衰老、延年益寿，把生命质量真正掌握在自己手中。

习近平总书记指出，没有全民健康，就没有全面小康。要把人民健康放在优先发展的战略地位。我殷切希望通过各级政府和民众的共同努力，能够促进“健康中国 2030”战略目标的实现，让我国人民能身心健康地参与到实现中华民族伟大复兴的进程中。

黄洁夫
原卫生部副部长
中央保健委员会副主任
中国人体器官捐献与移植委员会主任
2018 年 11 月 5 日

前　言

随着我国社会经济的发展、人民物质生活和文化水平的提高，人们普遍地更加关注健康问题。

什么是“健康”呢？世界卫生组织对健康做了定义，即“健康不仅是没有疾病，而且包括躯体健康、心理健康、社会适应良好和道德健康”。世界卫生组织还为健康制订了10条具体指标：①有足够充沛的精力，能从容不迫地应付日常生活和工作的压力，而不感到过分紧张；②处事乐观，态度积极，乐于承担责任；③善于休息，睡眠良好；④应变能力强，能适应外界环境的各种变化；⑤能够抵抗一般性感冒和传染病；⑥体重适当，身材匀称，协调；⑦眼睛明亮，反应敏锐，眼睑不易发炎；⑧牙齿清洁，无空洞，无痛感，齿龈颜色正常，无出血现象；⑨头发有光泽，无头屑；⑩肌肉、皮肤有弹性。

健康和长寿已成为当今公众普遍关心的热门话题，在传统媒体和新媒体上有关健康的信息比比皆是，但内容参差不齐，有的甚至是误导。为了普及正确的健康知识，我们邀请国内营养、环境、心理、运动，以及临床医学等方面的著名专家，共同编写了《健康生活必读》一书。在编写中，我们力求集科学性、实用性和可读性于一体，对营养、环境、运动、心理等方面的知识，以及防治慢性病、传染病、老年病的方法进行了详细阐述，为大众释疑解惑。

我衷心希望这本读物能够帮助人们养成自主的健康行为、良好的生活习惯和科学的生活方式，把生命质量掌握在自己的手中。让每个人能热爱健康、追求健康、促进健康，从而实现全民健康。

参与编写本读物的专家，都是在繁忙的工作之余精心撰稿，实在可敬，特此表示衷心的感谢！

许桂华

2018年11月11日

目　录

第一章　营养与食品安全

第一节　膳食指南和平衡膳食宝塔的应用

居民膳食指南（DG）是根据营养科学原则和当地百姓健康需要，结合当地食物生产供应情况及人群生活实践，政府或权威机构研究并提出的食物选择和身体活动的指导意见。膳食指南是健康教育和公共卫生政策的基础性文件，是国家实施和推动食物合理消费及改善人群健康目标的一个重要组成部分。

一、膳食模式

膳食模式就是平常所说的膳食结构，指膳食（如一日三餐）中各类食物品种、数量的比例和消费的频率，又称为饮食模式，即个体在一段时间内所摄入的所有食物和饮料的总和。它可以是对饮食习惯的描述或者对推荐食物组合的描述。

二、平衡膳食

平衡膳食是指提供给人体的营养素种类齐全、数量充足、比例搭配合理，能保证机体各种生命活动需要的膳食。平衡膳食能使人体的营养需要与膳食供给之间保持平衡状态，能量及各种营养素满足人体生长发育、生理及体力活动的需要，且各种营养素之间保持适宜比例。

要做到平衡膳食，要求从膳食合理搭配做起，也就是要吃多样化的食物。没有任何一种天然食物能满足人体所需的全部营养素，因此，膳食必须由多种食物组成。同时，要保证三大宏量营养素的合理比例，即碳水化合物提供的能量占总能量的50% ~ 65%，蛋白质提供的能量占10% ~ 15%，脂肪提供的能量占20% ~ 30%。还必须做到蛋白质和脂肪的食物来源组成合理，以及各种营养素摄入量均达到供给量标准。

中国营养学会制定的《中国居民膳食指南 2016》为帮助人们合理搭配食物，采用平衡膳食，以达到合理营养和促进健康的目的提供了很好的指导意见。

《中国居民膳食指南 2016》一共包括 6 条推荐内容（适合 2 岁以上人群）。

- 食物多样，谷类为主

平衡膳食模式是最大程度上保障人体营养需要和健康的基础，食物多样是平衡膳食模式的基本原则。我们每天的膳食应包括谷薯类、蔬菜水果类、畜禽鱼蛋奶类、大豆坚果类等食物。建议平均每天摄入 12 种以上食物，每周 25 种以上。谷类为主是平衡膳食模式的重要特征，建议每天摄入谷薯类食物 250 ~ 400 g，其中全谷物和杂豆类占 50 ~ 150 g，薯类占 50 ~ 100 g。膳食中碳水化合物提供的能量应占总能量的 50% 以上。

- 吃动平衡，健康体重

体重是评价人体营养和健康状况的重要指标，吃和动是保持健康体重的关键。各个年龄段的人群都应该坚持每天运动、维持能量平衡、保持健康体重。体重过低和过高均易增加疾病的发生风险。推荐每周应至少进行 5 天中等强度的身体活动，累计 150 min 以上；坚持日常身体活动，平均每天主动走路 6000 步；尽量减少久坐时间，每小时站起来动一动，动则有益。

- 多吃水果、蔬菜、奶类、大豆

蔬菜、水果、奶类和大豆制品是平衡膳食的重要组成部分，坚果是膳食的有益补充。蔬菜和水果是维生素、矿物质、膳食纤维和植物化学物质的重要来源。奶类和大豆富含钙、优质蛋白质和 B 族维生素，对降低慢性病的发病风险具有重要作用。提倡餐餐有蔬菜，推荐每天摄入 300 ~ 500 g 的蔬菜，深色蔬菜应占 1/2。天天吃水果，推荐每天摄入 200 ~ 350 g 的新鲜水果，果汁不能代替鲜果。应吃各种奶制品，摄入量相当于每天摄入液态奶 300 g。经常吃豆制品，每天摄入量相当于摄入大豆 25 g 以上，适量吃坚果。

● 适量摄入鱼、禽、蛋、瘦肉

鱼、禽、蛋和瘦肉可提供人体所需要的优质蛋白质、维生素 A、B 族维生素等，但有些动物性食物也含有较多的脂肪和胆固醇。动物性食物优选鱼和禽类，鱼和禽类脂肪含量相对较低，而且鱼类含有较多的不饱和脂肪酸。蛋类中各种营养成分齐全。畜肉应选择瘦肉，瘦肉脂肪含量较低。过多食用烟熏和腌制肉类可增加肿瘤的发生风险，应当少吃。推荐每周摄入鱼 280 ~ 525 g，畜禽肉 280 ~ 525 g，蛋 280 ~ 350 g。平均每天摄入鱼、禽、蛋和瘦肉总量 120 ~ 200 g。

● 少盐少油，控糖限酒

目前，我国多数居民食盐、烹调油和脂肪摄入过多，这是高血压、肥胖和心脑血管疾病等慢性病发病率居高不下的重要因素。因此，应当培养清淡饮食的习惯、成年人每天食盐摄入不超过 6 g，每天烹调油摄入 25 ~ 30 g。过多摄入添加糖（游离糖）可增加龋齿和超重发生的风险，推荐每天摄入糖不超过 50 g，最好控制在 25 g 以下。水在生命活动中发挥重要作用，应当足量饮水。建议成年人每天饮 7 ~ 8 杯（1500 ~ 1700 ml）水。提倡饮用白开水和茶水，不喝或少喝含糖饮料。儿童、少年、孕妇、哺乳期妇女不应饮酒；如饮酒，成年人一天饮酒的酒精量男性不超过 25 g，女性不超过 15 g。

● 杜绝浪费，兴新食尚

勤俭节约、珍惜食物、杜绝浪费是中华民族的美德。按需选购食物、备餐，提倡分餐、不浪费。选择新鲜卫生的食物和适宜的烹调方式，保障饮食卫生。学会阅读食品标签，合理选择食品。创造和支持文明饮食新风的社会环境和条件，应该从每个人做起。回家吃饭，享受食物和亲情，传承优良饮食文化，树力健康饮食新风*。

为了帮助人们在日常生活中实践《中国居民膳食指南 2016》的一般人群膳食指南的主要内容，中国营养学会同时制定了“中国居

*注：相关实践应用和制定依据请参见《中国居民膳食指南（2016）》

民平衡膳食宝塔”（图 1-1-1）。它对合理调配、平衡膳食进行了具体指导，直观地告诉居民每日应摄入的食物种类、合理数量，以便为居民合理调配膳食提供有操作性的指导。

作者编了一首平衡膳食歌（图 1-1-2）。

三、制订平衡膳食食谱

特定人群的食谱设计，应根据个人情况，如性别、身体活动水平、体重等，先确定膳食营养目标和能量需求水平，再确定食物用量和品类，将食物进行搭配、设计菜肴、选用合理的烹调方式，这样膳食食谱就完成了。在采购食物时，还须考虑到食物生重和熟重的差异，以及可食部分所占的比例，合理安排食物采购数量。随着经验的增长，设计平衡膳食食谱、采购食材和选择烹调方法都会熟练起来，做到一日三餐美味又营养。

可采用五步法设计膳食：①了解年龄、性别和身体活动水平；②确定膳食能量需要水平或活动水平；③根据自己所需的能量，确定食物种类和用量；④按照中国居民膳食指南要求选择食物种类，注意多选用全谷物、深色蔬菜等；⑤设计菜肴，选择合理的烹调方式。

为了帮助大家记住平衡膳食的原则，并将其长期应用于生活当中，作者参考国内外资料，并结合中国人的实际情况，简单将其概括为“平衡膳食每天十个拳头原则”。

“十个拳头原则”即肉：粮：奶类和豆类：蔬菜和水果=1：2：2：5（以重量计算）。

您的拳头总在您的身边，由于性别、身高、体重的不同，每个人的拳头大小也略有不同，可以将它作为一个非常方便的“量具”。建议您经常根据自己拳头的大小来粗略估计每天各类食物的进食量（指生食量）。

不超过：一个拳头大小的肉类（包括鱼、禽、肉、蛋）；

相当于：两个拳头大小的谷类（各种主食，包括粗粮、杂豆和薯类）；

要保证：两个拳头大小的豆制品、奶制品（各种豆制品、奶

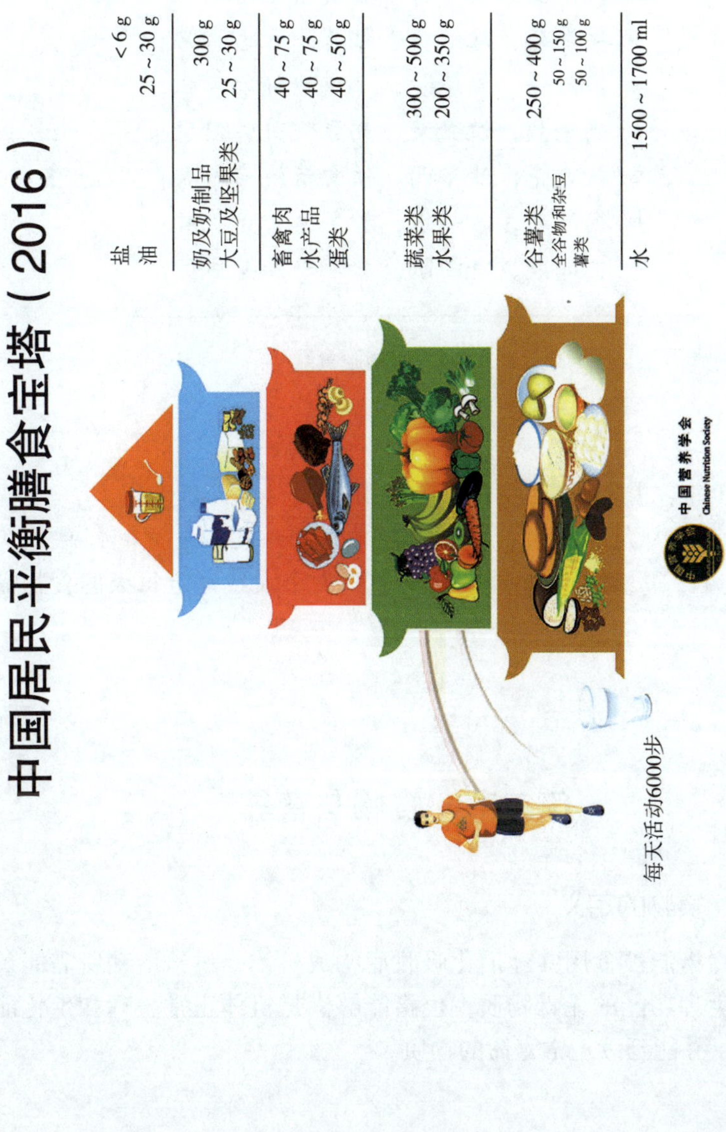
中国居民平衡膳食宝塔（2016）
盐 <6 g
油 25 ~ 30 g
奶及奶制品 300 g
大豆及坚果类 25 ~ 30 g
畜禽肉 40 ~ 75 g
水产品 40 ~ 75 g
蛋类 40 ~ 50 g
蔬菜类 300 ~ 500 g
水果类 200 ~ 350 g
谷薯类 250 ~ 400 g
全谷物和杂豆 50 ~ 150 g
薯类 50 ~ 100 g
水 1500 ~ 1700 ml
每天活动6000步
中国营养学会
Chinese Nutrition Society

图 1-1-1　中国居民平衡膳食宝塔

《平衡膳食歌》

- 玲珑塔，有五层，膳食宝塔记心中；
- 讲平衡，食多样，谷类为主搭粗粮；
- 菜果蔬，绿红黄，红薯土豆也常常；
- 肉禽蛋，要适量，鸡鸭鱼虾比肉强；
- 喝牛奶，饮豆浆，奶豆促进骨健康；
- 盐六克，油半两，饮食清淡寿命长；
- 勤活动，常喝水，控制体重免肥胖；
- 把烟戒，将酒限，食动平衡身体健！

图 1-1-2　平衡膳食歌

制品）；

不少于：五个拳头大小的蔬菜和水果。

一个拳头大小的生食重量范围在 120 ~ 200 g 之间，平均为 150 g 左右。大家可以根据自己的拳头大小大致确定每天的食物需要量。

（何　丽）

第二节　食物与营养

一、食物的定义

食物指能被食用并经消化吸收后构成机体、供给活动所需能量或调节生理功能的无毒物质，也指能够满足机体正常生理和生化能量需求，并能延续正常寿命的物质。

食物通常是由碳水化合物、脂肪、蛋白质、维生素、矿物质和水构成。食物的来源可以是植物、动物或者其他生物，例如真菌（如蘑菇）及发酵产品（如酒精）等。人类借由采集、耕种、畜牧、狩猎、渔猎等许多种不同的方式获得食物。

二、食品的定义

2015 年 4 月修订的我国《食品安全法》第一百五十条对食品的定义如下：食品，指各种供人食用或者饮用的成品和原料，以及按照传统既是食品又是中药材的物品，但是不包括以治疗为目的的物品。中华人民共和国国家标准《食品工业基本术语》对食品的定义是可供人类食用或饮用的物质，包括加工食品、半成品和未加工食品，不包括烟草或只作药品用的物质。从食品卫生立法和管理的角度，广义的食品概念还涉及食品原料种植、养殖过程接触的物质和环境，食品的添加物质，所有直接或间接接触食品的包装材料、设施，以及影响食品原有品质的环境。

三、食物分类及营养价值

食物可分为五大类，分别是谷类和薯类，动物性食物，豆类和坚果，水果、蔬菜和菌藻类，以及纯能量食物。

（一）谷类及薯类

谷类包括米、面、杂粮，薯类包括马铃薯、甘薯、木薯等，主要提供碳水化合物、蛋白质、膳食纤维及 B 族维生素。

米饭、面食等主食富含碳水化合物，而碳水化合物是人体不可缺少的营养物质。它在体内释放能量的速度最快，是血液中的红细胞唯一可利用的能量，也是神经系统、心脏和肌肉活动的主要能源。它对构成机体组织、维持神经系统和心脏的正常功能、增强耐力、提高工作效率都有重要意义。因此不吃主食或过度限制主食的摄入量都是不正确和不科学的，建议人体所需能量的 50% ~ 65% 应由主食中的碳水化合物来提供。一日三餐应坚持谷类为主，一般成年人每天应摄入谷类食物 250 ~ 400 g，另外要注意粗细搭配，经常吃一些粗粮、杂粮和全谷类食物。稻米、小麦不要研磨得太精细，否则谷类表层所含的维生素、矿物质等营养素和膳食纤维大部分会流失到糠麸之中。

薯类是我国传统膳食的组成部分，包括马铃薯（土豆）、红薯（甘薯、地瓜）、木薯、山药等。新鲜的薯类含有丰富的碳水化合物、膳食纤维、矿物质和 B 族维生素。薯类的碳水化合物主要是淀粉，容易被人体吸收，可以作为人体所需能量的重要来源。土豆中还含有丰富的维生素 C 和钾。

很多人认为多吃主食会导致肥胖及其他相关慢性病。事实上，造成肥胖的真正原因是摄入的总能量过剩，即能量摄入大于能量消耗。能量摄入过多和（或）身体活动水平过低均可能导致能量过剩。除碳水化合物外，脂肪和蛋白质也是能量的营养素来源，况且 1 g 碳水化合物或蛋白质在体内只产生约 4 kcal 能量，而 1 g 脂肪则能产生 9 kcal 能量，同等重量的脂肪比碳水化合物更容易造成能量过剩。

（二）动物性食物

动物性食物包括畜、禽、鱼、奶、蛋等，主要提供蛋白质、脂肪、矿物质、维生素 A、B 族维生素和维生素 D。

禽类的脂肪含量较畜肉低，而且富含不饱和脂肪酸，其脂肪酸组成也优于畜类脂肪。摄入禽肉时，建议去皮后再吃，以减少脂肪和胆固醇的摄入。

鱼类等水产品脂肪含量一般较低，且含有较高的多不饱和脂肪酸。有些海产鱼类富含二十碳五烯酸（EPA）和二十二碳六烯酸（DHA），对预防血脂异常和心脑血管疾病有一定作用。每周应该摄入 500 g 鱼肉。

蛋类富含优质蛋白质，各种营养成分比较齐全，是非常经济的优质蛋白质来源。进食蛋类食品，不要丢弃蛋黄。除了胆固醇，蛋黄中还含有丰富的卵磷脂、矿物质和维生素。

奶类含丰富的优质蛋白质和维生素，含钙量较高而且利用率也很高，是膳食钙的极好来源。建议每人每天饮奶 300 g 或相当量的奶制品。对于饮奶量更多或有高血脂和超重、肥胖倾向者可选择低脂、脱脂奶及其制品。

（三）豆类和坚果

豆类和坚果包括大豆、其他干豆类及花生、核桃、杏仁等坚果类。它们主要提供蛋白质、脂肪、膳食纤维、矿物质、B 族维生素和维生素 E。

大豆含丰富的优质蛋白质、必需脂肪酸、B 族维生素、维生素 E 和膳食纤维，且含有磷脂、低聚糖，以及异黄酮、植物固醇等多种植物化学物质。大豆是重要的优质蛋白质来源。应适当多吃大豆及其制品，建议每人每天摄入 25 ～ 35 g 豆类和坚果类食品。

（四）蔬菜和水果类

蔬菜和水果类主要提供膳食纤维、矿物质、维生素 C、胡萝卜素、维生素 K 及有益健康的植物化学物质。

蔬菜一般含水分 90% 以上，未经烹调的生的蔬菜能量低到可以忽略。蔬菜主要提供膳食纤维、维生素、矿物质和植物化学物质。根茎类蔬菜中膳食纤维含量低于叶菜，而叶菜的维生素含量高于瓜果和根茎类蔬菜。应注意增加十字花科蔬菜的摄入（西兰花、萝卜、芥菜等）。

根据颜色深浅可将蔬菜分为深色蔬菜和浅色蔬菜，深色蔬菜的营养价值一般优于浅色蔬菜。深色蔬菜指深绿色、红色、橘红色、紫红色蔬菜。它们富含胡萝卜素尤其是 β- 胡萝卜素，是膳食中维生素 A 的主要来源。此外，深色蔬菜还含有多种植物色素如叶绿素、叶黄素、番茄红素、花青素等，还含有一些芳香族物质。这些成分赋予蔬菜特殊丰富的色彩、风味和香气，有促进食欲的作用，并呈现出很多特殊的生理活性。

常见的深绿色蔬菜有菠菜、油菜、荠菜、苜蓿（金花草头菜）、芥菜、冬寒菜、芹菜叶、蕹菜（空心菜）、莴笋叶、西蓝花、芦笋、茼蒿、韭菜等。常见的红色、橘红色蔬菜有西红柿、胡萝卜、南瓜、红辣椒等。常见的紫红色蔬菜有紫皮洋葱、红苋菜、紫甘蓝、甜菜、茄子等。

新鲜水果含水分较多，可达到85% ~ 90%，并含有丰富的碳水化合物。水果中的膳食纤维除了有与蔬菜一样的纤维素和半纤维素之外，还含有果胶。它属于可溶性的膳食纤维，可降低心脑血管疾病的发病率。水果富含钾、镁、钙等矿物质，含钠较低。水果经过脱水处理后，果干中的矿物质含量得到浓缩而大幅度提高。水果也是维生素C的良好来源，鲜枣、猕猴桃、山楂的维生素C含量都很高。红色和黄色的水果如柑橘类、芒果、杏、哈密瓜等，胡萝卜素的含量较高。水果中还含有大量的植物化学物质，如有机酸、黄酮类、类胡萝卜素，以及各种芳香族物质，可刺激消化液分泌，增进食欲。它对维生素C有稳定保护作用，具有抗氧化活性，并可促进多种矿物质的吸收。

（五）纯能量食物

纯能量食物，包括动植物油、淀粉、食用糖和酒类，主要提供能量。动植物油还可提供维生素E和必需脂肪酸。

烹调油作为调味品，是烹调菜肴的第一用料。烹调油的种类很多，但主要成分都是脂肪。动物油的脂肪含量为90%左右，还含有胆固醇；植物油一般含脂肪99%以上，不含有胆固醇。烹调主要为人体提供必需的脂肪酸（亚油酸和亚麻酸）。

动物油中饱和脂肪酸含量较高，还含有胆固醇，对心血管患者不利。由于日常摄入的畜肉中也含有一定量的饱和脂肪酸，因此不提倡使用动物油作为烹调油。

植物油因富含有熔点低的不饱和脂肪酸，因此常温下呈液态。含有的维生素以维生素E为主，玉米胚芽油中的维生素E含量较高。各种植物油的脂肪酸构成不同，如橄榄油、油茶籽油中单不饱和脂肪酸含量较高，玉米油、葵花籽油、花生油等则富含亚油酸。未经品种改良的菜籽油含有较多芥酸，可使脂肪在心肌中聚集，导致心肌的单核细胞浸润和纤维化。低芥酸的菜籽油是一种富含单不饱和脂肪及亚油酸的植物油。每种油的脂肪酸构成不同，营养特点各异，因此要经常更换烹调油的种类，倡导食用多种植物油。

（何　丽）

第三节　营养学基础知识

一、营养学的基本概念

（一）营养

营养是指机体摄取食物后，经过体内消化、吸收和代谢，利用食物中对身体有益的物质构建机体组织器官、满足生理功能和体力活动需要的生物学过程。

（二）营养素

营养素是维持身体生存、生长发育、体力活动和健康，以食物的形式摄入的一些人体需要的物质。人体所需的营养素包括碳水化合物、脂类、蛋白质、矿物质、维生素、水和膳食纤维。

人体必需的营养成分有 40 多种，各种营养素的需要量又各不相同，并且每种天然食物中营养成分的种类和数量也各有不同。所以多种食物合理搭配才能组成平衡膳食，即从食物中获取营养成分的种类和数量既能满足人体的需要，而又不过量，蛋白质、脂肪和碳水化合物提供的能量比例适宜。

其中碳水化合物、脂类和蛋白质因为人体需要量多，在膳食中所占的比重大，故称为宏量营养素，又称产能营养素。维生素和矿物质因需要量相对较少，在膳食中所占比重也较小，故称为微量营养素。维生素分为水溶性维生素（包括维生素 C 和 B 族维生素）和脂溶性维生素（包括维生素 A、D、E、K）。有 7 种矿物质（钙、镁、钾、钠、磷、氯、硫）在人体内含量较多，称为常量元素；还有 8 种矿物质（铁、碘、锌、硒、铜、钼、铬、钴）在人体内含量较少，称为微量元素。

近20年来，现代营养学对富含蔬菜和水果的膳食有益于健康的认识逐渐加深。研究表明，植物性食物中除了某些营养素外，还有一些生物活性成分，具有保护人体、预防心脑血管疾病和肿瘤等慢性非传染性疾病的作用，这些生物活性成分被统称为植物化学物质。植物化学物质按照结构或功能特点等分类，主要包括类胡萝卜素、植物固醇、多酚、蛋白酶抑制剂、植物雌激素、硫化物、单萜类、植酸等。

（三）膳食营养素参考摄入量

膳食营养素参考摄入量（DRIs）是一组每日平均膳食营养素摄入量的参考值，各国公认的DRIs包括以下7项营养水平指标的前4项，2014年出版的《中国居民膳食营养素参考摄入量（2013版）》在此基础上新增3项指标。这7项指标的具体含义如下。

（1）平均需要量（EAR）：是根据个体需要量的研究资料制订的，根据某些指标判断可以满足某一特定性别、年龄及生理状况群体中50%的个体需要量的摄入水平。这一摄入水平不能满足群体中另外50%的个体对该营养素的需要。EAR是制订推荐摄入量（RNI）的基础。

（2）RNI：是指可以满足某一特定性别、年龄及生理状况的群体中绝大多数个体（97%～98%）的需要量的摄入水平。长期摄入RNI水平，可以满足机体对该营养素的需要，使组织维持适当的营养素储备，保持健康。与EAR相比，RNI在评价个体营养素摄入量方面的用处有限，当某个体的营养素摄入量低于RNI时，并不一定表明该个体未达到适宜营养状态。

（3）适宜摄入量（AI）：是基于对健康人群所进行的观察或实验研究，而得出的具有预防某种慢性病功能的摄入水平。它的数值一般大于EAR，也可能大于RNI。在缺乏肯定的资料作为EAR和RNI的基础时，AI可作为营养素供给量目标。

（4）可耐受最高摄入量（UL）：指在生命某一阶段和性别的人

群中，几乎对所有个体健康都无任何副作用和危险的每日最高营养素摄入量。它的制订是基于最大无作用剂量，再加上安全系数（人体实验结果则无需安全系数），目的是限制膳食和来自强化食物及膳食补充剂的某一营养素的总摄入量，以防止该营养素过量引起不良作用。

（5）宏量营养素可接受范围（AMDR）：指脂肪、蛋白质和碳水化合物 3 种宏量供能营养素理想的摄入范围。该范围可以满足人体对这些必需营养素的需要，并且有利于降低慢性病的发生危险，常用占能量摄入量的百分比表示。AMDR 的显著特点是具有上限和下限，如果一个个体的摄入量高于或低于推荐的范围，可能会引起罹患慢性病的风险增加，或导致必需营养素缺乏的可能性增加。

（6）预防非传染性慢性病的建议摄入量（PI-NCD；简称建议摄入量，PI）：膳食营养素摄入量过高或过低导致的慢性病一般涉及肥胖、糖尿病、高血压、血脂异常、脑卒中、心肌梗死，以及某些肿瘤。PI-NCD 是以非传染性慢性病（NCD）的一级预防为目标，提出的必需营养素的每日摄入量。当 NCD 易感人群的某些营养素的摄入量接近或达到 PI 时，可以降低他们发生 NCD 的风险。

（7）特定建议值（SPL）：近几十年的研究证明营养素以外的某些膳食成分，其中多数属于植物化学物质，具有改善人体生理功能、预防慢性疾病的生物学作用。某些疾病易感人群膳食中这些成分的摄入量达到或接近 SPL 时，有利于维持人体健康。

二、营养与健康的关系

世界卫生组织提出“健康不仅是躯体没有疾病，还要具备心理健康、社会适应良好和有道德”。健康是指一个人在身体、精神和社会等方面都处于良好的状态。健康包括 2 个方面的内容：一是主要脏器无疾病，身体形态发育良好，体形均匀，人体各系统具有良好的生理功能，有较强的身体活动能力和劳动能力，这是对健康最基本的要求；二是对疾病的抵抗能力较强，能够适应环境变化、各种生理刺激，以及致病因素对身体的作用。

营养是维持健康的基础，膳食营养因素也是人体生长发育的关键。体格发育的重要营养物质是蛋白质、能量、钙及有关矿物质、维生素等；脑及神经系统发育的基础是蛋白质、氨基酸、必需脂肪酸、碳水化合物、维生素及微量元素等。生长发育阶段如果得不到充分的营养保证，则可能产生种种的不良后果，可能会引起蛋白质缺乏或其他营养缺乏病，而导致体格发育障碍、身高和体重低下。

三、能量与宏量营养素基本知识

能量：1 卡（cal）能量指 1 g 纯水的温度由 15℃上升到 16℃所需要的能量。而 1 焦耳（J）能量则是指用 1 牛顿（N）力把 1 kg 物体移动 1 m 所需要的能量。1 cal=4.184 J。

人体所需的营养素有碳水化合物、脂类、蛋白质、矿物质、维生素，膳食纤维和水，共七大类。其中碳水化合物、脂类和蛋白质因为需要量多，在膳食中所占的比重大，称为宏量营养素。矿物质和维生素因需要相对较少，在膳食中所占的比重也较小，称为微量营养素。

每克脂肪可以产生 9 kcal 能量，每克蛋白质和碳水化合物可以产生 4 kcal 能量，每克酒精可以产生 7 kcal 能量（酒精不是营养素，对身体组织的生长、维持和修复无益），每克膳食纤维可以产生 2 kcal 能量。

膳食能量的推荐摄入量：膳食中三种能量营养素保持一定的比例。蛋白质占 10% ~ 15%，脂肪占 20% ~ 30%，碳水化合物占 50% ~ 65%。

四、蛋白质

蛋白质被称为生命的物质基础，是化学结构复杂的一类有机化合物。生命的产生、存在和消亡都与蛋白质有关。人体内的蛋白质终生处于不断水解和合成的动态平衡之中，从而达到蛋白质更新和修复的目的。

1. 蛋白质的功能

（1）构成身体组织：构成人体组织、器官是蛋白质最重要的生理功能。身体的生长发育就是蛋白质不断积累的过程，这对生长发育期的儿童尤为重要。人体内各种组织细胞中的蛋白质始终在不断更新。只有摄入足够的蛋白质才能维持组织的更新。身体受伤后也需要蛋白质作为修复材料。

（2）调节生理功能：蛋白质在体内构成多种具有重要生理活性的物质，参与调节生理功能，保证人体生命活动能够有条不紊地进行。

（3）供给能量：蛋白质在体内被蛋白酶分解成氨基酸，然后被氧化分解，同时释放能量，是人体的能量来源之一。每克蛋白质在体内被氧化后可供给人体 16.7 kJ（4 kcal）能量。但蛋白质的这种功能可以由碳水化合物、脂肪所代替。供给能量是蛋白质的次要功能。

2. 蛋白质的组成

蛋白质是一大类有机物质，不管是动物还是植物组织中提取出的蛋白质，经过元素分析，其组成大致为碳、氢、氧、氮及硫元素。有些蛋白质还含有磷、铁、碘、锰及锌等元素。蛋白质是人体内氮元素的唯一来源。

3. 氨基酸

氨基酸是组成蛋白质的基本单位。组成人体蛋白质的氨基酸有 20 多种，但绝大多数的蛋白质只由 20 种氨基酸组成。在营养学上分为必需氨基酸、非必需氨基酸和条件必需氨基酸。

（1）必需氨基酸：不能在人体内合成或合成速度不够快，必须由食物供给的氨基酸。成年人的必需氨基酸有 8 种：异亮氨酸、亮氨酸、赖氨酸、蛋氨酸、苯丙氨酸、苏氨酸、色氨酸和缬氨酸。组氨酸是婴幼儿的必需氨基酸。

（2）非必需氨基酸：并非人体不需要，只因可在人体内合成，食物中暂时缺乏也无妨。

（3）条件必需氨基酸：半胱氨酸和酪氨酸在体内可分别由蛋氨酸和苯丙氨酸转变而成，如果膳食中能直接提供这两种氨基酸，则人体对蛋氨酸和苯丙氨酸的需要量可分别减少。所以半胱氨酸和酪氨酸称为条件必需氨基酸或半必需氨基酸。

4. 蛋白质的食物来源

蛋白质的食物来源可分为植物性蛋白质和动物性蛋白质两大类。营养学上根据食物蛋白质所含氨基酸的种类和数量将蛋白质分3类。

（1）完全蛋白质：又称为优质蛋白质。它们所含的必需氨基酸种类齐全、数量充足、比例适当。这一类蛋白质不但可以维持人体健康，还可以促进生长发育。奶、蛋、鱼、肉中的蛋白质都属于完全蛋白质。

（2）半完全蛋白质：这类蛋白质所含氨基酸虽然种类齐全，但其中某些氨基酸的数量不能满足人体的需要。如小麦中的蛋白质含赖氨酸很少。食物中所含与人体所需相比有差距的某一种或某几种氨基酸叫做限制氨基酸。谷类蛋白质中赖氨酸含量较少，所以谷类的限制氨基酸是赖氨酸。

（3）不完全蛋白质：这类蛋白质不能提供人体所需的全部必需氨基酸，单纯靠它们既不能促进生长发育，也不能维持生命。例如，肉皮中的胶原蛋白是不完全蛋白质。

为改善膳食蛋白质质量，在膳食中应保证有一定数量的完全蛋白质。一般要求动物性蛋白质和大豆蛋白质应占膳食蛋白质总量的30% ～ 50%。

5. 蛋白质的需要量

成年人按每天0.8 ～ 1.0 g /kg的标准摄入蛋白质即可维持身体的正常功能。若按提供的能量计算，蛋白质摄入量应占总能量摄入量的10% ～ 15%。《中国居民膳食营养素参考摄入量》（WS/T 578.1-2017）指出：成年人蛋白质每日推荐摄入量为男性65 g/d，女性55 g/d。

五、脂类

脂类是脂肪和类脂的总称，是一大类具有重要生物学作用的化合物。

1. 脂肪

脂肪约占脂类的95%。脂肪由1分子甘油和3分子脂肪酸组成，故称三酰甘油。脂肪大部分分布在皮下、腹部的大网膜、肠系膜，以及肾周围等脂肪组织中，常以大块脂肪组织形式存在。人体内脂肪含量受膳食营养状况和体力活动等因素的影响，因而有较大的变动。摄入过多碳水化合物和脂肪时，体内脂肪含量增加，减肥或饥饿时体内脂肪会下降。

脂肪酸（FA）是构成三酰甘油的基本单位。常见的分类如下。

（1）按脂肪酸碳链长度分类：长链脂肪酸（LCFA）含 14 ～ 24 个碳原子，中链脂肪酸（MCFA）含 8 ～ 12 个碳原子，短链脂肪酸（SCFA）含 2 ～ 6 个碳原子。

（2）按脂肪酸饱和程度分类：饱和脂肪酸（SFA），其碳链中不含双键；单不饱和脂肪酸（MUFA），其碳链中只含 1 个不饱和双键；多不饱和脂肪酸（PUFA），其碳链中含 2 个或多个双键。

（3）按不饱和脂肪酸所含第一个双键的位置分类：可分为 ω-3、ω-6、ω-9（又称为 n-3、n-6、n-9）等系列脂肪酸。不饱和脂肪酸的第一个不饱和双键所在碳原子的序号是 3，则为 ω-3（或 n-3）系脂肪酸，依此类推。

（4）按脂肪酸空间结构分类：顺式脂肪酸，其联结到双键两端碳原子上的 2 个氢原子在碳链的同侧；反式脂肪酸，其联结到双键两端碳原子上的 2 个氢原子在碳链的不同侧。

我国 2011 年 10 月 12 日颁布的食品安全国家标准《预包装食品营养标签通则》（2013 年 1 月 1 日实施）中明确规定：食品中若含有反式脂肪酸，必须在食品营养标签中明确标示。它还指出每天摄入反式脂肪酸不应超过 2.2 g，应少于每日总能量的 1 %。过多摄入反式脂肪酸可使血液胆固醇增高，低密度脂蛋白水平增高，高密度脂蛋白水平降低，从而增加心血管疾病发生的风险。

必需脂肪酸（EFA）指人体不能自行合成，必须由膳食供给的脂肪酸。必需脂肪酸只有亚油酸（ω-6 脂肪酸）和 α- 亚麻酸（ω-3 脂肪酸）2 种。亚油酸在人体内可以作为其他 ω-6 系列脂肪酸的前体，并在体内转变生成 γ- 亚麻酸、花生四烯酸等 ω-6 系列的长链多不饱和脂肪酸。α- 亚麻酸可作为 ω-3 系脂肪酸的前体，在体内可转变生成二十碳五烯酸（EPA）、二十二碳六烯酸（DHA）等ω-3系长链脂肪酸。

知识链接——反式脂肪酸

植物油有高温不稳定及无法长时间储存等问题，所以科学技术利用氢化的过程，将不饱和脂肪酸的不饱和双键与氢结合变成饱和键。随着饱和程度的增加，植物油可由液态变为固态的反式脂肪酸，这一过程称为氢化。与动物油相比，氢化植物油价格更低廉。食品制造商通常利用这个原理生产人造黄油。食品中使用氢化植物油可增加产品货架期，并稳定食品的风味。在氢化植物油发明前，食品加工中用来使口感松软的“起酥油”是猪油，后来被氢化植物油取代。

含不饱和脂肪酸的食物被反刍动物（如牛、羊等）消化时，脂肪酸在动物胃中被细菌部分氢化。牛奶、乳制品、牛肉和羊肉的脂肪中都能发现反式脂肪酸，占2%～9%；鸡和猪也通过饲料吸收反式脂肪酸，反式脂肪酸因此进入猪肉和家禽产品中。动物性食物中天然含有的反式脂肪酸对人体基本无害。

食物包装上的标签，若列出成分中有“代可可脂”“植物黄油（人造黄油、麦淇淋）”“氢化植物油”“部分氢化植物油”“氢化脂肪”“精炼植物油”“氢化菜油”“氢化棕榈油”“固体菜油”“酥油”“人造酥油”“雪白奶油”或“起酥油”等，即说明含有反式脂肪酸。

2. 脂肪的功能

脂肪的功能包括：①供给能量，每克脂肪在体内被氧化后可供给人体9 kcal能量；②促进脂溶性维生素（维生素A、D、E、K）吸收；③维持体温和保护脏器；④增加饱腹感，脂肪在胃内停留时间较长，使人不容易感到饥饿；⑤提高和改善膳食的感官性状，为一日三餐增味添香。

3. 类脂

类脂主要有磷脂、糖脂、固醇类等。

（1）磷脂是构成细胞膜的物质，并与机体的脂肪运输有关。卵磷脂主要来源于蛋黄，存在于人体血浆中。神经鞘磷脂存于神经鞘中。

（2）糖脂包括脑苷脂类和神经苷脂，是构成细胞膜所必需的成分。

（3）固醇类常见的有动物组织中的胆固醇和植物组织中的谷固醇。

类脂在体内的含量较恒定，即使在肥胖患者含量也不增多；反之，在饥饿状态也不减少，故有“固定脂”或“不动脂”之称。

胆固醇是所有体细胞的构成成分，并大量存在于神经组织中；还是体内很多生理活性物质和激素的前体物，如胆汁中的胆酸、皮肤中的 7- 脱氢胆固醇（在紫外线的作用下可转变成维生素 D_3）、性激素、黄体酮、前列腺素、肾上腺皮质激素等。胆固醇是身体不可缺少的营养物质，不能因为担心血脂增高，而拒绝进食含胆固醇的食物。

4. 脂类的食物来源

主要来源于植物油、各类干果和种子及动物性食物。必需脂肪酸的最好食物来源是植物油。胆固醇只存于动物性食物中，畜肉中的胆固醇含量大致相近：肥肉比瘦肉高，内脏比肥肉高，脑组织含量最高、鱼类的胆固醇和瘦肉相近。

六、碳水化合物

碳水化合物是一大类有机化合物，主要由主食提供，又称为糖类。

1. 碳水化合物的分类

根据世界粮农组织 / 世界卫生组织（FAO/WHO）的报告，碳水化合物根据其聚合度可分为糖、寡糖和多糖 3 类，见表 1-3-1。

表1-3-1 碳水化合物分类

分类（聚合的糖分子数）	亚组	组成
糖（1～2个单糖）	单糖	葡萄糖、半乳糖、果糖
	双糖	蔗糖、乳糖、麦芽糖、海藻糖
	糖醇	山梨醇、甘露糖醇
寡糖（3～9个单糖）	异麦芽低聚糖	麦芽糊精
	其他寡糖	棉子糖、水苏糖、低聚果糖
多糖（≥10个单糖）	淀粉	直链淀粉、支链淀粉、变性淀粉
	非淀粉多糖	纤维素、半纤维素、果胶、亲水胶质物

引自 FAO/WHO，1998。

2. 碳水化合物的功能

（1）储存和提供能量：每克碳水化合物在体内氧化可以产生16.7 kJ（4 kcal）的能量。维持人体健康所需要的能量中，50%～65%应由碳水化合物提供。碳水化合物在体内释放能量较快，供能也快，对人体有重要意义。

（2）构成组织及重要生命物质：人体的每个细胞都有碳水化合物，此外糖结合物还广泛存在于各组织中。

（3）节约蛋白质：摄入足够量的碳水化合物能预防体内或膳食中的蛋白质消耗，不用动用蛋白质来供能。碳水化合物供应充足，体内有足够的腺苷三磷酸（ATP）产生，有利于蛋白质分解后氨基酸的主动转运。

（4）抗生酮和解毒：当膳食中碳水化合物供应不足时，体内脂肪或食物来源的脂肪被动员并加速分解为脂肪酸来供应能量。在这一代谢过程中，由于脂肪酸不能被彻底氧化，将在体内产生过多的酮体，酮体不能及时被氧化而在体内蓄积，导致产生酮血症和酮尿症。膳食中如果有充足的碳水化合物，可以防止上述现象的发生。

碳水化合物经糖醛酸途径代谢生成的葡萄糖醛酸，是体内一种重要的解毒剂，在肝中能与许多有害物质如细菌毒素、酒精、有害元素砷等结合，以消除或减轻这些物质的毒性或生物活性，从而起到解毒作用。

（5）增强肠道功能：碳水化合物中的非淀粉多糖类，如纤维素、果胶、抗性淀粉、功能性低聚糖等，不能在小肠内消化吸收。它们直接到达大肠，刺激肠道蠕动，增加结肠的发酵，增强肠道的排泄功能。

知识链接——益生菌和益生元

益生菌：指对人体健康有益的活性微生物。最常见的益生菌包括乳酸菌、双歧杆菌、嗜酸乳杆菌、酵母菌等。益生菌可从发酵制成的食品（如酸奶）或膳食补充剂中获取。

益生元：是指一些不容易被消化的食物成分（主要是碳水化合物），通过选择性刺激肠道中益生菌的生长而对人体产生有益的影响，从而改善人体健康的物质。益生元主要包括各种功能性低聚糖，代表成分有低聚果糖、低聚木糖、菊粉、非淀粉多糖、抗性淀粉等。

3. 碳水化合物的食物来源

人体摄入的碳水化合物应包括复合碳水化合物淀粉、不消化的抗性淀粉、非淀粉多糖和低聚糖等碳水化合物。尽量限制纯能量食物如糖（包括单糖、双糖和糖醇）的摄入量，以保障人体能量和营养素的需要，并可改善胃肠道环境和预防龋齿。膳食中淀粉的主要来源是谷类和薯类食物。单糖和双糖的来源主要是蔗糖、糖果、甜食、糕点、甜味水果、含糖饮料和蜂蜜等。

4. 不同人群的碳水化合物摄入量

人体对碳水化合物的需要量，常以占总供能量的百分比来表示。中国营养学会给出膳食总碳水化合物的参考摄入量（可接受范围AMDR）为占总能量摄入量的50% ~ 65%。

七、维生素

维生素是维持身体健康所必需的一类有机化合物。它在体内既不是构成身体组织的原料，也不是能量的来源，但在物质代谢中起重要作用。维生素不能在体内合成或合成量不足，所以虽然需要量很少（每日仅以毫克或微克计算），但必须经常由食物供给。

1. 维生素的分类和功能

维生素的种类很多，化学结构差异极大，通常按溶解性质将其分为脂溶性和水溶性两大类。

（1）脂溶性维生素：主要有维生素A、维生素D、维生素E、维生素K。

（2）水溶性维生素：主要有B族维生素和维生素C。B族维生素中主要有维生素B_1（硫胺素）、维生素B_2（核黄素）、维生素B_6、维生素B_{12}、叶酸、烟酸（尼克酸或维生素pp）、泛酸、生物素、胆碱。

维生素的食物来源见表1-3-2。

表1-3-2　维生素的主要食物来源

维生素名称	食物来源
维生素A	最好的食物来源是各种动物的肝、鱼肝油、全脂奶、蛋黄等。植物性食物含β-胡萝卜素（在体内可以转化为维生素A），最好的来源为深色蔬菜，如菠菜、胡萝卜、韭菜、雪里蕻等，柑橘类，以及杏、柿子等橘黄色水果。
维生素D	天然食物来源的维生素D不多，脂肪含量高的海鱼、动物肝、蛋黄、奶油和干酪等中相对较多。鱼肝油中的天然浓缩维生素D含量很高。
维生素E	维生素E只能在植物中合成。绿色植物中的维生素E含量高于其他植物，如麦胚、葵花籽及葵花籽油、玉米和大豆都富含维生素E。蛋类、鸡鸭的肫、绿叶蔬菜中有一定含量的维生素E。动物性食品、水果及其他蔬菜含量很少。
维生素K	绿色蔬菜维生素K含量丰富，动物肝、鱼类也较高，肉类和乳制品含量中等，而水果和谷物含量较少。蒜苗、韭菜、芹菜叶、菠菜、辣椒、芥菜、莴苣叶、西兰花等绿色蔬菜中含量较高。

续表

维生素名称	食物来源
维生素 C	维生素 C 主要来源于新鲜蔬菜与水果。辣椒、茼蒿、苦瓜、白菜、豆角、菠菜、土豆、韭菜等蔬菜中含量丰富。酸枣、红枣、草莓、柑橘、柠檬等水果中含量最多。在动物的内脏中也含有少量的维生素 C。
维生素 B_1	维生素 B_1 广泛存在于天然食物中，含量随食物种类而异，受收获、贮存、烹调、加工等条件影响。最为丰富的来源是葵花子仁、花生、大豆、瘦猪肉，其次为小麦粉、小米、玉米、大米等谷类食物，鱼类、蔬菜和水果中含量较少。建议食用碾磨得不太精细的谷物，可防止维生素 B_1 缺乏。
维生素 B_2	维生素 B_2 广泛存在于天然食物中。以动物内脏如肝、肾、心等含量最高，其次是蛋类、奶类，大豆和各种绿叶蔬菜也有一定含量，其他植物性食物中含量较低。
维生素 B_6	维生素 B_6 广泛存在于动植物食物中，其中豆类、畜肉及肝、鱼类等食物中含量较丰富；其次为蛋类、水果和蔬菜；乳类、油脂等食物中含量较低。
维生素 B_{12}	维生素 B_{12} 主要食物来源为肉类、动物内脏、鱼、禽、贝壳类及蛋类，乳及乳制品中含量较少。植物性食物基本不含维生素 B_{12}。
烟酸	植物性食物主要含烟酸，动物性食物中以烟酰胺（烟酸的酰胺化合物）为主。烟酸和烟酰胺在肝、肾、瘦畜肉、鱼以及坚果类中含量丰富；乳、蛋中的含量虽然不高，但色氨酸较多，可转化为烟酸。谷类中的烟酸 80% ~ 90% 存在于种皮中，受加工程度影响较大。
叶酸	富含叶酸的食物为动物肝、肾、鸡蛋、豆类、酵母、绿叶蔬菜、水果及坚果类。

八、矿物质

矿物质，是构成人体组织和维持正常生理功能必需的各种元素的总称，是人体必需的七大营养素之一。矿物质是无法自身产生、合成的，每天矿物质的摄取量也是基本确定的，但因年龄、性别、身体状况、环境、工作状况等因素有所不同。人体内的元素除碳、氢、氧、氮以有机物的形式存在外，其余的统称为矿物质。矿物质分为常量元素和微量元素，共有 20 多种。

（1）常量元素：这些矿物质体内含量较多，大于体重的 0.01%，每日膳食需要量都在 100 mg 以上者，称为常量元素，有钙、镁、钾、钠、磷、氯和硫 7 种。

（2）微量元素：是指体内含量小于体重的 0.01%，每人每日膳食需要量为微克至毫克的矿物质。人体必需的微量元素包括铁、铜、锌、硒、铬、碘、钴、钼共 8 种；锰、硅、镍、硼、钒属于可能必需微量元素；氟、铅、镉、汞、砷、铝、锡和锂为具有潜在毒性，且低剂量可能具有功能作用的微量元素。

九、膳食纤维

膳食纤维可分为可溶性膳食纤维与非可溶性膳食纤维。前者包括部分半纤维素、果胶和树胶等，后者包括纤维素、木质素等。膳食纤维有很强的吸水能力或与水结合的能力，可使肠道中粪便的体积增大，加快其转运速度，减少其中有害物质接触肠壁的时间。膳食纤维具有结合胆酸和胆固醇的作用。

1. 膳食纤维的功能

（1）有利于食物的消化过程：增加食物在口腔咀嚼的时间，可促进肠道消化酶分泌，同时加速肠道内容物的排泄，有利于食物的消化吸收。

（2）降低血清胆固醇，预防冠状动脉硬化性心脏病（冠心病）：可结合胆酸，故有降血脂的作用，以可溶性纤维果胶、树胶、豆胶的降脂作用较明显，不溶性膳食纤维无此种作用。

（3）预防胆石形成：大部分胆石是由于胆汁内胆固醇过度饱和所致，膳食纤维可降低胆汁和胆固醇的浓度，使胆固醇饱和度降低，而减少胆石症的发生。

（4）促进结肠功能，预防结肠癌。

（5）防止能量过剩和肥胖。

（6）维持血糖平衡，预防糖尿病。

2. 参考摄入量

我国成年人膳食纤维的适宜摄入量（AI）为 25 g/d。过多摄入对机体无益，还可影响微量营养素的吸收利用，因为膳食纤维可与钙、铁、锌等结合，从而影响这些元素的吸收利用。

3. 膳食纤维的食物来源

膳食纤维的主要来源是植物性食物，如谷粒（小麦、大米、燕麦、小黑麦、小米和高粱等）、豆类、蔬菜、水果和坚果等。整谷粒含有大量的膳食纤维，包括抗性淀粉和不可消化性低聚糖，同时还富含营养成分和一些植物化学物质（如多酚化合物、植物雌激素和植物甾醇等）。麸皮和米糠中含有大量纤维素、半纤维素和木质素，柑橘、苹果、香蕉、柠檬等水果和白菜、甜菜、苜蓿、豌豆、蚕豆等蔬菜含有较多的果胶。除了天然食物所含自然状态的膳食纤维外，近年出现了多种粉末状、单晶体等形式从天然食物中提取的膳食纤维产品

十、水

水是维持生命的重要物质基础。断水比断食的威胁更为严重，人若断食但饮水时可生存数周；如若断水，则只能生存数日，一般断水 5 ~ 10 天即可危及生命。

成年男子体内水约为体重的 60%，女子为 50% ~ 55%。总体上，水随机体脂肪含量的增多而减少，因为脂肪组织含水量较少，仅为 10% ~ 30%；而肌肉组织含水量较多，可达 75% ~ 80%。女性体内脂肪较多，故含水量不如男性高。

1. 水的生理功能

（1）水是构成细胞和体液的重要组成成分：血液中含水量为 80% 以上，水广泛分布在组织细胞内外，构成人体的内环境。

（2）水参与人体内新陈代谢。

（3）水可调节人体体温：在 37℃体温的条件下，蒸发 1 g 水可带走 2.4 kJ 的能量。在高温下，身体可随水分经皮肤蒸发散热，以维持人体体温的恒定。

（4）保护器官：在人体的关节、胸腔、腹腔和胃肠道等部位，都存在一定量的水分，对器官、关节、肌肉、组织能起到缓冲、润滑、保护的作用。

2．水摄入不足对人体的影响

水摄入不足或水丢失过多，可引起体内失水，称为脱水。

（1）高渗性脱水：特点是以水的丢失为主，电解质丢失相对较少。当失水量占体重的 2% ~ 4% 时，为轻度脱水，表现为口渴、少尿、尿比重增高及工作效率降低等。失水量占体重的 4% ~ 8% 时，为中度脱水，除上述症状外，还可见皮肤干燥、口舌干裂、声音嘶哑及全身软弱等表现。如果失水量超过体重的 8%，即为重度脱水，可见皮肤黏膜干燥、高热、烦躁、精神恍惚等。脱水若达 10% 以上，则可危及生命。

（2）低渗性脱水：以电解质丢失为主，水的丢失较少。脱水特点是循环血量下降、血浆蛋白质浓度增高、细胞外液低渗状态，可引起脑细胞水肿，肌肉细胞内水过多并导致肌肉痉挛。低渗性脱水还有早期多尿、晚期少尿甚至无尿、尿比重降低、尿中 Na^+ 和 Cl^- 降低或缺乏的表现。

（3）等渗性脱水：临床上较为常见的一类脱水，水和电解质按比例丢失，体液渗透压不变。特点是细胞外液减少、细胞内液一般不减少、血浆 Na^+ 浓度正常、兼有上述两型脱水的特点。有口渴和少尿表现。

3．不同人群的水摄入量

水的需要量主要受体内代谢情况、年龄、体力活动、环境温度、膳食等因素的影响，故水的需要量变化很大。

正常人每日水的来源和排出处于动态平衡，每日维持在 2 500 ml 左右（表 1-3-3）。体内水的来源包括饮水、食物中的水和身体内生水三大部分。通常每人每天须饮水约 1200 ml/d，食物中含水约 1000 ml，内生水约 300 ml。内生水主要来源于蛋白质、脂肪和碳水化合物代谢时产生的水。

表1-3-3　正常成年人每日水的出入平衡

摄入来源	摄入量（ml）	排出方式	排出量（ml）
饮水或饮料	1200	肾（尿）	1500
食物	1000	皮肤（蒸发）	500
内生水	300	肺（呼气）	350
		大肠（粪便）	150
合计	2500	合计	2500

《中国居民膳食营养素参考摄入量（2013版）》指出：我国成年人膳食水的适宜摄入量（AI）为男性1.7 L/d，女性1.5 L/d。

（何　丽）

第四节　各类人群营养

一、备孕妇女的特殊营养需要

备孕是指育龄妇女有计划的怀孕，并为优孕做必要的前期准备，是优孕与优生优育的重要前提。备孕妇女的营养状况直接关系着孕育和哺育的新生命的质量，并对妇女及其下一代的健康产生长期影响。为保证成功妊娠、提高生育质量、预防不良妊娠结局，夫妻双方都应做好充分的孕前准备。

健康的身体状况、合理膳食、均衡营养是孕育新生命必需的物质基础。准备怀孕的妇女应接受健康体检及膳食和生活方式指导，使健康与营养状况尽可能达到最佳后再怀孕。健康体检要特别关注感染性疾病（如牙周病），以及血红蛋白、血浆叶酸、尿碘等反映营养状况的指标的检测，目的是避免相关炎症及营养素缺乏对受孕成功和妊娠结局的不良影响。备孕妇女膳食指南在一般人群膳食指南基础上特别补充以下3条内容：①调整孕前体重至适宜水平；②常吃含铁丰富的食物，选用碘盐，孕前3个月开始补充叶酸；③禁烟酒，保持健康的生活方式。

孕前体重与新生儿出生体重、婴儿死亡率，以及孕期并发症等不良妊娠结局有密切关系。低体重或肥胖的育龄妇女是发生不良妊娠结局的高危人群。备孕妇女宜通过平衡膳食和适量运动来调整体重，尽量使体重指数（BMI）达到 18.5 ～ 23.9 的理想范围。低体重（BMI $< 18.5\ kg/m^2$）者可通过适当增加食物量和规律运动来增加体重，每天适量增加奶类、主食和肉蛋类食物的摄入量，根据个人膳食情况，每天可有 1 ～ 2 次的加餐。肥胖（BMI $\geqslant 28.0\ kg/m^2$）者应改变不良饮食习惯，减慢进食速度，避免过量进食，减少高能量、高脂肪、高糖食物的摄入，多选择低血糖生成指数（GI）、富含膳食纤维、营养素密度高的食物。同时，应增加运动，推荐每天至少进行 30 min 中等强度的运动。

育龄妇女是铁缺乏和缺铁性贫血患病率较高的人群，怀孕前如果缺铁，可导致早产、胎儿生长受限、新生儿低出生体重，以及妊娠期缺铁性贫血。因此，备孕妇女应经常摄入含铁丰富、铁利用率高的动物性食物，铁缺乏或缺铁性贫血者应纠正后再怀孕。动物血、肝及红肉中铁含量及铁的吸收率均较高，一日三餐中应该有畜类瘦肉 50 ～ 100 g，每周摄入 1 次动物血或畜禽的肝肾 25 ～ 50 g。在摄入富含铁的食物时，同时摄入含维生素 C 较多的蔬菜和水果，可提高膳食铁的吸收率与利用率。红枣、桂圆常常被大众作为补血佳品用来改善孕妇的贫血，但如果认真地为补铁食物排名次，红枣补铁实际上不如动物肝、动物血和畜类瘦肉。不仅是红枣，包括通常大家认为含铁较高的菠菜、黑木耳等植物性食物，补铁效果都不如上述动物性食物。这是由于红枣的铁为血红素铁，吸收率较高；而前者中的铁为非血红素铁，人体不能直接吸收，必须在胃酸、维生素 C、有机酸等成分的作用下还原为二价铁后才能被吸收，吸收率较低。在植物性食物中，红枣中的铁含量和铁吸收率还是相对较高的。

碘是合成甲状腺激素不可缺少的微量元素。由于食物中普遍缺乏碘，选用加碘食盐可确保有规律地摄入碘。我国现行食盐强化碘量为 25 mg/kg，碘的烹调损失率 20%。按每日食盐摄入量 6 g 计算，可摄入碘约为 120 μg/d，达到成年人推荐量。考虑到孕期对碘的需要增加、碘缺乏对胎儿智力和体格发育产生的严重危害及孕早期妊娠反应会影响对孕妇食物和碘的摄入，建议备孕妇女食用碘盐，且每日摄入量不超过 6 g。此外，每周再摄入 1 次富含碘的食物，如海带、紫菜、贻贝（淡菜），以增加一定量的碘储备。

叶酸缺乏可影响胚胎细胞增殖、分化，增加胎儿神经管畸形及流产的风险。天然食物中的叶酸是结构复杂的多谷氨酸叶酸，进入体内后必须分解出小分子的单谷氨酸叶酸，才能被小肠吸收，生物利用率约为 50%。由于对热、光和酸敏感，叶酸烹调加工的损失率可达 50% ~ 90%。人工合成的叶酸补充剂为叶酸单体，稳定性好，可被肠道直接吸收，空腹服用叶酸的生物利用率为 100%，与膳食混合后的生物利用率为 85%，是天然食物中的叶酸的 1.7 倍。因此，备孕妇女额外补充叶酸，是保证叶酸摄入达到理想水平的有效措施。叶酸补充剂 400 μg/d 是目前公认的预防胎儿神经管畸形的最低有效剂量。至少连续服用 3 个月可使体内的叶酸浓度达到平衡稳定的水平，备孕期间应该按此剂量长期服用叶酸，并持续至整个孕期。

良好的身体状况和营养储备是成功孕育新生命最重要的条件。健康的生活方式、均衡的营养、有规律的运动和锻炼、充足的睡眠、愉悦的心情等，均有利于优孕优育。夫妻双方应共同为受孕进行充分的营养、身体和心理准备。应先纠正可能存在的营养缺乏和相关疾病，保持良好的卫生习惯和健康的生活方式。在准备怀孕前 6 个月夫妻双方均应停止吸烟、饮酒，并远离吸烟环境。还应注意保持良好的卫生习惯，避免感染、炎症及接触有毒有害物质。保持规律作息，避免熬夜和过度劳累，保证充足的睡眠，保持愉悦的心情，准备孕育新生命。计划怀孕前夫妻双方均应进行健康体检，及时发现可能存在的疾病或营养缺乏，纠正营养缺乏，积极治疗相关疾病，避免带病怀孕。

备孕妇女的具体食物需要量请参考图 1-4-1。

二、孕期妇女的特殊营养需要

妊娠期是生命早期 1000 天机遇窗口的起始阶段，营养作为最

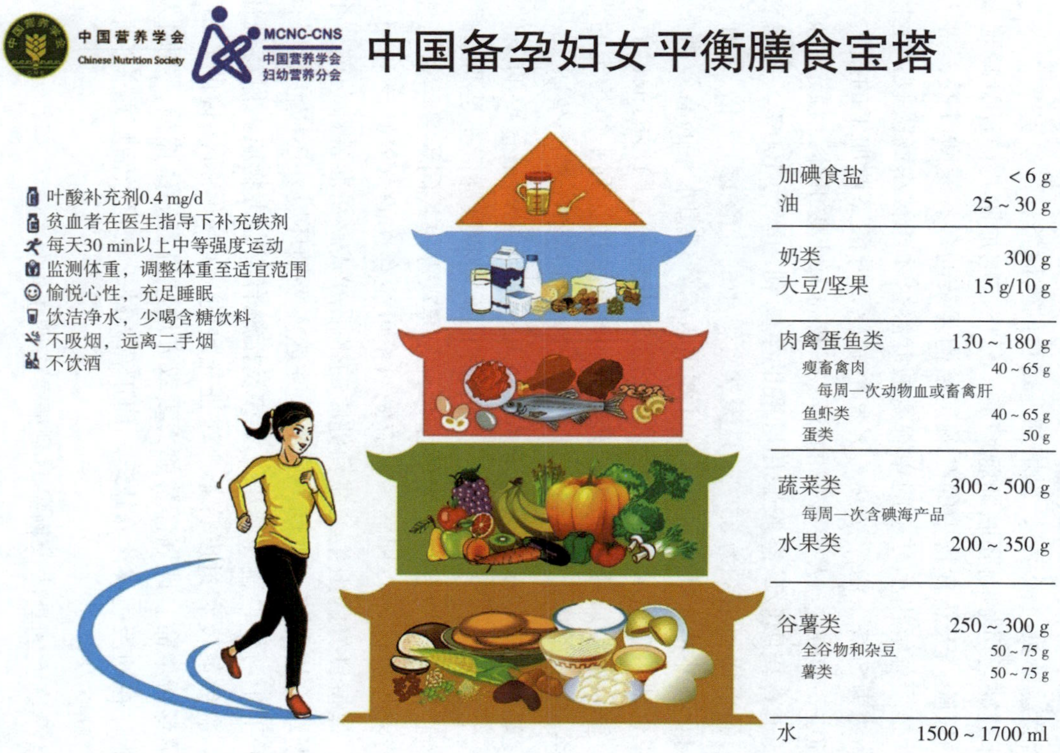
中国营养学会
Chinese Nutrition Society
MCNC-CNS
中国营养学会
妇幼营养分会
中国备孕妇女平衡膳食宝塔
叶酸补充剂0.4 mg/d
贫血者在医生指导下补充铁剂
每天30 min以上中等强度运动
监测体重，调整体重至适宜范围
愉悦心性，充足睡眠
饮洁净水，少喝含糖饮料
不吸烟，远离二手烟
不饮酒
加碘食盐 < 6 g
油 25 ~ 30 g
奶类 300 g
大豆/坚果 15 g/10 g
肉禽蛋鱼类 130 ~ 180 g
瘦畜禽肉 40 ~ 65 g
每周一次动物血或畜禽肝
鱼虾类 40 ~ 65 g
蛋类 50 g
蔬菜类 300 ~ 500 g
每周一次含碘海产品
水果类 200 ~ 350 g
谷薯类 250 ~ 300 g
全谷物和杂豆 50 ~ 75 g
薯类 50 ~ 75 g
水 1500 ~ 1700 ml

图 1-4-1 中国备孕妇女平衡膳食宝塔

重要的环境因素，对母婴双方的近期和远期健康都将产生至关重要的影响。孕期胎儿的生长发育、母体乳腺和子宫等生殖器官的发育，以及分娩后乳汁分泌的必要的营养储备，都需要额外的营养。因此，妊娠各期妇女膳食应在非孕妇女的基础上，根据胎儿生长速率及母体生理和代谢的变化进行适当的调整。

孕早期胎儿生长发育速度相对缓慢，所需营养与孕前无太大差别。孕中期开始，胎儿生长发育逐渐加速，母体生殖器官的发育也相应加快，对营养的需求增大，应合理增加食物的摄入量。孕期妇女的膳食仍应是由多样化食物组成的营养均衡的膳食，除保证孕期的营养需求外，还潜移默化地影响后续婴儿对辅食的接受和多样化膳食结构的建立。

（一）孕期营养的基本要求

孕育生命是一个奇妙的历程，要以积极的心态适应孕期的变化，愉快享受这一过程。母乳喂养对孩子和母亲都是最好的选择，孕期应了解相关的知识，为产后尽早开奶和成功母乳喂养做好各项准备。孕期妇女的膳食在一般人群膳食指南的基础上补充以下 5 条内容：①补充叶酸，常吃含铁丰富的食物，选用碘盐；②孕吐严重者，可少量多餐，保证摄入含必要量碳水化合物的食物；③孕中、晚期适量增加奶、鱼、禽、蛋、瘦肉的摄入；④适量身体活动，维持孕期适宜增重；⑤禁烟酒，愉快孕育新生命，积极准备母乳喂养。

叶酸对预防神经管畸形和高同型半胱氨酸血症、促进红细胞成熟和血红蛋白合成极为重要。

为预防早产、流产，满足孕期血红蛋白合成增加和胎儿铁储备的需要，孕期应常吃含铁丰富的食物。铁缺乏严重者可在医生的指导下适量补铁。动物血、肝及红肉中含铁量较为丰富，且所含的铁为血红素铁，其生物利用率较高，可通过适当增加这类食物的摄入来满足孕期对铁的额外需要。孕中、晚期每天增加 20 ~ 50 g 红肉可提供 1 ~ 2.5 mg 铁；每周摄入 1 ~ 2 次动物血和肝，每次 20 ~ 50 g，可提供 7 ~ 15 mg 铁，基本可以满足孕期增加的铁需要。富含叶酸的食物有动物肝、蛋类、豆类、酵母、绿叶蔬菜、水果及坚果类。孕期叶酸的摄入应达到 600 μgDFE/d，孕期除了常吃富含叶酸的食物外，还应补充叶酸 400 μgDFE/d，以满足其需要。每天保证摄入 400 g 各种蔬菜，且其中 1/2 以上为新鲜绿叶蔬菜，可提供约 200 μgDFE 叶酸。

碘是合成甲状腺素的原料，是调节新陈代谢和促进蛋白质合成的必需微量元素。除选用碘盐外，每周还应摄入 1 ~ 2 次含碘丰富的海产品。

大多数食物中碘含量较少，海产品中如海带、紫菜、裙带菜、贝类、海鱼可提供较多的碘。

（二）孕期不同阶段的不同营养需求

1. 孕早期

孕早期胎儿生长相对缓慢，对能量和各种营养素的需要量也无明显增加，应维持孕前的平衡膳食。

早孕反应是许多孕妇在孕早期都会出现的正常生理反应，不必过于担心和焦虑，保持愉快稳定的情绪，注意食物的色、香、味的合理调配，有助于缓解和减轻症状。早孕反应明显时，不必过分强调平衡膳食，也无需强迫进食。可根据个人的饮食嗜好和口味选用容易消化的食物，少食多餐。进餐的时间、地点也可依个人的反应特点而异，可清晨醒来起床前进食，也可在临睡前进食。

孕吐严重影响进食时，为保证脑组织对葡萄糖的需要，预防酮症酸中毒对胎儿的危害，每天必须摄取至少 130 g 碳水化合物。应首选富含碳水化合物、易消化的粮谷类食物，如米、面、烤面包、烤馒头片、饼干等。各种糕点、薯类、根茎类蔬菜和一些水果中也含有较多碳水化合物，可根据孕妇的口味选用。食糖、蜂蜜等的主要成分为简单碳水化合物，易于吸收，进食少或孕吐严重时食用可迅速补充身体需要的碳水化合物。进食困难或孕吐严重者应寻求医生帮助。若呕吐严重，尿酮体（++），可考虑通过静脉输液的方式补充必要量的碳水化合物。

2. 孕中晚期

孕中期开始，胎儿生长速度加快。

孕中、晚期每天须摄入各种奶类 500 g/d，可选用液态奶、酸奶，也可用奶粉冲调，可分别在正餐或加餐时食用。孕期体重增长较快时，可选用低脂奶，以减少能量摄入。要注意区分乳饮料和乳类，多数乳饮料中含乳量并不高，不能代替奶。

孕中期孕妇每天须增加蛋白质 15 g、钙 200 mg、能量 300 kcal。在孕前平衡膳食的基础上，额外增加 200 g 奶，可提供 5 ～ 6 g 优质蛋白质、200 mg 钙和 70 ～ 120 kcal 能量；再增加鱼、禽、蛋、瘦肉共计 50 g 左右，可提供优质蛋白质约 10 g，能量 80 ～ 150 kcal。孕晚期孕妇每天须增加蛋白质 30 g、钙 200 mg，能量 450 kcal，应在孕前的基础上，每天增加 200 ～ 250 g 奶，再增加鱼、禽、蛋、瘦肉 75 g。

同样重量的鱼类与畜禽类食物相比，提供的优质蛋白质含量相差无几，但鱼类所含脂肪和能量明显少于畜禽类。因此，当孕妇体重增长较多时，可多食用鱼类而少食用畜禽类。鱼类尤其是深海鱼类如三文鱼、鲱鱼、凤尾鱼等还含有较多 n-3 多不饱和脂肪酸，其中的二十二碳六烯酸（DHA）对胎儿脑和视网膜功能发育有益，每周最好食用 2 ～ 3 次。食用畜禽类时尽量剔除皮和肉眼可见的肥肉，畜肉可优先选择牛肉。

（三）孕期的体重管理

体重增长是反映孕妇营养状况的最实用的直观指标，与胎儿出生体重、妊娠并发症等妊娠结局密切相关。为保证胎儿正常生长发育、避免不良妊娠结局，应使孕期体重增长保持在适宜的范围。平衡膳食和适度的身体活动是维持孕期体重适宜增长的基础，身体活动还有利于愉悦心情和自然分娩，健康的孕妇每天应进行不少于 30 min 的中等强度身体活动。

应从孕前开始对体重进行监测和管理，孕期每周测量体重。孕早期 3 个月胎儿生长速度较慢，孕妇体重不应有太大变化，以

0.5 ~ 2 kg 为宜，此时要注意防止孕妇多吃少动，导致体重增长过多，也要防止早孕反应引起体重下降过多，警惕酮症酸中毒的发生。孕中、晚期每周增重 0.4 kg 为宜，须根据体重增长速率调整能量摄入和体力活动水平。体重增长不足者，可适当增加能量密度高的食物摄入，体重增长过多者，应在保证营养素供应的同时，注意控制总能量的摄入，并适当增加身体活动。除了使用校正准确的体重秤外，还要注意每次称重前均应排空大、小便，脱鞋帽和外套，仅着单衣，以保证测量数据的准确性和监测的有效性。

由于我国目前尚缺乏足够的数据资料建立孕期适宜增重推荐值，建议以美国医学研究院（IOM）2009 年推荐的妇女孕期体重增长适宜范围和速率作为监测和控制孕期体重适宜增长的参考。孕早期体重增长不明显，早孕反应明显的孕妇还可能出现体重下降，这些情况均为正常。应注意避免孕早期体重增长过快。孕期平衡膳食和适宜的体重增长，使孕妇身体有适当的脂肪蓄积和各种营养储备，有利于产后泌乳。正常情况下，孕期增重中有 3 ~ 4 kg 的脂肪蓄积是为产后泌乳储备能量的，母乳喂养有助于这些脂肪的消耗和产后体重的恢复。

孕期妇女具体食物需要量参考图 1-4-2。

三、哺乳期妇女的特殊营养需要

（一）哺乳期营养的基本要求

哺乳期妇女膳食指南在一般人群膳食基础上增加以下 5 条内容：①每天比孕前增加约 80 ~ 100 g 的鱼、禽、蛋、瘦肉（每天总量为 220 g），必要时可部分用大豆及其制品替代；②每天比孕前增饮 200 ml 的牛奶，使总奶量达到每日 400 ~ 500 ml；③每周吃 1、2 次动物肝（总量达 85 g 猪肝，或 40 g 鸡肝）；④每周至少摄入 1 次海鱼、海带、紫菜、贝类等海产品；⑤采用加碘盐烹调食物。

摄入优质蛋白质可增进乳汁的质与量。当蛋白质与能量摄入量降低时，泌乳量可减少至正常的 40% ~ 50%。如果哺乳期妇女的膳

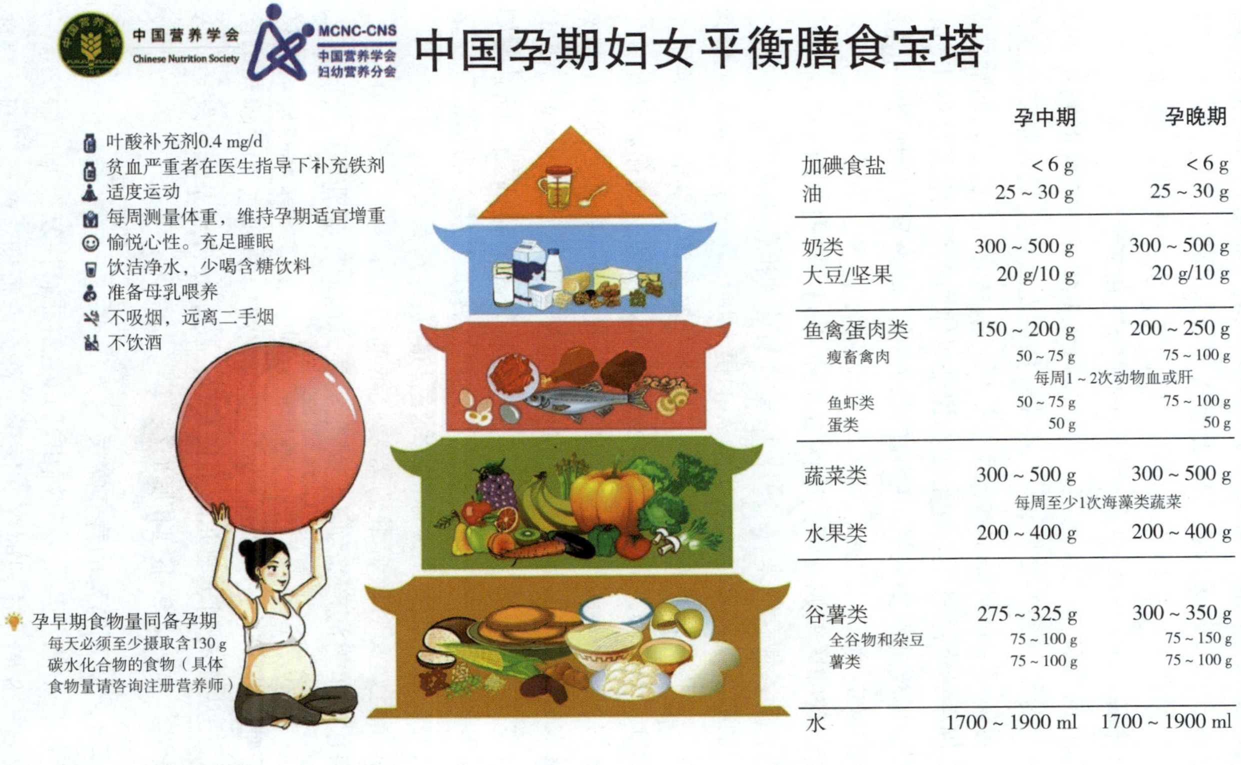
中国营养学会
Chinese Nutrition Society
MCNC-CNS
中国营养学会
妇幼营养分会
中国孕期妇女平衡膳食宝塔
叶酸补充剂0.4 mg/d
贫血严重者在医生指导下补充铁剂
适度运动
每周测量体重，维持孕期适宜增重
愉悦心性。充足睡眠
饮洁净水，少喝含糖饮料
准备母乳喂养
不吸烟，远离二手烟
不饮酒
孕早期食物量同备孕期
每天必须至少摄取含130 g
碳水化合物的食物（具体
食物量请咨询注册营养师）
孕中期
孕晚期
加碘食盐 < 6 g < 6 g
油 25 ~ 30 g 25 ~ 30 g
奶类 300 ~ 500 g 300 ~ 500 g
大豆/坚果 20 g/10 g 20 g/10 g
鱼禽蛋肉类 150 ~ 200 g 200 ~ 250 g
瘦畜禽肉 50 ~ 75 g 75 ~ 100 g
每周1 ~ 2次动物血或肝
鱼虾类 50 ~ 75 g 75 ~ 100 g
蛋类 50 g 50 g
蔬菜类 300 ~ 500 g 300 ~ 500 g
每周至少1次海藻类蔬菜
水果类 200 ~ 400 g 200 ~ 400 g
谷薯类 275 ~ 325 g 300 ~ 350 g
全谷物和杂豆 75 ~ 100 g 75 ~ 150 g
薯类 75 ~ 100 g 75 ~ 100 g
水 1700 ~ 1900 ml 1700 ~ 1900 ml

图 1-4-2　中国孕期妇女平衡膳食宝塔

* 注：每周食 1 ~ 2 次动物血或肝，每周至少食 1 次海藻类蔬菜。

食蛋白质质量差，摄入量又不足，会影响乳汁中蛋白质的含量和组成。哺乳期妇女每天应在原基础上增加蛋白质摄入 25 g，达到每天 80 g，并保证优质蛋白质的供给。鱼、禽、蛋、瘦肉是优质蛋白质的最好来源，也同时提供多种重要的矿物质和维生素。

母乳的钙含量比较稳定，约为 24 mg/100 ml，哺乳期妇女每天通过乳汁分泌的钙约 200 mg。若哺乳期妇女膳食钙摄入量不能满足需要，母体将动员骨骼中的钙来维持母乳中钙的相对稳定，而哺乳期妇女可因缺钙而患骨质软化症。为保证母体的钙平衡和骨骼健康，哺乳期妇女应增加钙摄入量，膳食钙推荐摄入量比孕前增加 200 mg/d，总量为 1000 mg/d。因此，哺乳期妇女膳食应增加奶类等含钙丰富的食物。若哺乳期妇女每天增饮 200 ml 牛奶，可获得约 540 mg 钙，加上膳食中其他食物来源的钙，则较容易达到推荐摄入量。

增加哺乳期妇女膳食维生素 A 的摄入量，乳汁中维生素 A 的含量会有一定程度的增高。哺乳期妇女若分泌乳汁大约额外需要维生素 A 300 μgRAE/d。哺乳期妇女对维生素 A 吸收、储存和乳汁分泌的效率约为 70%，再考虑 20% 的变异系数，则哺乳期妇女维生素 A 推荐摄入量应在孕前基础上增加 600 μgRAE/d，达到 1300 μg RAE/d。为提高母乳维生素 A 含量，满足婴儿对维生素 A 的需要，哺乳期妇女需要多选择富含维生素 A 的食物，如富含维生素 A 的动物肝、蛋黄、奶类，富含维生素 A 原的深绿色和红黄色蔬菜水果。

哺乳期妇女对碘含量的需要较孕前增加 1 倍，达到 240 μg/d，单靠碘盐或单靠海产品均不能满足需要。因此，哺乳期妇女除摄入碘盐外，还需要摄入富含碘的海产品，如海带、紫菜和鱼虾，这样可保证哺乳期妇女对碘的需要并增加乳汁中碘和二十二碳六烯酸（DHA），从而有利于婴儿的生长发育，特别是神经系统的发育。海产鱼虾也富含 n- 3 多不饱和脂肪酸。

（二）产褥期特殊的营养需求

产妇自胎儿及其附属物娩出，到生殖器官恢复至非妊娠状态一般需要 6 ～ 8 周，这段时间在医学上称为产褥期。产褥期妇女膳食指南包括以下 3 条：①产褥期膳食应是由多样化食物构成的平衡膳食，无特别的食物禁忌。②产褥期每天应吃畜、禽、鱼、蛋、奶等动物性食品，但不应过量。吃各种各样蔬菜水果，保证每天摄入蔬菜 500 g。③保证整个哺乳期的营养充足和均衡，以持续进行母乳喂养。

（1）产褥期食物多样不过量，重视整个哺乳期营养：乳汁中蛋白质、脂肪、碳水化合物等宏量营养素的含量一般相对稳定，而维生素和矿物质的浓度比较容易受哺乳期妇女膳食的影响。最易受影响的营养素包括维生素 A、维生素 C、维生素 B_1、维生素 B_2、维生素 B_6、维生素 B_{12}、碘及脂肪酸等。因此必须注重哺乳期营养的充足、均衡，以保证乳汁的质和量。

我国的传统是产褥期妇女要进食大量的畜、禽、鱼、蛋等动物性食物，且不能进食蔬菜和水果等。摄入过多的动物性食物，会使蛋白质和脂肪摄入过量，加重消化系统和肾的负担，还会造成能量过剩，导致肥胖。蔬菜、水果等摄入不足则使维生素、矿物质和膳食纤维的摄入量减少，影响乳汁分泌量以及乳汁中维生素和矿物质的含量，并增加产褥期妇女便秘、痔疮等的发生率。因此，产褥期要重视蔬菜、水果的摄入，做到食物均衡、多样、充足，但不过量，以保证哺乳期妇女健康和乳汁质量。

调查显示，产妇产褥期过后动物性食物明显减少，很快恢复到孕前饮食，使得能量和蛋白质等营养素往往达不到哺乳期妇女的推荐摄入量。因此，同样要重视产褥期后的哺乳阶段的营养，将畜、禽、鱼、蛋等含优质蛋白的食物在哺乳期的整个阶段均衡分配，这样才利于哺乳期妇女健康及持续母乳喂养。

（2）愉悦心情，充足睡眠，促进乳汁分泌：①家人应充分关心产褥期妇女，帮助其调整心态，舒缓压力，树立母乳喂养的自信心；②产褥期妇女应生活规律，每日保证 8 h 以上睡眠时间；③产褥期妇女每日需水量应比一般人增加 500 ~ 1000 ml，每餐应保证有带汤水的食物。

（3）坚持哺乳，适度运动，逐步恢复适宜体重：①产后 2 天开始做产褥期保健操；②产后 6 周开始规律有氧运动，如散步、慢跑等；③有氧运动从每天 15 min 逐渐增加至每天 45 min，每周坚持 4、5 次。逐步恢复适宜体重。

（4）忌烟酒，避免浓茶和咖啡：①产褥期妇女忌吸烟饮酒，并防止母亲及婴儿吸入二手烟；②产褥期妇女应避免饮用浓茶和大量咖啡，以免摄入过多咖啡因。

尽管乳腺不存储酒精，但乳汁中的酒精含量与母亲血液的酒精含量平行。研究证明，母亲饮酒后 3 ～ 4 h，其泌乳量可减少约 20%。除了减少泌乳量外，饮酒还可改变乳汁的气味，从而减少婴儿对乳汁的摄取。母亲饮酒对婴儿睡眠亦有影响，国外有报道母亲饮用酒精后 3.5 h 内婴儿睡眠时间显著减少。母亲饮酒可对婴儿大运动发育产生不利影响。浓茶和咖啡里含有较多的咖啡因，哺乳期母亲摄入咖啡因可引起婴儿烦躁及影响婴儿睡眠质量，长期摄入可影响婴儿神经系统发育。因此，哺乳期间，母亲应忌烟酒，避免饮用浓茶和咖啡。

女性围生期要经历一系列体重变化，大多数妇女生育后，体重都会较孕前有不同程度的增加。美国一项随访 21 年的调查研究证明，孕期和哺乳期体重变化和女性之后肥胖的发生密切相关，产后体重保持是导致女性远期肥胖的主要因素。而肥胖是许多慢性病的重要诱因，这些疾病会影响女性终生健康。因此，保持适宜的孕期体重增长，同时在分娩后适当减重，以避免体重保持非常重要。产后体重保持受多种因素的影响，其中包括哺乳（包括哺乳时间、频次等）、体力活动、睡眠时间、营养膳食因素等。乳汁分泌可消耗在孕期储存的脂肪，有利于哺乳期妇女体重的尽快复原。哺乳时间越久，产后体重降低幅度越大。随着体力活动增加，体重保持逐渐降低。坚持哺乳和体力活动是减轻体重、预防产后肥胖的两个最重要的措施。有研究报道产后 6 ～ 8 周每周进行 4 ～ 5 次有氧运动不会影响乳汁分泌，并且可促进哺乳期妇女心血管系统健康。合理膳食结合适量的运动可促进哺乳期妇女心肺功能，同时防止脂肪沉积。国外有学者推荐，除适当限制能量摄入外，哺乳期妇女应进行每周

5 次、每次 45 min 中等强度的有氧运动，争取每周减重 0.5 kg。因此，妇女产后除注意合理膳食外，还应尽早开始进行适当的活动和做产后健身操，并坚持母乳喂养。这样可促使产妇身体复原，保持健康体重，同时减少产后并发症的发生。

哺乳期妇女具体食物需要量参考图 1-4-3。

四、婴幼儿的特殊营养需要

一. 0 ~ 6 月龄的婴儿喂养

（1）产后尽早开奶，坚持新生儿第一口食物是母乳：分娩后尽早开始让婴儿反复吸吮乳头。婴儿出生后的第一口食物应该是母乳。生后体重下降只要不超过出生体重的 7% 就应坚持纯母乳喂养。婴儿吸吮前不须过分擦拭或消毒乳头。温馨环境、愉悦心情、精神鼓励、乳腺按摩等辅助因素，有助于顺利成功开奶。

（2）坚持 6 月龄内纯母乳喂养：纯母乳喂养能满足婴儿 6 月龄以内所需要的全部液体、能量和营养素，应坚持纯母乳喂养 6 个月。按需喂奶，两侧乳房交替喂养，每天喂奶 6 ~ 8 次或更多。坚持让婴儿直接吸吮母乳，尽可能不使用奶瓶间接喂人工挤出的母乳。特殊情况需要在满 6 月龄前添加辅食的，应咨询医生或其他专业人员后谨慎做出决定。

（3）顺应喂养，培养良好的生活习惯：母乳喂养应从按需喂养模式到规律喂养模式递进。饥饿引起哭闹时应及时哺喂，不要强求喂奶次数和时间。一般每天喂奶的次数可能在 8 次以上，新生儿最开始会在 10 次以上。随着婴儿月龄增加，逐渐减少喂奶次数，建立规律哺喂的良好饮食习惯。婴儿异常哭闹时，应考虑非饥饿原因，积极就医。

（4）生后数日开始补充维生素 D，不需补钙：婴儿生后数日开始每日补充维生素 D_3 10 μg（400 IU）。纯母乳喂养的婴儿不需要补钙。新生儿出生后应肌内注射维生素 K_1 1 mg。

（5）婴儿配方奶是不能纯母乳喂养时的无奈选择：任何婴儿配方奶都不能与母乳相媲美，只能作为母乳喂养失败后的无奈选择，

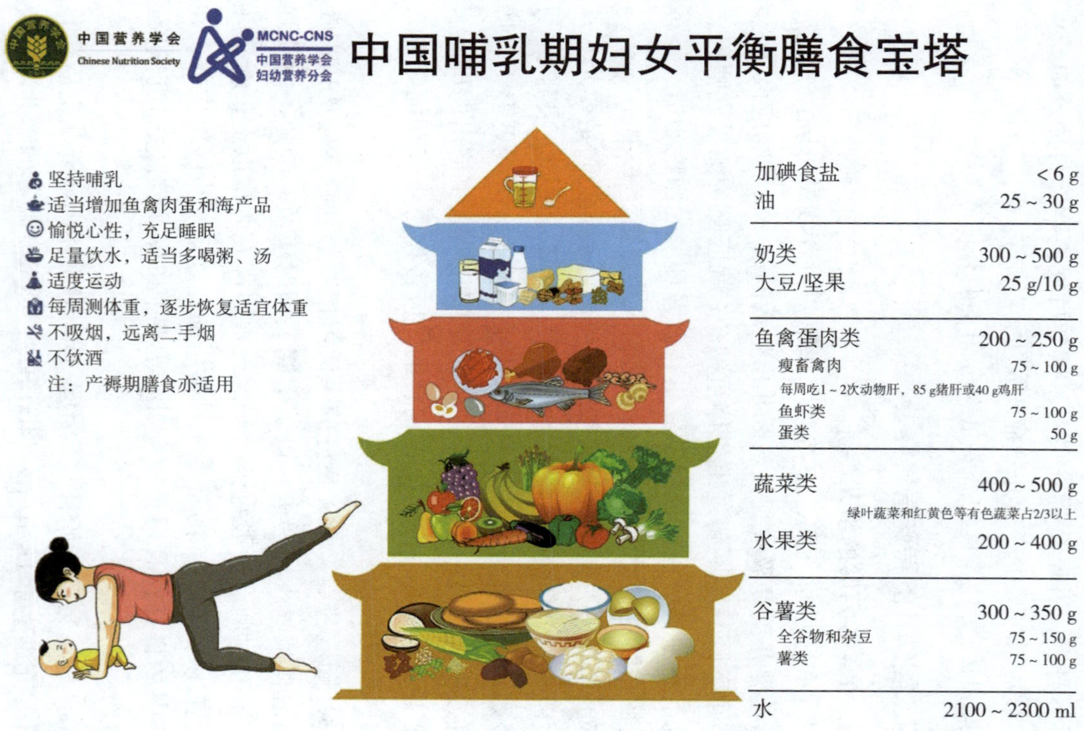
中国营养学会
Chinese Nutrition Society
MCNC-CNS
中国营养学会
妇幼营养分会
中国哺乳期妇女平衡膳食宝塔
坚持哺乳
适当增加鱼禽肉蛋和海产品
愉悦心性，充足睡眠
足量饮水，适当多喝粥、汤
适度运动
每周测体重，逐步恢复适宜体重
不吸烟，远离二手烟
不饮酒
注：产褥期膳食亦适用
加碘食盐 <6 g
油 25 ~ 30 g
奶类 300 ~ 500 g
大豆/坚果 25 g/10 g
鱼禽蛋肉类 200 ~ 250 g
瘦畜禽肉 75 ~ 100 g
每周吃1 ~ 2次动物肝，85 g猪肝或40 g鸡肝
鱼虾类 75 ~ 100 g
蛋类 50 g
蔬菜类 400 ~ 500 g
绿叶蔬菜和红黄色等有色蔬菜占2/3以上
水果类 200 ~ 400 g
谷薯类 300 ~ 350 g
全谷物和杂豆 75 ~ 150 g
薯类 75 ~ 100 g
水 2100 ~ 2300 ml

图 1-4-3　中国哺乳期妇女平衡膳食宝塔

或母乳不足时对母乳的补充。以下情况，建议选用适合于6月龄内婴儿的配方奶喂养：①婴儿患有半乳糖血症、苯丙酮尿症、严重的母乳性高胆红素血症。②母亲被HIV和人类T淋巴细胞病毒、水痘-带状疱疹病毒、单纯疱疹病毒、巨细胞病毒、乙型肝炎和丙型肝炎病毒感染期间，患有结核病，以及滥用药物、使用某些药物、大量饮用含酒精饮料和吸烟、癌症治疗和密切接触放射性物质。③经过专业人员指导和各种努力后，乳汁分泌仍不足。不宜直接用普通液态奶、成人奶粉、蛋白粉、豆奶粉等喂养6月龄内婴儿。

（6）监测体格指标，保持健康生长。身长和体重是反映婴儿喂养和营养状况的直观指标。6月龄前，婴儿每半月测量一次身长和体重，病后恢复期可增加测量次数。选用世界卫生组织发布的儿童生长曲线判断生长状况。出生体重正常的婴儿的最佳生长模式是基本维持其出生时在群体中的分布水平。婴儿生长有自身规律，不宜追求参考值上限。

中国6月龄内婴儿母乳哺养关键推荐示意图见图1-4-4。

2. 7～24月龄婴幼儿喂养

7～24月龄婴幼儿是指满6月龄（出生180天）后至2周岁（满24月龄）的婴幼儿。婴儿在满6月龄后，须在继续母乳喂养的基础上，引入多样化的食物才能提供足够的营养。

（1）继续母乳喂养，满6月龄起添加辅食：婴儿满6月龄后仍须继续母乳喂养，并逐渐引入各种食物。辅食是指除母乳和（或）配方奶以外的其他各种性状的食物。有特殊需要时须在医生的指导下调整辅食添加时间。不能母乳喂养或母乳不足的婴幼儿，应选择配方奶作为母乳的补充。

（2）从富含铁的泥糊状食物开始，逐步添加达到食物多样化：随母乳量减少，逐渐增加辅食量。首先添加强化铁的婴儿米粉、肉泥等富铁的泥糊状食物。每次只引入一种新的食物，逐步达到食物多样化。从泥糊状食物开始，逐渐过渡到固体食物。辅食应适量添加植物油。

（3）提倡顺应喂养，鼓励但不强迫进食：耐心喂养，鼓励进食，

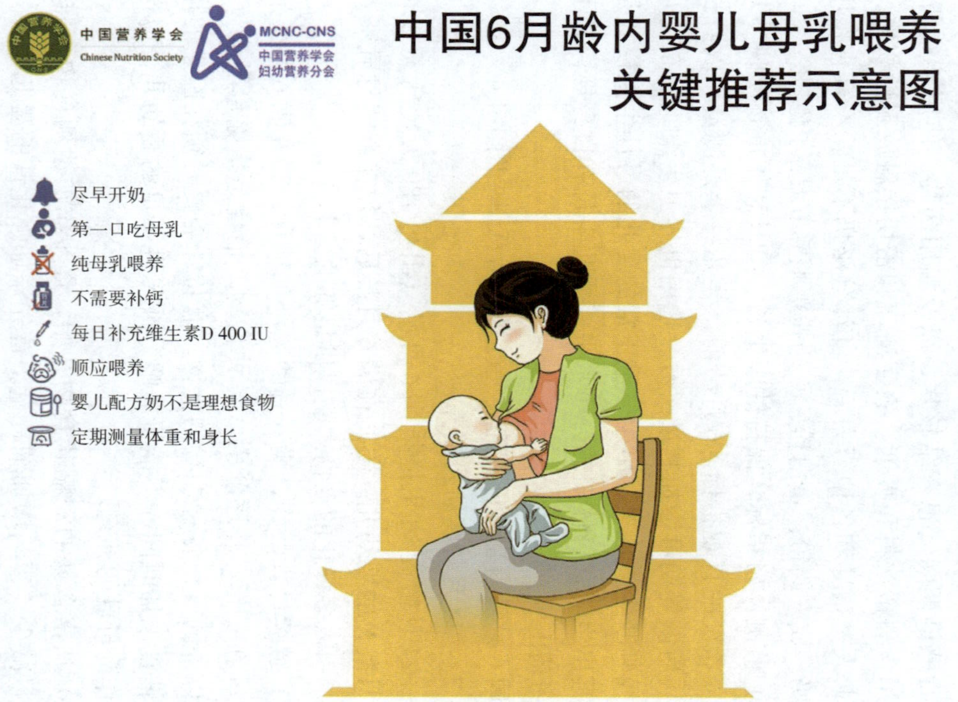

图 1-4-4　中国 6 月龄内婴儿母乳喂养关键推荐示意图

但决不强迫喂养。鼓励并协助婴幼儿自己进食，培养进餐兴趣。进餐时不看电视、玩玩具，每次进餐时间不超过 20 min。进餐时喂养者与婴幼儿应有充分的交流，不以食物作为奖励或惩罚。父母应保持自身良好的进食习惯，成为婴幼儿的榜样。

（4）辅食不加调味品，尽量减少糖和盐的摄入：婴幼儿辅食应单独制作。保持食物原味，不需要额外加糖、盐及各种调味品。1 岁以后逐渐尝试淡口味的家庭膳食。

（5）注重饮食卫生和进食安全：选择安全、优质、新鲜的食材。制作过程始终保持清洁卫生，生熟分开。不吃剩饭，妥善保存和处理剩余食物。饭前洗手，进食时应有成年人看护，并注意进食环境安全。

（6）定期监测体格指标，追求健康生长：体重、身长是反映婴幼儿营养状况的直观指标。每 3 个月一次，定期测量身长、体重、头围等体格发育指标。平稳生长是最佳的生长模式。

7 ～ 24 月龄婴幼儿具体食物需要量参考图 1-4-5。

五、学龄前儿童的特殊营养需要（2 ～ 5 岁）

1. 规律就餐，自主进食，不挑食，培养良好饮食习惯

学龄前儿童的合理营养应由多种食物构成的平衡膳食来提供，规律就餐是其获得全面、足量的食物摄入和良好的消化吸收的保障。此时期儿童神经心理发育迅速，自我意识和模仿力、好奇心增强，易出现进食不够专注的情况。因此要注意引导儿童自主、有规律地进餐，保证每天不少于 3 次正餐和 2 次加餐。不随意改变进餐时间、环境和进食量，培养儿童摄入多样化食物的良好饮食习惯，纠正挑食、偏食等不良饮食行为。

学龄前儿童每天应安排早、中、晚 3 次正餐，在此基础上还至少有 2 次加餐。一般分别安排在上、下午各 1 次，晚餐时间比较早时，可在睡前 2 h 安排 1 次加餐。加餐以奶类、水果为主，配以少量松软面点。晚间加餐不宜安排甜食，以预防龋齿。儿童膳食要点为：①两正餐之间应间隔 4 ～ 5 h，加餐与正餐之间间隔 1.5 ～ 2 h；②加餐分量宜少，以免影响正餐的进食量；③根据季节和饮食习惯

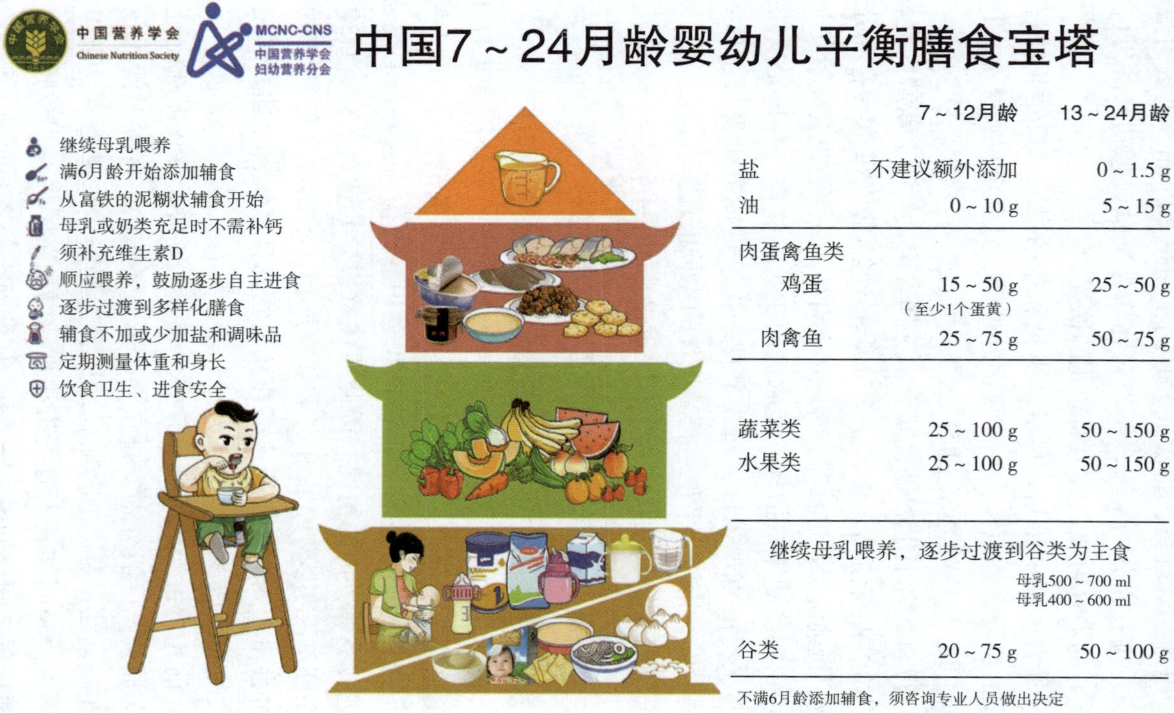
中国营养学会
Chinese Nutrition Society
MCNC-CNS
中国营养学会
妇幼营养分会
中国7～24月龄婴幼儿平衡膳食宝塔
继续母乳喂养
满6月龄开始添加辅食
从富铁的泥糊状辅食开始
母乳或奶类充足时不需补钙
须补充维生素D
顺应喂养，鼓励逐步自主进食
逐步过渡到多样化膳食
辅食不加或少加盐和调味品
定期测量体重和身长
饮食卫生、进食安全
7～12月龄
13～24月龄
盐　不建议额外添加　0～1.5 g
油　0～10 g　5～15 g
肉蛋禽鱼类
鸡蛋　15～50 g　25～50 g
（至少1个蛋黄）
肉禽鱼　25～75 g　50～75 g
蔬菜类　25～100 g　50～150 g
水果类　25～100 g　50～150 g
继续母乳喂养，逐步过渡到谷类为主食
母乳500～700 ml
母乳400～600 ml
谷类　20～75 g　50～100 g
不满6月龄添加辅食，须咨询专业人员做出决定

图 1-4-5　中国 7 ～ 24 月龄婴幼儿平衡膳食宝塔

更换和搭配食谱。

由于学龄前儿童注意力不易集中，易受环境影响，如进食时玩玩具、看电视、做游戏等都会降低其对食物的关注度，影响进食和营养摄入。解决方法包括：①尽可能给儿童提供固定的就餐座位，使其定时定量进餐；②避免追着喂、边吃边玩、边吃边看电视等行为；③让儿童吃饭细嚼慢咽但不拖延，最好在 30 min 内吃完；④让儿童自己使用筷、匙进食，养成自主进餐的习惯。这样既可增加儿童进食兴趣，又可培养其自信心和独立能力。

学龄前儿童仍处于培养良好饮食行为的关键阶段，挑食、偏食是常见的不良饮食习惯。由于儿童自主性的萌发，对食物可能表现出不同的喜好，出现一时性偏食和挑食。此时需要家长或看护人适时、正确地加以引导和纠正，以免形成挑食、偏食的不良习惯。家长良好的饮食行为对儿童具有重要影响，建议家长以身作则、言传身教，并与儿童一起进食，起到良好榜样作用，帮助儿童从小养成不挑食、不偏食的良好习惯。应鼓励儿童选择多种食物，引导其多选择健康食物。对于儿童不喜欢吃的食物，可通过变换烹调方法或盛放容器（如将蔬菜切碎，将瘦肉剁碎，将多种食物制作成包子或饺子等）的方法，也可采用重复小分量供应，鼓励儿童尝试，并及时给予表扬加以改善，不可强迫喂食。通过增加儿童身体活动量，尤其是选择儿童喜欢的运动或游戏项目，能使其肌肉得到充分锻炼，增加能量消耗，增进儿童食欲，提高其进食能力。此外，家长还应避免以食物作为奖励或惩罚的措施。

2. 每天饮奶，足量饮水，正确选择零食

儿童摄入充足的钙对增加骨量积累、促进骨骼生长发育、预防成年期骨质疏松有重要意义。目前，我国儿童钙摄入量普遍偏低。2 ~ 3 岁儿童的膳食钙每天推荐量为 600 mg，4 ~ 5 岁儿童为 800 mg。奶及奶制品中钙含量丰富且吸收率高，是儿童钙的最佳来源。每天饮用 300 ~ 400 ml 奶或相当量奶制品，可保证快速生长发育的学龄前儿童钙摄入量达到适宜水平。家长应以身作则常饮奶，鼓励和督促儿童每天饮奶，选择和提供儿童喜爱和适宜的奶制品，使他们逐步养成每天饮奶的习惯。如果儿童饮奶后出现胃肠不适（如腹胀、腹泻、腹痛）可能与乳糖不耐受有关，可采取以下方法加以解决：①少量多次饮奶或吃酸奶；②饮奶前进食一定量主食，避免空腹饮奶；③改吃无乳糖奶或饮奶时加用乳糖酶。

要培养儿童喝白开水的习惯。儿童新陈代谢旺盛，活动量大，水分需要量相对较多，每天需水量为 1300 ~ 1600 ml。除奶类和其他食物中摄入的水外，建议学龄前儿童每天饮水 600 ~ 800 ml，应以白开水为主，避免饮含糖饮料。儿童胃容量小，每天应少量多次饮水（上午、下午各 2 ~ 3 次），晚饭后根据情况而定。不宜在进餐前大量饮水，以免充盈胃容量、冲淡胃酸、影响食欲和消化。家长应以身作则养成良好的饮水习惯，并告知儿童过量饮用含糖饮料对健康的危害。同时家里常备凉开水，提醒孩子定时饮用，家中不购买可乐、果汁饮料，避免将含糖饮料作为零食提供给儿童。由于含糖饮料对儿童有着较大的诱惑，儿童容易形成对含糖饮料的嗜爱，须给予正确引导。家庭自制的豆浆、果汁等天然饮品可适当选择，但饮后需及时漱口或刷牙，以保持口腔卫生。

零食是学龄前儿童全天膳食营养的补充，是儿童饮食中的重要内容，零食应尽可能与加餐相结合，以不影响正餐为宜。零食选择应注意以下几方面：①宜选择新鲜、天然、易消化的食物，如奶制品、水果、蔬菜类等食物；②少选油炸食品和膨化食品；③零食最好安排在两次正餐之间，量不宜多，睡觉前 30 min 内不要吃零食。此外，还须注意吃零食前要洗手，吃完漱口。注意零食的食用安全，避免整粒的豆类、坚果类食物呛入气管发生意外，建议坚果和豆类食物磨成粉或打成糊食用。对年龄较大的儿童，可引导儿童认识食品标签，学会辨识食品生产日期和保质期。

3. 食物应合理烹调，使其易于消化，少调料，少油炸

从小培养儿童清淡口味，有助于形成终生的健康饮食习惯。在烹调方式上，宜采用蒸、煮、炖、煨等烹调方式，尽量少用油炸、烤、煎等方式。对于 3 岁以下幼儿膳食应专门单独加工烹调，并选用适合的烹调方式和加工方法，应将食物切碎煮烂，易于幼儿咀嚼、吞咽和消化，特别注意要完全去除皮、骨、刺、核等。大豆、花生等坚果类食物，应先磨碎，制成泥、糊等状态进食。在为 2 ～ 5 岁的儿童烹调、加工食物时，应尽可能保持食物的原汁原味，让孩子首先品尝和接纳各种食物的自然味道。口味以清淡为好，不应过咸、油腻和辛辣，尽可能少用或不用味精或鸡精、色素、糖精等调味品。每人每次正餐烹调油用量不多于 2 茶匙（10 ml）。优质食用油含丰富不饱和脂肪酸，有助于脂肪酸平衡，减少成年期心脑血管疾病的风险。可选用常温下为液态的植物油，少选用饱和脂肪酸较多的油脂，如猪油、牛油、棕榈油等（常温下为固态的油脂）。长期过量食用钠盐会增加高血压、心脏病等慢性疾病风险。为儿童烹调食物时，应控制食盐用量，还应少选用含盐高的腌制食品或调味品。可选用天然、新鲜香料（如葱、蒜、洋葱、柠檬、醋、香草等）和新鲜蔬果汁（如番茄汁、南瓜汁、菠菜汁等）进行调味。

4. 参与食物选择与制作，增进对食物的认知与喜爱

学龄前儿童生活能力逐渐提高，对食物选择有一定的自主性，开始表现出对食物的喜好。鼓励儿童体验和认识各种食物的天然味道和质地，了解食物特性，增进他们对食物的喜爱。同时应鼓励儿童参与家庭食物选择和制作过程，以吸引儿童对各种食物的兴趣，享受烹饪食物过程中的乐趣和成就。在保证安全的情况下，应鼓励儿童参与家庭食物的选择和制作，帮助儿童了解食物的基本常识和对健康的重要意义，增加对食物的认识，对食物产生心理认同和喜爱，减少对某些食物的偏见，从而学会尊重和爱惜食物。家长或幼儿园老师可带儿童去市场选购食物，辨识应季蔬果，尝试自主选购蔬果。在节假日，带儿童去农田认识农作物，让他们进行简单的农业生产过程实践、植物的种植、观察植物的生长过程，并为他们介绍蔬菜的生长方式、营养成分及对身体的好处。鼓励他们亲自动手采摘蔬菜，激发儿童对食物的兴趣，享受劳动成果。让儿童参观家庭膳食制备过程，参与一些力所能及的加工活动如择菜，体会参与的乐趣。

5. 经常户外活动，保障健康生长

学龄前儿童生长发育速度较快，身高、体重可反映儿童膳食营养摄入状况，家长可通过定期监测儿童的身高、体重，及时调整其膳食和身体活动，以保证其正常的生长发育，避免消瘦和超重、肥胖。学龄前儿童每天应进行至少 60 min 的体育活动，最好是户外游戏或运动。除睡觉外尽量避免让儿童有连续超过 1 h 的静止状态，每天看电视、玩平板电脑的累计时间不超过 2 h。

学龄前儿童具体食物需要量请参考图 1-4-6。

六、学龄儿童的特殊营养需要

学龄儿童是指从 6 岁到 18 岁的未成年人。他们处于学习阶段，生长发育迅速，对能量和营养素的需要相对高于成年人。均衡的营养是儿童智力和体格正常发育的基础，关乎其一生的健康。学龄儿童膳食指南在一般人群膳食指南的基础上，补充以下核心信息。

1. 了解食物，学习烹饪，提高营养健康素养

学龄儿童期是学习营养健康知识、养成健康生活方式、提高营养健康素养的关键时期。他们不仅要认识食物、参与食物的选择和烹调，养成健康的饮食行为，更要积极学习营养健康知识，传承我国优秀饮食文化和礼仪，提高营养健康素养。家庭、学校和社会要共同努力，开展儿童少年的饮食教育。家长要将营养健康知识融入儿童少年的日常生活；学校可以开设符合儿童少年特点的营养与健康教育相关课程，营造校园营养环境。

2. 三餐合理，规律进餐，培养良好饮食习惯

儿童应做到一日三餐，包括适量的谷薯类、蔬菜、水果、畜禽鱼蛋、豆类坚果，以及充足的奶制品。两餐间隔 4 ~ 6 h，三餐定时定量。早餐提供的能量应占全天总能量的 25% ~ 30%，午餐占 30% ~ 40%，晚餐占 30% ~ 35%。要每天吃早餐，保证早餐的营养充足。早餐应包括谷薯类、畜禽肉蛋类、奶类或豆类及其制品和新鲜蔬菜、水果等食物。三餐不能用糕点、甜食或零食代替。做到清淡饮食，少吃高盐、高糖和高脂肪的快餐。

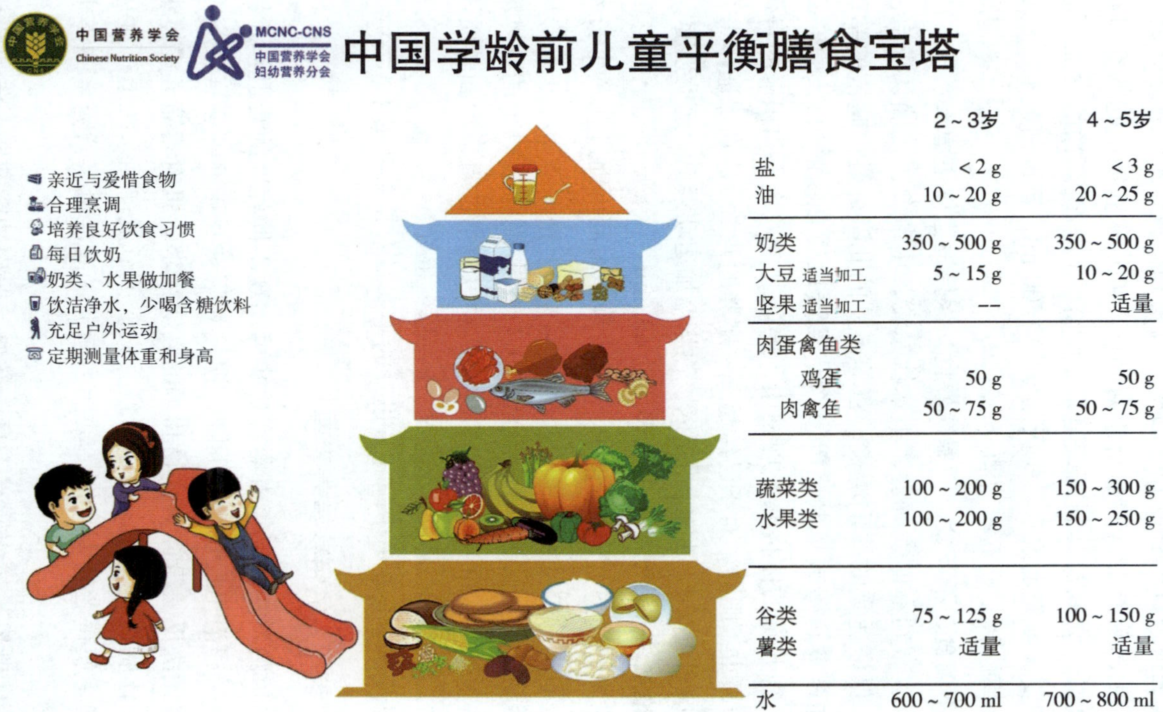
中国营养学会
Chinese Nutrition Society
MCNC-CNS
中国营养学会
妇幼营养分会
中国学龄前儿童平衡膳食宝塔
亲近与爱惜食物
合理烹调
培养良好饮食习惯
每日饮奶
奶类、水果做加餐
饮洁净水，少喝含糖饮料
充足户外运动
定期测量体重和身高
2～3岁 4～5岁
盐 <2 g <3 g
油 10～20 g 20～25 g
奶类 350～500 g 350～500 g
大豆 适当加工 5～15 g 10～20 g
坚果 适当加工 -- 适量
肉蛋禽鱼类
鸡蛋 50 g 50 g
肉禽鱼 50～75 g 50～75 g
蔬菜类 100～200 g 150～300 g
水果类 100～200 g 150～250 g
谷类 75～125 g 100～150 g
薯类 适量 适量
水 600～700 ml 700～800 ml

图 1-4-6 中国学龄前儿童平衡膳食宝塔

3. 合理选择零食，禁止饮酒，多饮水，少喝含糖饮料

零食是指一日三餐以外吃的所有食物和饮料，不包括水，儿童可选择卫生、营养丰富的食物作为零食，如水果和能生吃的新鲜蔬菜、奶制品、大豆及其制品或坚果。油炸、高盐或高糖的食品不宜做零食。要保障充足饮水，每天 800 ～ 1400 ml，首选白开水，不喝或少喝含糖饮料，更不能饮酒。

4. 不偏食、不节食、不暴饮暴食，保持适宜体重增长

儿童应做到不偏食挑食、不暴饮暴食，不节食、正确认识自己的体形，保证适宜的体重增长。营养不良的儿童，要在吃饱的基础上，增加畜禽鱼蛋或豆制品等富含优质蛋白质食物的摄入。超重、肥胖会损害儿童的体格和心理健康，要通过合理膳食和积极的身体活动预防超重、肥胖。对于已经超重、肥胖的儿童，应在保证体重合理增长的基础上，控制总能量摄入，逐步增加运动频率和运动强度。

5. 增加户外活动，保证每天活动 60 min

有规律的运动、充足的睡眠与减少静坐时间可促进儿童生长发育、预防超重和肥胖的发生，并能提高他们的学习效率。儿童要增加户外活动时间，做到每天累计至少 60 min 中等强度以上的身体活动，其中每周至少 3 次高强度的身体活动（包括抗阻运动和骨质增强型运动）。视屏时间每天不超过 2 h，越少越好。

中国营养学会专为中国儿童设计的平衡膳食算盘见图 1-4-7。

七、老年人的特殊营养需要

随着年龄增加，老年人器官功能可出现不同程度的衰退：牙齿缺损、咀嚼和消化吸收能力下降。视觉和听觉及味觉等感官反应迟钝、常常无法反映身体对食物和水的真实需求。肌肉萎缩、瘦体组织减少、体脂肪量增加，加上骨量丢失、关节及神经系统退行性病变等问题，使得老年人身体活动能力减弱，对能量、营养素的需求发生改变。

老年人既容易发生营养不良、贫血、肌肉功能减弱、骨质疏松症等与营养缺乏和代谢相关的疾病，又是心血管疾病、糖尿病、高

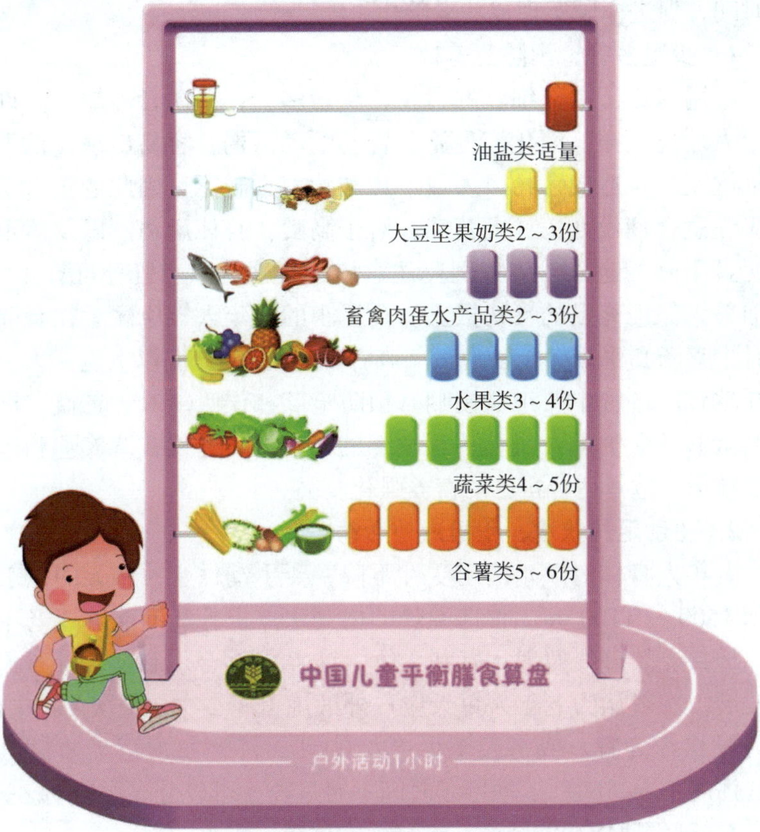
油盐类适量
大豆坚果奶类2～3份
畜禽肉蛋水产品类2～3份
水果类3～4份
蔬菜类4～5份
谷薯类5～6份
中国儿童平衡膳食算盘
户外活动1小时

图 1-4-7　中国儿童的平衡膳食算盘

血压等慢性病的高发人群。很多人多病共存，长期服用多种药物，很容易造成食欲缺乏，影响营养素吸收，加重营养失衡状况。

因此针对这些问题对老年人膳食提出指导很有必要。一般人群膳食指南的内容也适合于老年人。此外，近年来老年营养领域的新理念和新技术，补充了适合老年人特点的膳食指导内容，目的是帮助老年人更好地适应身体功能的改变。老年人要努力做到合理膳食、均衡营养，这样可以减少和延缓疾病的发生和发展，延长健康的生命时间，促进中国实现成功老龄化。

1．少量多餐，预防营养缺乏

食用多样、制作细软的食物，少量多餐，预防营养缺乏。许多老年人牙齿缺损、消化液分泌和胃肠蠕动减弱，容易出现食欲下降和早饱现象，造成食物摄入量不足和营养素缺乏，因此老年人膳食更应注意合理设计、精准营养。对于高龄、身体虚弱，以及体重出现明显下降的老人，应特别要注意增加餐次，除三餐外可有 2 ~ 3 次加餐，保证充足的食物摄入。食量小的老年人，应注意在餐前和餐时少喝汤和水，少吃汤泡饭。有吞咽障碍和 80 岁以上老年人，可选择软食，进食中要细嚼慢咽，预防呛咳和误吸。对于贫血，钙和维生素 D、维生素 A 等营养素缺乏的老年人，建议在营养师和医生的指导下，选择适合自己的营养强化食品。

2．主动足量饮水，积极户外活动

老年人身体对缺水的耐受性下降，要主动饮水，每天的饮水量达到 1500 ~ 1700 ml，首选温热的白开水。户外活动能够让老年人更好地接受紫外线照射，有利于体内维生素 D 合成和延缓骨质疏松的发展。一般认为老年人每天应户外锻炼 1 ~ 2 次，每次 1 h 左右，以轻微出汗为宜，或每天至少走 6000 步。注意每次运动要量力而行，强度不要过大，运动持续时间不要过长，可以分多次运动。

3．延缓肌肉功能减弱，维持适宜体重

骨骼肌肉是身体的重要组成部分，延缓肌肉功能减弱对维持老年人活动能力和健康状况极为重要。延缓肌肉功能减弱的有效方法是吃动结合：一方面要增加摄入富含优质蛋白质的瘦肉、海鱼、豆类等食物，另一面要进行有氧运动和适当的抗阻运动。老年人体重应维持在正常稳定水平，不应过度苛求减重，体重过高或过低都会影响健康。从降低营养不良风险和死亡风险的角度考虑，70 岁以上的老年人的 BMI 应以不低于 20 kg/m^2 为宜。血脂等指标正常的情况下，BMI 上限值可略放宽到 26 kg/m^2。

4．摄入充足食物，鼓励陪伴进餐。

老年人每天应至少摄入 12 种食物。应采用多种方法增加食欲和进食量，吃好三餐。早餐宜有 1 种以上主食、1 个鸡蛋、1 杯奶，另有蔬菜或水果。中餐、晚餐宜有 2 种以上主食、1 ~ 2 种肉类、1 ~ 2 种蔬菜、1 种豆制品。饭菜应色香味俱全、温度适宜。

老年人应积极、主动参与家庭和社会活动，主动与家人或朋友一起进餐或活动。应适当参与食物的准备与烹调，通过变换烹调方法和食物的品种、烹调自己喜爱的食物，提升进食的乐趣，享受家庭喜悦和情亲快乐。对于孤寡、独居老年人，建议多结交朋友，或者去集体用餐地点（社区老年食堂或助餐点、托老所用餐），以增进交流、促进食欲，摄入更多、更丰富的食物。对于生活自理有困难的老年人，家人应多陪伴，采用辅助用餐、送餐上门等方法，保障食物摄入和营养充分。家人应对老年人更加关心照顾，注意其饮食和体重的变化，及时发现疾病和预防疾病的发生和发展。

（何　丽）

第五节　营养健康食品

1. 保健食品

保健食品，又称功能食品，是指声称具有特定保健功能或者以补充维生素、矿物质为目的的食品，适宜于特定人群食用，具有调节身体功能，不以治疗疾病为目的，并且对人体不产生任何急性、亚急性或者慢性危害的食品。我国的保健食品主要分为两类：营养素补充剂和具有特定保健功能的食品。

2. 营养素补充剂

营养素补充剂是指以补充一种或多种人体所必需的营养素为目的的食品，包括维生素和矿物质，但未将三大营养素（碳水化合物、蛋白质和脂肪）包括在内。

3. 保健功能食品

保健食品的功能设置要符合以下原则：①以中国传统养生保健理论和现代医学理论为指导，以满足群众保健需求、增进人体健康为目的。②功能定位应为调节身体功能、降低疾病发生的风险因素，针对特定人群，不以治疗疾病为目的。③功能应被科学界所公认，具有科学性、适用性、针对性，功能名称应科学、准确、易懂。④功能评价方法和判断标准应科学、公认、可行。⑤功能调整和管理应根据科学发展、社会需求和监管实际，按照相关程序，实施动态管理。

保健食品必须符合下列要求：①经必要的动物和（或）人群功能实验，证明其具有明确、稳定的保健作用。②各种原料及其产品必须符合食品卫生要求，对人体不产生任何急性、亚急性或慢性危害。③配方的组成及用量必须具有科学依据，具有明确的功能成分。如在现有技术条件下不能明确功能成分，应确定与保健功能有关的主要原料名称。④标签、说明书及广告不得宣传疗效。

4. 婴幼儿配方食品

婴幼儿配方食品是指有关食品安全国家标准中规定的婴儿配方食品和较大婴儿和幼儿配方食品，即以乳类及乳蛋白制品和（或）大豆及大豆蛋白制品为主要原料，加入适量的维生素、矿物质和（或）其他成分，仅用物理方法生产加工制成的液态或粉状产品。适于 0 ~ 36 月龄正常婴幼儿食用，其能量和营养成分能够满足 0 ~ 36 月龄婴幼儿的正常营养需要。

我国 2018 年颁布的《婴幼儿配方食品备案管理办法》规定，生产企业申请婴幼儿配方食品备案时，应当向所在地省、自治区、直辖市食品药品监督管理部门提交下列材料：①婴幼儿配方食品备案信息表；②生产企业主体资质证明文件；③原辅料（食品原料、食品添加剂）的质量安全标准；⑥产品配方研发报告；⑤标签和说明书样稿。原辅料中有复配原料、复配食品添加剂的，要列明组成。

婴幼儿配方食品的产品标签和说明书要求参照《婴幼儿配方乳粉产品配方注册标签规范技术指导原则（试行）》执行。

5. 特殊医学用途配方食品

特殊医学用途配方食品是为了满足进食受限、消化吸收障碍、代谢紊乱或特定疾病状态人群对营养素或膳食的特殊需要，专门加工配制而成的配方食品。该类产品必须在医生或临床营养师指导下，单独食用或与其他食品配合食用。

根据不同临床需求和适用人群，我国《特殊医学用途配方食品通则》（GB 29922-2013）将该类产品分为3类，即全营养配方食品、特定全营养配方食品和非全营养配方食品。

特殊医学用途配方食品属于特殊膳食用食品。当目标人群无法进食普通膳食或无法用日常膳食满足其营养需求时，特殊医学用途配方食品可以作为一种营养补充途径，起到营养支持作用。针对不同疾病的特异性代谢状态，特殊医学用途配方食品对相应的营养素含量提出了特别规定，能更好地适应特定疾病状态或疾病某一阶段的营养需求，为患者提供有针对性的营养支持，是进行临床营养支持的一种有效途径。但此类食品不是药品，不能替代药物的治疗作用，产品也不得声称对疾病有预防和治疗功能。

在疾病情况下，无法进食普通膳食或无法通过日常膳食满足目标人群的营养需求时，可使用特殊医学用途配方食品提供营养支持。其中，全营养配方食品适用于需对营养素进行全面补充，且适合对特定营养素没有特别要求的人群。特定全营养配方食品适用于特定疾病或医学状况下须对营养素进行全面补充的人群，也可满足人群对部分营养素的特殊需求。非全营养配方食品则适用于须补充单一或部分营养素的人群。

（何 丽）

第六节 各类疾病的膳食指导

一、合理营养与营养不良

合理营养是指人体每天从食物中摄入的能量和各种营养素的量及其相互之间的比例能满足不同生理阶段、不同劳动环境及不同劳动强度的需要。

营养失去平衡将导致营养不良，营养不良是指由于一种或一种以上营养素缺乏或过剩所造成的机体健康异常或疾病状态。营养不良包括营养缺乏和营养过剩。

各种营养素的缺乏都可产生相应的缺乏病。目前世界上仍在流行的营养缺乏病包括蛋白质 - 能量营养不良、缺铁性贫血、缺碘性疾病、维生素 A 缺乏病等；此外还有钙和维生素 D 缺乏导致的佝偻病、维生素 B_1 缺乏病、维生素 C 缺乏病等。

二、部分疾病的营养干预

营养干预是对人们在营养上存在的问题进行相应改进的对策，是改善人们营养状况的重要措施。大量的动物实验与人群营养干预研究表明，营养干预能有效降低营养不良、肥胖、维生素缺乏的发生率，同时防止糖尿病、高血压病、高脂血症等慢性病的发生，还可降低癌症的发病率。营养干预是防治营养相关慢性病有效且经济的重要方法。

（一）糖尿病患者的营养干预

1. 糖尿病概述

糖尿病是由于体内胰岛素缺乏或胰岛素不能发挥正常生理作用，而引起的葡萄糖、蛋白质及脂质代谢紊乱的一种综合征。糖尿病是多种疾病的一种总称，其特征是血液循环中葡萄糖浓度异常升高，可出现典型的“三多一少”症状：多饮、多尿、多食及体重减轻，并伴有疲乏、无力，但也有很多患者无明显症状。严重者可发生酮症酸中毒、高渗性非酮症糖尿病昏迷等急性并发症，且易合并各种感染。随着患病时间的延长，可导致眼、肾、神经、血管及心脏等组织器官的慢性并发症。糖尿病患者若得不到及时、恰当的治疗，可发生心肌梗死、脑卒中、肾衰竭、双目失明、下肢坏疽和截肢等致死率、致残率高的并发症。

糖尿病患者的寿命长短取决于血糖控制得好坏以及并发症的严重程度。糖尿病患者若能控制好饮食、认真治疗、长期维持血糖在理想范围内，并发症就有可能推迟出现，甚至不出现。他们可以和正常人一样参加工作和社会活动，可以和正常人一样长寿。

2. 血糖生成指数

所谓血糖生成指数（简称GI，被称为生糖指数），是一种衡量各种食物对血糖可能产生多大影响的指标。具体测量方法是吃一定量的某种食品，测量吃后几个小时内的血糖水平，计算血糖曲线下面积和同时测定的葡萄糖耐量曲线下面积的比值。

血糖生成指数的高低与食物种类有关，也与膳食纤维的含量有关，膳食纤维含量越高的食物血糖生成指数越低。同时它与食物的物理特性、加工烹调的方法有关，如淀粉颗粒越大，血糖生成指数越低；加工时间越长、温度越高，血糖生成指数越高。它还有与食物的混食效应，混食蛋白质、脂肪后，食物的血糖生成指数降低。因此，米饭放冷后，血糖生成指数变低；煮粥时间越长，血糖生成指数越高，对血糖影响越大。

高GI的食物，进入胃肠后消化快、吸收率高，葡萄糖释放快，葡萄糖进入血液后峰值高；低GI食物，在胃肠中停留时间长、吸收率低，葡萄糖释放缓慢，葡萄糖进入血液后峰值低、下降速度也慢。因此，利用食物血糖生成指数合理安排膳食，对于调节和控制人体血糖大有好处。一般来说，只要将膳食中食物的一半从高血糖生成指数的替换成低血糖生成指数的，就能获得显著改善血糖的效果。

当血糖生成指数在55以下时，可认为该食物为低GI食物；当血糖生成指数在55 ~ 75之间时，该食物为中等GI食物；当血糖生成指数在75以上时，该食物为高GI食物。

豆类食品难消化，血糖生成指数低；面粉易消化，故食物血糖生成指数高。可溶性膳食纤维由于增加了肠道内容物的黏性，从而降低了淀粉和消化酶的相互作用，如燕麦、豆类等含有大量可溶性纤维，都是低血糖生成指数食物。另外，脂肪和蛋白质的比例增高，可以降低胃排空及小肠中食物的消化率，所以，高脂肪食物比等量低脂肪食物具有相对低的血糖生成指数。但是，任何类型脂肪食物，不管它的食物血糖生成指数高低，都应该限量使用。食物经发酵后产生酸性物质，可使食物血糖生成指数降低，在副食中加醋或柠檬汁便是简便易行的方法。

3. 糖尿病患者膳食

《中国糖尿病膳食指南（2017）》包括以下 8 点。

（1）吃动平衡，合理用药，控制血糖，达到或维持健康体重。

（2）主食定量，粗细搭配，全谷物、杂豆类占 1/3。

（3）多吃蔬菜、水果适量，种类、颜色要多样。

（4）常吃鱼禽，蛋类和畜肉适量，限制加工肉类。

（5）奶类、豆类天天有，零食、加餐合理选择。

（6）清淡饮食，足量饮水，限制饮酒。

（7）定时定量，细嚼慢咽，注意进餐顺序。

（8）注重自我管理，定期接受个体化营养指导。

4. 药物治疗糖尿病的副作用

低血糖症是指血糖低于 2.8 mmol/L，并出现以下相应症状：①心慌、冷汗、全身发抖；②异常饥饿感、恶心；③嗜睡、昏睡、头痛、精神不集中。预防低血糖最常见的方式是携带糖块。在发生低血糖昏迷时，应立即补充葡萄糖。

长期应用二甲双胍会增加维生素 B_{12} 缺乏病风险，推荐此类患者常规补充维生素 B_{12}。维生素 B_{12} 缺乏导致同型半胱氨酸浓度升高。

（二）高血压病患者的营养干预

1. 高血压病概述

高血压病是指在静息状态下动脉收缩压和（或）舒张压增高。收缩压 ≥ 140mmHg 和（或）舒张压 ≥ 90 mmHg 者可称为高血压。高血压是一种以动脉压升高为特征，可伴有心脏、血管、脑和肾等器官功能性或器质性改变的全身性疾病，它包括原发性高血压和继发性高血压。超重和肥胖、食盐摄入过多、低钾、低钙、低镁、酒精大量摄入被认为是高血压的危险因素。

表 1-6-1 为我国高血压病的诊断标准：

表1-6-1 我国高血压病的诊断标准

分类	收缩压（mmHg）		舒张压（mmHg）
正常血压	＜120	和	＜80
正常高值	120～139	和（或）	80～89
高血压病	≥140	和（或）	≥90
1级高血压病（轻度）	140～159	和（或）	90～99
2级高血压病（中度）	160～179	和（或）	100～109
3级高血压病（重度）	≥180	和（或）	≥110
单纯手术期高血压病	≥140	和	＜90

2. 高血压病患者膳食处方

膳食营养因素，如饮食偏咸，在高血压的发病中有重要的作用。轻度高血压患者通过合理饮食，就有可能使血压下降；较严重、已经在服药的高血压患者，也可以通过饮食疗法降低血压，减少用药剂量和预防并发症。《中国高血压基层管理指南》为我国的高血压高危人群和患者开出了健康教育处方。

（1）低盐膳食处方：高血压患者膳食盐的摄入量应该控制在6 g/d之内。具体措施如下：改变烹饪方法，减少用盐量；少用含盐高的佐料；尽量少吃或不吃含盐多的食品；在加用食盐时，最好使用有计量单位的容器，如盐勺，做到心中有数；食用预包装食品时，要注意观看食物标签，了解钠含量；在外就餐时，要告知服务人员，制作食品时，尽量少加盐，不要口味太重；多食用新鲜蔬菜。

（2）限酒处方：中度以上饮酒量与血压水平呈显著正相关，饮酒可抵抗药物的降压作用。目前认为饮酒所致的高血压是可逆的，只须戒酒或减少饮酒量就可使血压降低或恢复正常。具体措施如下：帮助高血压患者认识饮酒的危害，树立一定要戒酒的观念；如未能戒酒，建议每日饮酒量应为少量。男性饮酒者，饮用葡萄酒应小于100 ml/d，啤酒小于250 ml/d，白酒小于50 ml/d；女性则量减半，孕妇不饮酒。不饮高度烈性酒。酒瘾严重者，可借助药物戒酒。

（3）戒烟处方：高血压患者吸烟会大幅度增加心血管疾病风险，对每位吸烟的高血压患者都应指导其戒烟。戒烟对降低心血管疾病风险的效果明显，且任何年龄戒烟均能获益。

（三）心脑血管疾病患者的营养干预

1. 心脑血管疾病概述

心脑血管疾病是心血管疾病和脑血管疾病的统称，泛指由于高脂血症、血黏度高、动脉粥样硬化、高血压病等所导致的心脏、大脑及全身组织发生缺血性疾病或出血性疾病的统称。发病原因主要是高血压、血黏度高、吸烟和血管壁平滑肌细胞非正常代谢等。

其中心血管疾病，是一系列涉及循环系统的疾病。循环系统指人体内运送血液的器官和组织，主要包括心脏、血管（动脉、静脉、微血管）。心血管疾病可以细分为急性心血管疾病和慢性心血管疾病，一般都是与动脉粥样硬化有关。

脑血管病又称脑血管意外，或脑卒中，是脑部血液循环障碍导致的以局部神经功能缺失为特征的一组疾病。脑血管疾病包括颅内和颅外动脉、静脉及静脉窦的疾病，但以动脉疾病多见。高血压、动脉硬化为本病的主要致病因素，故多见于中老年人。根据其病理变化分为出血性脑血管疾病和缺血性脑血管疾病两大类。

小贴士：心脑血管患者可以经常食用的食物

（1）多食用鱼：鱼含有优质蛋白，有改善血管弹性的作用。所含 n-3 多不饱和脂肪酸的鱼油有保护血管内皮细胞、减少脂质沉积及改善纤维溶解功能。

（2）多吃富含叶酸的食物：膳食中缺乏叶酸及维生素 B_6、B_{12}，会使血中同型半胱氨酸水平升高，易损伤血管内皮细胞、促进粥样硬化斑块形成。而补充叶酸对降低冠心病和脑卒中的发病率有重要作用。各种深绿色蔬菜、芦笋、豆类、酵母及苹果、柑橘等含叶酸较丰富。

（3）增加膳食纤维摄入：膳食纤维有降低血清胆固醇浓度的作用，如粗杂粮、麦麸、干豆类、海带、蔬菜、水果等，每日摄入膳食纤维量 25 ~ 30 g 为宜。具有降脂功能的常见食品还有洋葱、大蒜、香菇、木耳、芹菜等。

（4）多吃豆制品：大豆中富含多种人体所必需的磷脂。常吃豆腐、豆芽、豆腐干、豆浆等豆制品有益于人体健康，能够预防心脑血管疾病。

2. 心血管疾病患者营养处方

医学营养治疗（MNT）是心脑血管疾病综合防治的重要措施之一。营养治疗的目标是控制血脂、血压、血糖和体重，降低心血管疾病的危险因素，并增加保护因素。校正多种危险因素的关键是增加运动，减少能量摄入和减轻体重。通过健康教育和营养咨询，帮助患者学会按膳食营养处方计划合理饮食、阅读食品营养标签、修改食谱、准备或采购健康的食物，以及外出就餐时合理饮食。

心血管疾病患者的营养处方的总原则如下。

（1）食物应该多样化，提倡粗细搭配，平衡膳食。

（2）能量摄入与身体活动平衡：保持健康体重，BMI 范围为 18.5 ~ 24.0 kg/m^2。

（3）采用低脂肪、低饱和脂肪酸膳食：膳食中脂肪提供的能量不超过总能量的 30%，其中饱和脂肪酸不超过总能量的 10%。尽量减少肥肉和奶油的摄入，尽量不用椰子油和棕榈油。每日烹调油用量控制在 20 ~ 30 g。

（4）减少反式脂肪酸的摄入，控制其提供的能量不超过总能量的 1%：少吃含有人造黄油的糕点，含有起酥油的饼干和油炸、油煎食品。

（5）摄入充足的多不饱和脂肪酸（提供的能量占总能量的 6% ~ 10%）：n-6/n-3 多不饱和脂肪酸比例达到 4 ~ 5：1。适量使用植物油，每人 25 g/d。每周食用鱼类多于 2 次，每次 150 ~ 200 g，这相当于摄入 200 ~ 500 mg 的 EPA 和 DHA。素食者可以通过摄入亚麻籽油和坚果获取 α- 亚麻酸。提倡从自然食物中摄取 n-3 脂肪酸，不主张盲目补充鱼油制剂。

（6）摄入适量的单不饱和脂肪酸：单不饱和脂肪酸应占总能量的 10% 左右。适量选择富含油酸的茶油、玉米油、橄榄油、米糠油等烹调用油。

（7）低胆固醇：膳食胆固醇摄入量不应超过 300 mg/d。限制富含胆固醇的动物性食物，如肥肉、动物内脏、鱼籽、鱿鱼、墨鱼等。富含胆固醇的食物同时也多富含饱和脂肪，选择食物时应一并加以考虑。常见食物的胆固醇含量见表 1-6-2。

表1-6-2　常见食物的胆固醇含量

食物名称	胆固醇含量（mg/100 g）	食物名称	胆固醇含量（mg/100 g）
猪脑	2 571	鱿鱼干	871
牛脑	2 447	虾米（海米）	525
羊脑	2 004	虾皮	428
鸡蛋黄	1 510	贻贝（干）	493
鸭蛋黄	1 576	蛏干	469
鹅蛋黄	1 696	扇贝（干）	348
土鸡蛋	1 338	银鱼	361
鸡蛋	585	鱼片（干）	317
鹌鹑蛋	515	墨鱼干	316
鸡肝（肉鸡）	476	明虾	273
鸡肝	356	河蟹	267
卤猪肝	469	乌鱼蛋	243
鸭肝	341	鲍鱼	242
鹅肝	285	猪皮	304

续表

食物名称	胆固醇含量（mg/100 g）	食物名称	胆固醇含量（mg/100 g）
鸭肫	295	猪肾（猪腰）	354
猪肝	288	河虾	240
卤猪杂	208	墨鱼	226
炸鸡	198	奶油	209
鸡心	194	猪蹄	192

（8）限盐：每天摄入的盐不超过 6 g，包括味精、防腐剂、酱菜、调味品中的食盐，提倡食用高钾低钠盐（肾功能不全者慎用）。

（9）适当增加钾的摄入：使摄入的钾：钠 =1，即每天钾摄入量为 70 ～ 80 mmol/L。可以每天摄入大量蔬菜水果，以获得钾盐。

（10）摄入足量膳食纤维：每天摄入膳食纤维 25 ～ 30 g，从蔬菜水果和全谷类食物中获取。

（11）摄入足量新鲜蔬菜和水果：每天摄入 400 ～ 500 g 新鲜蔬菜，包括绿叶菜、十字花科蔬菜；摄入 200 ～ 400 g 水果。这样可以减少患冠状动脉性心脏病（冠心病）、脑卒中和高血压病的风险。

（12）增加身体活动：每天进行身体活动 30 min，每周 5 ～ 7 天。

（四）胃肠道疾病患者的营养干预

1. 胃肠道疾病概述

胃肠道疾病包括腹泻、便秘、消化性溃疡、胃反流等。

幽门螺杆菌感染是慢性活动性胃炎、消化性溃疡、胃黏膜相关淋巴组织淋巴瘤和胃癌的主要致病因素。世界卫生组织 / 国际癌症研究机构（WHO/IARC）将幽门螺杆菌定为 I 类致癌原。幽门螺杆菌的传染力很强，可通过手、不洁食物、不洁餐具、粪便等途径传染。日常饮食要养成良好的卫生习惯，预防感染。幽门螺杆菌感染在家庭内有明显的聚集现象。父母感染了幽门螺杆菌，其子女的感染机会比其他家庭高得多。

2. 胃肠道疾病患者膳食原则

（1）胃肠道疾病患者膳食总原则：养成良好的饮食习惯，定时定量，每餐只吃八分饱。每餐粗细搭配合理，多吃蔬菜、水果。保持肠道中含有一定量的水分，促进消化，防止便秘。提倡戒烟和限酒，如已有消化系统疾病应烟酒立断。注意饮食卫生，不吃变质食物，不吃街头无卫生保障的食品。不吃过多冷食。

（2）胃炎患者的膳食原则

• 饮食宜定时定量。每日三餐应按时进食，且不宜吃得过饱。若饥饿可在正餐之间少量加餐，但不宜过多，以免影响正餐。

• 主食应软、烂、易消化。蔬菜及鱼肉等，尤其是豆类、花生米等硬果类都要煮透、烧熟，使之软烂，便于消化吸收。少吃膳食纤维多的食物。

• 各种食物均应新鲜，不宜存放过久。吃新鲜而含纤维少的蔬菜及水果，如冬瓜、黄瓜、番茄、土豆、嫩蔬菜的叶、苹果、梨、香蕉、橘子等。

• 膳食应清淡少油。讲究烹调方法，宜选用蒸、煮、焖、炖、烩、汆。不宜选用煎、炸、熏、烤等烹调方法，这些方法加工出的菜肴不易消化，身体很难吸收。

• 胃炎患者忌食烈性酒（其他酒类也应少饮或不饮）、浓茶、咖啡，以及辣椒、芥末等刺激性强的调味品。不宜吃过甜、过咸、过浓、过冷、过热、过酸的汤类及菜肴，以防伤害胃黏膜。大量饮用碳酸饮料也会对胃黏膜造成不同程度的损害。

（3）消化性溃疡患者的膳食原则：除遵从上述胃炎患者的膳食原则外，还要注意以下几点。

• 不吃刺激性大的食物，并慎食刺激胃酸分泌的食物，如生葱、生蒜、浓缩果汁、咖啡、白酒、浓茶等，以及过甜、过酸、过咸、过热、生、冷、硬的食物，如巧克力、冰淇淋、苹果及橘子等。因为甜食可增加胃酸分泌，刺激溃疡面，加重病情；过热食物刺激溃疡面，引起疼痛，严重者甚至使溃疡面血管扩张而引起出血；辛辣食物刺激溃疡面，使胃酸分泌增加；过冷、过硬食物不易消化，可加重病情。

● 少食易胀气的食物，如萝卜、土豆、红薯、芋头、南瓜、板栗等，这些食物含丰富的淀粉、膳食纤维。与肉食一起经肠道细菌充分发酵之后，会产生大量的硫化氢、氨气，如一时排不出去，蓄积在肠道之中，便会引起胃肠道胀气。豆制品（包括豆腐、豆浆、豆腐干等）中有数种抗营养因子。其中的胰蛋白酶抑制素，是能抑制体内蛋白酶活动的一种物质，如摄入过多，会影响胃对蛋白质的消化，对胃肠有刺激作用。其中的肠胃胀气因子，能使人产生胃肠道胀气、腹泻，以及消化不良等现象。西兰花、花椰菜、芽甘蓝和卷心菜等十字花科蔬菜中含有的复合糖比其他种类的糖更难被人体吸收，容易引起胀气。

● 避免吃油煎、油炸食物以及含膳食纤维较多的蔬菜（如芹菜、韭菜等），少吃火腿、腊肉、鱼干等熏制食品及各种粗粮。这些食物不仅不易消化，而且还会引起胃液大量分泌，加重胃的负担。

● 戒烟戒酒。烟草中的尼古丁能改变胃液的酸碱度，扰乱胃幽门的正常活动，诱发或加重溃疡病。

● 调整心态，注意休息，避免过度焦虑与劳累。

（4）便秘患者的膳食原则：提倡均衡饮食、适量增加膳食纤维、多饮水。

● 膳食纤维本身不被吸收，但能吸附肠腔水分，从而增加粪便容量，刺激结肠，增强肠道运动动力。含膳食纤维丰富的食物有杂粮（如麦麸、糙米）、蔬菜、含果胶丰富的水果（如芒果、香蕉等，但未熟的水果含鞣酸反会加重便秘）。

● 多饮水，建议每天饮水可在 1500 ml 以上，使肠道保持足够的水分，利于粪便排出。

● 足量的 B 族维生素，可促进消化液分泌，维持和促进肠管蠕动，有利于排便，如粗粮、酵母、豆类及其制品等。菠菜、卷心菜等绿叶蔬菜，含有大量叶酸，具有良好的通便作用。

● 多食易产气食物，促进肠蠕动，利于排便，如洋葱、萝卜、蒜苗等。

- 坚果如核桃仁、松子仁、各种瓜子仁、杏仁、桃仁等，含有大量的油脂，具有润滑肠道、通便的作用，可适量选择食用。

（五）肝胆疾病患者的营养干预

肝胆疾病，是常见的慢性疾病，包括病毒性肝炎、脂肪肝、胆囊炎、胆石症等。除了用药物治疗外，调整饮食、科学配餐，对此类疾病的治疗和恢复有非常重要的作用。

1. 肝胆疾病患者膳食总原则

每日摄取适当的能量，适当提高膳食蛋白质的质量，有利于减轻体重，摄入能量过多会使脂肪合成增多，加速脂肪肝病变。体重逐渐下降，有利于肝功能的恢复。适当选择碳水化合物，禁止食用蔗糖、果糖、葡萄糖和含糖多的糕点等。应给予适量脂肪，要保证摄入足够的不饱和脂肪酸。补充足够的维生素，应食用富含多种维生素的食物。饮食不宜过分精细，主食应粗细搭配，多吃蔬菜、水果及菌类、藻类，以保证摄入足够的膳食纤维。

2. 胆囊炎患者膳食原则

- 胆囊炎急性发作时应予禁食，可由静脉补充营养。
- 胆囊炎慢性或急性发作缓解后，可食清淡流质饮食或低脂、低胆固醇、高碳水化合物饮食。每日脂肪摄入量应限制在 45 g 以内，主要限制动物性脂肪。胆固醇应限制在每日 300 mg 以下。碳水化合物每日应保证 250 ~ 300 g。蛋白质应适量，过多可刺激胆汁分泌，过少不利于组织修复。
- 提供丰富的水溶性维生素 C 及 B 族维生素，而脂溶性维生素 A、D、E、K、类胡萝卜素等的吸收需要胆汁分泌，所以要根据患者恢复情况适量补给，以免造成患者病情恶化。
- 适量进食膳食纤维，可刺激肠蠕动，预防胆囊炎发作。
- 大量饮水或饮料有利于胆汁稀释，每日可饮 1500 ~ 2000 ml。
- 少量多餐，可反复刺激胆囊收缩，促进胆汁排出，达到引流目的。
- 忌用刺激性食物和酒类。

● 合理烹调，油煎、油炸食物可刺激胆道，引起胆道痉挛急性发作。

● 食物温度适当，过冷、过热的食物，都不利于胆汁排出。

（六）呼吸系统疾病的膳食营养防治

呼吸系统疾病是一种常见病、多发病，主要病变在气管、支气管、肺部及胸腔。病变轻者多咳嗽、胸痛、呼吸受影响；重者呼吸困难、缺氧，甚至因呼吸衰竭而死。最常见的疾病有慢性阻塞性肺疾病（包括慢性支气管炎、肺气肿、肺心病）、支气管哮喘、肺癌、弥漫性肺间质纤维化，以及肺部感染等。

呼吸道疾病膳食原则为摄入大量水果和蔬菜、豆类、粗粮和全谷类，摄入充足的乳制品、瘦肉、鱼和禽肉，油盐要适量。健康饮食和经常活动可以改善患者的生存质量。含抗氧化物多的食物，如水果、蔬菜、富含 n-3 多不饱和脂肪酸的鱼有助于防治慢性阻塞性肺疾病。服用复合维生素补充剂可使患者获得更适合的营养素。

● 每日三餐，食量不要多，可以加餐或通过零食补充热量。食量少，可以使呼吸较通畅。饭前饭后应休息好。

● 适当增加含膳食纤维的食物，防止便秘，但不要吃容易导致胀气的食物或吃后感觉不舒服的食物。

● 选择易于咀嚼、质地柔软的食物。

● 保证足够的液体摄入，每天至少喝 8 杯水（200 ml）或其他不含咖啡因的饮料，防止身体脱水。

（七）骨质疏松症患者的营养干预

原发性骨质疏松症是以骨量减少、骨的微观结构退化为特征的，致使骨的脆性增加以及易于发生骨折的一种全身性骨骼疾病。骨质疏松症的临床表现主要为疼痛、身高缩短、驼背、骨折和呼吸功能下降。

骨质疏松症是一种与衰老有关的常见病，其后果是骨折，以及由骨折引起的疼痛、骨骼变形，严重者会出现合并症，甚至会导致死亡，严重损害老年人的健康和生活质量。

骨质疏松症的膳食原则如下。

- 从儿童期开始注意补充足够的钙量，以提高峰值骨量。保证800 ~ 1000 mg/d 的钙的供应。更年期后的妇女和老年人，钙的摄入标准更高，约 1000 ~ 1500 mg/d。钙的来源应以饮食物为主，常见食物的钙含量见表 1-6-3。当从饮食中不易达到上述推荐量时，可选用钙强化食品和钙补充剂。钙补充剂的补钙效果取决于它的含钙量，补钙并非越多越好。如果老年人钙的总摄入量达到或超过2000 mg/d，很可能会产生一些副作用，如产生肾结石，软组织出现钙化，铁、锌、镁等必需矿物质的利用率降低等。钙补充剂的多样化为预防钙缺乏症提供了可靠保证。须补钙的人群最好在专业人员指导下，根据自己的实际情况进行合理选择。碳酸钙类制剂的含钙量高，副作用较少，不失为一种较好的钙源。

表1-6-3　常见食物的钙含量

食物名称	钙含量（mg/100 g）	食物名称	钙含量（mg/100 g）
全脂奶粉	676	海参	285
奶酪	799	紫菜	264
鲜牛奶	104	泥鳅	299
酸奶	146	鲮鱼罐头	598
大豆	191	炒松子	161
北豆腐	100	炒榛子	815
南豆腐	116	熟山核桃	133
豆腐干	308	炒花生仁	284
臭干	720	芝麻酱	1170
豆腐丝	204	茶叶	300 ~ 450
虾皮	99	杏脯	397
虾米	555	鲜口蘑	169
草虾	403	干木耳	247
海带	348		

• 适当限制磷的摄入。有人报道过量摄入磷可能诱发骨质疏松症，因此应注意磷的摄入适量。

• 适度体力活动、负重运动有利于骨骼发育及骨量增加。

• 适量食用大豆或大豆制品，有可能减少骨量的丢失。膳食中适量的优质蛋白质有利于骨形成，过量的蛋白质加速钙的流失。维生素A和维生素C可参与骨基质的合成。

• 要有充足的维生素D供给。适当增加室外活动和日光浴，可增强钙的吸收。同时增加富含维生素D的膳食，必要时每日补充400 IU（10 μg）维生素D，尤其是缺乏户外活动的老人。

• 摈弃不良习惯，如吸烟、过量饮酒和过多喝咖啡、碳酸饮料都不利于提高峰值骨，在更年期更会增加骨骼矿物质丢失。

（八）痛风患者的营养干预

痛风是长期高尿酸血症引起的痛风性关节炎和肾病变。

痛风患者应该多吃低嘌呤的食物，少吃中嘌呤的食物，不吃高嘌呤的食物，还要注意不要饮酒。痛风患者易并发肥胖、糖尿病、高血压病及高脂血症。患者应遵守的饮食原则如下。

• 保持理想体重，超重或肥胖者应该减轻体重。减轻体重应循序渐进，否则容易导致酮症或痛风急性发作。

• 碳水化合物可促进尿酸排出，患者可适当食用富含碳水化合物的米饭、馒头、面食等。

• 蛋白质可根据体重，按照比例来摄取，每千克体重应摄取0.8 ~ 1 g的蛋白质，并以牛奶、鸡蛋为主。如果是瘦肉、禽肉等，应该煮沸后去汤食用。

• 少吃脂肪，脂肪可减少尿酸排出。痛风并发高脂血症者，脂肪供能应控制在总热量的20% ~ 25%。

• 大量饮水，每日应该饮水2000 ~ 3000 ml，促进尿酸排出。

• 少摄入盐，食盐每天应该限制在5 g以内。

• 禁酒，包括白酒、葡萄酒、啤酒及含酒精的饮料。因为酒精容易使体内乳酸堆积，抑制尿酸排出，诱发痛风发生。

● 少用强烈刺激的调味品或香料，禁用使神经系统兴奋的食物（如酒、浓茶、咖啡等）。

● 限制嘌呤摄入。嘌呤是细胞核中的一种成分，只要含有细胞的食物就含有嘌呤，动物性食品中嘌呤含量较多。患者禁食动物内脏、骨髓、海鲜、发酵食物等。常见食物中嘌呤含量见表1-6-4。

表1-6-4　常见食物中嘌呤含量

嘌呤的含量（mg/100 g 可食部）	食物名称
50 以下	五谷类：米、麦、高梁、玉米、马铃薯、甘薯、面条、通心粉 蛋类：鸡蛋、鸭蛋、皮蛋 奶类：牛奶、乳酪、冰淇淋 饮料：汽水、可可、咖啡、麦乳精、果汁、茶、蜂蜜、果冻 各种水果、蔬菜和油脂 等
50 ~ 150	肉类：鸡肉、猪肉、牛肉、羊肉、鱼、虾、螃蟹 豆类：黑豆、绿豆、红豆、花豆、豌豆、菜豆、豆干、豆腐 笋干、金针菇、银耳、花生、腰果、芝麻等
150 ~ 500	豆苗、黄豆芽、芦笋、菜花、紫菜、香菇、乌鱼、鲨鱼、鳕鱼、海鳗、动物内脏（肝、肾、肠等）、蚌蛤、干贝、带鱼、鳊鱼干、沙丁鱼、蛤蜊、牡蛎、鲢鱼、鸡汤、肉汤、火锅汤等
500 以上	沙丁鱼、鱼子、浓肉汤、肉精、小鱼干、乌鱼皮、酵母粉等

（九）癌症的膳食营养防治

癌症是一大类恶性肿瘤的统称。癌细胞的特点是无限制、无止境地增生，使患者体内的营养物质被大量消耗。癌细胞可释放出多种毒素，使人体产生一系列症状。癌细胞还可转移到全身各处生长繁殖，导致人体消瘦、无力、贫血、食欲缺乏、发热，以及严重的器官功能损伤等。癌细胞还可破坏组织、器官的结构和功能，引起坏死、出血，合并感染，患者最终由于器官功能衰竭而死亡。

适当的营养治疗既可改善患者的营养状况，使患者的免疫力增强，又能提高肿瘤患者对手术治疗的耐受性，减少或避免手术的并发症，使术后伤口能够如期愈合，还可提高肿瘤患者对放射治疗、化学治疗的耐受力，减轻治疗的毒副反应。癌症患者饮食疗法的主要原则是：对于已有营养不良表现的患者，应给予辅助性营养治疗，如适当增强膳食营养，必要时辅以肠外营养。

知识链接——防癌 10 项建议

世界癌症研究基金会于 2007 年 11 月公布了防癌 10 项建议。

（1）在正常体重范围内尽可能瘦。确保从儿童期到青春期的体重增长趋势，到 21 岁时使体重能处于正常体重指数的较低水平。从 21 岁时起保持体重在正常范围内，在整个成年期避免体重增长和腰围增加。

（2）将从事积极的身体活动作为日常生活的一部分。每天至少进行 30 min 的中等强度身体活动（相当于快步走）。随着身体适应能力的增加，每天可进行 60 min 或以上的中等强度身体活动，或者进行 30 min 或以上的高强度身体活动。避免诸如看电视等久坐习惯。

（3）限制摄入高能量密度（能量超过 225 ~ 275 kcal/100 g）的食物，避免含糖饮料，限制果汁摄入，尽量少吃快餐。

（4）以植物来源的食物为主。每日至少吃 5 份（至少 400 g）不同种类的非淀粉蔬菜，包括绿色叶菜、西兰花、秋葵、茄子等和水果。每餐都吃相对未加工的谷类和（或）豆类，限制精加工的淀粉性食物。以淀粉类根或块茎食物（包括萝卜等）作为主食的人，要保证摄入足够的非淀粉蔬菜、水果和豆类。

（5）限制红肉摄入，避免食用加工的肉制品。红肉是指牛肉、猪肉、羊肉，加工的肉制品是指通过烟熏、腌制或加入化学防腐剂进行保存的肉类。红肉每周摄入应少于 500 g，尽量少吃加工的肉制品。

（6）限制含酒精饮料。如果饮酒，男性每天不超过20～30 g酒精，女性不超过10～15 g酒精。儿童和孕妇不能饮用含酒精饮料。

（7）限制盐的摄入量，避免发霉的谷类和豆类。盐的摄入量不超过6 g，不吃或尽量少吃盐腌或过咸的食物，避免用盐腌保存食物。

（8）强调通过膳食本身满足营养需要，不推荐使用膳食补充剂预防癌症。对于健康人，最好通过高营养素膳食来解决营养素摄入的不足，只在某种情况下，可以用补充剂。

（9）6个月内婴儿最好采用纯母乳喂养，6个月之后添加辅食，继续母乳喂养到2岁。

（10）癌症患者治疗后应遵循癌症预防的建议，接受专业人员的照顾和指导。

小贴士：癌症患者更应增加蛋白质的摄入

许多癌症患者因为担心吃了鱼、虾等“发物”会加重病情，而拒吃这些食物。研究表明，约有20%的癌症患者因此造成身体虚弱而影响到后期治疗。在临床实践中，没有因为吃了某种食品而引起肿瘤复发的例子，相反却有许多患者因为没有注意饮食调养，造成营养不良，不能耐受放射治疗和化学治疗，而使治疗被迫中断。大多数临床恢复期的癌症患者须补充蛋白质、热量和多种维生素，增加身体的免疫力。鱼、虾、鸡等所谓“发物”，含有丰富的高蛋白，是肿瘤患者的极佳食物。应在饮食中增加动物性蛋白丰富的食品，如牛肉、鸡肉、鱼肉、鸡蛋、牛奶等。

（何　丽）

第七节　食品安全

一、食品安全基础知识

1. 当前我国食品安全存在的主要问题

（1）地质特点、矿山冶炼、废物排放等造成的农产品被重金属污染。

（2）垃圾焚烧、生产废水排放等造成的食品中存在一定水平的持久性有机污染物。

（3）未按照国家农药使用规定在蔬菜、水果和粮食种植中过量施用农药或者使用禁用的农药。

（4）在畜、禽动物的饲养过程中未按照国家规定的药物品种以及允许使用品种的合理休药期使用兽药。

（5）由于种植环境、储存环境和自然灾害等造成的农作物中存在真菌毒素的问题。

（6）在包装材料生产中使用国家未批准的有毒生产助剂而导致其迁移至食品的问题；

（7）在食品生产加工中未按照国家食品添加剂使用标准使用食品添加剂。

（8）在养殖环节和生产环节存在违法添加非食用物质的现象。

（9）生产加工过程中工艺不合理、生产场所卫生状况差，导致成品中存在微生物指标不合格的现象。

（10）部分生食食品中存在细菌、病毒和寄生虫。

2. 食源性疾病与食物中毒

凡是通过食物摄入到人体内的有毒、有害物质所引起的中毒性或感染性疾病，统称食源性疾病，包括食物中毒。其中，有害物质包括化学性的、生物性的、动植物性的，以及其他来源的。

食物中毒是由于进食被细菌及其毒素污染的食物，或摄食含有毒素的动植物如毒蕈、河豚等引起的急性中毒性疾病。变质食品、污染水源是主要传染源，不洁的手、餐具和带菌苍蝇是主要传播途径。

（1）食物的生物源性危害

食物的生物性危害主要是指生物，尤其是微生物本身及其代谢产物，如毒素对食品原料、加工过程和产品的污染。这种污染会对食品消费者的健康造成损害。

世界卫生组织（WHO）对食源性疾病的病原即食品中的生物性危害进行了分类，主要包括以下几类。

• 细菌及其毒素：动物性食品容易被细菌及其毒素污染，其中畜肉类及其制品居首位，其次为禽肉、鱼、乳、蛋类。粮谷类食物如剩饭、米糕、米粉等则容易被金黄色葡萄球菌、蜡样芽孢杆菌等污染。导致消费者食物中毒的有害微生物主要为沙门氏菌、空肠弯曲菌、出血性大肠杆菌等。2011 年德国爆发的肠出血性大肠埃希菌 O_{104}：H_4 感染，即属于细菌性危害。

• 真菌及其毒素：真菌由于其可形成各种微小的孢子，因而很容易污染食品，不仅可造成食品的腐败变质，而且有些真菌如曲霉属和镰刀菌还可产生毒素，造成人畜中毒。像黄曲霉毒素主要污染花生、玉米和棉籽油等，它可诱发肝癌和身体其他部位的肿瘤；呕吐毒素污染小麦后可使人发生“醉谷病”；玉米赤霉烯酮主要污染玉米，它具有生殖发育毒性。

• 病毒：包括甲型肝炎病毒和未分型肝炎病毒、轮状病毒、诺如病毒等。1987 年上海的甲型肝炎爆发就是由于食用了受甲型肝炎病毒污染的毛蚶造成的，2012 年年底，诺如病毒席卷英国，一周内就有近 7 万人感染。

• 寄生虫：包括原生动物（如阿米巴虫、鞭毛虫等）和绦虫（牛猪绦虫和某些吸虫、线虫等）造成的危害。像人们平常说的“米猪肉”，又称“豆猪肉”，就是猪感染了绦虫造成的。2006 年北京市消费者因食用福寿螺导致管圆线虫感染，即为典型的寄生虫病。

• 昆虫：包括蝇类、蟑螂和螨类等小动物造成的危害。

• 有毒动物：在我国主要是指河鲀鱼，河鲀鱼味道鲜美，但由于其含有剧毒，民间有“拼死吃河鲀”的说法，可见食用河鲀鱼要冒生命危险。

- 有毒植物：主要包括毒蕈，俗称毒蘑菇。毒蘑菇不仅只是导致呕吐，有的还含有剧毒，甚至有致死性。其他有毒植物还有发芽的土豆、未煮熟的四季豆、有毒蜂蜜和白果等。

（2）食物的化学性污染

食物的化学性污染主要包括以下几点。

- 以重金属为主的有毒、有害元素污染，如铅、镉、汞、砷等。
- 持久性有机污染物对食品的污染，如二噁英、多氯联苯、六氯环己烷等。
- 以有机磷、氨基甲酸酯和拟除虫菊酯农药为主的杀虫剂、杀菌剂残留，如氧化乐果、克百威、氰戊菊酯等。
- 动物性食品中抗生素、激素等药物残留，如硝基呋喃类物质、氯霉素、己烯雌酚等。
- 农作物及部分动物性食品中的真菌毒素污染，如花生中黄曲霉毒素、小麦中的脱氧雪腐镰刀菌烯醇、牛奶中的黄曲霉毒素 M1 等。
- 包装材料中迁移的有毒物质，典型的包括食品包装涂层中的双酚 A、塑料制品中的氯乙烯单体、复合包装袋中的二氨基甲苯等。
- 食品中致病菌产生的毒素，如葡萄球菌肠毒素等。

3. 安全的食品是生产出来的

我们吃到的粮食、水果、蔬菜、畜禽肉是通过种、养、繁殖生产出来的，而我们吃到的饼干、方便面、饮料等加工食品是食品工厂生产线生产出来的。只有生产过程中的每个环节，严格按照生产工艺和操作规范要求进行，才能保证食品的安全和品质。

不安全的生产环境不可能生产出安全的食品。在生产过程中，生产者如能积极地控制原料品质、生产流程、环境卫生，就可以降低或避免最终产品出现安全风险的可能。一种食品中可能存在的不安全因素很多，如果一一检测，而不注重生产过程的安全控制，生产成本会高到大众无法接受，而且可能还会疏漏异常的风险因素。

科学的食品安全管理是由企业实施规范的过程管理，对主要风险加以控制，如详尽的追溯记录、各种关键点控制等，在问题发生之前就将其杜绝，而不仅仅靠末端检验来控制品质。如果仅仅依赖标准和末端检验，诸如三聚氰胺事件、奶粉中肉毒杆菌事件也许根本不会被发现。因为这些物质并非正常生产应该存在的安全问题，一般情况下不须去检验这些物质。只有通过对企业的生产过程、生产场所、库房的监管调查等，才能及时发现这类安全隐患。

（1）食品安全“零风险”和“零容忍”：在食品安全问题上，“零风险”和“零容忍”是完全不同的两个概念。

“零风险”是要求我们吃的每一种食品都绝对安全，不能有任何安全隐患。但实际上，这只是一种美好的愿望，食品安全是做不到“零风险”的。原因是我们吃的食品都不是在真空中生产的，都不可避免地会受到环境中一些有害因素污染，我们也无法把各种有害因素彻底消除。既然存在有害因素就会存在风险，所以要求食品安全“零风险”是不科学、不现实的。然而，食品安全虽没有“零风险”，我们却可以通过各种手段尽可能降低风险，努力将风险控制在一个可以被大众接受的很低的水平上。

“零容忍”是说政府对危害食品安全的违法行为不能有半点容忍，必须严厉打击。假如有企业不遵守食品安全标准，在食品生产过程中超量或超范围使用添加剂，那么不管这样的食品会不会给消费者健康造成损害，政府部门都要加以惩处。假如有企业向食品中非法添加了一些本来不能食用的物质，如苏丹红、三聚氰胺等，那么就算只加了一点点，都应受到严厉打击，绝不姑息。这就是我们常说的“零容忍”，其目的就是要杜绝这种人为的违法添加行为，净化国内食品市场，保护消费者健康。

一句话，食品安全没有“零风险”，但政府和公众对违法行为必须“零容忍”。

（2）食品安全标准：按照我国《食品安全法》，我国食品标准可分为强制性的食品安全标准和非强制的食品质量标准。食品安全标准是对食品中各种影响消费者健康的危害因素进行控制的技术法规。《食品安全法》规定了食品安全标准的范围，并对其定性为“强制执行的标准”，且“除食品安全标准外，不得制定其他的食品强制性标准”。世界各国都对食品中影响健康的危害因素进行强制性要求，但大多数发达国家并未将食品安全标准和食品质量标准划分明显界限，这是我国食品标准管理与发达国家最明显的不同。

食品安全标准包括下列内容。

- 食品、食品添加剂、食品相关产品中的致病性微生物，农药残留、兽药残留、生物毒素、重金属等污染物质，以及其他危害人体健康物质的限量规定。
- 食品添加剂的品种、使用范围、用量。
- 专供婴幼儿和其他特定人群的辅食的营养成分要求。
- 对与卫生、营养等食品安全要求有关的标签、标志、说明书的要求。
- 食品生产经营过程的卫生要求。
- 与食品安全有关的质量要求。
- 与食品安全有关的食品检验方法与规程。
- 其他须制定为食品安全标准的内容。

食品安全标准是食品生产经营者生产经营食品时应当遵守的强制性技术要求，但并非唯一的要求。食品生产经营者首先应当保证自己生产经营的食品是按照法律的要求，采用安全的原料、规范的生产工艺、有序的生产过程管理，且未涉及任何法律禁止的生产经营行为。在此基础上，才可以用食品安全标准判断是否安全、适于食用。所以，符合法律法规的要求是食品安全生产经营的大前提，是保障食品安全的第一道门槛。食品安全标准是在这一前提下，保障食品安全的第二道门槛。任何违反法律法规的食品生产经营行为，如在食品中非法添加非食用物质的行为本身就违反了法律规定，不须以食品安全标准作为监管依据，更不能以没有标准为理由逃避生产经营者的责任。

“零风险”只存在于理想环境中，而在现实世界，我们做任何一件事都存在风险，只不过风险有高有低罢了。举个例子来说，大家肯定知道坐飞机并不是万无一失吧？但为什么我们还是会经常选择坐飞机出行呢？因为我们相信，飞机发生事故的可能性是很小的，也就是说风险是很低的，是我们可以接受的。

（3）食品包装材料的安全：食品包装材料是指包装、盛放食品或者食品添加剂用的制品和直接接触食品或者食品添加剂的涂料。食品的包装材料的优劣直接影响食品安全，主要使用的几种包装材料如下。

- 食品塑料包装材料：塑料是使用最广泛的食品包装材料。安全隐患在于树脂中的单体、甲醛、甲苯等化合物的迁移。此外，制作过程中加入的添加剂，如稳定剂、着色剂、塑化剂等，使某些化合物迁移到食品中，影响食品安全。
- 食品用纸包装材料：纸是最古老、最传统的包装材料。在造纸过程中须在纸浆中加入化学物质如防渗剂、漂白剂、染色剂等，某些化学物质就会迁移到食品中。从纸制品中还能溶出防霉剂或加工时使用的甲醛。
- 食品金属包装材料：金属包装多使用铝箔、铁罐和镀锡罐。使用铝箔时，很少单独使用，多与塑料薄膜黏合在一起使用。金属罐的表面大部分用塑胶涂覆。因此，重金属、添加剂中的某些化合物会迁移到食品中，影响食品安全。
- 食品玻璃容器包装材料：玻璃也是一种无机物质的熔融物，其主要成分为 $SiO_2 \cdot Na_2O$。玻璃的种类不同，存在着原料中的溶出物。

此外，食品包装材料的着色须使用金属盐，所以重金属就会迁移到食品中，也会影响食品安全，存在安全隐患。

二、消费者如何做好食品安全

1. 消费者食品安全的自我保护

消费者怎样进行食品安全方面的自我保护，防止病从口入？其实很简单，就是遵循世界卫生组织为改善公众健康水平，提出的具体而实用的健康指导——“食品安全五要点”：

第一，保持清洁。我们大家都知道“餐前便后要洗手”的道理，除此之外在做饭之前和过程中也须注意洗手和保持手的清洁，尤其是生熟食品交替处理的过程中。厨房用具要保持清洁，如碗筷、筷子盒、刀、案板、抹布的卫生要特别注意，不要让它成为了污染源。厨房和储存食物的地方也要注意防虫防鼠，家里养的宠物也尽量不要让它们到厨房玩耍。

第二，生熟分开。这里的“熟”指的是可以直接吃的东西，比如拌黄瓜、酱牛肉；“生”的是指还要经过加热处理的东西。生熟分开就是要避免生食上可能携带的细菌带到熟食上，引起食物中毒。这里的分开不仅仅是指它们不要接触，也表示它们所用的案板、工具、器皿也应当分开。

第三，烧熟煮透。中国饮食讲究风味和口感，所以很多菜都要求爆炒，以求获得嫩滑的口感，但是这也给了致病菌存活的机会，尤其是肉蛋奶等高蛋白食品特别容易受到致病菌污染，一旦我们加热不彻底，它们就可能给我们致命一击。还有些人喜欢生食，尤其是南方地区喜欢生食水产，特别容易感染寄生虫。烧熟、煮透的一般原则是达到沸点后 10 ～ 15 min，如果是大块肉，比如整鸡，时间还需要长一点。

第四，保持安全温度。绝大多数致病微生物都喜欢室温环境，高于 70° 或低于 5°，它们就会不适应。对于一般家庭，保温在 70° 以上不太现实，主要还是低温存放。室温下细菌繁殖很快，因此要尽快让食物冷却并放入冰箱冷藏。但是冰箱并不是保险箱，还有少数细菌能生长，比如李斯特菌。所以冰箱里拿出来的食物也须彻底加热再吃才保险。

第五，保证安全的水和食材。要想食物安全，首先原料要安全。如要用清洁的自来水冲洗果蔬，购买的食材要新鲜。不要一次买太多食品，过了保质期的食品最好不吃，已经部分变质的食材要丢弃。

当然，除此之外，大家还须购买正规厂家生产的食物，尽量避免在路边无照经营的小商小贩处购买食品，以减少不必要的风险，进行食品安全的自我保护。

2. 简单易行又安全的饮食方案

随着生活水平的提高和生活节奏的加快，面对琳琅满目的食品，我们有时候不禁忧虑：怎样才能制订出一套简单易行而又安全的饮食方案？怎样才能在“吃得饱”的基础上，还能“吃得好”？这两个问题可能困扰着我们中的大多数人。

其实，正如多年来我国居民膳食指南所建议的，没有不好的食物，只有不合理的膳食，关键在于平衡。也就是说，我们应该什么都吃，但是什么也不能过量摄入。例如，生活中常有一些“无肉不欢”的朋友，习惯了在饕餮盛宴上大口吃肉、大碗喝酒，很少吃蔬菜或者水果。最终结果是体重上升，腰围变粗，患慢性病的风险增加。

因此，一套简单易行而又安全的饮食方案，就是依照我们的中国居民膳食宝塔，适量、均衡地摄入食物，例如进食多样的食物，谷类为主，粗细搭配；多吃蔬菜水果和薯类；常吃奶类、豆类或其制品；常吃适量的鱼、禽、蛋和瘦肉，少吃肥肉和荤油；减少烹调油用量，清淡少盐；不暴饮暴食，适当运动，保持健康体重；足量饮水，合理选择饮料；戒烟禁酒；吃新鲜卫生的食物等。在满足每日的营养摄入和能量供给的同时，又简单易行、安全可靠，保障了大家的饮食健康。

3. 家庭中常用的食品贮存方法

中国饮食文化源远流长，在漫长的实践中，劳动人民摸索出了一些简便有效的食物贮存方法，如糖渍、盐渍、风干、密封、烟熏等。食品的腐败变质多数都是由细菌、真菌等微生物造成的，而这些微生物生存、繁殖、释放毒素需要一些条件，如温度、水分、渗透压、酸碱度、空气等。传统的贮存方法就是破坏这些条件，让微生物束手就擒。

糖渍的蜜饯和盐渍的咸蛋，用大量糖和盐使食物脱水，让很多微生物死亡。风干的食物比如干豆角、干海带、干木耳、风干肉等也是通过降低水分含量让微生物无法生存。熏制的肉类制品在过去没有冰箱的年代解决了肉类贮存难题，它不仅包含盐腌的工序，通过熏制还会降低水分，而且烟熏本身会产生一些有防腐作用的化合物，多管齐下的作用让微生物更难以繁殖。密封主要是隔绝氧气，可以让害虫和某些微生物无法呼吸，但是有些细菌能够在缺氧的条件下生长，比如肉毒杆菌中毒常常发生在食用一些家庭自制的密闭发酵食品时。

4. 食品的选购和处理

作为消费者，我们首先须注意的是，好的食材才能做出好的食品，如从正规市场购买的食材就比从小摊贩买的食材更多一层保障。购买的食材应该是新鲜的，已经出现腐败变质迹象的则不要购买，尤其是肉、蛋、奶、鱼、虾等高蛋白食品。如可以闻一闻是否有异味，也可以用手触摸一下，新鲜肉、鱼的质地应该是富有弹性的，肉类还可以留意一下有没有检验、检疫标识。

其次，我们选购食材的时候千万不要贪图便宜，便宜食品必然有其便宜的道理。执法人员发现有个小店里卖的食用油比别人都便宜，结果顺藤摸瓜，发现他们卖的油竟然是用精炼地沟油勾兑的。我们曾在农贸市场看到卖十几块钱一斤的羊肉片，这多半是假的。羊肉批发价已经快 30 块钱一斤了，怎么可能有十几块钱一斤的羊肉片呢?

最后，我们也不要选择那些看起来卖相过分漂亮的食品，因为这种食品最容易出现假冒伪劣问题，比如特别红的枸杞、特别白的银耳、特别红的干辣椒，这些食材的颜色很可能经过大量硫磺熏蒸而制造出的。所以从现在起，不单纯追求食品的品相，食品安全就多了一份保障。

5. 食品的保质期

过了保质期的食品，有些还是可以吃的。其实保质期更准确地说应该叫最佳食用期。它是食品生产厂家标注在包装上的一个给消费者的承诺。也就是说，在保质期内，在规定的贮存条件下，生产厂家承诺食品的风味、口感、安全性各方面都有保证，消费者可以放心食用。如果出了食品安全问题，厂家须承担相应责任。

食品过了保质期，是否就意味着不能吃了呢? 不是的，食品保质期不等于食品最后可食时间。过期食品并不是必然带来食品安全问题，只是过期食品发生食品安全问题的可能性会大于在保质期内的食品。食品从生产、包装、流通、销售到消费者保存的各个环节，它的各方面都在慢慢发生变化。而对不同的食品，这种变化的性质、速度与程度是不同的。如有些含水量较少的食品如果暴露在空气中，很容易受潮变软，最先带来口感的变化；而冷冻食品过期后，味道会不新鲜。但是这些变化只是食品品质某种程度的下降，并不会带来食品安全问题。从安全性角度食品仍是可以食用的。因此，食品是否能吃，主要看食品是否腐败变质。

6. 正确使用冰箱储存食品

正确使用冰箱是确保食品安全的重要措施，一是不要将冰箱塞满，将冰箱塞得过满会导致冰箱内温度不均，造成部分食物冷冻或冷藏温度不够而变质。二是不要食用在冰箱里放置较久的食品，冰箱不是保险箱，冰箱里拿出来的食物也须彻底加热再吃才保险。三是冰箱里的生食和熟食要分开储存，生鲜食品特别是肉类、鱼类和其他海鲜应存放在冰箱底层，加工过的食品放在顶层。食品应包装或妥善盖好后储存。四是至少每 3 个月将整个冰箱进行清洁消毒。在清理过程中，将食品放在恒温袋里，不要把已经化了的食品重新放入冰箱。

三、食品添加剂

1. 食品添加剂的定义、种类及其安全性

食品添加剂，指为改善食品品质和色、香、味，以及为防腐、保鲜和加工工艺的需要而加入食品中的人工合成或者天然物质。

食品添加剂按功能分为 23 个类别，我们平时经常所说的食品添加剂包括防腐剂、增稠剂、抗氧化剂、甜味剂、香精、香料、色素等，还有一些可能大家不太熟悉，如加工助剂、营养强化剂等。我国目前批准使用的食品添加剂有 2400 种左右，其中香料种类最多，有 1000 多种，除香料以外大约还有 300 种左右。常见的防腐剂如酱油中的苯甲酸钠、果酱里的山梨酸钾，常见的增稠剂如酸奶中的果胶、果汁中的黄原胶，常见的抗氧化剂如食用油中的特丁基对苯二酚，常见的甜味剂如口香糖里的木糖醇、饮料中的阿斯巴甜，常见的色素如腐乳里的红曲红、饮料中的焦糖色。维生素 C、维生素 E、

维生素 B_2 也是食品添加剂。还有一些东西不像食品添加剂，实际上却是这个大家庭的一员，如加工助剂里的氮气、氢气、二氧化碳、活性炭等。科学家还会不断去开发性能优良、安全可靠的新品种，满足消费者和食品工业的需要。

一种化学物质要想成为食品添加剂，需要严密的科学实验来保障安全，而且在实验过程中不仅考虑了长期、大量食用的后果，也考虑到了混合使用的安全性问题。因此，食品添加剂按照国家标准使用是安全的。

2. 现代生活离不开食品添加剂

随着社会的发展，我们的食品消费模式已经发生了巨大的改变，从完全家庭自制、就近购买逐步转变为足不出户即可品尝世界各地的美食，在这方面，食品添加剂功不可没。因为，大多数食品需要食品添加剂才能在经历漫长的旅程后仍旧保持原有的品质和营养，而不至于还未到达销售地就腐烂、变质、变色。

食品添加剂的作用主要体现在两方面，一是满足防腐保鲜和加工工艺的需要，例如食用油中的抗氧化剂能够延缓和抑制油脂变质、产生哈喇味；食盐中的抗结剂能吸附食盐中的水分防止结块；果肉罐头中的防腐剂和充气包装中的氮气能够便于食品的生产、加工、包装、运输或者贮藏。二是满足我们对口味或营养的需求。例如，冰激凌中的乳化剂、增稠剂能够增进润滑的口感；高钙饼干、高铁酱油里的营养强化剂能够保持或提高食品本身的营养价值；而甜味剂加糖精、安赛蜜、阿斯巴甜等，它们的甜度比蔗糖高得多，不但可以降低食品成本，减少能量摄入，还能够满足糖尿病患者对甜食的渴望。

总而言之，食品添加剂给我们的生活带来很多便利，也让我们的食物变得更丰富、更安全、更优质。

3. 苏丹红、三聚氰胺不是食品添加剂

曾经引起公众恐慌的苏丹红和三聚氰胺都不是食品添加剂。我国对食品添加剂有严格的管理措施，不是添加到食品中的东西都叫食品添加剂。我们的国家标准里有一个名单，名单不仅规定了哪些东西可以用作食品添加剂，还规定了允许使用的范围和用量。凡是不在这个名单中的东西都不叫食品添加剂，乱用者会受到法律的严惩。苏丹红是一种工业染料，不法分子把它加到鸭子的饲料里，可以让鸭蛋变得更红，欺骗消费者。三聚氰胺也是一种重要的化工原料，可以用于制造仿瓷餐具。不法分子把它加到牛奶中，可以欺骗检测仪器，伪造较高的蛋白含量。它们都不在食品添加剂名单中，当然就不是食品添加剂，而是典型的违法添加物，是食品安全监管重点打击的对象。

4. 食品添加剂的使用限量

食品添加剂的安全性口说无凭，必须用科学证据说话。首先，用实验动物（如小白鼠、大白鼠）进行测试，发现它长期每日吃100 g/ kg（体重）的食品添加剂没有任何异常，再多吃一点就会有微弱的副作用。那么此数量除以100就能得到每日容许摄入量（ADI），这被认为是对人类安全的剂量。

这个100倍怎么得出呢？从动物推算到人是10倍，这可以抹平物种间的差异；人和人之间还有10倍，这可以抹平男女老少和人种的差异，一共就是100倍。国际上一般都是用100倍保险系数，当然也有用更大保险系数的。

接下来要看我们在所有食物中可能吃到多少食品添加剂，如果我们吃到的量比ADI还小，那么就认为是安全的；如果比ADI大，其实未必真有健康问题，但为了避免不必要的风险，科学家会建议调整此食品添加剂的使用范围或使用量。在估算摄入量的时候，也会有3层保险系数。首先科学家一般是按吃得较多者的食量估计，如P_{95}，也就是100个人里食量排第5位的，一般人吃不到这么多。其次，所有含食品添加剂的食品都按限量值计算，也就是再多加一点就超标了，而实际上我们吃到的绝大多数食品中的添加剂是远小于限量值的。再次，这个估算的假设条件是终生每天都吃这些量，显然现实中不可能。高估危害、高估摄入量，正是多重保险系数让科学家认定食品添加剂是安全可靠的原因，这就是食品添加剂限量的科学依据。当然，这个保险系数是用来保护消费者健康的，而不是告诉违法生产者和监管者“随便加也没关系”。

为什么有的食品添加剂没有使用限量？有一些食品添加剂在国家标准中的描述是“按生产需要适量使用”，这样安全吗？这些食品添加剂要么安全性高到随便用都不会有问题，如很多乳化剂、增稠剂；要么是不可能用到产生健康损害的量，也就是具有自限性，如香精香料、酸度调节剂等。自限性的典型例子是香精、香料，香精加一点就会很香，如果用多了，味道反而没法接受；再比如甜味剂阿斯巴甜、甜菊糖苷、甜蜜素，增味剂呈味核苷酸、谷氨酸钠等，复配的咸味香精都是加多了味道会变得无法接受。酸度调节剂也是不可能多用的，如碳酸氢钠（小苏打），做馒头的时候如果放多了馒头会发黄，味道发涩。再者就是工艺必要性和成本的限制，按照国家标准规定在达到预期效果前提下应该尽可能降低在食品中的使用量。例如增稠剂瓜尔胶、黄原胶、果胶、卡拉胶等，安全性很高，且如果使用量达 5 g/kg 已经能达到预期效果了。考虑到成本，使用者也不会多加。

5．食品防腐剂

凡是国家标准允许使用的食品防腐剂都经过了安全性评价，规范使用不会给消费者的健康带来损害。一种化学物质要想成为防腐剂，须经过严格的科学实验来保障安全，在实验过程中已经考虑了长期（终身、每天）、大量（一般人不会摄入的量）食用的后果，以此作为制定标准的科学依据。因此只要按标准使用，其安全性不足为虑。

合理使用防腐剂是安全的，反而是没有防腐剂，更容易引发问题，如一些食品从生产、流通、销售到食用的周期较长，而微生物在其中很容易生长繁殖、产生毒素。例如，花生发霉能够产生毒性为砒霜 68 倍的黄曲霉毒素 B_1，对健康的危害更大。从这一角度讲，防腐剂能够使我们的食品更安全。合理使用才是关键。

但是，现在有一些不法商贩，滥用防腐剂，或是使用防腐剂来掩盖食品的质量缺陷，这属于违法、违规行为，无论是否损害健康都需要严厉打击！

6. 食品抗氧化剂

抗氧化经常出现在美容广告里，但食品为什么要抗氧化呢？因为氧化会降低食品的色香味品质，简单来说就是引起食品变质，如以前食用油、麻花、坚果等食品经常会有哈喇味，还有苹果咬一口，过一阵子果肉变色了都是因为被氧化了。而食品抗氧化剂能够起到延迟或是阻碍氧化的作用。

目前正在使用的抗氧化剂有很多种，按其来源可以分为化学合成的抗氧化剂和天然的抗氧化剂。天然的抗氧化剂例如维生素 C、维生素 E，以及形成茶叶色香味、具有抑菌等多种保健功效的茶多酚等。化学的抗氧化剂例如主要用于食用油脂、饼干等食品中的丁基羟基茴香醚（BHA）和二丁基羟基甲苯（BHT）等。合理使用抗氧化剂不仅可以延长食品的储存期，还能给消费者带来更健康、更安全的食品。

7. 食品色素

按照国家标准使用食品色素是安全的。中国人吃东西向来讲究色香味俱全，为了更好地提高食品的色泽，食品企业会在食品生产过程中加入食品色素。

食品色素是一种食品添加剂，凡是国家标准允许使用的食品色素都经过安全性评价，规范使用不会给消费者的健康带来损害。而且国家对于在食品上使用食品色素有严格的限制，明确规定了食品色素的使用原则、允许使用的品种、使用范围及使用限量或残留量。按照标准使用食品色素是安全的。

大家可能还会疑惑，国家标准中有些食品色素没有写使用限量，只是描述为“按生产需要适量使用”，那也是安全的吗？答案是安全的。之所以没有标注使用限量，是因为这些食品色素具有自限性，过量添加会影响食品品相和口感。

合理使用食品色素不仅安全，而且有些食品色素还具有营养价值和生理活性。如广泛用于果汁饮料的 β- 胡萝卜素着色剂，不仅是维生素 A 的来源，还具有很显著的抗氧化、抗衰老等保健功能，用于各种食品着色的红曲红色素还具有明显的降血压作用。

8. 食品增稠剂

大家都见过食堂或餐馆里的免费蛋花汤吧？据说有经验的厨师只用一个鸡蛋就让一大桶汤看上去漂浮着许多鸡蛋，秘诀就在于勾芡。淀粉在开水中会发生奇妙的变化，科学上称之为糊化，它让汤变得浓稠，让蛋花均匀地悬浮在汤里，而不是沉到桶底，这其实就是最朴素的增稠剂。大家都吃过肉皮冻吧？还有红烧鱼的汤汁在冷藏室里也会变成冻状，那鲜美的味道想必大家也很喜欢。能形成这种形式的物质叫做明胶，也可以叫做胶原蛋白，其实这也是一种大家很喜欢的增稠剂。

食品添加剂中的增稠剂有 30 种左右，可以提高食品的黏稠度或形成凝胶，从而赋予食品黏润、适宜的口感，并兼有乳化、稳定的作用或使食物呈悬浮状态。增稠剂中最常见的是改性淀粉和胶类物质，如羧甲基淀粉钠、羟丙基淀粉、瓜尔胶、黄原胶、果胶、明胶等。很多增稠剂都是来自于天然食物，如海藻中的海藻酸钠、琼脂等。

它们到底带来哪些实际的好处呢？如酸奶，如果没有增稠剂，酸奶就会结块，乳清会析出，使口感变得粗糙；雪糕溶化后不会像冰棍那样滴得到处都是，也是因为有增稠剂；果汁中添加的增稠剂可以让果肉悬浮起来，喝的时候口感更均匀；面制品中添加增稠剂能够使食物更筋道、有弹性。

增稠剂和血黏度毫无关系。其实增稠剂当中有相当多的品种还有另一个名字，那就是膳食纤维，如果胶、瓜尔胶等。这么说来，大家是不是感觉放心多了？血黏度是反映血液流动性的指标，理论上，血黏度高的人，容易得血栓性疾病。但这个指标很不稳定，脱水、缺氧、疾病或服用某些药物，都会使它发生变化。同时，血黏度高也并不一定形成血栓，还需要血管壁受损等其他诱因。另外，血黏度高和高血脂也是两码事，血液黏稠的人不一定血脂高。所以大家不必担心增稠剂增加血黏度。

9. 食品营养强化剂

平衡膳食、多样化膳食是健康基础，但有些人由于经济等原因获得的营养不够全面，如果再加上偏食、挑食或者一些饮食习俗等，可能很难获得多样化的膳食。因此，食物强化就是一个很好的改善营养的方式。

营养强化剂是为了增加食品的营养成分（价值）而加入到食品中的天然或人工合成的营养素和其他营养成分。我们平时经常所说的维生素 A、维生素 C、维生素 D 等维生素和铁、钙、锌等矿物质都是营养强化剂。还有一些其他营养成分大家可能不太熟悉，如牛磺酸、左旋肉碱、低聚果糖等也都是营养强化剂。按照国家规定，把这些成分加入到食品中之后，我们不但不用改变饮食习惯，还能在不知不觉中多摄入营养素。

（韩宏伟　陈　思　陶婉亭）

第二章　环境与健康

第一节　人类健康与自然环境

一、阳光

1. 经常晒太阳有利健康

阳光不仅可以使人心情愉悦，增加体内的维生素 D，还具有防虫、杀菌的作用。

医学研究早就证实，阳光中的紫外线能促进人体内的维生素 D 合成，而维生素 D 具有促进钙、磷的吸收，使人体血浆中的钙和磷的浓度保持在合理的水平，从而维持钙、磷代谢的平衡的作用。科学家的研究还发现，维生素 D 与心血管疾病之间有很强的关联，离赤道越远、阳光照射越少的地区维生素 D 缺乏病的患病率越高，心血管疾病的患病率也越高。动物实验也证实心血管疾病与小鼠血清中的维生素 D 存在关联，并且，维生素 D 缺乏病不仅与心血管疾病的死亡率有明显的相关关系，还与高血压、糖尿病相关。因此，经常晒太阳有益于骨骼、牙齿以及心血管的健康。

阳光中的紫外线具有很强的杀菌能力，是便捷、无残留、安全、绿色的“杀菌剂”。紫外线能破坏细菌的蛋白质，使其死亡。一般细菌和病毒在阳光下照射半小时至数小时就会被杀死，例如，结核杆菌在阴暗潮湿的环境中能生存几个月，但在阳光照射下只能存活几小时。所以晒太阳可以减少通过细菌或病毒传播的呼吸道疾病的发病。

阳光还有助于血清素的合成，晒太阳可以增加大脑中血清素。血清素是一种神经递质，使人感觉愉悦放松、充满活力。另外，在阳光的照射下，人体内的肾上腺素、甲状腺素水平，以及体内的毛孔伸缩、排汗的功能都会得到一定的提高。阳光还可以改善人的情绪不良和精神异常等情况。

孕妇、婴幼儿和学龄儿童尤其需要经常晒太阳，晒太阳时产生的维生素 D 可以提高他们对食物中钙、磷的吸收，满足这个时期生长、发育的需要，有预防婴儿佝偻病的作用。更年期妇女由于内分泌的变化，老年人由于消化、吸收功能的降低，导致钙、磷的流失大于摄入，容易出现骨质疏松症。因此，更年期妇女及老年人除了注意摄入充足的钙、磷外，也需要经常晒太阳以增加钙、磷的吸收，达到减缓甚至消除骨质疏松症的目的。

2. 接受日光浴的注意事项

晒太阳虽然对人体好处很多，但也需要注意方式、方法，如果不顾时间、强度，不加保护地一味暴晒，就有可能晒伤皮肤，产生皮炎甚至诱发皮肤癌。因此，无论季节，晒太阳都应选择合适的时间。盛夏季节不宜暴晒；而冬季，晒太阳也不是越多越好，应选择上午 10 时前、下午 3 时后的时段，每天坚持晒 30 ～ 60 min 为宜。进行日光浴时，须注意保护头和眼睛，避免引起头晕目眩、疲倦乏力。

如果在海边、高原等紫外线强烈的地区或者在接受日光浴时，裸露的皮肤最好涂防晒霜。应在出门前 10 ～ 30 min 涂抹防晒霜，以使其充分吸收，从而达到较好的防晒效果。另外，由于防晒霜的防晒效果随时间的推移而下降，因此应该按照说明书的要求按时补涂，以保持良好的防晒效果。

值得注意的是，并不是所有人都适合进行日光浴，红斑狼疮、日光性皮炎、皮肤癌前病变的患者（如日光角化病或疑似皮肤癌者）不宜晒太阳。

二、空气

1. 地球的保护层——大气

地球周围有数千公里的大气层，大气层中的臭氧层吸收了绝大多数紫外线，在避免了地球上的生物受到强紫外线的伤害的同时，可以避免地球表面温度变化过于剧烈。它保护着地球和地球上的生物。大气层的成分主要有氮气（占 78.1%）、氧气（占 20.9%）、氩气（占 0.93%），还有少量的二氧化碳、稀有气体（氦气、氖气、氩气、氪气、氙气、氡气）和水蒸气等。大气层中充足的氧气保证了地球上生物的正常生长。另外，大气层可形成降雨，是地球水循环的重要环节。如果大气层消失，地球上的水分将会蒸发殆尽，赖以生存的所有生命也会全部消失，地球将成为只剩下岩石、沙地的不毛之地。

生物的生长离不开空气，成年人每天大约呼吸 10000 L 空气，相当于 13.6 kg，比一天摄入的食物和水分多 10 余倍。所以，包括人类在内所有生物能够在地球上繁衍生息，很重要的条件之一就是大气层的存在。大气为万物的生长提供了适宜的条件。

2. 追求健康生活、呼吸清新干净的空气

呼吸清新干净的空气能增强免疫力、消除疲劳、使人精神愉悦。清新干净的空气具有生物生存所必需的各种成分，如氧气、氮气等，污染物（如颗粒物、二氧化硫、氮氧化物、细菌、病毒等）的含量越低越好。

空气中负氧离子的浓度不仅可以反映空气的清新程度，还可以对人体健康产生影响。当空气中的负氧离子浓度小于 200 个 / 立方厘米时，对人体的健康是不利的；当其达到 700 个 / 立方厘米以上时，具有保健作用；当其达到 10 000 个 / 立方厘米以上时，具有治疗效果。自然的空气负氧离子可以使人精神振奋、改善睡眠质量，还能使血中含氧量增加，有利于血氧输送、吸收和利用。负氧离子还能灭菌、除尘，对空气的消毒和净化有一定作用。

海边，湖畔，郊区的农庄、果园，有山泉、瀑布、树木丛林的山区或者在降水天气和降水停止之后的时段，特别是夜间出现降水天气的清晨（此时空气得到降水的净化，污染物少），空气中的负氧离子浓度可达到每立方厘米数万乃至数十万个；而在城市公众场所、喧哗街道及闹市区，每立方厘米只有数百个；工业、矿区每立方厘米仅有数十个。选择负氧离子高的时间和地区散步，能够使人感到神清气爽、舒适放松。

如果在室内，则需要采取适当措施，保证良好的室内空气质量，如加强通风，保持一定的新风量，都可以有效改善室内空气质量。

三、水

水是生命之源，约占成年人物质组成的65%左右，承担转运营养物质及代谢废物、维持血容量、调节体温等重要的生理功能。

饮水是满足人体每日需水量的重要途径。饮水量、饮用水类型、饮水方式以及饮水习惯等都对人体健康起着至关重要的作用。

随着社会的经济发展，除了白开水、茶水等传统饮水途径外，各种饮料、矿泉水、蒸馏水、功能性饮品等也逐渐形成了另一主要的补水途径，并且各种饮品在逐渐替代传统饮水方式。面对多元化的饮水方式我们在下列方面需要注意。

1. 白开水饮用的注意事项

白开水，顾名思义就是自来水煮沸后自然冷却的凉开水，是一种传统的、理想的主要饮水。煮沸的过程能杀菌，减少饮用后产生肠道疾病的概率。但水不宜反复加热，且水沸腾时间不宜过长，否则水中不可挥发的重金属离子和亚硝酸盐含量会相应增加。在把握好开水冷却时间后越早饮用越好，凉开水放置时间不宜超过24 h，以减少空气溶解在水中所带入的细菌对水造成的污染。

2. 桶（瓶）装水使用的注意事项

桶（瓶）装水因为“干净、方便”，在我们的生活中很常见，但桶（瓶）装水的饮水安全问题也不可忽视。使用次数超过限制的旧桶（瓶）和破桶（瓶）被回收，并循环使用是最可能出现的问题，这些桶（瓶）往往容易滋生细菌，对桶（瓶）装水造成新的污染。

要去正规市场、门店购买正规厂家生产的带有质量安全（QS）标志的桶（瓶）装水，在购水时也要注意看清生产日期，不要买存放过久的桶（瓶）装水。另外，应经常对饮水机进行清洗和消毒。一般来说，家用饮水机冬天3个月清洗一次，夏天1个月就要清洗一次；而公共场所的饮水机15天左右就要清洗一次。对于瓶装水，注意要在打开瓶盖后的短时间内喝完。

3. 功能性饮料

功能性饮料，就是通过调整饮料中天然营养素的成分和含量的比例，以适应某些特殊人群营养需要的饮品，包括营养素饮料、运动饮料和其他特殊用途饮料，主要作用为抗疲劳和补充能量。

功能性饮料不能代替水。功能性饮料强调的是适应的人群、适宜的场合，不能盲目饮用。在身体健康且没有体力消耗的时候，喝功能性饮料并没有太多的实际意义，还很有可能从饮料中吸收了一些身体不需要的成分。功能性饮料不可混合酒精饮料饮用，同时应避免在剧烈运动后过多饮用。心脏病、高血压病等慢性病患者，儿童和老人、孕妇等特殊人群最好少喝或不喝功能性饮料。

4. 运动中要合理补充饮水

人在运动中，心率会加快，排汗量增大。大量排出体内水分后，血黏度增大，血流速度减慢。这会导致心脏负担加大，由此造成体内各组织、器官的新陈代谢困难。如不及时补充水分，会对身体造成伤害。所以，在运动过程中及时补充水分是十分必要的。但切记，运动中要均匀补水，在运动过程中不时地一口一口地饮水，而非运动后一次集中过量饮水。这样会突然稀释血液，迫使心脏更快地跳动，使心脏承受更重的负担。

5. 健康生活须注意节约用水

我国是一个水资源短缺的国家。淡水资源总量为 2.8 万亿立方米，占全球水资源的 6%。人均淡水资源只有 2200 立方米，仅为世界平均水平的 1/4，美国的 1/5，是全球 13 个人均水资源最贫乏的国家之一。近二十多年来，我国经济水平得到迅猛发展，在取得巨大经济成就的同时，水资源短缺和水污染问题已成为制约我国经济社会可持续发展的瓶颈。因此我们应该要节约用水。

日常生活中节水小窍门如下。

（1）小便后冲洗厕所时，不使用大水流，可考虑使用中洗状态，也可以利用使用过的“脏水”，如洗衣水等。

（2）购买比普通设备用水量少的节水设备，如节水型马桶、节水型洗衣机、低流量淋浴喷头等。

（3）降雨量丰沛的地区可以采用容器收集雨水，用于浇灌家中的花草等。

（4）洗涤毛巾、批量瓜果等，最好用盆盛水进行清洗。为了节约用水，不宜直接开水龙头放水。

（5）培养良好的个人生活节水习惯。洗澡时采用淋浴代替传统的盆浴；洗头、搓澡过程中关闭水龙头。使用洗碗机时使其全负荷运转等。

（6）洗手时将水龙头旋开至一半，而不是完全打开；不用时确保水龙头完全关闭，确保不漏水、不滴水。一旦水龙头发生滴水问题，及时更换垫圈等。

四、亲近自然

1. 亲近自然、放松身心

主要包括户外徒步、爬山、踏青、漂流，或者在家里种花、种菜，在绿地进行身体锻炼，到农家乐采摘蔬果等。亲近自然可以使人放松、愉悦，对人体健康产生诸多好处，如缓解压力、降低焦虑、促进积极的情绪体验、改善精神状态，还可以减少心血管疾病发生、提高社交能力等。对青少年而言，增加在自然环境中的活动时间，可以预防青少年肥胖和近视，提高注意力，缓解注意缺陷/多动障碍的症状。

自然环境里有充足的空气、阳光，可为孩子提供广阔的活动空间和有趣的游戏场所。孩子们在嬉戏中学会了探索，在游戏中锻炼了体能，提高了对自然环境的适应能力，增强了对疾病的抵抗力。孩子们在与自然的接触中，观察到了山河湖海以及春耕秋收，知道了大自然的神奇、壮丽和伟大，并学到许多书本里和课堂上学不到的知识。另外，自然界的流水、花朵、树林、小鸟，这些都将给孩子带来美的乐趣和遐想，丰富孩子的认知，让孩子的想象力更丰富、观察力不断提高，还能使孩子的注意力更集中。孩子在大自然的摸爬滚打使他的大脑得到了锻炼。他变得更聪明了，而且变得更加坚韧和有毅力。

2. 亲近自然活动注意事项

亲近自然的方式很多，如果是在城市里逛公园，或者去郊区采摘等时间短，各种设施、供给都比较完备的项目，只须注意在天气适宜、身体状况允许的情况下出行就可以了。到达景区后应爱护景区花草树木，注意保护环境，不要乱扔垃圾。如果去比较偏远甚至人迹罕至的地方，则须从以下几个方面做好准备，以保证旅途顺利和人身安全。

出发前要根据天气、地形以及别人的经验规划线路，预判可能遇到的情况和问题，做好心理和物质准备，并且确保自己的体能和身体状况适合参加相应的活动。了解所要去的区域最近数年间出行时间段内的天气变化情况。对所去地方的地域、天气、风土人情等情况应该充分了解，并做好各种应对措施。去野外须携带充足的清洁水和食物，在野外不要随便采摘东西吃，防止中毒。带上常用药物以及急救药品，掌握一定的急救方法。山地、丛林中存在很多无法预料的风险，因此尽量不走夜路，不去植被茂密、地形复杂的地方，不进行无保护的攀爬和涉水，更不要不顾自身情况及环境、天气情况盲目冒进，导致不必要的危险。不要脱离团队单独行动，有困难或疑问应及时沟通，服从安排，统一行动，集体应对各种突发事件。行动中不乱丢垃圾，不破坏植被，提倡环保。

（常君瑞　叶　丹　王先良）

第二节　环境污染

一、沙尘

1. 认识沙尘

沙尘天气是沙尘暴、扬沙和浮尘天气的统称，它是由大风将地面沙尘吹（卷）起或沙尘被高空气流带到下游地区，而造成的一种大气混浊现象。根据《沙尘暴天气等级》国家标准 GB/T 20480-2006

的定义，按照地面水平能见度的不同，浮尘、扬沙和沙尘暴的水平能见度分别是小于 10 km、1 ~ 10 km 以内和小于 1 km。其中沙尘暴是比较严重的沙尘天气。由于我国北方地区的春季干旱少雨、植被比较稀疏、地表裸露严重，再加上风速较大，常会出现沙尘暴。沙尘暴的危害十分严重，包括风蚀土壤、破坏植被、掩埋农田、污染大气环境等，甚至危害人们的生命和财产安全。

2. 沙尘对健康的影响

沙尘对人体的健康危害首先体现在一些急性刺激症状上，眼睛若进入沙尘颗粒易导致眼睛干涩、流泪、畏光等症状，同时由于沙尘中还会携带细菌、病毒等，还可引起结膜炎等眼部疾病、沙尘颗粒进入耳道、鼻腔可引起打喷嚏、流鼻涕等刺激症状，甚至诱发外耳道炎、鼻窦炎、过敏性鼻炎等炎症。沙尘颗粒接触皮肤容易诱发各种过敏性皮炎、皮疹、痤疮等疾病。此外，沙尘颗粒进入呼吸道，也会引发咳嗽、咳痰等呼吸系统疾病症状。在有呼吸系统基础疾病的患者中甚至可能诱发支气管哮喘、肺气肿、慢性支气管炎等疾病的发生和加重。同时沙尘天气发生时往往能见度低，光线灰暗，这对人的情绪及精神也会造成一定的影响。另外须强调的是，长期居住在沙尘天气多发地带的居民，如西北部干旱地区，可能会由于吸入过量的沙尘颗粒而导致肺组织纤维化，主要表现为咳嗽、咳痰、呼吸困难、胸闷等症状，须重点做好防护措施。

3. 沙尘天气的注意事项

公众可通过电视、报纸、手机 App 等各类媒体查询关于沙尘天气的相关预警信息。目前我国沙尘暴预警分为黄色、橙色、红色 3 级。公众应根据不同的预警级别做好相应的防御措施。沙尘暴发生时，最好待在室内并关好门窗，如需外出，则要注意佩戴口罩、纱巾、防风眼镜、防尘手套、防尘衣等防尘用品，同时避免在广告牌、棚架等易被风吹动的大型物品旁停留。同时老人、儿童、孕妇及患有呼吸系统疾病和心血管系统疾病的人群应重点加强防护，尽量避免室外活动，并保持室内环境清洁、空气湿润。在饮食上，应注意多喝水、多吃维生素含量丰富的水果和蔬菜。

二、雾霾

1. 认识雾霾

雾是由大量悬浮在近地面空气中的微小水滴或冰晶组成的，使能见度降低到 1 km 以内的自然现象。霾是大量极细微的干尘粒等均匀地浮游在空中，使能见度小于 10 km 的空气混浊现象。另外，雾和霾还可以相对湿度来区分，相对湿度高于 95% 的低能见度现象叫做雾，相对湿度低于 80% 的叫做霾。尽管在概念上有明确界定，但大多数时间这两种现象常混合在一起，实际观测中不太容易区分，所以通常统称为“雾霾天气”。

冬季由于大气层较稳定，对流活动较弱，加上冬季取暖时燃煤导致的烟尘排放量大、降雨量少，容易形成霾；而夏季降雨量多，降雨对空气中悬浮的颗粒物起到冲刷作用，有效地减少了雾霾的形成。另外，夏季大气对流活动旺盛，使近地层污染物容易扩散稀释。因此，中国大多数地区冬季发生雾霾的次数最多，春季次之，而夏季雾霾的发生次数最少。经济发达、人口密集的特大城市，雾霾现象易发生，并较严重。

2. 雾霾天气的分类和预警信号

（1）轻微霾：空气相对湿度≤ 80%，能见度≥ 5 km 且< 10 km；

（2）轻度霾：空气相对湿度≤ 80%，能见度≥ 3 km 且< 5 km；

（3）中度霾（图 2-2-1）：预计未来 24 h 内可能出现下列条件之一并将持续，或实况已达到下列条件之一并可能持续。

- 空气相对湿度< 80%，能见度< 3 km；
- 空气相对湿度≥ 80%，能见度< 3 km，$PM_{2.5}$ 浓度> 115 μg/m^3，且≤ 150 μg/m^3；
- 能见度< 5 km，$PM_{2.5}$ 浓度> 150 μg/m^3 且≤ 250 μg/m^3。

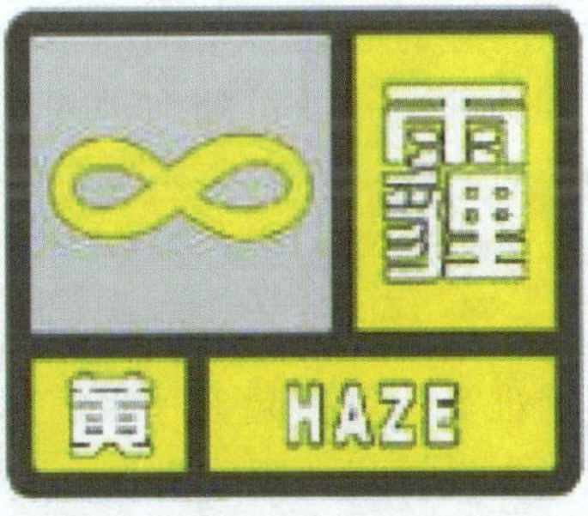

图 2-2-1 中度黄色预警信号

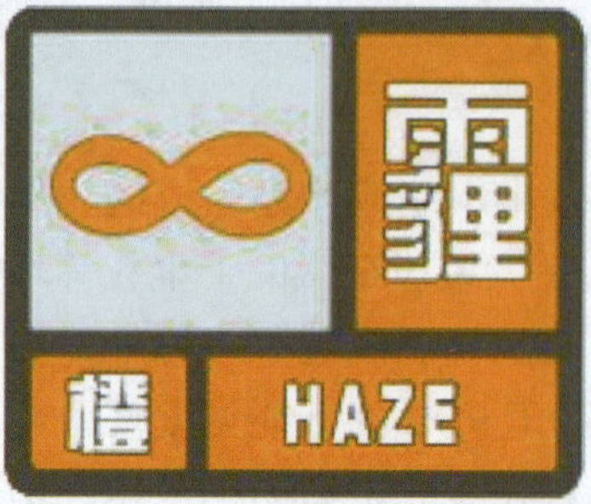

图 2-2-2　重度橙色预警信号

（4）重度霾（图 2-2-2）：预计未来 24 h 内可能出现下列条件之一并将持续，或实况已达到下列条件之一并可能持续。

- 空气相对湿度＜ 80%，能见度＜ 2 km；
- 空气相对湿度≥ 80%，能见度＜ 2 km，$PM_{2.5}$ 浓度＞ 150 μg/m³，且≤ 250μg/m³；
- 能见度＜ 5 km，$PM_{2.5}$ 浓度＞ 250 μg/m³，且≤ 500 μg/m³。

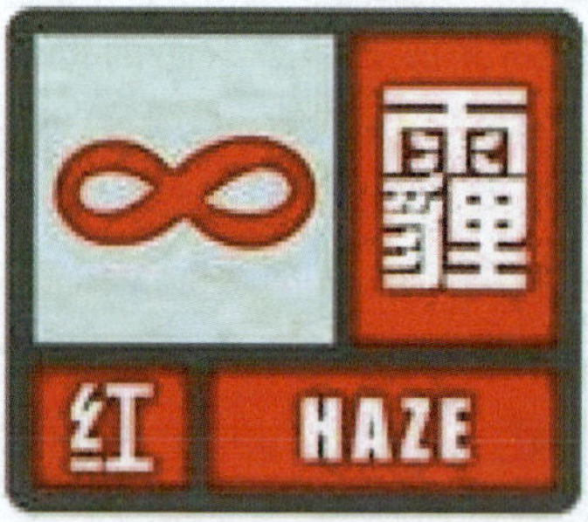

图 2-2-3　严重红色预警信号

（5）严重霾（图 2-2-3）：预计未来 24 h 内可能出现下列条件之一并将持续，或实况已达到下列条件之一并可能持续。

- 空气相对湿度＜ 80%，能见度＜ 1 km；
- 空气相对湿度≥ 80%，能见度＜ 1 km，$PM_{2.5}$ 浓度＞ 250 μg/m³，且≤ 500 μg/m³；
- 能见度＜ 5 km，$PM_{2.5}$ 浓度＞ 500μg/m³。

3. 霾对健康的影响

霾对心血管系统的影响是直接的。霾中细颗粒物成分可直接进入肺泡，并通过肺泡进入血液循环。它可阻碍正常的血液循环，导致冠心病、心肌梗死等心血管疾病的急性发作，还可能诱发心绞痛、心力衰竭等。

霾对呼吸系统的影响主要以急性效应为主，表现为咳嗽、呼吸困难等，可引起上呼吸道感染、支气管炎等。对于支气管哮喘、慢性支气管炎、阻塞性肺气肿和慢性阻塞性肺疾病等慢性呼吸系统疾病患者，霾天气可使病情急性发作或急性加重。霾天气时各种呼吸系统疾病的发病率和住院率升高。世界卫生组织（WHO）在 2013

年将室外空气污染物正式列为人类 I 类致癌物，表明霾期间空气污染物，尤其是颗粒物浓度的增加，可增加肺癌发生的风险。

霾天气引起的眼部、皮肤及黏膜表现主要为刺激性症状，表现为流泪、结膜炎、皮疹、鼻塞、流涕等。若本身患有过敏性鼻炎，霾严重时还会诱发或加重过敏性鼻炎症状。

雾霾天气会造成沉闷、压抑的感受，这会刺激或者加剧心理抑郁的状态，影响人们的心理健康。此外，雾霾期间光线较弱且气压较低，会导致一些人产生精神懒散、情绪低落的反应。

4. 霾的防护措施

大众应关注空气质量预报，了解当天及后几天的空气污染状况，根据空气质量和气象部门的霾天气预报安排出行，尽量避免户外锻炼。调整饮食和作息，保证充足的营养和睡眠。注意调节心情，转移不良天气带来的心理不适感。

（1）正确佩戴口罩：若要外出，请注意佩戴口罩。按照我国最新标准，建议根据空气污染情况选择不同防护效果级别的口罩。口罩的防护效果由高到低分为 A 级、B 级、C 级和 D 级，各级口罩的适用情况如表 2-2-1 所示。

表2-2-1 各级口罩适用情况

防护效果级别	适用环境空气质量指数类别	适用的 $PM_{2.5}$ 浓度限值（μg/m³）	允许的 $PM_{2.5}$ 浓度最高限值（μg/m³）
A 级	严重污染	500	700
B 级	严重及以下污染	350	500
C 级	重度及以下污染	250	300
D 级	中度及以下污染	150	200

除了功能性以外，还要结合使用者的脸型和舒适性等因素进行综合考虑，选择合适的口罩。佩戴口罩前以及摘下口罩前后都必须洗手。口罩应完全覆盖口鼻和下巴。口罩上的金属片鼻夹须沿鼻梁两侧按紧，使口罩紧贴面部。无论是头带式还是耳带式口罩，每次

佩戴后，必须进行佩戴气密性检查，双手捂住口罩呼气，若感觉有气体从鼻夹处漏出，应重新调整鼻夹；若感觉气体从口罩两侧漏出，须进一步调整头带、耳带位置。口罩并非“一劳永逸”，长时间佩戴口罩外部会吸附颗粒物等污染物，造成呼吸阻力增加，口罩内部也会吸附呼出气中的细菌、病毒等，因此须适时更换口罩。

（2）合理使用空气净化器：在室内可通过关闭门窗，使用有过滤功能的新风系统或对雾霾主要污染物 $PM_{2.5}$ 有效的空气净化器，降低室内 $PM_{2.5}$ 污染。

（3）科学通风换气：雾霾期间到底是否应该开窗通风以人体的舒适度感觉为准即可。在室内如果有人吸烟，或家中有人感冒，或在室内时感觉憋闷、燥热时，建议及时开窗通风。如果室内没有其他污染源，雾霾期间开窗则应避开空气质量较差的时段。另外，霾天气开窗时间不宜过长，尽量减少有害气体进入室内。

三、酸雨

酸雨是指 pH 值小于 5.6 的大气降水（包括雨、雪、雾、露、霜等）。由于酸雨是人类活动排放的大量酸性物质（主要是含硫化合物和含氮化合物）在大气中被氧化成不易挥发的硫酸和硝酸，并溶于雨水降落到地面所形成的，因此酸雨又分硝酸型酸雨和硫酸型酸雨。我国的酸雨主要是硫酸型酸雨。

1. 酸雨对健康的影响

酸雨中含有多种有毒有害成分，能破坏人体皮肤、眼睛、黏膜、呼吸系统，可诱发皮肤粗糙老化、眼睛不适、急性结膜炎、咳嗽、声音嘶哑、呼吸急促、胸痛、哮喘等多种疾病和症状，降低人体免疫力，特别是对于抵抗力低下的老年人和儿童，危害尤其严重。此外，酸雨还会污染土壤、饮用水水源，使一些有有毒、有害的重金属在粮食、鱼类中富集，人类喝了被污染的饮用水、吃了被污染的粮食和鱼类也会损害健康。

2. 酸雨的防护措施

酸雨发生时，尽量不要外出活动。如必须外出时，一定要使用雨衣、雨伞、雨鞋等雨具避免淋雨，佩戴口罩减少有害物质的吸入。若皮肤淋雨，一定要尽快清洗。要注意食品和饮用水的卫生，注意饮食的品种和营养结构，多吃一些绿色食品如绿豆、海带、鲜果等，以加速体内有害物质的排出，降低酸雨对人的危害。

四、光化学污染

1. 光化学烟雾的特征

光化学烟雾是汽车、工厂等污染源排放到大气的碳氢化合物和氮氧化合物等在阳光作用下发生化学反应，生成臭氧、醛类、过氧乙酰基硝酸酯等二次化合物，所形成的烟雾污染现象。光化学污染烟雾的主要特征包括：①污染物主要来源是汽车尾气，并且要经过日光中紫外线的光化学作用才会生成。②一般多发生在气温高、晴朗、紫外线强的天气时。易发生在阳光强烈的夏秋季节的白天，以及南北纬 60° 以下的地区。③在机动车拥挤、高楼林立、街道通风不好的大城市容易发生。

2. 光化学烟雾对健康的影响

光化学烟雾会强烈刺激眼睛和呼吸道黏膜，引起眼睛红肿、流泪、视觉敏感度降低、视力下降、头痛、胸闷、咽喉肿痛、咳嗽、呼吸困难、喘息、皮肤潮红等症状。严重者还会诱发淋巴细胞染色体畸变、损害酶的活性、导致溶血反应、影响甲状腺功能、使骨骼早期钙化等。长期吸入光化学烟雾会影响体内细胞的新陈代谢、加速衰老，甚至引起心脏功能障碍、呼吸功能衰竭。

3. 发生光化学烟雾事件时的防护措施

光化学烟雾发生时建议减少外出及室外活动，尤其是儿童、孕妇和老年人等敏感人群。如必须外出时，须做好防护，可佩戴帽子、眼镜及口罩等防护用品。减少室内通风换气次数，如果有条件，可开启室内空气净化设备。平时应适量增加体育锻炼，提高身体素质，增强免疫力。

五、水体污染及饮用水安全

1. 水体污染关乎健康

水是生命之源，安全合理饮水是维持健康的生理基础。同时，各种污染物也可以通过水体污染方式，借助经口摄入途径进入人体，产生各种健康损害。特别是作为饮用水源的河流、湖泊、水库等地表水和各种地下水，一旦受到污染，就可能会对使用人员产生长期的大范围的健康危害。所以说，水体污染与健康危害密切相关。

据世界卫生组织估计，目前1/4的人类患病是由于水污染引起的。每天有2.5万人因饮用被污染的水而死去，其中大部分是抵抗力弱的儿童。每年有460万儿童因饮用了被污染的水而死于腹泻。水体被有毒、有害的化学物质污染之后，人类通过饮水或食物链可急性和慢性中毒。

水源污染是产生饮用水安全问题的重要原因之一。人类生产、生活产生的垃圾排放和突发性事件可以对江河源头及上游、水库、地下水等饮用水源地造成污染。污水排放、垃圾堆集和空气中二氧化硫浓度过高产生的酸雨，也是造成水源污染的主要因素。饮用水源一旦被污染，在特定区域、短时间内容易爆发大规模饮用水安全问题事件。而且，在饮用水的生产、运输等环节中，任意环节出现问题，都会对饮用水的安全造成影响。

2. 水体化学污染的健康危害常具有延迟效应

水体受到化学污染时，由于污染物的含量可能会被稀释，很少发生急性中毒。中毒初期往往不会被察觉，因此健康损害常呈现延迟发生的特点。

长期使用污水可以影响农作物质量，导致迟发性健康损害。1963年发生在日本神通川流域的“骨痛病”事件，使许多人受害，其中81人死亡。原因在于含镉工业废水污染了神通川水体，两岸农民利用河水灌溉农田，使稻米中含镉，居民进食了被污染的河水和稻米后中毒造成的。镉造成的积累性中毒，首先引起肾损害，使肾小管重吸收能力下降。过多的钙长期从尿中损失而得不到补充，就会从骨骼中夺取钙，从而导致骨质疏松和骨骼软化。患者有无法忍受的骨痛感，故名“骨痛病”。

水体污染还可以影响水产品安全，导致迟发性健康损害。1972年发生在日本的“水俣病”事件，使283人中毒，60人死亡。原因在于含甲基汞的工业废水污染了水俣湾一带的水体，使水俣湾中的鱼中毒，甲基汞在鱼体内逐渐富集，人吃了中毒的鱼肉后造成的。汞中毒以脑损害为主要特征，症状包括口腔炎症、齿龈炎症、头痛、发抖、腹泻、呕吐和贫血等。

3. 饮用水安全与健康息息相关

（1）输水管网问题

- 管材质量差：用铸铁管或陶瓷管做饮用水管，铸铁管容易生锈，陶瓷管有渗透性。常因锈蚀、渗漏引发管网污染。

- 施工质量留下的隐患：管道连接前和连接后不冲洗，使得管道中积存的污物，长时间、间断性地污染饮用水；施工时饮用水管道连接不严，造成接口处渗漏，一旦停水，水管内便形成负压，水管外的污水、污染物就会渗入水管内，一旦恢复供水，水管内的污染物便污染了饮用水。

- 管道埋设在污染区内：所谓“污染区”是指垃圾、有毒有害的化学品仓库、货栈，家禽家畜饲养场，污水暗管，污水阴沟，暗渠等。饮用水管网通过上述地区时，若没有采取相应的卫生防护措施，饮用水非常容易遭受污染。

- 管道设计不合理：饮用水管和非饮用水管相连接，如饮用水管和消防用水水管相连接，饮用水管和工业用水水管连接，饮用水阀门井与污水井相邻，井壁无防渗措施等；饮用水管和污水管距离、位置不当；将污水管铺设在自来水管上方，自来水管与污水管平行铺设时，水平间距离小于1.5 m，垂直距离小于0.5 m，自来水管在污水管上方交叉铺设时，垂直距离小于0.4 m等。在这种情况下，当污水管破裂，自来水管渗漏时，由于停水，自来水管内形成负压，污水便可以进入。

- 用户违章连接：用户未经过供水部门同意，未使用卫生、安全措施，将饮用水管与其他水管连接，用于污物洗涤、物品浸泡、冲刷厕所、配制化学药品等。一旦自来水停水，饮用水管内产生负压，便把其他水管内的污水吸入饮用水管内。

（2）二次供水水塔问题

● 管网设计不合理：二次供水的管线，与消防用水管线、工业用水管线连接；储水池（水箱）的溢水管和排水管直接与下水道管线连接；水箱的出水无防止二次污染的消毒措施；水箱内壁涂料不符合卫生要求，涂料易发生溶出和脱落。

● 水箱的结构不合理：水泥水箱内壁光滑，不利于清洗；钢板水箱易生锈，污染水质；水箱观察孔（入孔，出入孔）无盖、无锁；水箱无通气孔，溢水管的开口无防护网罩。

● 管理不善：未定期清洗、消毒；消毒设施不能正常运转，出水无余氯；二次供水未定期检测或检测的项目达不到要求；水箱周围环境脏乱，水箱盖不严密等。

（3）小城镇集中供水时公众如何保证自身用水安全：一些地区因其特殊的地势地貌、水文环境或人类活动产生的一些特殊污染物，会对当地水源造成特殊的影响，如水中氟含量高等问题。这些地区在采用当地水体作为集中供水的饮用水源时，除了进行常规处理外，还应充分考虑这些当地特殊因素对水体的影响，并做出相应的无害化处理。

（4）农村分散供水时公众如何保证自身用水安全：分散式供水是指分散居户直接从水源取水，无任何设施或仅有简易设施的供水方式，例如浅井、深井、插管井、泉水、河水、塘水、窖水等，常见于农村地区。

采用分散供水也应对水进行处理，还应注意消毒工作，定期投放适当的消毒剂（如漂白粉等）或用户将水煮沸后方可饮用。须定期对水质进行检验，确保水质卫生。水源地有警示标志，做必要的卫生维护，保证水源周围无污染。浅井最好能加盖上锁。

（5）饮用水供应出现问题时如何应对：当发现自来水出现问题时，应立即停止使用，及时向卫生监督部门或疾病预防控制中心报告情况，并告知居委会、物业部门和周围邻居。如有条件，可用干净的容器留取 3 ～ 5 L 水作为样本，提供给卫生防疫部门。在自来水恢复正常以前，应使用桶装水等其他安全水源作为日常用水。如果不慎饮用了被污染的水，要密切关注自己的身体有无不适。若出现异常，应立即到医院就诊。在接到政府管理部门有关水污染问题被解决的正式通知后，才能恢复使用自来水。初次恢复使用时，须将管道中的水放一放，也可以收集起来，用于其他事项。

4. 游泳时水质好坏如何判断

游泳池水属于重要公共场所的用水，游泳池水监管属于饮用水安全管理范畴。

游泳池水质好坏与人员健康息息相关。判断一个泳池的水质好坏除了科学检测外，可采用一些简便易行的方法来进行初步判断，如“察”“观”“闻”“感”。

“察”是指看颜色。如果泳池余氯含量正常、水质优良，那么池水会呈现明亮的浅蓝色；如果水发白，略带浑浊，则可能是细菌总数超标。“观”主要是指看水是清还是浊。肉眼看池水应该是清澈、透明见底，站在游泳池的侧边穿过水面能看到第四、五泳道线。若池底没有沉淀物、池水泡沫消散时间在 15 s 内，表明池水经常更新，比较干净。“闻”就是贴近水面闻气味，如果能闻到淡淡的氯气味道，是合格的。如果药味过浓甚至呛人，则可能有效氯浓度超标。“感”，水质优良则感觉软滑，如果感觉硬、涩，甚至身上有瘙痒的感觉，水质可能较差。

六、光污染

1. 城市中白亮污染的危害及控制措施

当太阳光照射强烈时，城市里建筑物的玻璃幕墙、釉面砖墙、磨光大理石和各种涂料等装饰反射光线会产生白亮污染。长时间处于白亮污染环境下工作和生活的人，视网膜和虹膜都会受到不同程度的损害，导致视力急剧下降，白内障的发病率高达 45%。另外还会使人出现头晕、心烦，甚至发生失眠、食欲下降、情绪低落、乏力等类似神经衰弱的症状。夏天，在烈日下驾车行驶的驾驶员受到玻璃幕墙强光反射时，眼睛在强光刺激下，很容易发生车祸。高强度的光刺激会造成人突发性暂时失明和视力错觉。

控制白亮污染须减少玻璃幕墙建筑，合理布置光源，住宅尽量采用不反光、反热性弱的建筑材料。应对玻璃幕墙强烈的反射光，房间可安装百叶窗或双层窗帘，根据光线强弱作相应调节。在建筑群周围多种树、绿色植物和草坪，有效减弱反射光线的强度。考虑玻璃幕墙反射光对道路的影响，可以对受光污染影响的地方增加隔光措施。另外，驾驶员可以佩戴对短光有滤过作用的滤光眼镜。

2. 人工白昼扰乱人体正常的生物钟

商场、酒店的广告灯、霓虹灯等强光束甚至使得夜晚如同白天一样，通常称这种现象为人工白昼。人工白昼不仅强光刺眼，而且扰乱了人体正常的生物钟，使人夜晚难以入睡，导致白天工作效率低下，另外非自然光可抑制人体的免疫系统，影响激素的产生，破坏内分泌系统平衡等。在夜景设计、施工的规范化管理方面，目前我国尚未制定相关的法律法规和技术规范。在人员密集的居住区，应限制使用广告灯和霓虹灯，另外可在家居房间安装双层窗帘，降低强光的影响。

3. 经常光顾歌舞厅，彩色光源也会造成健康危害

歌舞厅安装的黑光灯、旋转灯、荧光灯，以及闪烁的彩色光源会造成彩光污染。彩光污染不仅对眼睛不利，损害视觉功能，还会损害人的神经系统，且对人产生心理影响。歌舞厅激光设备的热性光束，通过眼睛晶状体再集中于视网膜时，其聚光点的温度可达到摄氏70℃。它不但可导致人的视力受损，还会使人出现头痛、头晕、冷汗、神经衰弱、失眠等中枢神经系统的病症。荧光灯的频繁闪烁会迫使瞳孔频繁缩放，造成眼部疲劳。长时间受强光刺激，会导致视网膜水肿，严重者视网膜上的感光细胞会被破坏，视力甚至受到影响。“光谱光色度效应”测定显示，如以白色光的心理影响为100，则蓝色光为152，紫色光为155，红色光为158，紫外线最高，为187。长期处在彩光灯的照射下，会干扰中枢神经，使人感到紧张、头晕目眩、站立不稳，出现头痛、失眠。心理积累效应，也会不同程度地引起倦怠无力、头晕、性欲减退、阳痿、月经不调、神经衰弱等症状。因此应限制大功率激光装置在歌舞厅的使用，人们也要少去光污染严重的歌舞厅。

4. 驾驶员要特别注意眩光污染造成的交通安全隐患

黑暗中的强光是眩光。眩光会给道路交通安全造成隐患，夜晚，迎面驶来的车辆突然打开远光灯，在照明良好的城市大街上开着远光灯会让对面会使行人或者驾驶员短暂性“视觉丧失”，从而引发交通事故。尽管《汽车前照明配光性能》（GB4599-1994），要求车辆“近光、远光的亮度不眩目”，但在实际操作中，“不眩目”的标准很难把握。另外，在防护不当的情况下，眩光还会伤害人的视力。

七、辐射

1. 电离辐射和非电离辐射及其在生活中的常见来源

能量由场源以电磁波或者粒子（如 α 粒子、β 粒子和 γ 粒子等）的形式向外传送的方式称为辐射。自然界中的一切物体，只要温度在绝对温度零度以上，都以辐射的形式时刻不停地向外传送能量。辐射可分为电离辐射（如 X 射线、伽马刀等）和非电离辐射两大类。电离辐射是一种可以将物质电离的辐射。电离辐射可以破坏组织细胞原本的分子和原子结构，因此当人体一次性受到大剂量电离辐射时会产生严重的损伤，甚至死亡。但是少量的电离辐射绝大多数都是能够恢复的。生活中常见的外环境电离辐射源包括核试验和核电站等。非电离辐射又被称为电磁辐射。电磁辐射一般能量比较低，相比电离辐射对健康的影响较小。生活中常见的外环境的电磁辐射源包括电视塔、变电站、移动通信基站、高压输电线等。

2. 电离辐射

（1）核电站正常运行时很安全：核电站是利用核裂变反应所释放的能量产生电能的发电站。虽然核电站使用核燃料作为能源，但是其浓度一般很低。同时核电站均有非常完善的防护措施，核燃料会被密封在锆合金的包壳内，再将包壳封闭在 20 cm 以上的钢制压力容器内，保证其安全和无放射性物质泄漏，最后核反应堆使用外壁厚近 1 m，钢衬 6 mm 的钢筋混凝土结构建筑封闭。这些防护手段相互支持保证了核电站的万无一失。

核电站并不是利用核能直接发电，而是使用核能加热水产生的蒸汽发电。核电厂中具有强放射性的关键设备均安装在反应堆安全壳厂房内，当发生失水事故或其他严重事故时，能有效地限制放射性物质外溢。当发生强烈地震、海啸等极端情况时，核反应核心部件是密封的，相对比较安全，出现泄漏的多是具有一定放射性的冷却水和蒸汽。

正常工作的核反应堆对核电站周围居民的影响是很低的。相关文献研究指出，核反应堆平均一年的照射剂量在 0.01 mSv，相当于每年增加了 5 天的环境本底外照射，对健康几乎没有什么影响。

（2）放射性污染导致的健康危害：小剂量的辐射并不会产生明显的健康影响，只有在人体遭受意外过量的射线照射后才会产生伤害。急性照射后的主要症状包括频繁呕吐、腹泻、高热、肢体震颤、出血、昏迷等，并会对以下系统造成较大影响。

消化系统对于放射性污染较为敏感，受到照射的早期可能出现呕吐和恶心等症状，甚至出现便血等症状。皮肤组织也是放射性污染主要影响的器官，主要临床表现为脱毛、色素沉着、红斑、溃疡，容易导致继发性皮肤癌等。放射性污染会造成造血系统损伤，造成造血细胞增殖能力受损或者丧失，导致造血功能严重障碍。放射性污染对生殖系统的损伤主要影响睾丸和卵巢。超过安全剂量的辐射会造成短时间生育能力的降低甚至终身生育能力的丧失。中枢神经系统对于放射性污染不太敏感，但是大剂量的辐射会导致神经细胞坏死，危及生命。

（3）发生核泄漏或者核武器爆炸后需采取应急措施

- 当发生核泄漏或者核武器攻击时，撤离事故地区是最有效的防护手段。所以，应听从政府工作人员或者救援人员的指挥，尽快通过安全途径撤离。

- 紧急事件发生时立即进入临近防空洞，注意避开门窗和孔眼，以避免二次伤害的发生。研究表明，在无法提前撤离的情况下应尽可能隐蔽于建筑物中，这样可以减少 50% ~ 90% 的外照射剂量。地下防空洞的隐蔽效果最好。在无法进入地下防空洞时，可选择建筑物内隐蔽。建筑物对人员的防护效果与人员所处位置和建筑物大小直接相关。建筑物越大，减弱效果越明显。

● 当无隐蔽地形及建筑物时应背向核事故发生地卧倒，并且紧闭双眼，掩耳，用衣物等遮盖头部、颈部和手部等暴露部位。当感觉周围温度较高时应暂时闭气。

● 服用碘片可以减少甲状腺对放射性碘的吸收。但是碘片仅对于放射性碘有防护作用，对其他放射性核素几乎没有防护效果。

● 采取有效的个人防护可以有效地降低放射性污染对于健康的损害。可以使用毛巾、衣物等捂住口鼻，阻挡放射性污染物的吸入。这样可以减少近 90% 的内照射剂量。同时，应穿戴帽子、头巾、手套、雨衣等，尽可能地避免皮肤直接暴露在受到污染的空气中。

● 在撤离到安全区域时，应该尽快脱掉受到污染的衣服，进行淋浴；并将受污染的衣服交由专业人员处理。

3. 非电离辐射

（1）移动通信基站产生的电磁辐射水平及特点：移动通信基站的工作频率在 800 ~ 3000 MHz，我国《电磁环境控制限值》（GB8702-2014）规定标准限值为 0.4 W/m^2，这一限值与国际标准限值相比更加严格。电磁波在空间传播具有衰减性，移动通信基站发出的电磁辐射随距离的增加而快速衰减，在人们能够经常到达的区域，辐射水平一般低于国家标准限值。同时，世界卫生组织发布的《移动通信及其基站》的相关报告指出，没有任何一项研究表明暴露在移动基站的电场下会对健康产生不良影响。

（2）高压输电网产生的电磁辐射水平及对健康的影响：高压输电网产生的电磁场大小主要由输电电压、线路高度及排列方式、与输电线路的距离等因素决定，其中主要决定于输电电压。通常输电电压越高，产生的电磁场强度也就越大，其对人体产生的健康危害就越大。监测数据显示，500 kV 及以上的输电线路产生的电磁场强度较高，因此应避免在这样的输电线路附近逗留和居住。在居民区架设的输电线路均须符合电场强度低于4 000 V/m，磁感应强度小于0.1 mT的环境控制水平。

（郝舒欣 吕祎然 刘 悦 莫 扬 闫 旭 王先良 刘 柳）

第三节 居室环境

一、采光、照明和色调

1. 光的特性与视觉效果

光是以电磁波形式传播的辐射能，波长小于380 nm的是紫外光，380 nm ~ 780 nm的是可见光，大于780 nm的是红外光。光遇到物体后可以被吸收、反射，也可以透过物体。光线较强时，视觉清晰，而光线变弱时，视觉就会模糊。光会直接影响到人对物质大小、形状、质地和色彩的感知。

2. 居室宜充分利用天然采光

光线可以通过人的眼睛刺激大脑皮层，引起兴奋或抑制，从而影响人的生理和精神反应。良好的天然采光能调节人的精神状态，使人感到舒适。采光不好的房间会显得昏暗，导致视觉紧张，眼睛酸痛、视力下降等现象，甚至会导致近视；还容易引起疲劳，出现头痛、头晕等症状。因此选购住宅时，主要房间应有良好的自然采光，并至少有一个主要房间朝向阳面。卧室、客厅通常采用侧面采光，采光等级不应低于Ⅳ级的采光标准值，采光系数不应低于2.0%，室内天然光照度不应低于300 lx（米烛光）。否则，长期生活在昏暗之中，依靠人工照明，不利于身心健康。保持良好的采光除了要有足够的采光面积外，还要保持门窗玻璃洁净，玻璃附着的灰尘可吸收30% ~ 50%的光线，室内天花板和墙壁应光滑洁白。另外，室内悬浮着的灰尘也能吸收光线，影响采光效果，因此应经常进行湿式清扫，减少室内灰尘。

3. 室内人工照明要适度

人工照明要适度，保证光线柔和明亮，防止光线刺眼或眩目。要根据房间的功能，选择不同的亮度。卧室是休息、睡眠的场所，需要较弱的光线，宜采用低亮度、柔和的照明；客厅是团聚、会客、娱乐等活动的场所，宜根据活动需要，设计不同的照明。会客时要求光线明亮，要有充足的照明；看电视时又要求光线柔和，亮度较低。书房是工作和学习的场所，照明应有利于精力充沛的学习和工作，可采用一般照明和局部照明相结合的方式，但须注意光线明暗对比不能过于强烈，以减少视觉疲劳。

4. 控制眩光，保护视力

眩光是指视野内出现过高的亮度或过大的亮度比，造成视力不适或视力下降的现象。眩光分为直射眩光和反射眩光，直射眩光是光源发出的光线直接射入人眼；反射眩光是指通过光泽的墙面、玻璃、镜子、桌子等物面反射的光射入人眼。

眩光可导致眼部肌肉过度疲劳不适，眼及眼眶周围疼痛，眼睛干涩、流泪，视物模糊、视功能减退等，甚至会出现头痛、恶心、眩晕等不适症状。长期生活在眩光严重的环境中，会导致人们近视加深，出现复视、注意力无法集中等症状。

在家居生活中可以通过以下措施控制眩光：①限制光源亮度或降低灯具表面的亮度。②视线与光源角度不同，眩光程度不同，当视线与光源成 60° 以上时无眩光。可以合理布置灯具的位置，选择适当的悬挂高度，或采用保护角较大的灯具。③减少房间局部和周围环境的亮度比。④少用落地窗或玻璃幕墙。⑤窗外加装遮阳设施，避免太阳直射光产生的眩光影响。

5. 老年人的照明要求

老年人因眼球（晶状体）的透光性能变差，视觉功能衰退，所以其活动区域要求有较高的照度。照明开关安装高度应距离地 1 ～ 1.2 m，同时为了便于老年人使用开关和安全考虑，须选用带夜间提示的面板。插座高度也要充分考虑老年人使用插座的舒适性和安全性，避免老年人弯腰过度或快速站起可能对身体造成的损害，包括大脑供血不足引起的“头晕眼花”。另外，老年人晚上起夜，如缺乏照明，容易导致磕碰与跌倒，因此须在卧室与卫生间之间的过道设置脚灯照明，可以避免夜间使用卫生间因视线不清造成的危险，保证老年人安全。

6. 灵活运用光和色彩，有益身心健康

不同颜色的光，会使人产生不同的心理感受，如冷暖感、远近感、轻重感、兴奋与沉静感等。光源的颜色可用色温表示，一般色温大于5000 K为冷色，色温小于3300 K为暖色。冷色光可以营造凝重、静谧的气氛，暖色光则可以营造明朗、舒适、热情、愉快的气氛。同一色温下的光源，照度不同，人的感觉也不同。低色温的光在较低的照度下，使人感到愉快，而在高照度下，则使人感到过于刺激；高色温的光在低照度下，使人感到阴沉昏暗，而在高照度下，则使人感到愉快。

老年人或者体弱者的卧室和人口少的家庭的卧室，用暖色，可使心情愉快，人们乐于活动，而家庭人口多的卧室，冷色为宜。朝阴的卧室用明度高而暖的色调，如奶黄色、浅黄色等，能增加房间亮度和开阔感。朝阳的卧室用湖绿、浅蓝，使人感到宁静、幽雅。粉红色象征着爱情和亲情，有益睡眠，也适合卧室，尤其适合新生儿卧室。

儿童不宜一直处于单一光和色彩的环境中，否则会造成对颜色的识别能力差。儿童学习、游戏的环境，应有尽量柔和、舒适的光线，有益于保护儿童视力。绿色可以促进儿童产生学习新事务的欲望，增强信心，还可以平复脉搏和呼吸，是小学生以及好动的学龄前儿童的最佳选择。

二、通风

1. 通风的分类

按照通风的范围可分为局部通风和全面通风。局部通风是向局部空间输送新鲜空气，或将局部的污染空气排出室外；全面通风是对整个空间进行换气。

按照通风动力可分为自然通风和机械通风。自然通风的动力包括室内外温度差产生的“热压”，以及室外风的作用所产生的“风压”，这两种动力有时单独存在，有时同时存在。机械通风是以风机为动力造成的空气流动，可送风，也可排风。为了节能，机械通风通常采用循环空气，即排风口排出的空气，吸入回风管道，返回送风室，与室外新鲜空气混合，通过空气净化、加热或制冷后，由风机加压经风管输送到房间内。

2. 通风换气是降低室内空气污染的有效措施

室内装修、家具、燃料燃烧、烹饪、日用化学品和电器的使用、吸烟、饲养宠物，以及人体自身的排放等都会造成室内空气污染，室内除了含有多种对人体有害的气态污染物外，还会存在细菌、真菌、尘螨等致病生物，而人们每天在家中渡过的时间多达十几个小时。因此，居室要经常通风换气，厨房还要增加排气设备。经常通风换气可降低室内空气污染，保持室内空气新鲜流通。新鲜空气里有充足的氧气，能促进人体新陈代谢；室内空气新鲜，致病微生物的数量也会减少，可以降低患病风险，有益健康。

3. 保证室内新风量，营造健康的室内环境

新风量，是指从室外引入室内的新鲜空气，不是循环空气。新风量是衡量室内空气质量的一个重要指标。对于使用集中空调系统的房屋，为了节省运行费用，物业管理部门有时会仅使用回风，或者按最小新风量运行，造成新风量不足。另外在新风处理、输送过程中的污染，削弱了新风的稀释作用，也可造成新风量的不足。长期处于新风量不足的室内，易出现头痛、胸闷、易疲劳等症状，还容易引发呼吸系统和神经系统的疾病。因此，我国《室内空气质量标准》GB/T18883-2002 规定，新风量不应小于每人 30 m^3/h。

4. 居室通风指数

北京市气象台发布的居室通风指数分为 5 级。1 级：非常适宜居室通风，打开多个窗户通风。2 级：适宜居室通风，打开窗户通风。3 级：比较适宜居室通风，可以半开窗户通风。4 级：不太适宜居室通风，可以开窗缝通风。5 级：不适宜居室通风，不宜开窗户通风。

气象专家在每天早晨、上午、中午、下午、傍晚、前半夜、后半夜，分别计算一次通风条件，通过发布通风指数，告诉市民 7 个时段中哪些时段适合或不适合开窗。

5. 冬季重污染天气，尽量减少通风换气，宜使用空气净化器

当室外空气污染达到重度以上污染水平（空气污染指数在 200 以上）时，可以关闭门窗，开启净化器。

使用注意事项：①过滤式空气净化器，最好放在房间内，接近人活动空间，离墙 0.2 ~ 0.5 m 处使用；静电式空气净化器可能对使用空间的电气环境有特殊要求，须按照说明书要求摆放。②空气净化器使用中要关闭门窗，特别是在室外环境空气污染较重的情况下，以减少室外空气污染物的引入。同时室内也要避免吸烟，减少吸烟造成的室内污染。③空气净化器应在“适用面积”的房间中使用，避免房间面积过大，导致空气净化器在室内空气循环不足。“适用面积”可采用洁净空气输出比率（CADR）值乘以 0.1 估算，如 CADR 为 300 m^3/h 的空气净化器，适用面积约为 30 m^2（21 ~ 36 m^2）。④使用过滤式空气净化器应注意滤网的使用寿命，根据污染情况和使用情况，3 ~ 12 个月更换滤网。同时也要注意房间的湿度不要过大，避免滋生真菌。静电式空气净化器，一般静电部件都是防水材料，可以使用清水或非腐蚀性的清洁剂进行清洗，清洗后彻底晾干或吹干后再放入。⑤还须注意长时间使用后的电器安全和臭氧的释放。

6. 夏季空调房间也需要定期通风换气

夏季房间中长时间使用空调，因空气不流通，会出现鼻塞、打喷嚏、头痛、头晕、耳鸣、乏力、记忆力减退、皮肤发紧发干、肌肉和关节酸痛等症状，称为“空调综合征”或“空调病”。因此，须定期通风换气，为室内注入新鲜空气。

夏季清晨清新凉爽，可选择此时通风换气，使户外新鲜空气进入室内。10 点左右，户外气温逐渐升高，可将朝南的窗户关闭，拉上窗帘避免阳光照射，而朝北窗口可以开启至上午 11 ~ 12 点再关闭。中午 12 点至下午 5 点之间是最炎热的时段，可适当开启空调。在开启 1 ~ 3 h 后，关闭空调，通风换气，让室内有害气体排出室外。至少通风 10 ～ 20 min，再重新启动空调。晚上 10 点左右，在入睡前应关闭空调，打开所有窗户通风换气。如果闷热，也可以用风扇降温。

三、噪声

1. 认识“分贝”，了解噪声污染

分贝（dB）表示声音的强弱，0 dB 是人们刚能听到的最微弱的声音；30 ～ 40 dB 是较为理想的安静环境；70 dB 会干扰谈话，影响工作效率；声音达到 80 dB 或以上就会被判定为噪声，因为 80 ～ 90 dB 时人就会感到很吵闹，神经细胞将会受到破坏；超过 100 dB，就会造成听力的损失。

2. 了解不同情况下噪声的限值

居住、文教机关为主的区域，噪声标准值白天为 55 dB，夜间为 45 dB；即使是居住、商业、工业混杂区，噪声标准值白天也不能超过 60 dB，夜间不能超过 50 dB；城市中的道路交通干线道路两侧区域，噪声标准值白天不能超过 70 dB，夜间不能超过 55 dB。夜间突发的噪声，其最大值不准超过标准值 15 dB。

3. 噪声的健康危害不可忽视

长时间暴露在噪声环境下，就会使大脑皮层兴奋与抑制平衡失调，导致条件反射的异常，还会使脑血管功能紊乱、脑电位改变，从而产生神经衰弱综合征，表现为头晕、头痛、耳鸣、失眠、多梦、全身乏力，以及睡眠不良等，还可以引起暴露者记忆力、思考能力、学习能力、阅读能力降低等，严重者还会出现恐惧、易怒、自卑，甚至精神错乱。老年人和病人在休息和睡眠中对噪声更为敏感，当他们的睡眠被干扰后，辗转不能入睡，会造成心态紧张，大脑兴奋，第二天就会感到疲倦或四肢无力。连续噪声可以使人熟睡的时间缩短、多梦。突然的噪声可以使人惊醒，可引起交感神经紧张，呼吸和脉搏加快、皮肤血管收缩、血压升高、发冷、出汗、心律不齐、胃液分泌减少、胃肠运动受抑制、食欲减退。

4. 家居生活中控制噪声的方法

为了降低住宅外环境噪声的影响，可以安装中空玻璃窗、三层玻璃窗等，并使用隔音密封条，特别是临街的写字楼和家庭，采取以上措施，可以有效降低外来噪声，也可以安装有空气中层的镀锌钢门进行隔离，这样既可以降低室外噪声对室内的影响，又可以避免室内声音传送出去。室内装修最好使用具有隔音降噪的装修材料，比如硅藻泥。因其天然的多孔性，它的立体多孔结构能有效隔离噪声效果，具备很好的室内噪声污染消除效果。另外，注意室内不同功能房间的封闭，可以在室内多用布艺和软性装饰。

一般来说，连续噪声在 40 dB 时，可使 10% 的人受到影响，在 70 dB 时可使 50% 的人受到影响；而突发性噪声在 40 dB 时，可使 10% 的人惊醒，到 60 dB 时，可使 70% 的人惊醒。在不影响工作、学习和娱乐的情况下，应严格控制家用电器和其他发声器具的音量和使用时间，尤其是高频立体声音响的使用。在购置家用电器时，要选择质量好、噪声小的。尽量不要把家用电器集于一室，冰箱最好不要放在卧室；尽量避免各种家用电器同时使用；一旦家用电器发生故障，要及时排除，因为带故障工作的家用电器产生的噪声比正常机器工作的声音大得多。为尽可能地减少人为噪声的危害。应适当控制娱乐时间，家庭成员和邻里之间不争吵，驾车在居民区行驶时不随意按喇叭。

四、装饰装修污染

1. 室内装修材料中隐藏的有毒、有害污染物

室内装修过程中用到的装修材料包括木质板材、石材、涂料、壁纸、水泥、胶黏剂、石膏等。大部分家庭中用到的木质板材多是人造板材，与天然实木板材最大的区别在于人造板材通常使用胶黏剂将木屑、刨花、纤维等碎料热压成材。板材中的胶黏剂在使用过程中会释放甲醛，尤其是在高温、高湿环境下会加速甲醛的释放。许多家庭高档装修过程中会选择大理石、花岗岩等石材装修地面和墙面，有些石材中会有放射性物质，主要以氡为主。通常石材的放

射性物质浓度高低取决于其产区土壤的本底浓度。涂料也是应用最为广泛的一类装修材料，一些水性涂料，尤其是油漆，为了实现其功能，会加入颜料、助剂，其中就包括重金属、苯系物等污染物。装修后苯系物等挥发性有机化合物会逐渐释放到室内空气中。由于图案丰富、色彩艳丽，壁纸在家庭装修中被越来越多地使用。制作壁纸的印刷油墨颜色，直接影响壁纸产品中重金属含量是否超标。在铺壁纸过程中使用的底胶如果含有甲醛等污染物，也会逐渐释放到室内空气中。家庭装修中常用的胶黏剂在固化过程中都会向室内空气中释放甲醛。此外在一些商用建筑或特定公共场所装修过程中，由于防火、保温、隔声等的需要，会用到一些树脂、塑料等，使用过程中也会释放有机污染物。

2. 装饰材料也会释放有毒有害污染物

地毯是目前家庭中普遍采用的装饰品，常见种类有羊毛毯、棉毯、化纤毯等。地毯在纺丝、印刷、毯背涂胶等制作工艺中会使用颜料、胶黏剂、处理剂、添加剂等产品，造成在地毯中不可避免地存留一些有害物质。地毯中常见的有害物质包括甲醛、丁基羟基甲苯、苯乙烯等。此外地毯在使用过程中容易藏污纳垢，许多肉眼看不到的螨虫，以及细菌和病毒等，会隐藏在地毯里，对健康产生威胁。

窗帘在生产过程中，为保持印花、染色的耐久性，达到防皱、防缩的效果都会加入甲醛作为助剂，在使用时甲醛会逐渐释放到室内空气中。

为营造室内生活气息，人们通常会选用相框、摆件等装饰房间。非实木相框中通常含有甲醛，塑料摆件中也会含有增塑剂、工业溶剂等污染物，它们的使用也会给室内环境带来危害。

3. 装饰装修污染的健康危害

室内装修装饰材料主要释放的污染物以甲醛和挥发性有机物（VOC）为主。甲醛是一种有着特殊刺激性气味的气体，可使慢性呼吸系统疾病发生率增高。其对皮肤和黏膜有强烈的刺激作用，能引起视力和视网膜的选择性损害。长期接触甲醛可使人出现记忆力减退、嗜睡等神经衰弱症状。直接接触甲醛还会引起过敏性皮炎、色斑产生等皮肤问题。甲醛已经被世界卫生组织确定为人类致癌物。苯系物是室内 VOC 污染中较常见的一类物质，苯系物带有的特殊的芳香气味经常使人们忽视其对健康的危害。最常见的是对眼、鼻、咽喉部位的刺激。短期接触可以起疲劳、乏力、头痛等症状。长期接触会对血液系统造成极大的伤害：苯可损害骨髓，使红细胞、白细胞、血小板数量减少，并使染色体畸变，从而导致白血病，甚至再生障碍性贫血。国际癌症研究机构（IARC）已将苯确定为人类致癌物。装修、装饰材料带来的健康危害应该引起重视，尤其是对儿童、老年人、免疫力低下者的健康影响更不容忽视。

4. 装饰装修污染的防治措施

很多人认为只要自己没有闻到异味，室内就不存在污染，或者只要购买大品牌高价的装修、装饰材料就不会产生污染，这些概念都是不正确的。在购买装修、装饰建材时，首先要查看相关产品的检测报告，选择符合国家标准的产品，这可从源头上控制家庭装修污染。但并不是产品符合国家标准，装修中就可以大量使用。以板材为例，尽管消费者购买的产品符合国家标准，如果在几十平方米的房间中大量使用，装修后仍会导致单位空间内甲醛浓度过高。因此应倡导轻装修，少用板材等各种装饰、装修材料。其次，在购买窗帘、地毯时首先闻异味，如果产品有刺激性气味，就可能有甲醛等污染物残留，此外在选购经防缩、抗皱处理后的窗帘产品时要注意产品标签上甲醛含量。窗帘使用前应先用清水充分浸泡、搓洗，通风处晾晒后再用。地毯须根据地毯材质选择专用清洁剂清洗，还要定期除尘晾晒。

家庭装修后不要主观去判断是否有装修污染，应选择有资质的实验室进行专业检测，这样我们才能安心享受在新家中的生活。如果经检测家中确实存在装修污染，暂时不要入住。首先建议开窗通风，自然通风可以快速将室内的甲醛、苯系物、氡等污染物清除、稀释，建议新装修的房间要保证 1 个月以上的自然通风后再入住。通风虽然必要，但甲醛等有害气体一般须挥发 3 ～ 15 年，光靠通风无法解决问题，选择一些可降低室内污染物的产品还是必要的。可以选择竹炭、椰维炭、改性活性炭等产品去吸附室内空气中的甲醛、挥发性有机污染物。在房间中布置一些大叶绿植，也可以减少室内装修污染，如草本吊兰、剑兰等。另外，可以在家庭中使用空气净化器来消除装修污染。目前市场上销售的采用各种净化原理的空气净化器种类繁多。消费者在购买净化器时首先要学会看懂产品说明书。要选择说明书上标有可去除甲醛、VOC类的产品，其次要关注针对特定污染物的洁净空气量（CADR），CADR值越大代表净化器去除该类污染物的能力越强。最后还要关注产品适用的房间面积和更换滤网的时间等。

五、燃料燃烧与烹调油烟

1. 家中常用燃料燃烧释放的污染物

家中常用燃料一般可分为固体、液体和气体燃料。固体燃料主要包括煤、木材、农作物秸秆和动物粪便等，液体燃料主要包括汽油、煤油、柴油、乙醇等，气体燃料包括煤气、石油气和天然气等。居室内一般使用固体和气体燃料进行烹饪和取暖。不同类型的燃料在燃烧过程中释放污染物的种类不同。固体燃料的成分较为复杂，且燃烧效率较低，容易释放大量气态污染物（如NO_2、SO_2等）和颗粒物，造成室内污染。气体燃料的主要成分为低分子量的碳氢化合物、氢和一氧化碳等，易燃烧完全，其燃烧效率远高于固体燃料，属于清洁燃料、但气体燃料燃烧仍会释放一定量一氧化碳、氮氧化物等污染物。

2. 烹调油烟中的有害成分

烹调油烟是食用油脂和食物在高温下发生剧烈化学反应后产生的混合物，是厨房内主要污染物之一。烹调产生的油烟中有害成分包括气态污染物（SO_2、NO_2、CO、醛酮类化合物等）、颗粒物（$PM_{2.5}$、PM_{10}等），以及附着在颗粒物上的金属元素（铅、铬、镉等）和多环芳烃。

烹调油烟中污染物的种类和浓度与烹饪方式密切相关，我国传统的主要烹饪方式包括煎、炸、炒等，产生的油烟较多，特别是爆炒。而不同种类的食用油在相同烹饪方式下，释放的污染物浓度和种类也有所不同。食用油根据加工过程分为精炼油、半精炼油和无精炼油。无精炼油因未经过精炼加工，含有较多营养成分和低沸点杂质，烹饪时更容易产生大量的油烟产物，精炼油产生的油烟相对较少，但损失了部分油中的营养成分。

3. 燃料燃烧及烹调油烟的健康危害

燃料燃烧和烹调油烟的有害成分可对人体的鼻、眼、咽喉黏膜产生刺激作用，引起鼻炎、咽喉炎等；也可经呼吸侵入人体呼吸道和肺部，损伤肺功能；还能引起食欲减退、心烦、精神不振、嗜睡、疲乏无力等症状。燃料燃烧和烹调油烟产物能够引起体内脂质过氧化，降低抗氧化物质和酶的活性，造成氧化损伤，使机体的免疫功能下降。此外，细胞和动物实验研究提示这些有害成分还可能具有致突变性、致癌性及生殖发育毒性。

4. 减少燃料燃烧和烹调油烟的措施

首先，为减少燃料燃烧污染物和烹调油烟的产生，居室内应尽量选用清洁能源燃料进行烹饪或取暖；改变急火高温炒菜的烹饪习惯，多使用蒸、煮等方式烹调食物，减少煎、炸和爆炒等方式；选择有质量保证的食用油，避免劣质食用油在加热过程中产生更多有害物质，最好不要使用反复烹炸过的油进行烹饪；多使用微波炉、电磁炉、电饭煲、电烤炉等厨房电器及无油烟锅，减少燃料燃烧和烹调油烟污染。其次，燃料燃烧和烹饪时，要保持房间的通风换气，加快污染物排放到室外的过程。在烹饪过程中，尽量始终打开抽油烟机或排风扇等设备，烹饪完成一段时间后再关闭这些排风设备，同时也应打开窗户进行通风，还可开启空气净化装置，来降低居室内的污染物浓度。此外，烹饪时应尽量保持厨房门关闭，防止污染物扩散到客厅等其他房间中；厨房还可摆放一些绿色植物，吸收污染物，净化空气。

六、厨卫微生物污染

1. 厨房常见微生物污染问题

厨房是居室内微生物污染的重灾区，砧板、垃圾桶和冰箱等地方均可能出现微生物滋生和污染问题。首先，不少家庭习惯使用同一个砧板处理生食和熟食，而生肉、鱼类和虾蟹上易附有细菌如沙门氏菌、金黄色葡萄球菌和寄生虫卵等。在砧板上切完生食后直接处理熟食和蔬果会产生污染，而食用这些污染的食物可能会导致食物中毒和寄生虫病等疾病。

厨房垃圾桶内的饭菜残留也容易滋生微生物，若垃圾桶无盖或未盖好，除了会散发臭味污染空气外，还容易滋生蟑螂和蚊虫，它们沾染细菌后会在厨房桌台和地面四处爬行，污染食物、灶台和砧板等。食用这些被污染的食物可导致肠胃炎、食物中毒或痢疾等疾病。此外，对蟑螂过敏的人群若接触到蟑螂污染过的食品或蟑螂粪便和分泌物，会产生各种过敏反应如过敏性鼻炎、皮炎等，危害人体健康。

冰箱作为家庭储存食物的主要容器，易腐败食物放置时间过长、蔬果和肉食放置方式不合理也很容易滋生沙门氏菌等致病菌。若冰箱缺乏日常清洗维护，这些致病菌还会污染新放入的物品，食用后也可引起腹泻、食物中毒等疾病。此外，潮湿的洗碗布或海绵、未清理干净的厨房灶台和抽油烟机表面也会引起厨房的微生物污染，危害居民健康。

2. 不可忽视的卫生间微生物污染

卫生间由于频繁用水，一般较为潮湿，为微生物滋生繁衍提供了有利场所。卫生间内的马桶冲水后可能会有残留污物，若未及时用马桶刷清除干净，会滋生细菌；马桶圈、马桶管道口、马桶内缘出水口等地方也是微生物的常见聚集地；马桶边废纸篓里的卫生纸、卫生巾等不及时清理，也会给微生物的繁殖和散播创造有利条件。皮肤接触到这些致病微生物后可能会导致伤口感染、尿道炎等疾病。家庭的淋浴间或浴缸的下水道常会被头发、污泥堵塞，造成浴缸底部或瓷砖地面积水残留，容易滋生真菌，潮湿的卫生间墙壁也常可见真菌存在。这些真菌可导致敏感人群的过敏反应，引发皮疹和加重哮喘等，造成眼部瘙痒、流鼻涕、鼻塞、咳嗽等症状。此外，卫生间的水龙头和空调中也容易藏有军团菌等微生物，这些致病菌可能会引起呼吸道感染、肺炎等疾病。

3. 应对厨卫污染的建议

厨房中，灶台和抽油烟机表面的污渍应及时擦拭干净；桌台散落食物残渣、垃圾桶里的污物垃圾应及时清理；生食和熟食的砧板和菜刀应分开使用；家具、炊具、餐具、冰箱应定期清洗消毒，冰箱里的鲜菜、鲜肉要妥善存放，防止变质；剩饭、剩菜应放在通风阴凉处，且不要存放时间过长，食用前要重新加热烧透。定期清理厨房中卫生死角和阴暗潮湿、多缝隙的地方，防止蟑螂和蚊虫滋生。下水道要经常用热水冲洗，防止蟑螂从下水道爬入。应保持厨房长期的通风换气。

卫生间中，马桶、浴缸和淋浴间地面等要经常清洗、消毒；毛巾、浴缸和淋浴间等在使用完后尽量保持干爽整洁；牙刷、漱口杯等尽量不要放在卫生间内。

七、日用化学品

1. 认识日用化学品

日用化学品是人们在日常生活中所需要的化学产品，已成为人们衣、食、住、行等日常生活的重要组成部分。居室内常用的日用化学品按其功能和使用目的可大致分为化妆品、洗涤剂、黏合剂、涂料、家用卫生杀虫剂和其他化学品。

化妆品是指人们涂抹、喷洒或用其他方式施于人体表面部位如皮肤、口腔等，以达到清洁、消除不良气味、护肤、美容和修饰目的的化学产品，日常使用的化妆品包括洗面奶、面膜、护发素、香水、牙膏等。洗涤剂是以去污为目的而设计的化学制品，如肥皂、沐浴液、洗洁精等。黏合剂在日常生活中主要被用于将多个材料黏合在一起，可分为天然黏合剂和合成黏合剂。在居室中，涂料主要被涂抹在地板、墙壁和木制品等物体表面，起到保护、装潢或防锈等功能。家用卫生杀虫剂用于灭鼠、灭蟑螂、灭蚊虫等。除了上述种类的化学品外，居室内还有一些其他常用的化学品，如空气清新剂、皮革保护剂等。

2. 空气清新剂可净化空气是误区

空气清新剂是由乙醇、香精、去离子水等成分配制而成的化学品，主要通过散发香味来掩盖异味，减轻人们对异味不舒服的感觉。但空气清新剂，并不能从根本上消除异味，而且在使用过程中空气清新剂的有效成分会以气溶胶的形式扩散到空气中，增加室内挥发性有机物（VOC）的暴露水平。空气清新剂的部分成分可能对呼吸道和神经系统产生刺激作用，有些人对空气清新剂的成分可能过敏，可诱发其患有的过敏性疾病发作，造成健康危害。因此，空气清新剂不能净化空气，通过开窗通风，使新鲜自然空气进入室内，才是改善空气质量的第一选择。

3. 家用卫生杀虫剂对健康的影响

家用卫生杀虫剂是居室内用于杀灭蚊、蝇、蟑螂等虫害的化学品，若使用不当也会对人体健康造成危害。杀虫剂喷洒在空气中可经呼吸道进入人体，也可附着在家具、食品和炊具上经皮肤或食管进入人体内，从而可引起皮肤感觉异常、头晕恶心等症状，也可能损坏中枢神经系统、呼吸系统、心血管系统和肝肾功能，还可能对胃黏膜产生刺激作用。因此，喷洒杀虫剂后人员应离开居室，尽量盖住食物、家具和炊具表面，并在一定时间后，打开门窗通风换气，并将家具和炊具等打扫干净，以减少杀虫剂的健康危害。

4. 日用化学品对健康的影响

日用化学品具有使用数量大、接触人群广和接触时间长等特点，因此其与人体健康的关系极为密切。人体与日用化学品的主要接触途径是皮肤，化学品可直接作用于皮肤细胞，产生刺激作用，可能引起皮肤炎症（接触性皮炎）。若某些人对该化学品过敏，皮肤接触化学品后可能引起这些人的过敏反应。除皮肤、黏膜表面外，化学品在使用时还可能经皮肤、口鼻进入人体内，进一步对机体呼吸系统、心血管系统等产生危害。此外，某些化妆品中可能含有重金属元素如铅、汞等，进入人体后可能引起重金属中毒。某些染发剂中可能含有苯胺类化合物，某些黏合剂和涂料也可释放甲醛，而甲醛和苯胺是确认的致癌、致突变物，这些化学品也可能具有致突变性、致癌性。

八、家居用品与服装

家居用品泛指家具、床上用品、厨卫用具、室内配饰及日常生活需要的所有物品，大到供我们坐、卧、支撑和贮存物品的床榻桌椅，小到梳妆台上的一个玩偶。从床上温暖柔软的棉被，到厨房里泛着金属光泽、锋利无比的刀叉；从墙上的电视、厨房的冰箱，到餐桌上的纸巾和卫生间的肥皂都是家居用品，可谓林林总总、形色各异。正是有了这些家居用品的辅助和点缀，我们的生活才变得便利和舒适，它们在满足我们的某些特定需求的同时，还在精神上带给我们美和享受。

但是，在我们充分享受家居用品便利的同时，千万不能忽视隐藏在这些物品中的污染带来的健康危害。

1. 识别家居危害，营造健康生活

提起家居用品的健康危害，很多人以为只是家具污染，的确，有些家具由于使用材料和工艺，会释放挥发性有机化合物、甲醛等有害物质。但家居危害不仅限于此，衣食住行所涉及的其他各种家居用品，都存在健康隐患。

家用电器如电视、计算机、电热毯等电器为了耐火阻燃，一般都会在塑料外壳、元件和纤维中添加含溴阻燃剂。这种化学添加剂随高温释放到空气里，通过呼吸被人体吸入，并且蓄积在人体内。它会干扰人体的内分泌、免疫和神经系统，造成儿童多动、注意力不集中、学习困难，并导致成年人精子质量下降和不孕不育。日常生活中，尽量不要过度使用电器设备，避免其过热发烫。同时，不要在卧室里放置电视、电脑等电器，尽量少用电热毯，长时间观看电视和电脑后要清洗手和脸。

随着人们对高品质家居生活的追求，厨房里的餐具已经不仅限于用于进餐的器皿，而被人们赋予了很多美学和情趣。厨房里精致闪光的瓷器的确赏心悦目，但是瓷器的颜色来源于加工工序“上釉”中的颜料，而颜料中含有大量的铅、汞、镉等重金属。颜色不同，

所含重金属的成分不同，但可以肯定的是，色彩越鲜艳、越华丽，重金属含量就越高。而重金属对人体的危害很大：铅会损伤人的脑细胞，有致癌、致突变性；汞摄入后在肝沉积，对大脑神经、视力破坏极大；镉会导致高血压、神经痛、骨质疏松症，引起肾功能失调。使用不合格的陶瓷餐具时，有害物质会溶出，随着食物进入人体，随着时间蓄积，会引起慢性中毒。因此，要选择正规厂家的产品，切不可贪便宜购买劣质的三无产品。合理使用不同工艺的瓷器，如釉上彩的器皿因为颜色在釉面之上，建议只做装饰或者盛放水果、干货类食品，避免受热或浸泡；而釉下彩的瓷器因为颜料均被高温封闭在光滑的玻璃釉面之下，可放心在高温下使用，但一旦出现裂纹和破损要停止使用（釉下彩瓷器的简单判断方法：瓷器表面光滑，花纹处摸起来无凸起，仔细看花纹是否在透明玻璃质的釉下面）。

家用清洁消毒产品在家居生活中必不可少，几乎每个家庭都能找出几种：洗衣用洗衣液，洗碗有洗涤灵，洁厕用洁厕剂，有爱干净的主妇还会使用漂白粉和消毒剂，卫生间里时常喷洒空气清新剂，卧室使用熏香……但是，这些用品也存在健康隐患。目前市售的各种洗涤剂虽然种类繁多、用途各异，但其主要成分并无太大差别，主要是阴离子表面活性剂、磺酸盐、硫酸盐或盐酸盐的碳氢化合物，这类洗涤剂对人的皮肤和黏膜都有刺激性。而一般家庭常用的 84 消毒剂、漂白粉、洁厕液等化学消毒剂，都是通过氧化、破坏微生物的生命活性物质达到杀菌目的。消毒剂无法对人体的蛋白质与微生物的蛋白质加以识别，因此在杀灭有害微生物的同时也会对人体造成伤害。备受主妇宠爱的空气清新剂大多富含苯酚，人体吸入或接触后会刺激人的神经系统，尤其影响儿童的生长发育。卫生香或熏香，点燃后会产生一些有机污染物和烟雾，对家里的空气无疑会造成二次污染。

不要过度使用各种洗涤剂和消毒产品，跳出洗涤剂用得越多，洗得越干净的认识误区。提倡最安全的物理消毒法，如衣物、被褥须经常在太阳下晾晒，接受太阳紫外线的照射可以杀菌、消毒；餐具放入沸水煮 15 ~ 30 min 就可杀菌；通过保持家居整洁并常开窗通风是最好的让家里保持空气清新的办法。如果必须使用消毒剂，尽量选择性质温和的产品，而且要避开儿童、老年人、哮喘患者、过敏体质者使用。

2. 了解塑料制品的标志

塑料制品是家居用品中近代崛起的新贵，它们色彩鲜艳、造型各异、价格低廉、使用方便。人们提起塑料，一方面，知道它是化学合成，有许多成分危害健康；另一方面，我们现在的生活又确实离不开它。既然如此，我们不如更多地了解它、认识它，扬长避短，合理使用。

了解塑料制品就一定要认识塑料制品和塑料包装的标志，该标志由美国塑料行业相关机构制定，即一个三角形的符号，一般就在塑料容器的底部，见图 2-3-1。三角形里有 1 ~ 7 数字，数字越大，表示再生效果越高。同时每个数字代表一种材料，材料不同，使用上的禁忌也存在不同：有些不能混用，有些不能重复使用，有些不能高温下加热，有些不能盛放酸碱性物品。例如，装矿泉水的塑料瓶材质为 PET（聚对苯二甲酸乙二酯），它不能放在汽车内受阳光直射，不能装酒、油等液体。

很多私家车主为了方便，都习惯在后备箱放一箱矿泉水，而汽车在烈日下停放，车内温度可高达 50℃。这样长期反复高热状态下放置的矿泉水可能含有有害物质，饮后恐怕会致病。有的勤俭主妇用矿泉水瓶装厨房调料，而且反复使用，PET 在强酸、高盐和高油脂的浸泡下会释放出很多有毒有害物质，产生健康危害。很多微波炉专用饭盒是 PP（聚丙烯）材质的，可以高温加热，但是盒盖却是 PE（聚乙烯）材质的，不能加热，使用时务必要分辨清楚。PS（聚苯乙烯），由于吸水性低，常见于碗装泡面盒、快餐盒。这种材料高温下会溶解，装酸性、碱性食品后会释放出有害物质甚至致癌物，所以习惯将打包饭盒直接放进微波炉加热的朋友要特别注意，不要这样做了。

3. 了解服装与健康，避免“穿出”疾病

服装是人体的第二皮肤，它在带给我们品质和审美的同时，对其的选择和着装方式，也和人体健康密切相关。

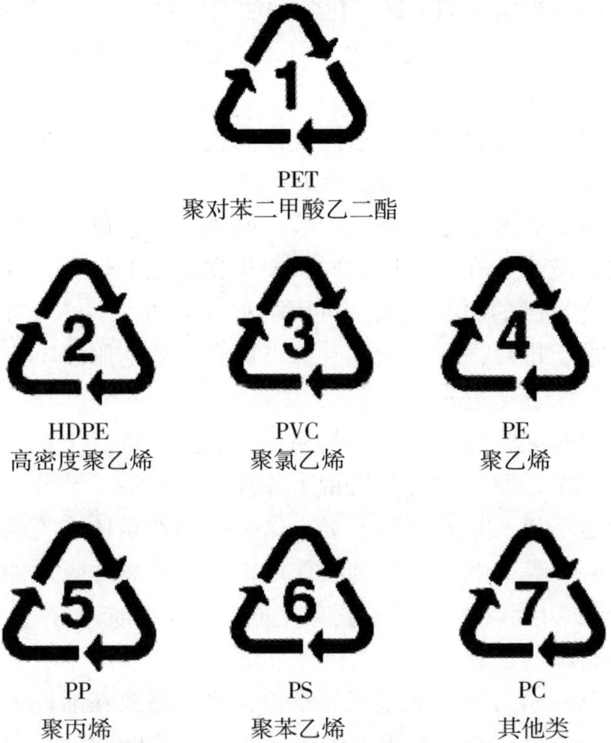
1
PET
聚对苯二甲酸乙二酯
2
HDPE
高密度聚乙烯
3
PVC
聚氯乙烯
4
PE
聚乙烯
5
PP
聚丙烯
6
PS
聚苯乙烯
7
PC
其他类

图 2-3-1　塑料制品和塑料包装标志

服装款式不当或过于紧身会影响机体血液循环，如果内衣过紧会压迫腹壁与内脏，影响供血，造成胸闷、憋气，甚至昏厥。特别是孕妇，如果穿的内衣不够宽松，会减少胎盘血液供应，影响胎儿的发育，甚至引起自然流产或早产。年轻人喜欢穿牛仔裤、健美裤等各种纤维制的紧身衣，若立裆过短、裤腰过紧，容易引起皮炎、盆腔炎、尿道炎等疾病。

服装尤其是内衣每日与人体皮肤密切接触，而服装面料从棉花播种到悬挂在在橱窗，每个环节都有机会受到污染：棉花种植过程中会使用杀虫剂；原料在储存时会使用五氯苯酚等防腐剂、防霉剂；面料染色过程中使用偶氮染料；服装制作过程中，防缩水多用甲醛，增白多采用荧光增白剂。这些化学添加剂均对人的皮肤有刺激作用，容易引起过敏，甚至其他疾病。因此，劣质和处理不当的服装会成为“来自衣橱的杀手”。

选择服装，不要刻意追求漂亮而忽视健康，要根据个人的实际情况去选择自己合适的尺寸，特别是中、老年人在款式上应选择宽松款型的服装。颜色越鲜艳的服装，其染色工艺越复杂，所用到的化学品成分越多。在选购服装时，要根据自己的性格、气质、风度去选择适合自己的服装色调。可用眼观、鼻闻、手摸等方法检测面料，色泽过于艳丽、有刺激性气味、面料粗糙的服装不宜购买。购买的内衣，穿前要先进行清洗。

有些服装因为材质和工艺的原因，需要干洗。干洗，顾名思义就是不用水洗，而是用有机溶剂去除油污或污渍。部分干洗店常用的干洗剂是三氯乙烯或四氯乙烯，这是一种对机体有害的溶剂。四氯乙烯对眼、鼻、喉、咽有刺激作用，日积月累地吸入四氯乙烯气体会损害肝功能，造成神经衰弱，同时还会引起头晕、嗜睡、恶心、精神错乱等症状。三氯乙烯或四氯乙烯能吸附于衣服纤维。干洗的衣服拿回家后最好把塑料袋拿掉，将衣服放在通风的地方，晾置 12 ~ 24 h，让残留在衣服上的溶剂挥发，降低残留量，然后再穿。切忌将贴身衣物、床单、被套、孕妇和儿童服装干洗。

九、儿童玩具

玩具可以启发孩子的智力，成为童年最重要的伙伴。然而，市场上充斥的很多劣质玩具却给孩子的身心健康和生命安全带来了威胁，成了孩子成长路上的阻碍。

1. 警惕塑料玩具中塑化剂超标

塑化剂是一种能增加材料柔韧度、软化塑料的添加剂，由于其成本低，效果好，备受塑料制造业的青睐。许多儿童玩具尤其是不合格的塑胶类玩具都加有大量的塑化剂，当遇到热水或者沐浴乳等油性物质，塑化剂就会从玩具表面释放出来。婴幼儿喜欢啃咬玩具，长此以往可能会影响婴幼儿体内激素分泌，引发激素失调，导致儿童性早熟，或生殖器变短小、性征不明显。欧盟、美国和我国都先后规定了儿童玩具中塑化剂的限值，但市场上仍大量充斥着超标的伪劣产品。家长在为孩子购买玩具时，一定要睁大双眼，选择正规渠道的合格产品，让宝宝远离超标塑化剂。

2. 不要让漆彩的玩具毁了孩子的童年

五颜六色的玩具点缀着孩子彩色的童年，也带来一些健康隐患。色彩鲜艳的积木、橡皮泥、铁皮玩具、图书画册等在制作过程中被喷涂上各种油漆或涂料。符合标准的油漆是不会对人体造成危害的，但超标油漆中会含有铅、铬、锑、砷、镉、汞等有害金属和类金属，给宝宝带来潜在风险。婴幼儿喜欢吮吸玩具，如果玩具的颜料着色力不强，很容易被口水溶解，其中的有害成分就会被宝宝吞食，长此以往会引起慢性中毒。儿童的中枢神经系统发育未完全，对铅的毒性比成年人敏感。铅中毒会损害儿童的思考能力、判断能力、反应速度、阅读能力和注意力。

3. 玩具购买认准 3C 认证

3C 认证（图 2-3-2），是强制性产品认证制度的简称，是为保护广大消费者人身和动植物安全、保护环境、保护国家安全，依照法律法规实施的一种产品合格评定制度。我国目前对童车、电玩具、弹射玩具、金属玩具、娃娃玩具、塑胶玩具 6 类玩具已经实施了 3C 认证制度。父母在购买玩具时，一定要看包装上有没有 3C 认证标志，通过认证的玩具质量安全相对可靠。此外，还可以登录国家认证认可监督管理委员会的官方网站（http：//www.cnca.gov.cn/），点击“CCC 认证查询”，输入玩具包装 3C 下面的数字进行真伪查询。

图 2-3-2 3C 标识

十、室内生物污染

1. 关注室内生物污染

室内生物污染通常包括真菌、致病性的细菌和病毒、植物花粉、动物身上脱落的角质层和皮屑、尘螨等。通风不良、潮湿、人员拥挤、室内的建筑材料、空调设备、加湿器都可能会导致微生物滋生。室内生物性污染可以经呼吸道进入人体，对健康造成威胁，同时是引发各种感染和过敏疾病的主要原因之一。引发的疾病和症状包括打喷嚏、咳嗽，头痛、上呼吸道感染、发热、肺炎、过敏性哮喘、过敏性皮炎。

在未经消毒处理的医院病房中，可能会有大量结核杆菌、白喉杆菌、葡萄球菌、溶血性链球菌，以及麻疹病毒和流行性感冒病毒等病原微生物。

2. 室内微生物污染的防控措施

（1）污染源控制：关键是消除微生物的孳生条件，过高的室内空气湿度是孳生大量细菌的重要原因。因此，应尽量保持室内环境、用具的干燥、清洁；对于容易存积水分的厨房、浴室、卫生间等地方尽可能保持通风；卧具、地毯、毛巾等须经常晾晒，以杀死附着在上面的微生物。如室内建材、用品已经发生污染，须进行彻底的清洁、干燥或者更换。

（2）通风换气：室内生物性污染治理的最为简单、有效的方法就是通风换气，充分的通风换气可以迅速地稀释和降低污染物浓度，使之无法达到感染剂量而无法致病。

（3）保持室内清洁卫生，正确地贮藏食物：导致蔬菜水果腐败、变质的微生物部分来自于空气，而腐败的食物又大量孳生微生物，并向空气中释放微生物或其产生的孢子。所以保持室内清洁卫生、及时清除有机垃圾、防止食物腐败，可以有效地降低室内空气中微生物的含量。

（4）合理使用空调设备：使用空调设备时室内环境相对封闭，使室内空气中的微生物无法向室外排出，进而产生积累。因此，使用空调一段时间后须开窗通风，并且对空调设备要进行定期清洗和消毒，防止零部件孳生细菌。

3. 室内变应原及引起的疾病

室内的动物或植物都有可能产生变应原，室内变应原概括来说有以下几类。

(1) 室内植物：夏天植物生长最为旺盛，一些盆栽植物或者其花朵中的花粉、孢子或气味可以引发哮喘、过敏性鼻炎等过敏性疾病。

(2) 宠物：正常人群中有不少人对猫、狗等宠物的皮屑、唾液、尿液等过敏。另外，宠物皮毛在夏天很容易孳生细菌，并把细菌带到房间的每个角落。对猫、狗过敏的主要表现为过敏性鼻炎、过敏性结膜炎、过敏性哮喘和特异性湿疹等。

(3) 尘螨：尘螨主要孳生于家居用品或者动物身上，也可在空气中漂浮，污染空气。室内空气及灰尘中含有大量尘螨、尘螨粪便，以及尘螨死亡后脱落下的皮屑。当这些飘浮在空气中的尘螨颗粒被人体吸入或接触，就会引起过敏，导致皮肤、鼻部、呼吸道和眼睛的过敏反应。

(4) 真菌：真菌适宜生活在温暖、潮湿的环境中。真菌常年漂浮在空气中，尤其在室内浴室、浴帘、浴巾等地方，随着温度和湿度升高，真菌也随之增加。真菌在繁殖时产生大量的极其微小的孢子，对真菌过敏的人吸入式接触孢子后就可能出现过敏性鼻炎、哮喘或皮炎。

(5) 蟑螂：蟑螂存在于家中的角落，不易被发现，蟑螂的排泄物或者尸体碎片进入空气中会引发过敏症状及哮喘发作。

4. 减少尘螨的措施

尘螨控制可有效降低过敏性疾病的发病率，预防尘螨须遵循 2 个原则：一是改变环境的温度和湿度。尘螨的死亡条件是连续 24 h 温度大于 35℃，或小于 0℃。湿度小于 50% 或大于 85% 则不能繁殖。二是断绝其食物来源，最终减少活螨的总量、降低螨过敏原的水平、减少人体暴露。

控制尘螨过敏原首先要降低室内相对湿度，使用空调、吸湿机，或根据季节和气候开窗通风。将地毯，换为木质板材地板、地板砖等；如果使用地毯，则须定期真空吸尘；更换家具装饰，多使用皮革、木家具等。选择专业的防尘螨床垫和枕套，这种专用床垫和枕套能够隔离床垫中的尘螨粪便，防止过敏患者在睡觉时吸入尘螨。

每周用 50℃以上的热水清洗所有床上用品 1 次，去除尘螨及其粪便；更换窗帘，用可擦洗的百叶窗代替棉质窗帘。每周对房间进行真空吸尘；注意开窗通风，保持室内空气的流通、干燥。对于个人而言，还须注意个人卫生，勤洗澡、勤换衣服并及时清洗、晾晒衣物。

5. 室内真菌的生成及清除

真菌容易在潮湿、温暖的环境生长，室内的许多物质，如地毯、棉制品等可以为真菌的生长提供养分。室内正常温度适合大多数真菌的生长，真菌生长的最适温度为 18 ~ 32℃，湿度在 20% 以上均适合真菌的生长，最适相对湿度为 65% 以上。所以，真菌的分布具有一定的季节性和地区性，温暖、潮湿的季节和地区容易孳生真菌。

采取以下措施可清除真菌：夏季多开窗，保持室内外空气流通，必要时可以使用除湿器，将湿度控制在 50% 以下；避免使用地毯和软垫，如有使用应注意避免潮湿；衣物完全晾干再收，定期翻晒被褥；发霉的书籍、报纸和衣物应及时清除；室内和阳台尽量不要摆放盆栽植物，潮湿的土壤里有可能隐藏着大量真菌；垃圾桶应放在室外，每天及时清理厨房等处的垃圾，保持厨房干燥，避免真菌生长；尽量保持浴室、厨房的干燥；定期用热水清洗窗帘、浴帘；定期清洗、更换空调、空气过滤器的滤网；定期给冰箱除霜、清洗水箱并保持其干燥；在墙壁、天花板上发现大片霉斑时，可以选用防水、防霉的乳胶漆重新粉刷。

十一、绿色植物与花卉

绿色植物（绿植）可以通过光合作用，吸收二氧化碳，释放出氧气，使大气中的氧气和二氧化碳保持相对的恒定。绿色植物调节小气候的作用也相当明显，在闷热的夏季，绿化地带的气温比非绿化地带的气温要低 1 ~ 3℃ ；冬季，绿化地带的气温比非绿化地带要高 0.5 ~ 1℃。由于绿色植物要蒸发大量水分，绿化地带的湿度比非绿化地带高出 7% ~ 14%。

绿植和花卉也可以美化环境，使环境变得更加宜居。人体的健康与绿植和花卉也有着密切的关系，植物色彩在生理上对各类人群都具有放松与平静心态的作用，在心理上也具有降低焦虑等积极效应。植物香味对不同的疾病都具有辅助治疗的功效，有的植物释放出的气味可使人放松、精神愉快，有利于睡眠，还能提高工作效率，所以观赏绿植或者闻花香，可以帮助人们改善情绪，降低压力，保持身心健康。

但是，由于不同的植物在生长过程中可以产生不同的特有的成分，这些成分有的有利于人体健康，但有的却不利于人体健康。

1. 能吸收有毒有害化学物质的绿植与花卉

吊兰：别名挂兰、钓兰，百合科多年生常绿草本，可以吸收空气中的甲醛、一氧化碳等有毒物质。海桐：又名七里香，海桐科常绿灌木或小乔木，能减少苯、甲醛的污染，对二氧化硫有很强的吸收能力，能增加负氧离子的浓度。龟背竹：又名蓬莱蕉，天南星科多年生常绿藤本植物，有很强的吸收二氧化碳的能力。此外，夜间能吸收二氧化碳的植物还有仙人掌科的蟹爪兰、绯牡丹、仙人柱等，凤梨科的紫花凤梨、火炬凤梨等，龙舌兰科的酒瓶兰等。能净化空气的植物还有石榴、石竹、月季、蔷薇、雏菊、一叶兰、莎草等。

以上植物都适合摆放于居室内，能对居室的空气净化起到一定作用。

2. 能驱蚊虫的绿植与花卉

很多绿植以及花卉能分泌出带有特殊气味的物质，可以对蚊虫产生驱赶甚至杀灭的作用，常见的具有驱除蚊虫作用的植物主要有以下几种。

茉莉花：木犀科、素馨属直立或攀援灌木，花香浓郁，夏季置于室内能使驱虫。杜鹃花：又名映山红、山石榴，为常绿或平常绿灌木，具有一定的毒性，蚊虫不敢靠近。万寿菊：是菊科的一年生草本植物，有一种刺鼻气味，是一种特殊的优良天然驱虫剂。除虫菊：是菊科的多年生草本植物，花中含有除虫菌素，可使蚊虫中毒死亡。薄荷：为唇形科植物，具有特殊的芬芳香气，蚊叮虫咬后，以其叶熬水敷用，有清凉消炎、止痒等效果。七里香：为芸香科小乔木或灌木，四季常绿，能为居室增加美感，叶片有浓浓的辛香、甜香味，驱蚊效果很好。食虫草：是一种菊科草本植物，可以开黄色的小花，花外围苞片有黏液。小蚊虫落在上面被黏住之后，尸体被其慢慢消化作为生长的营养，盆栽摆放在家既能捉蚊又吸尘。逐蝇梅：属于马鞭草科灌木，枝叶与花朵中挥发出蚊蝇敏感的气味，具有很强的驱逐蚊蝇功效，而气味对人体无任何伤害。它不但驱逐蚊蝇效果好，而且花色艳丽多变，具有驱逐蚊蝇和美化庭院的双重作用。驱蚊草：为多年生草本或灌木，驱蚊草有柠檬香味，驱蚊效果良好，对人畜无害，可驱避上百种蚊虫。

以上植物种植于室内，不仅可以美化环境，还可以趋避蚊虫。

3. 具有抑菌、杀菌作用的绿植与花卉

种类繁多的植物以及代谢产物是开发抑菌活性物质的天然宝库，国内外植物保护工作者对抗菌植物资源种类进行了大量理论及试验研究，发现了一些具有抗菌活性的植物。全世界已报道过 1 600 多种能控制有害生物的高等植物，其中抗真菌的有 94 种，抗细菌的有 11 种，抗病毒的有 17 种。

抑菌、杀菌植物大部分集中在菊科、豆科、百合科等植物中。植物源病毒抑制剂大多集中在石竹目，包括商陆科、藜科、石竹科等数百种植物。已被证实汁液抽提物对病毒侵袭有抑制作用的植物还有天竺葵、曼陀罗、水茄、百日草、红花、番茄、麦仙翁、三叶鬼针草、草莓、阿拉伯相思树、杨梅、石榴、葡萄、灰树花等。此外，十字花科中的板蓝根、山芥菜、芦苇，茄科中的龙葵、蓖麻，楝科中的印楝，伞形科中的蛇床子、茴香，蓼科中的酸模，八角科中的八角，毛茛科中的黄连，马兜铃科中的细辛，冬青科中的苦丁茶等植物也有较多的抑菌报道。

以上植物大都生长在室外，室内常见的文竹、秋海棠属植物、天竺葵等也能分泌植物杀菌素，可以减少上呼吸道感染的发病率。非洲茉莉可以产生挥发性油类物质，具有显著的杀菌作用。

4. 不适合室内摆放的绿植与花卉

虽然绿植花卉具有美化环境作用，但有的对人体健康具有不利影响，因而不适合摆放在室内，常见的具有不利健康影响的绿植花卉如下。

（1）具有刺激性或有毒的绿植、花卉：万年青的茎叶汁液，有强烈的刺激性，会强烈刺激口腔黏膜而引起咽喉水肿，甚至使声带麻痹失音。含羞草、仙人掌、一品红、夹竹桃、黄杜鹃等植物，虽然有毒但其毒素不会自行释放到空气中，只要不去触摸、攀折，不会对人体健康产生危害。而有些植物如状元红和五色梅（俗称头晕花）等会散发出有毒气息，经常接触对人体不利。

（2）能产生异味的花卉：松柏类植物，如玉丁香、指骨木会分泌一种脂类物质，散发出较浓的松香油味，它会引起人们食欲下降、恶心等，特别对一些有支气管炎的老年人和哮喘患者有一定的刺激。

（3）耗氧性绿植：丁香、夜来香等植物在光合作用时，会大量消耗氧气，使室内氧气量下降，容易使高血压和心脏病患者感到不适。

（4）引起过敏的绿植：有的绿植可向空气中散布孢子和花粉等致敏物质，刺激机体释放组织胺，引起人体出现鼻塞、打喷嚏、皮肤瘙痒、脱皮等过敏症状，如五色梅、洋绣球、天竺葵等。人们在触碰、抚摸这类花草时会产生过敏症状。

十二、室内电磁波

1. 家居生活中常见的电离辐射和电磁辐射来源

电离辐射按照来源可以分为两大类：天然辐射和人工辐射。天然辐射的接触是日常生活中不可避免的，因为环境中的岩石、土壤、空气、动植物、建筑材料、食品等都有天然放射性核素的存在。研究表明，天然辐射造成的个人年辐射剂量约为 2.4 mSv，对健康无影响。生活中的人工辐射主要来源于医疗使用的放射性诊断与治疗，例如 X 射线机、伽马刀、正电子发射计算机断层成像（PET-CT）等。

电磁辐射按照来源也可以分为天然电磁辐射和人工电磁辐射两大类。雷电是最常见的天然电磁辐射，而常见人工电磁辐射主要包括电磁炉、无线局域网络（WLAN）、手机、微波炉、电脑、电吹风、节能灯和白炽灯等用电设备。

2. 辐射剂量及人体安全限值

辐射剂量指射线对人体的照射能量值。国际辐射防护委员会（ICRP）60 号出版物指出：非职业性人员照射剂量限值为年有效剂量不能超过 1 mSv，或连续五年的年平均有效剂量不能超过 1 mSv；职业性人员照射剂量限值为连续五年内有效剂量不能超过 100 mSv，年平均有效剂量不能超过 50 mSv，眼晶体的年剂量限值为 150 mSv，皮肤为 500 mSv。

非职业性人员在生活中最可能接触到的电离辐射来源于医疗诊断或者治疗。在听从工作人员指挥和做好安全防护的前提下，接受放射性医疗诊断和治疗受到的辐射剂量较小，是比较安全的。例如，做一次 X 线胸透接受的剂量大约为 1.1 mSv，X 线胸片接受的剂量只有 0.2 mSv，胸部 CT 约为 8 mSv，PET-CT 约为 13 ～ 32 mSv。在接受放射性医疗诊断或者治疗时应注意以下几点。

①当医疗设备处在工作状态时，门外的警告指示灯会亮起，此时候诊患者和陪同人员应在防护门外等候，不要随意进出。②检查结束后应立即离开检查场所。③ 1 年内有生育计划的患者应提前咨询医生。④孕妇在怀孕前 3 个月应谨慎选择检查项目并听从医生的建议，例如，在做 X 线胸片检查时在腹部穿戴铅围裙或者选择安全性更高的超声、磁共振等。⑤对于须接受多次放射性医疗诊断或治疗的患者，须额外注意电离辐射可能带来的危害。

3. 电磁辐射对人体的主要影响

电磁辐射又被称为电磁波，其是由电场和磁场交互变化产生的，在产生的同时向空中发射或泄露。电磁辐射按照频率分布划分为低频电场和高频电场等。电磁辐射源对健康影响的因素主要包括人体与其的距离，电磁辐射源的工作频率、功率和接触时间等。一般来讲，人体与电磁辐射源的距离越远、接触的时间越短、功率越低，对健康的影响越小。同时，电磁辐射源的工作频率越高，产生的电磁辐射对于健康的影响越大，但极低频电场对健康也存在较大影响。2001 年国际癌症研究机构（IARC）的研究表明，静态和极低频电场暴露与儿童白血病发病率的上升相关，并将极低频电场归类为人类可能的致癌因素。但是对于该研究得到的结果仍存在其他解释。

4. 如何远离家居生活中常见的电磁辐射

（1）家用电器应远离床摆放：家用电器工作时都会产生各种频率和强度的电磁辐射。即使是同一类家用电器，由于生产厂家、生产工艺及型号等的不同，其产生的电磁场强度也可能相差甚远，同时，家用电器产生的电磁辐射具有以电器为中心且强度最高，并随距离增加急速衰减的特点。因此，家用电器应尽可能不要布置在卧室，或与床保持一定距离。

（2）微波炉、电磁炉使用注意事项：微波炉是利用波长短、能量高的微波在遇到有水分的蛋白质、脂肪等物质时可被吸收，并转化为热能的原理烹调食物的。微波炉自身的屏蔽装置能够有效降低电磁辐射，我国也制定了相应的国家标准（GB 4706.21-2008），规定微波炉表面 5 cm 处的最大泄漏水平不能超过 50 W/m^2。但是，在使用微波炉过程中仍须注意以下 3 点：第一，在微波炉工作时，尽量与微波炉保持一定距离。第二，开启微波炉前一定将炉门关紧，使得微波不能穿透炉腔，减少电磁辐射泄漏的可能。同时，要经常检查炉门是否存在机械性损伤，若不能正常关闭要及时停用，并送专业维修店维修。第三，由于金属能够反射微波，故加热的器具不能含有金属物质，防止意外的发生。

电磁炉相对于微波炉来讲，在工作原理上有着本质上的区别。电磁炉是利用电磁感应现象在铁锅底部产生交变电流，使铁分子相互碰撞和摩擦产生热能，达到烹调食物的目的。在正常使用电磁炉的情况下，使用者的健康是有保障的。但是，其产生的能量并不能100% 被锅具所吸收。因此，电磁炉在烹调完毕后应立即关闭；电磁炉不能放置在金属台上使用；锅内不能空烧，避免机器损毁，导致危险发生。

（3）晚上睡觉时手机不要放在枕边：手机提供了一种便利高效的通讯方式，已经得到了广泛的应用。手机在给生活带来极大便利的同时，其对健康产生的副作用也越来越受到广泛关注。手机是低功率的射频发射器，发射功率一般在 0 ~ 0.6 W。手机产生的电场具有随距离增加而急速下降的特性。因此，当手机长时间、近距离靠近人体时，其产生的健康影响就可能大幅增加。这就要求我们尽量避免晚上睡觉时将手机放在枕边。同时，通话时利用手机的免提功能使得手机与头部保持一定距离、减少通话次数和通话时间也可降低射频照射。

（4）无线局域网络（WLAN）产生的电磁辐射及影响：WLAN 在家庭、办公室及许多公共场所的应用越来越多，其工作频率一般在 2.4 GHz 或 5.8 GHz 频段，虽然它的工作频率较高，但是工作功率一般小于 200 mW，属于高频段小功率用电设备。世界卫生组织指出，由于 WLAN 产生的射频信号一般较低，预计不会产生不良的健康影响，但是目前仍没有令人信服的科学研究提供支持，因此应尽量与其保持适当的距离和接触时间。

（5）电视机和电脑屏幕产生的电磁辐射及影响：目前家庭使用的电视机和电脑屏幕多为液晶显示器，研究表明距离屏幕正前方 5 cm 的电磁场强度一般小于 1 V/m。但是长时间的凝视屏幕易导致眼部疲劳和电磁辐射量的累积，因此要保持规律的眼部休息并清洗面部，来减少可能的健康危害。

（徐东群　莫　扬　李韵谱　杨一兵　董小艳　常君瑞　刘　柳　刘　喆）

（本章组稿编审　徐东群）

（秘书　刘　喆）

第三章　心理健康

第一节　心理健康的标准

一、心理健康的定义

心理和精神，作为科学术语，实际上是一个意思，心理卫生和精神卫生也是一个意思。换言之，这两个不同的词组表示的是同一个概念。诚然，精神和身体是分不开的，“健全的精神寓于健全的身体”这话很有道理。在讲求身体卫生的同时，我们还必须讲求精神卫生。

怎样才算精神健全呢？有关这方面，专家们发表过许多卓越的见解。美国心理学家马斯洛和米特尔曼提出的心理健康的十条标准被公认为是“最经典的标准”：①充分的安全感；②充分了解自己，并对自己的能力做适当的评价；③生活的目标切合实际；④与现实的环境保持接触；⑤能保持人格的完整与和谐；⑥具有从经验中学习的能力；⑦能保持良好的人际关系；⑧适度的情绪表达与控制；⑨在不违背社会规范的条件下，对个人的基本需要做恰当的满足；⑩在集体要求的前提下，较好地发挥自己的个性。

二、心理健康的标准

我们提出 3 种标准，作为衡量精神健康的尺度，这三种标准是：体验标准，操作标准，发展标准。

1．体验标准

体验标准就是以个人的主观体验和内心世界作为衡量精神健康的标准。

（1）良好的心情：心理健康首先是有良好的心情，一个人经常或长期心情不愉快，我们就可以毫不犹豫地说，他的精神不健全。我们在书信的末尾和贺年卡上常常写上“祝你愉快”或“新年快乐”一类的话，在朋友见面时和在各种聚会上也常常说这一类的话。这种祝愿之词反映了一种普遍的共同看法：愉快是幸福生活不可缺少的一个重要方面，愉快是值得我们大家去追求的。确实，愉快不仅仅是一种满足和享受，它也是一种奖励，激发人们去追求更加美好的明天。愉快对于身体健康有着不可低估的促进作用。相反，心情不愉快的人往往容易患身体疾病。更重要的是，愉快还有其他的价值。谁愿意瞧着你整天愁眉苦脸或者怨气冲天呢？只有愉快的心才能给另一颗心带来愉快。可见，愉快不仅仅是我们个人追求的目的，它同时也是为别人服务的手段。为了自己，我们要愉快；为了别人，我们更要愉快。因此，我们有理由把愉快提到人生价值的高度上加以肯定。

人们常常谈到自我控制和自我调节。要做到自我控制和自我调节，心情愉快是必要的。大家一定都有体会：心情越是不好自我控制能力就越差；反之，心情愉快时，比较能够耐受和应付不好的事件，不致产生过火的情绪和行为反应。当心情开始由愉快转变为不愉快时，如果我们及时调整自己的行为和态度，不愉快就有可能又转变为愉快。经常心情不愉快的人，难免无所作为、行为过分或者看问题很偏激。由于经常不愉快，对于不愉快的体验已经丧失了敏感和警觉，以致不能及时调整自己的认知、行为和态度，时间一久，再想控制自己就比较困难了。经常心情愉快的人对不愉快的体验很敏感，因而能及时自我调节，使认知、行为和态度一开始出现偏差就加以纠正。可见，拥有良好的自我调节能力，并争取保持心情愉快是非常必要的。一般说来，心情的变动可以看作一个人自我调节的信号，维护健康的一种安全阀门。

良好的心情还包括适当的紧张，并且紧张和松弛两者可以主动变换。不同的任务要求不同程度的紧张。但是过分紧张就会造成精力的浪费，效率反而下降。弦绷得太紧容易断，人的精神状况也一样，不能总是紧张。紧急任务一过去，或者工作学习暂告一段落，就必须松弛下来。精神健康的表现之一，就是既能够在必要时紧张起来，也能够在休息时使自己放松。心情不愉快往往伴随着持续的紧张。因此，心情不愉快的人容易疲劳，因为累了后无法松弛，得不到适当的休息。

良好的心情还能起到一种动机作用。尽管心里无忧无虑，可长时间什么也不想做，这也并不是精神健康的表现。良好的心情对人起促动作用而不是制动作用，它意味着主动、积极、好奇、欢迎变化、时刻准备接受来自客观世界的意外或突然的挑战。相反，消极、被动、对什么都不感兴趣、厌恶新鲜事物、害怕变化、一有风吹草动就恐惧不安，都是精神不健康的表现。

心情受环境的制约，刺激过度或者刺激不足都不利于保持良好的心情。但人能够改造环境，对于改善我们的处境，每一个人都是可以有所为。

（2）恰当的自我评价：为什么说恰当的自我评价是衡量精神健康的一个重要标准呢？自我评价过低，即自卑就会导致缺乏信心，做什么都畏首畏尾、顾虑重重，缺乏勇气和毅力，无法充分发挥自身的能力。并且，自我评价过低和心情不良是一对孪生子。自卑的人是痛苦的。这样说，是不是自我评价过高就好呢？表面上看，自我评价过高，即自大的人可能显得神气十足，自信而能干。可惜，由于自我评价过高，目标也会定得过高，这就潜伏着自我挫折和对自己苛求的危险。这类人特别爱面子，听不得批评，经受不了失败的打击。自大和自卑是一枚硬币的两面。自大必然隐藏着自卑，因为只有故意或不自觉地不看自己的缺点，才会自大。一旦遇到挫折或失败，缺点无法掩盖，隐藏着的自卑便在意识里清楚地浮现。自卑必隐藏着自大，因为自卑的人总是在心目中虚悬着某种高不可攀的标准，实际上却做不到，所以产生自卑。而高不可攀的标准乃是自我评价过高的产物，只是本人不自觉罢了。

缺乏恰当的自我评价的人是不稳定的，容易在两极之间摇摆。对于这种人，周围人的评价具有不可抗拒的力量。赞扬和奖励使他们不由得沾沾自喜；一碰到批评和谴责，又忍不住悲从中来。人们常说，人贵有自知之明。所谓自知之明，主要就是对自己有恰如其分的评价，优点和缺点，都看得清楚。这是很不容易做到的。

2. 操作标准

通俗地说，操作标准也可以叫做效率标准，因为用这种标准衡量一个人精神是否健康及其水平时，效率是个核心的概念。操作标准主要有2条，一条是个人心理的效率，一条是个人的社会效率或社会功能。前者是心理标准，后者是社会标准。

（1）心理标准：心理标准是用记忆来衡量的，记忆是最基本的心理活动之一。可以说，没有记忆，一切人类心理活动就都谈不上。有2种不同性质的记忆：短期记忆和长期记忆。二者之间存在着辩证关系，所有长期记忆都是由短期记忆转变而来的。短期记忆所没有的，长期记忆里不可能有。因此可以说，短期记忆决定着长期记忆的内容，反过来也一样。长期记忆是个性的一个重要方面，它是一个人全部生活经验的浓缩和结晶。它在很大程度上是兴趣和爱好的产物，特长和专业的体现。它决定着知觉的选择性和意识活动的倾向性，也就决定着短期记忆的内容。短期记忆转变为长期记忆有2种主要方式，一是重复，二是与长期记忆一下子发生牢固的联系。后一种情况比较少见，几乎只限于带有强烈情感的经验。可见，重复是使知识和技巧免于遗忘的基本方式。对于评定一个人的精神健康水平来说，主要不在于判断他知识和技巧的高低，而是判断他的智力是否得到了充分的利用和发挥，也就是看他的心理效率如何。有人知识并不很多，但能充分发挥出来，效率高，就这一点而言，精神健康水平是高的。

（2）社会标准：从实践的角度看问题，人的效率不能限于孤立的个人评价。记一些毫无用处的东西，即使记得快且牢，对社会也没有什么价值。因此，对于评定精神健康水平来说，社会标准比心理标准更重要，它主要包括2条：工作（学习）效率高，人际关系和谐。工作效率是就社会对个人的要求而言的，没有职业的人在家庭中也承担着一定的义务。工作效率高，不仅指单位时间完成的工作量大，还指工作的质量高、错误少且能及时纠正。如果效率能不断提高，甚至可以发明、创造新事物，那当然更好。良好的人际关系不仅是精神健康的标志，它对精神健康也是一种强有力的促进。现代医学认为，除了物理、化学和生物因素以外，心理社会因素也可以致病。所谓心理社会因素，主要的内容就是人际关系。

3. 发展标准

发展标准主要着眼于纵向，既回顾过去，也展望将来，把一个人的精神状况放在时间坐标上加以考察和分析。我们从生下来的时候起，精神状况逐渐由低水平走向高水平，这就叫做发展。在过去，一个人经历了怎样的发展，这是衡量精神健康的重要标准。但是仅仅这一条还不够，我们还要估计他未来发展的可能性和趋势。人们在心理上的差异，恐怕没有什么比得上不同年龄的心理差异那么显著、深刻且具有普遍性了。因此，评定精神健康状况时，千万要综合个人的年龄来判断。对于成年人来说，成熟仍然是衡量精神健康的一把很有用的尺子，尽管这尺子不很精确。例如，情绪不稳定、极力吸引别人的注意、自控能力差、缺乏毅力、对挫折的耐受能力差、暗示性高和盲目的模仿倾向、心中没有确定的自我形象、没有长远的计划、性冷淡或过分害羞等，都是不成熟的表现。一个成年人如果这些特点突出，精神健康可能有些欠缺。须注意的是精神健康评价和道德评价有所不同，我们必须尊重每一个人的无限发展的可能性。

（黄悦勤）

第二节　心理和情绪的调节

“人有悲欢离合，月有阴晴圆缺，此事古难全。”人生在世，变故、挫折、打击在所难免，这些心理压力会导致个体出现紧张、恐惧、压抑等负性情绪。就像身体被撞击后会感到疼痛一样，人在各种心理压力下产生负性情绪也是正常反应。负性情绪主要有抑郁、焦虑两大类。

一、抑郁症状

抑郁症状的核心是情绪低落。个体觉得不开心，情绪的基调是低沉的、灰暗的，既往感兴趣的事情现在也没有兴趣去做了，对未来感到悲观、失望等表现，甚至有自伤或自杀的念头或行为。抑郁症状常伴有反应迟钝、记忆力下降、易疲乏、食欲下降、失眠或早醒等症状。亲人去世或一些重大创伤之后时很多人都会体验到抑郁症状。

二、焦虑症状

焦虑症状的核心是过分担心。个体表现为对未来可能发生的、难以预料的某种危险或不幸事件的经常担心。有些人不能明确意识到他担心的对象或内容，而只是一种提心吊胆、惶恐不安的强烈内心体验，这称为“自由浮动性焦虑”。但也有人担心的是某一两件非现实的威胁，或生活中可能发生在自己或亲友身上的不幸事件，例如，担心自己被指责、担心自己不被接受或担心家人有危险等。焦虑情绪经常会伴有一些躯体症状，如胸闷、心慌、尿频、大汗等。大部分个体在压力情境下都会有焦虑反应，例如考前焦虑、赛前焦虑。适度的焦虑对于调动人的主观能动性有帮助，但过分的焦虑反而影响个人的能力发挥，使个体的表现低于平常。

三、不良情绪的评估

日常生活中，面对各种心理压力，我们每个人或多或少都会出现焦虑或抑郁的情绪。正常范围的焦虑或抑郁情绪持续时间不长，一般对个体的正常生活不会造成影响。个体通过自我调节，可以消除这些负性情绪。如果负性情绪持续存在，个体难以调节，感觉非常痛苦，就会对生活或工作造成影响，甚至患上焦虑症或抑郁症。抑郁症状、焦虑症状的表现是多维度的，很难用单一的指标来衡量，人们可以借助一些自评量表对自我不良情绪进行评估。

常用情绪自评量表：Zung 氏抑郁自评量表（SDS，表 3-2-1）和 Zung 氏焦虑自评量表（SAS，表 3-2-2）。这两个量表为精神科常用的自我情绪评估量表。每个量表有20个条目，每个条目按照症状出现的频度，定为1、2、3、4级评分。把20个项目中的各项分数相加，即得量表粗分，将粗分乘以1.25以后取整数部分，就得到标准分。标准分在50分下为正常，50～59分提示轻度抑郁或焦虑，60～69分提示中度抑郁或焦虑，70分以上提示重度抑郁或焦虑。要注意，这两个量表仅仅用于抑郁情绪和焦虑情绪的自评提示，并不能作为诊断依据。如果受试者自测分数较高，并不一定就患上了抑郁症或焦虑症，可前往精神科医生处咨询。

表3-2-1　Zung氏抑郁自评量表

以下描述中，在最符合您最近一周情况的答案上打钩

	无或偶尔	有时	经常	总是
1．我觉得闷闷不乐，情绪低沉	1	2	3	4
2．我觉得一天中早晨最好	4	3	2	1
3．我要哭或觉得想哭	1	2	3	4
4．我晚上睡眠不好	1	2	3	4
5．我吃得跟平常一样多	4	3	2	1
6．我的性功能正常	4	3	2	1
7．我感到体重减轻	1	2	3	4
8．我有便秘的苦恼	1	2	3	4
9．我心跳比平常快	1	2	3	4
10．我无缘无故地感到疲乏	1	2	3	4
11．我的头脑跟平常一样清楚	4	3	2	1
12．我做事情像平时一样不感到困难	4	3	2	1
13．我坐卧不安，难以保持平静	1	2	3	4
14．我对将来抱有希望	4	3	2	1
15．我比平常容易生气激动	1	2	3	4
16．我觉得决定什么事是容易的	4	3	2	1

续表

	无或偶尔	有时	经常	总是
17．我觉得自己是个有用的人和不可缺少的人	4	3	2	1
18．我的生活很有意义	4	3	2	1
19．我认为如果我死了别人会生活得好些	1	2	3	4
20．平常感兴趣的事我仍然感兴趣	4	3	2	1

表3-2-2　Zung焦虑自评量表

以下描述中，在最符合您最近一周情况的答案上打钩

	无或偶尔	有时	经常	总是
1．我觉得比平常容易紧张和着急	1	2	3	4
2．我无缘无故地感到害怕	4	3	2	1
3．我容易心里烦乱或觉得惊恐	1	2	3	4
4．我觉得我可能要发疯	1	2	3	4
5．我觉得一切都很好，也不会发生什么不幸	4	3	2	1
6．我手脚发抖、颤抖	1	2	3	4
7．我因为头痛、头颈痛和背痛而苦恼	1	2	3	4
8．我感到容易衰弱和疲乏	1	2	3	4
9．我觉得心平气和，并且容易安静坐着	4	3	2	1
10．我觉得心跳得很快	1	2	3	4
11．我因为一阵阵头晕而烦恼	1	2	3	4
12．我有晕倒发作，或觉得要晕倒似的	1	2	3	4
13．我吸气、呼气都感到很容易	4	3	2	1
14．我的手脚麻木和刺痛	1	2	3	4
15．我因为胃痛和消化不良而苦恼	1	2	3	4
16．我常常要小便	1	2	3	4

续表

	无或偶尔	有时	经常	总是
17．我的手常常是干燥温暖的	4	3	2	1
18．我脸红发热	1	2	3	4
19．我容易入睡，并且一夜睡得很好	4	3	2	1
20．我常做噩梦	1	2	3	4

四、情绪调节方法

个体不可能没有负性情绪，但要避免被负性情绪左右。遇到心理应激事件后，个体应寻找资源、寻求帮助、多与人沟通交流、规律生活、适度运动，尽快从不良情绪中走出来。情绪调节有四步。

第一步：识别和觉察自己有负性情绪。这是情绪调节的第一步，个体如果意识到自己有负性情绪，就会有调节的可能。然而有些人自我情绪体察能力差，甚至不能认识到自己有负性情绪，从而被情绪左右。负性情绪可以表现为心情不好、紧张、恐惧、心烦、缺乏耐心，也可以表现为身体疼痛、感觉异常、失眠、食欲下降等。很多人只关注负性情绪伴有的躯体症状，如食欲下降、体重降低、睡眠障碍、乏力、头晕等，以为是单纯的躯体疾病，四处求医问药，然而疗效却常常欠佳。

第二步：找出负性情绪的来源。当我们意识到自己有负性情绪后，需静下心来，梳理一下负性情绪的来源。情绪可能来自于工作（对于薪水、职位的不满）、家庭（教育、衣食住行的压力）、人际关系（自己是否被认可），以及身体状况（美丑、胖瘦、健康状况）等。

第三步：修正片面的消极认知。找到负性情绪的来源之后，我们要认识到，任何事情本身没有绝对的好坏，因为我们只看到暂时的、局部的、不好的方面，即是由于片面的负性认知导致负性情绪。如果能够换个角度看问题，采用积极的认知模式，那么平和喜乐也会相应而至。中国传统文化中一直有这样的教诲，例如“祸兮福所倚，福兮祸所伏”“塞翁失马，焉知非福”等。

第四步：合理宣泄负性情绪。除了用转换认知来减少负性情绪外，还可以通过宣泄方式使不良情绪得到缓和，促进我们的身心健康。宣泄的原则是不要伤害自己和别人。可以喊出来、唱出来、写出来……还可以做些让自己愉悦的事情，如运动、旅游等。

（孔庆梅）

第三节　良好的人际关系

一、人际关系的定义

人际关系是人们在交往过程中建立和发展起来的关系，表明人与人相互交往过程中心理关系的亲密性、融洽性和协调性的程度，包括认知、情感和行为等成分。人际关系是一个动态的过程，从刚刚认识，到慢慢建立和维持亲密关系，以及分离的过程。人际关系属于社会关系中的一种，研究人际关系的科学是社会科学的一个分支。

人际关系涉及家庭成员之间的夫妻关系、亲子关系、同胞关系，学校中的同学关系、师生关系，单位中的同事关系、上下级关系，生活中的邻居关系，以及朋友关系和陌生人之间的关系等。人天生具有社会性，都有社会归属感，只有在社会中被认可、被接纳、被尊重，才会生活得快乐和有意义。人们通过自我反省和人际交往中对自我的反馈，来调整自己的行为和思维模式，达到与外界有良好关系。也就是说通过人际交往，达到自我的成长。作为社会群体中的一员，人与人之间终生需要相互依赖，这是我们生活的核心内容之一。社会归属感使得人们须建立和保持一种持续、和谐和亲密的人际关系，这是健康生活的重要组成部分。

二、不良人际关系的原因

良好的人际关系是生活、工作愉快顺利的基础。常见的不良人际关系的原因包括以下几点。

（1）以自我为中心：人们对待事物的态度是多种多样的，没有对错之分。如果一个人不能在交往中对事物的态度或行为模式存在求同存异的态度，总是认为自己是对的，不注意别人的感受，就容易产生矛盾，造成他人不接受自己，自己也痛苦的局面。

（2）不想付出：有些人总想让对方为自己付出，而自己不想付出，或者自己稍有付出，就想得到对方的回报，过分苛求他人。如有不满就情绪大起大落，或对他人不理不睬，造成人际交往的障碍。

（3）不善于理解对方：不站在对方的角度看问题会导致不良的人际关系。每个人都有独立的人格，不要单从自己的经验作为判断事物的标准，要求别人跟自己一样。不尊重对方，对方也就可能不尊重你。遇到自己反感的人或者观点时，情不自禁地采用回击的方式对待对方，会给对方造成伤害，所以要注意自己的言行，不要让人感觉到你的攻击性和反感态度。这样既不会伤害到自己，也不会伤害到他人。

（4）自身性格缺陷：说话刻薄，总是挑对方的缺点。人无完人，不要揪着别人的缺点不放。避免在人际交往中存在猜疑、嫉妒、攀比等不良心态。不要在人际交往中捕风捉影。要从自身性格培养做起，让自己的心态乐观向上、积极进取，能给别人带来愉快的体验。

（5）人际交往过于被动；有些人性格内向，总是等着别人来先和自己交往，所以显得很被动。自己感觉孤独，也会被他人认为孤傲，让他人不敢与之交往。所以应尽量克服性格的缺点，培养主动与人交往的能力。

（6）不会在不同场合转换角色：如领导在家仍然以领导的口吻指挥家庭成员，造成家庭关系不和。

（7）拉帮结派现象：在大群体里存在小团体行为，导致与其他人关系疏远和淡漠，个别人采用这种方式对其他人进行打击报复，造成不良人际关系。

（8）对人有偏见、歧视：有些人对不同年龄、长相、体重、穿着的人会有偏见和歧视，从而从行为、语言或者情感上表现出来，造成不良人际关系。

三、人际沟通技巧

良好的人际沟通是建立良好人际关系的基础，导致不良关系的许多问题是由于沟通不畅导致的。所以正确地表达自己的观点和正确地理解别人的观点是成功人际交往的基础。

（1）理解关心对方：首先要有理解别人的动力，发自内心地关心对方，帮助对方，做到换位思考。做一个善解人意的人，要善于倾听、关注对方，清楚表达自己的意思，及时向对方反馈你的意见。

（2）尊重对方：每个人都有被尊重的愿望。不人身攻击，不传播流言，不要打听别人隐私，不冷嘲热讽，不要说贬损的话语或不该说的话。要乐于付出，对他人充满爱。

（3）主动与人交往：要积极主动地与人交往，寻找大家的共同点，求同存异。可增加交往频次，增加彼此的熟悉度、亲密感。

（4）健康的交往心态：人际交往中不卑不亢，要做到能伸能屈。保持自己健康的心态，不嫉妒、不傲慢、不自卑、不伤感。要有谦虚的心态，不要咄咄逼人，这会增加亲和力。对自我要有正确的认识，如果自己说错了话、做错了事，就要及时纠正，尽量弥补过失。

（5）客观平等：要有平等的心态，既不要贬低自己，也不要贬低别人。不要带着个人的情绪与人交往，或者戴着有色眼镜看待对方，这都会导致你错误地理解对方，以致造成人际交往的失败。另外要做到人际交往中不批评、不说教。

（6）诚实守信：人际交往中不能存在欺骗的态度，不做夸夸其谈、口蜜腹剑的人。答应别人的事情一定要做，否则就不要轻易答应别人，做到言而有信，不说假话，谎话。

（7）提高自身修养：要加强自我修养，自尊、自强、自重。只有最终自身修养的增高，才能做到人际交往中上述各点，成为受欢迎的人。

(8) 掌握社交知识和社交技巧：如与人谈话时措辞文雅，谈吐幽默、轻松，态度诚恳，学会运用一些身体语言，如面带微笑，注意多用赞扬，避免指责，待人热情。表情友好，目光专注，保持适当身体距离。面对不同的交往对象，灵活机动，调整交往技巧。另外，也不要强求自己一定要跟所有人都能说到一起。

（宋煜青）

第四节　认识精神障碍

一、精神障碍的诊断原则

精神障碍是指大脑的功能、活动发生紊乱，导致人的认知、情感和行为等精神活动出现了明显异常。然而，并不是有了异常的精神活动就可诊断为精神障碍，只有当异常的精神活动（精神症状）达到了一定的严重程度，并且持续了一定的时间之后，才有可能诊断为精神障碍。判断精神症状的严重程度可从不同的方面来考虑，如症状是否给自己或他人带来了明显痛苦，症状是否使学习、工作、社交及日常生活等功能受到明显影响。有些严重的精神症状可导致患者丧失对自己言行举止是否正常的判断能力。

精神障碍的诊断必须由精神专科医生来做，精神障碍有很多种，每一种精神障碍都有一些特征性的临床表现，如精神分裂症表现为怪异的思维、情感及行为活动，抑郁症表现为情绪低落、兴趣减少或动力不足等。诊断要依据国际上通用的诊断标准（精神障碍诊断与统计手册，DSM）。

精神障碍的诊断方式与躯体疾病不同，判断精神活动是否异常主要通过交谈与观察（精神检查），并且要向家属或知情人了解病情。一些心理测查或量表评估可在一定程度上反映患者的精神状况，常用于识别精神症状及判断严重程度，但并不能替代精神专科医生对患者的精神检查及诊断。

二、认知障碍

认知障碍主要涉及感知觉障碍、思维障碍、注意和记忆障碍等。

感知觉障碍包括感觉过敏、感觉迟钝、错觉、幻觉及感知综合障碍。其中的幻觉是精神障碍较严重的症状表现，幻觉包括幻听、幻视、幻嗅、幻触等。幻听和幻视是最常见且严重的症状，言语性幻听（如凭空听到有人议论自己）常见于精神分裂症，幻视多见于谵妄等躯体疾病所致的精神障碍。

思维障碍主要包括思维形式障碍和思维内容障碍。常见的思维形式障碍可表现为思维缺乏连贯性和逻辑性、言语混乱、言语表达缺乏主要概念或内容、联想加快、语速变快、讲话滔滔不绝难以打断（常见于躁狂状态）。思维内容障碍主要指妄想，妄想是一种病理性信念，妄想的内容是荒谬的、与事实和社会文化背景不符的，且患者坚信不疑或无法纠正的。精神病性妄想还具有"自我联系性"的特点（妄想的内容往往与患者本人有关，而非对他人或事物的一种偏见），妄想常见于精神病性障碍。

常见的妄想包括：被害妄想，如感到被人暗算、诬陷、迫害、窃听、跟踪或监视等；关系妄想，感到周围人的一举一动都与自己有关、都有某种特殊意义，如听到周围人的咳嗽就认为是针对自己的、是"恶意"的；夸大妄想，如认为自己出身名门、有特殊的才能等；自罪妄想，如对以前一次小的过失"无限上纲"，认为自己是有罪的、不可饶恕的；疑病妄想，坚信自己患了某种不治之症，反复的医学验证也无法消除患者的病态信念；嫉妒妄想，在没有事实依据的情况下坚信配偶对自己不忠，常有跟踪和伤害性行为；钟情妄想，坚信某人钟爱或暗恋自己，常追逐或纠缠对方，言语解释和行为拒绝均不能纠正患者病态的信念。

三、情感障碍

健康人在日常生活中常会表现出各种不同的情绪，如愉快、悲伤、紧张、恐惧、愤怒等，只有当这些情绪变化与本人平时的表现明显不一样时、与当时的环境变化或经历明显不符且持续或反复出现时，才可能考虑是病态的情绪。

常见的情感障碍包括以下几点。

（1）情绪高涨：情绪异常愉快、兴奋性增强，表现为精力旺盛、言语和活动明显增多、自我感觉良好、夸大自己的能力、冲动购物等，也可表现为爱“管闲事”、易激惹及行为冲动等。情感高涨常见于躁狂发作或双相障碍。

（2）情绪低落：情绪异常郁闷，失去愉快感和兴趣，常表现为不开心、忧愁、言语和活动减少、做事缺乏动力、易疲劳、自我评价过低，严重时可伴有悲观或绝望的想法。情绪低落常见于抑郁症患者。

（3）焦虑和恐惧情绪：焦虑指异常的担心、紧张或不安，病态的焦虑并非在相应的客观条件下出现（与环境条件或自身状况不符），常表现出忧心忡忡、紧张、坐立不安，担心发生“最坏的”结果，常伴有心悸、出汗等自主神经功能失调的症状。病态的恐惧是指面临某些特定的情景或对象（如密闭的空间、高处、社交场合、某些动物等）而非处于实际具有危险性的情景时，表现出异常的、过分的恐惧或害怕，并伴有明显的回避行为。此类情绪障碍常见于焦虑症与恐惧症。

（4）易激惹与情绪不稳定：易激惹指轻微的刺激即可引起强烈、愤怒的情绪反应，常为小事发脾气。情绪不稳定是指情绪变化快，喜怒悲愁起伏不定，情感脆弱，难于自控。此表现可见于人格障碍、神经症性障碍、应激相关障碍、脑器质性病变所致的精神障碍等。

（5）情感淡漠与情感倒错：情感淡漠是指患者对自身状况或客观事物漠不关心，即使发生了明显与自身利益相关的损害，也可表现出无动于衷，缺乏相应的情感体验和表情变化。情感倒错是指患者面对外界环境变化或刺激表现出与常人相反的情绪反应。此类异常的情感变化常见于精神分裂症。

四、行为障碍

行为障碍常受认知和情感活动的影响，异常行为形式多样。

（1）精神运动性兴奋：指行为的兴奋性明显增高，活动或语言动作大量增多。协调性兴奋常见于轻度躁狂状态，不协调性兴奋（思维、感情及其行为不协调）常见于精神分裂症。

（2）精神运动性抑制：指动作和行为显著减少。病态的抑制性行为可见：①木僵，即动作已减少到僵住的程度，如不语不动、目光呆滞、对外界刺激缺乏反应等；②蜡样屈曲，即肢体可被任意摆布于某个姿势，并维持较长时间；③缄默，即不语、对任何问题不予回答；④违拗，即对他人的要求或指令予以抵制或表现出完全相反的行为。此类行为异常多见于精神分裂症。

还有很多其他形式的异常行为，如刻板言语和行为、模仿言语和行为，常见于器质性精神障碍，也可见于精神分裂症；强迫动作和行为，如强迫性洗涤、检查、询问、计数等，常见于强迫障碍。常见的异常行为还包括自杀与自伤行为、成瘾行为、异常的进食行为（贪食与厌食）、睡眠功能与睡眠行为异常、性功能与性行为异常等。

（王希林）

第五节　抑郁症的认识和防治

一、抑郁症的概念、发病危险因素及其主要症状

1. 抑郁症的概念

抑郁症是以显著而持久的情绪低落为主要临床特征的一类心境障碍，情绪低落与患者处境不相称，可以从闷闷不乐到悲痛欲绝，甚至发生木僵。部分患者会出现明显的焦虑和运动性激越，严重者可以出现幻觉、妄想等精神病性症状。部分患者存在自伤、自杀行为，甚至因此死亡。

抑郁症是高复发率（> 50%）的疾病，有过1次发作，复发可能性为50%；有过2次发作，复发可能性为70%；有过3次发作，复发可能性几乎为100%。

2. 抑郁症的危险因素

抑郁症的危险因素包括：①离婚或分居；②配偶死亡；③家族中有抑郁症患者；④有大的生活事件刺激；⑤物质滥用；⑥躯体疾病；⑦缺乏社会支持；⑧妇女，尤其受教育水平低、婚姻不稳定、产后，是女性患病的危险因素。

3. 抑郁症的主要症状

（1）核心症状群：每天的绝大部分时间或几乎每天都存在抑郁情绪，丧失日常活动中的兴趣或快乐，精力下降、缺乏活力、易疲劳。

（2）附加症状：丧失自信或自尊，无理由地自责或有不恰当的罪恶感，反复有自杀想法或行为思考能力下降或注意力集中困难，活动缓慢、面部表情贫乏、人际交流差或缺乏交流，激越不安、烦躁、无目的失控行为过多，失眠和（或）睡眠过多，食欲和体重降低或增高，性欲下降。

（3）抑郁症的“三自”“三无”症状：“三自”包括自责、自罪、自杀，“三无”包括无望感、无助感、无能感。

（4）关于自杀：自杀是抑郁症的最严重的后果。对抑郁症患者一定要进行自杀风险评估。最明显的自杀警告信号是患者直接表露其自杀意图。自杀的高危因素为：年龄大于45岁、离异、直系亲属死亡、单身或独居、无固定职业及家庭关系不良、遭遇重大精神刺激、患有抑郁症等精神疾病、患有慢性或严重躯体疾病、既往有自杀未遂史。

二、抑郁症的诊断和识别

1. 诊断标准

症状学标准：至少有2条核心症状，加上至少2条附加症状（生物性症状或其他伴随症状）。

病程标准：满足症状学标准的症状，每天持续存在，至少2周。

严重程度标准：社会功能受损。

排除标准：排除器质性精神障碍、精神活性物质所致、精神分裂症。

2. 抑郁症的分型

轻度：2 条核心症状 +2 条附加症状。

中度：2 条核心症状 +4 条附加症状。

重度：3 条核心症状 +4 条附加症状。

3. 抑郁症的量表评估

可采用自评和他评量表，评估抑郁症状的严重程度。常用的他评量表有汉密尔顿抑郁量表（HAMD）、汉密尔顿焦虑量表（HAMA）、蒙哥马利抑郁量表（MADRS）。自评量表有 Zung 氏抑郁量表（SDS）、Zung 氏焦虑量表（SAS）、9 条目简易患者健康问卷（PHQ-9）。

4. 抑郁症识别的困难

与精神疾病相关的社会歧视，使患者不愿寻求、接受和依从治疗。很多患者表现为躯体不适，如疲乏无力或胃肠系统症状（恶心、消化不良、体重降低）或神经系统症状（头晕、衰弱、痉挛、头疼等）这掩盖了抑郁症状。患者缺乏心理自知力、教育水平差，以及不能自由地表达感情。当抑郁症的早期表现者有躯体不适时，患者到医院就诊，医生常常做复杂的诊断性实验检查，从而使潜在的抑郁症的治疗被延误。

三、抑郁症的治疗

抑郁症的治疗目标为提高临床治愈率、预防复发、提高生存质量、恢复社会功能，达到真正意义上的治愈。

1. 抑郁症的药物治疗

（1）常用抗抑郁药物的种类及代表药物：

选择性 5- 羟色胺再摄取抑制剂，代表药物有氟西汀、帕罗西汀、舍曲林、氟伏沙明、艾司西酞普兰、西酞普兰。5- 羟色胺 / 去甲肾上腺素再摄取抑制剂，代表药物是文拉法新。其他常用的新型抗抑郁药物中去甲肾上腺素及特异性 5 －羟色胺能抗抑郁药，代表药物为米氮平；去甲肾上腺素和多巴胺再摄取抑制剂，代表药物为安非他酮。三环类抗抑郁剂，该类药物曾在临床上使用时间较长，疗效肯定而且经济实用，但副作用较大，目前不作为一线用药推荐，代表药物有丙咪嗪、阿米替林、多虑平等。

（2）抑郁症药物治疗的全病程治疗理念

急性期治疗：控制症状，尽量达到临床痊愈，持续 8 ～ 12 周。

巩固期治疗：防止症状复燃，至少须治疗 4 ～ 6 个月。

维持期治疗：防止症状复发，至少 3 ～ 4 个月；多次复发、病情严重者需要长期维持。

抑郁症患者应遵医嘱接受药物治疗，保证治疗剂量和治疗时间，以降低复发率，改善治疗结局。

（3）抗抑郁药物的常见不良反应及处理措施

胃肠道反应：表现为恶心、食欲下降、腹泻等。这与胃肠道 5-羟色胺递质增加有关。处理方法为饭后服用药物，或者与餐同服，一般在 1 周左右能够耐受。采用低剂量起始，也可以减轻此不良反应。个别患者可同服维生素 B_6 或者苯二氮䓬类药物，服用后者是由于个别患者的胃肠道症状可能仅是一种焦虑反应。焦虑或激越、失眠：表现为坐立不安，恐惧、紧张、失眠。建议从低剂量起始，早晨服用可减少夜间失眠，必要时可在治疗初期合并苯二氮䓬类药物。头痛、头晕：往往是一过性的症状，几周后即可消失。头痛可使用止痛药，必要时换药。实际上，抗抑郁药物能有效缓解偏头痛的频率和程度。性功能障碍：表现为性欲下降、快感缺乏或者男性勃起功能障碍或射精延迟。遇到这种情况，须判断性功能障碍是抗抑郁药导致的还是抑郁症的残留症状，还须排除其他可能原因（年龄、物质滥用、共病躯体疾病、治疗药物的副作用等）。处理方法为一部分患者随着用药时间延长，药物耐受，该不良反应会减轻。如果患者病情允许，可以减少药物剂量，或者更换对性功能影响小的药物，或者合并其他抗焦虑药物治疗。

2. 抑郁症的物理治疗

改良电休克治疗（MECT）：对于有严重消极自杀言行或抑郁性木僵的患者，应首选改良电休克治疗，对使用抗抑郁药治疗无效的患者也可采用电休克治疗。电休克治疗见效快，疗效好，10 ~ 12 次为 1 疗程。电休克治疗后仍须用药物维持治疗。

重复经颅磁刺激治疗（rTMS）：这是 20 世纪 90 年代初应用于精神科临床研究的物理治疗方法。其基本原理是磁场穿过皮肤、软组织和颅骨，在大脑神经中产生电流，引起神经元的去极化，从而产生生理效应。一些临床研究证实 rTMS 对抑郁症（包括难治性抑郁障碍）有明确疗效。

3. 抑郁症的心理治疗

治疗目的包括：①减轻和缓解症状；②恢复正常的心理社会能力和工作能力；③预防复发；④改善对服药的依从性；⑤矫正与抑郁相关的心理社会因素，如家庭关系不睦、个人性格等。

常用的心理治疗方法有：①认知行为治疗（CBT）；②人际心理治疗（IPT）。

轻中度抑郁症急性期治疗可单用心理治疗或与药物合用，巩固期和维持期治疗推荐单用心理治疗或与药物合用。

四、抑郁症的预防

抑郁症患者的性格有一定的相似性，如内向、敏感、压抑、不自信、苛求等。有这些性格特点的人，在应对压力时，不会减压，甚至会给自己加压，导致负性情绪持续积累，达到一定时间和一定程度，就会形成疾病。

所以，防病须从自身做起。要注意以下几个方面。

（1）做事要学会分清主次，什么都想做好，反而什么都做不好。个人精力是有限的，我们不可能面面俱到，我们尤其要处理好个人、家庭以及事业间的关系。一般来说，先照顾好自己才能照顾好别人，先把家庭管理好，才能干好事业。

（2）不要苛求完美，不要过分在意他人评价。“死要面子活受罪”，过分苛求自己常常比外界压力对人的打击更大。

(3) 学会自我照顾，关注自己的身体健康和心理健康，过分忽视自己的人，身体和精神上都容易出现疾病。

(4) 要多与他人沟通交流。人是一个开放的系统，我们的身体不断地从外界获取物质能量，而我们的心理也须不断与外界交流，获取精神能量。与人交往就像照镜子一样，可以纠正自己的一些片面认知，与人交往还有助于找到外界资源，帮助自己度过一些难关。我们一定不要封闭自己，敞开心扉，才可以远离“心”病。

（孔庆梅）

第六节 焦虑症的认识和防治

一、焦虑症的症状和分类

焦虑是对未来潜在的危险和威胁的担心、害怕和紧张。焦虑症是指过度的害怕和紧张，并伴有相关的行为紊乱的一类疾病。

焦虑症可以有不同种类：分离性焦虑症、特殊恐惧症、社交焦虑症、惊恐障碍、广场恐惧症、广泛性焦虑症、物质/药物所致的焦虑症，以及其他疾病所致的焦虑症。各种焦虑症有许多共同的特征，但他们可以通过害怕或回避的情境类型和有关想法或信念的内容不同加以区别。

1. 分离性焦虑症

患者害怕或担心与依恋对象的分离。持续地害怕或担心依恋对象会受到伤害、发生事故、患上疾病等，导致失去依恋对象或与其分离，从而不愿意离开依恋对象，不愿或者拒绝出门或去其他地方。此外，患者还存在做噩梦和痛苦的躯体症状，如头疼、胃痛、恶心、呕吐。虽然症状通常从儿童期开始出现，它们的表现却可能贯穿整个成年期。

2. 特殊恐惧症

患者对于特定的事物或情况（如飞行、高处、动物、接受注射、看见血液）产生显著的害怕或焦虑，从而主动回避该事物或者带着强烈的害怕或焦虑去忍受。

3. 社交焦虑症

当患者面对可能被他人审视的一种或多种社交情况时而产生显著的害怕或焦虑。例如，社交互动（对话、会见陌生人），被观看（吃、喝的时候），以及在他人面前表演（演讲时）。或者个体害怕自己的言行或呈现的焦虑症状会导致负性的评价（即被羞辱或尴尬，被拒绝或冒犯他人）。这是一种对社交情境的显著或强烈的害怕或焦虑，在这种情境下个体可能被他人评价。当接触此类社交情境时，个体害怕自己将被给予负面评价，如被评价为焦虑、脆弱、不理智、愚蠢、乏味、令人生畏、肮脏或不讨人喜欢的人。一些个体害怕自己会表现出焦虑症状，例如，脸红、发抖、流汗、结巴或呆滞，一些个体担心冒犯他人或因此导致被他人拒绝。害怕手抖的个体可能会避免在公共场所喝水、吃东西、书写或伸手指物；而害怕流汗的个体可能会避免握手或吃辛辣的食物；害怕脸红的个体可能会避免当众表演、强烈的灯光或讨论亲密的话题。一些个体害怕和避免当他人在场时在公共卫生间小便（即膀胱害羞症）。

4. 广泛性焦虑症

患者对于诸多事件或活动产生过度的焦虑和担心（焦虑性期待）。紧张度、持续时间或焦虑和担心出现的频率都与现实可能性或预期事件的冲击不成比例。个体很难控制担心的情绪，这会影响注意力，导致无法专注于手头上的任务。患者经常担心常规的生活情况，例如，可能的工作责任、健康状况和财务账目、家庭成员的健康、不幸的事情的发生，或一些很小的事情（例如，做家务或约会迟到）。个体很容易疲劳、爱发脾气、肌肉紧张、睡眠不好，可能出现各种身体不适的症状。

5. 广场恐惧症

患者个体真实地或者预期地接触不同情境而被激发的显著的或

强烈的害怕或焦虑。如乘坐公共交通工具（例如，汽车、火车、轮船或飞机）、处在开放的空间（例如，停车场、集市或桥梁上）、处于密闭的空间（例如，商店、剧院或电影院）、排队或处于拥挤人群之中。个体恐惧或回避这些情况是因为想到一旦出现惊恐症状时或其他失去功能或窘迫的症状（例如，老年人害怕摔倒、大小便失禁）时，怕难以逃离或得不到帮助。个体总是主动回避对广场的恐惧，或需要人陪伴或带着强烈的害怕或焦虑去忍受这种情况。这种害怕或焦虑与广场和社会文化环境所造成的实际危险不相称。

6. 惊恐障碍

患者反复发作的惊恐发作，是突然而来、强烈的害怕或不适，在几分钟内达到顶峰，而且伴有躯体和认知的症状，如心悸、出汗、颤抖、呼吸困难、胸疼、恶心、腹部不适、头晕、忽冷忽热、不真实感，甚至濒死感。有些个体惊恐发作时无明显的原因，在非常放松或者刚睡醒时发生；有些个体是预期发作，是在之前导致惊恐发作的情境下出现。为此患者会去急诊就医，检查后又无明显躯体异常和疾病。

7. 物质/药物所致的焦虑症

患者在使用某种物质中毒时或者戒断时出现的惊恐发作或焦虑症状。焦虑的症状是由这些物质的作用引起的。常见的物质包括卷烟、酒精、咖啡因、大麻、苯丙胺等致幻剂、吸入剂、兴奋剂、麻醉剂、镇痛剂、心血管药物、精神科药物等。

8. 其他躯体疾病所致的焦虑症

患者的焦虑是某种躯体疾病的直接病理生理结果。有许多躯体疾病的症状表现包含焦虑。例如，心血管疾病（心力衰竭、心律失常等）、内分泌疾病（如甲状腺功能亢进、嗜铬细胞瘤等）、呼吸系统疾病（如慢性阻塞性肺疾病、哮喘、肺炎等）。

二、焦虑症的治疗

焦虑症的发生、发展是生物-心理-社会因素综合的结果，它的防治必须采取生物、心理、社会的综合治疗原则。多数症障碍呈慢性发作性病程，治疗的目标并非仅为了控制急性症状，还必须进行巩固和维持治疗（即全程治疗），以防止和减少复发。如果焦虑症状导致了明显的功能损害就建议使用药物治疗，功能损害包括学习、社交、休闲、工作、家庭功能等。

1. 药物治疗

常用的药物包括：5-羟色胺再摄取抑制剂（SSRI）、5-羟色胺-去甲肾上腺素再摄取抑制剂（SNRI）、5-羟色胺受体拮抗和再摄取抑制剂（SARI）、丁螺环酮、坦度螺酮、苯二氮䓬类和三环类抗抑郁药（TCAs）。辅助治疗药物包括非典型抗精神病药物或地西泮（治疗失眠）。

（1）抗抑郁药物：目前认为焦虑症是因为脑内的神经递质（5-羟色胺，5-HT）紊乱所致，抗抑郁药可以改善脑内5-HT的失衡，而从根本上治疗焦虑。研究证明了抗抑郁药物在控制焦虑症状和预防复发等方面的疗效和安全性，特别是需要长期治疗时无依赖性，是抗焦虑的主要用药。常用药物有SSRI类：帕罗西汀、艾司西酞普兰、西酞普兰、氟西汀、舍曲林、氟伏沙明（一线药物）。SNRI类：文拉法辛，度洛西汀。NaSSAs类：米氮平。SARIs类：曲唑酮。TCAs类（三环类）：氯丙咪嗪、阿米替林、多虑平等。TCAs类效果好价格便宜，但副作用偏大，目前已退居二线。

（2）苯二氮䓬类药物（安定类药物）：优点为：①抗焦虑效果好；②起效快（一般30 min内）；③价格便宜。缺点为：①有可能产生依赖性，故一般临时或急性期使用，不适合长期大量使用。②停药会产生戒断反应，故停药易缓。突然停药，会产生极为不适的停药反应。③有酒精依赖的患者，不宜使用此类药物。

常用药物：劳拉西泮、奥沙西泮片、地西泮、氯硝西泮、艾司唑仑、阿普唑仑等。

（3）其他药物

- β受体阻断药：普萘洛尔、美托洛尔，可有效减轻躯体性焦虑症状，一般不单独使用。
- 5-HT1A受体激动剂：丁螺环酮、坦度螺酮，效果确定，无依赖性，缺点是见效慢，2 ~ 3 周见效，为二线用药。

● 黛力新：此药为混合制剂，兼有抗焦虑、抑郁的作用。起效快，对轻中度焦虑效果较好，但很多人都担心其依赖性。从临床经验看，只要规范治疗，停药也是比较顺利的。也有人认为一些药的副作用太大，其实副作用发生率并不高，可以短暂地应用，让病情尽快缓解，然后换用一线的药物。

● 抗精神病药物：主要是辅助用药，一般和一线抗抑郁药物合并使用。

● 中草药：圣约翰草，这些药物研究证明有效，并可以改善失眠，临床使用对轻中度的患者效果尚可。

2. 心理治疗

心理治疗对于焦虑症有肯定的疗效。许多流派的心理治疗方法都可以用于焦虑症的治疗，例如认知行为治疗、精神分析疗法、支持性心理治疗、森田治疗、暴露疗法等。另外放松训练、正念疗法、冥想训练也可以有效缓解广泛性焦虑症的焦虑症状。心理治疗还能提高治疗依从性。

某些不宜药物治疗的患者，例如哺乳和妊娠妇女及药物反应强烈而不能耐受的患者，心理治疗可以发挥良好作用。

三、焦虑症的预防

焦虑的发生和一个人的性格特点、从小接受教育的方式、外界环境和压力、个人体质等都有关。做好焦虑的预防应该从儿童期开始，但是成年后也是可以的。主动培养一个良好的性格特点，保持情绪的稳定，避免刻板、固执的性格、避免不合理地追求完美和追求不符合自身条件的过高要求。坚持健康的生活方式，不酗酒、不接触毒品、不熬夜。从事适合自己的生活事业目标，尽量避免不必要的压力事件，提高自己适应外界的能力。健康的家庭环境也是培养孩子健康性格的重要因素。

另外，一旦出现焦虑的症状时不要恐惧，放松心态，及时就医，寻求有效的帮助，达到早发现，早治疗。要进行维持期的治疗，防止病情频繁发作，且和医生建立良好的联系。

（宋煜青）

第七节　老年期痴呆的认识和防治

一、老年期痴呆的症状

痴呆是一种由大脑病变引起的综合征，表现为记忆、理解、判断、推理、计算和抽象思维多种认知功能减退，可伴有幻觉、妄想、行为紊乱和人格改变，生活能力和社会交往能力等都受到影响，严重时还须其他人照料。研究发现65岁以上人群痴呆患病率为4%～9.6%，随着年龄增长患病率增高，每5年翻一倍，80岁以上老年人患病率可高达20%以上。但是，半数以上的家人不了解痴呆症状，不知道痴呆可以治疗和如何与痴呆的老年人相处。一般老年期痴呆患者在病后3年才会找医生求助。在老龄化日趋严重的今天，识别和处理痴呆更需关注。

老年期痴呆在不同发展阶段和不同痴呆类型中的临床表现有所不同，下面我们描述的是最常见的阿尔茨海默痴呆的表现。

1. 认知功能损害的表现

（1）记忆障碍：是最突出的表现，开始主要表现为好忘事、丢三落四，如家中物品常放错，忘记回电话、赴约会，重复地说同样的话、做同样的事，故事未讲完之前就忘了开头，忘记熟人，记不住日期、时间。随着病情进展，患者可能会记不住自己的生日、家庭住址和生活经历。严重时，连家里有几个人，他们的姓名、年龄、职业都不能准确回答。有的患者早期对自己的目前状况尚有一定自知力，知道自己记忆不如从前。有的力图掩饰或试图弥补自己的记忆缺陷，有的则持否定态度或归咎他人。

（2）视空间和定向障碍：老年人常在熟悉的环境或家中迷失方向，找不到厕所的方位，走错自己的卧室，散步或外出迷路而在街头徘徊。不知道今天是何年何月何日，不知道现在是上午还是下午。

（3）言语障碍：特点为含糊、刻板啰嗦、不得要领的表达方式，如找词困难、用词不当或张冠李戴。患者也可出现阅读和书写困难，继之发展为不知道物体名称。言语障碍进一步发展为语法错误、错用词类、语句颠倒、最终音素也遭破坏而胡乱发音、不知所云，或变得缄默不语。

（4）失认、失用：不能识别物体、地点和面容，不能认出镜中的自我。不能正确完成系列动作，如先装好烟斗再打火，不能按指令执行可以自发完成的动作，如穿衣将里外、前后、左右顺序穿错，进食不会使用刀、叉、勺或用手抓食、用嘴舔食。

（5）智能障碍：患者思维能力迟钝、缓慢，不能进行抽象逻辑思维、区分事物的异同、进行分析归纳。

2. 精神行为症状

患者因为记忆减退，不记得把东西放在哪里而出现一种具有特征性的"偷窃"妄想。怀疑家人、护理人员有意抛弃他，配偶不忠。有时会凭空听到有人跟他说话或看见本来没有的人或者东西。患者可能混淆现实与视觉的界限，把电视中的影像当做真实发生的事，跟照片和镜中人对话。情绪不好、莫名担忧、对即将发生的事件的预期性焦虑和害怕独处都是痴呆患者的常见症状。痴呆患者有些可以表现为固执、偏激、自我中心、依赖性、敏感多疑，甚至可以出现言语粗俗、不遵守社会规范、不修边幅、不知羞耻的情况。痴呆患者可能会藏匿物品、收藏垃圾、无目的漫游、有攻击行为等。约半数患者睡眠节律紊乱或颠倒。白天卧床，晚上到处活动、骚扰他人。

3. 神经系统症状

神经系统症状可见肌张力增高、震颤、动作迟缓等锥体外系症状，也可出现伸跖、强握、吸吮等病理反应，晚期可有癫痫样发作。

除上述典型表现外，其他类型的老年期痴呆临床表现也有一些特点。

认知功能的波动性伴幻听幻视和偏执性妄想的急性意识错乱是

路易体痴呆的特征，抑郁症状也非常常见。路易小体痴呆的患者同时有锥体外系症状，有时会经常跌倒和（或）出现短暂的不能预期的意识丧失。他们对抗精神病药不耐受。

额颞叶痴呆最具有特征性的症状是人格改变和神经精神症状，包括显著的易激惹；不合逻辑的判断，控制力缺乏、言语冲动，脱抑制，不遵守社会规范；也可见坐立不安和性欲亢进。一些患者以社会退缩和明显的抑郁作为首发症状，可以出现在显著认知功能下降之前。

血管性痴呆是由于脑血管或心血管病理性改变致缺血、缺氧、出血性脑损伤引起的痴呆。痴呆的发展变化过程与血管病变有关，常常伴有与血管病理损害相应的神经功能异常，如语言表达障碍、肢体运动障碍等神经系统症状体征。病程呈阶梯性进展，情绪不稳、一过性的抑郁情绪、哭泣或强制性哭笑在这类患者中常见，人格保持相对完整。

二、老年期痴呆的诊断

痴呆的早期发现对此疾病的社会和卫生保健方面非常重要，框3-7-1 列出了一些早期症状，可以帮助非专业医生尽早识别痴呆。临床诊断应依据痴呆的诊断标准，世界卫生组织国际疾病分类，第10版痴呆诊断标准见框 3-7-2。医生须了解患者的病史，进行躯体和神经系统检查及精神检查，评估其认知功能及进行相应的实验室和影像学检查，并排除其他疾病才能完成诊断过程。确定痴呆综合征诊断后还要尽量找寻病因，以明确痴呆类型和病因学诊断。

框3-7-1　可以帮助家人尽早识别痴呆的症状

1．经常忘记家人和熟人的名字。
2．经常忘记自己的住址和电话号码。
3．经常忘记今天是星期几、现在是几月份。
4．经常忘记东西放在什么地方。

5. 使用日常用具（如电视遥控器、指甲刀）的能力下降。
6. 学习新事物的能力下降。
7. 有时不能看懂电视节目中或书本、报纸上讲的事。
8. 有时对日常生活事务不能自己做决定。
9. 处理日常生活上的数字问题能力下降，不会简单算账。
10. 不明了家里最近发生的事，也不知如何处理。

框3-7-2 世界卫生组织国际疾病分类痴呆诊断标准

1. 痴呆的证据和严重程度
（1）学习新事物发生障碍，严重者对以前的事情回忆有障碍，损害的部分可以是词语和非词语部分。不仅是根据患者的主诉，而且通过客观检查做出上述障碍的评价。
（2）通过病史及神经心理检查证实智能减退，思维和判断力受到影响。
2. 上述功能障碍不只出现在意识障碍或谵妄时期
3. 可伴有情感、社会行为和主动性障碍
4. 临床诊断出现记忆和（或）智能障碍至少持续6个月以上。

常用的痴呆认知心理评估手段包括简明精神状态检查(MMSE)，包括时间定向和地点定向、即刻和短时记忆、注意力和计算、语言复述、阅读和语言理解，以及图形描述等内容。还有很多单项测查工具用于评估记忆力、语言功能、视空间、执行功能、精神行为症状和日常生活能力。一般建议患者进行血常规、尿常规、血生化、电解质、甲状腺功能、血叶酸和维生素 B_{12}、梅毒 HIV 病毒筛查，以及头颅 CT 或 MRI 检查，必要时可以进行 PET/CT 检查帮助诊断，须特别注意与痴呆鉴别的是老年期抑郁和老年期谵妄。

三、老年期痴呆的治疗

痴呆的治疗包括病因治疗和对症治疗两个方面，以及辅助的中医药治疗（表3-7-1）。其目的都是为了延缓患者的认知功能减退和疾病进程，改善患者的精神行为症状，以及提高或保持患者的生活质量。治疗过程中应遵循个体化和多方位的治疗原则：①全面评估临床症状和疾病状况，选择可行和合理的治疗干预方法；②不同痴呆类型患者的治疗选择有所侧重；③痴呆严重程度不同的患者治疗重点不同；④治疗要有针对性并有预见性，定期评估、调整治疗方案；⑤药物治疗过程中要特别注意药物的不良反应以及药物的相互作用。

表3-7-1　痴呆的治疗方式

- 对症治疗
  - 改善认知的药物治疗
    - 胆碱能制剂、谷氨酸受体拮抗剂、单胺氧化酶抑制剂、脑循环改善剂、脑能量代谢激活剂
  - 痴呆患者精神行为症状的药物治疗
    - 抗精神病药、抗抑郁药、抗焦虑药、心境稳定剂、镇静催眠药
  - 非药物治疗
    - 运动治疗、音乐治疗、游戏治疗、光照治疗、芳香疗法、心理治疗等
- 病因治疗
  - 分泌酶抑制剂
  - 过度磷酸化 tau 蛋白抑制剂
  - 免疫治疗
  - 基因治疗
  - RNA 干扰技术治疗
- 中医药治疗
  - 药物
    - 银杏叶提取物等
  - 非药物
    - 针刺、推拿等

心理/社会行为治疗的目的是最大程度地保留患者的功能水平，并确保患者及其家人在应对痴呆这一棘手问题时的安全性和减少照料负担。一般而言，对轻症患者重点应加强心理支持与行为指导，使患者尽可能长期保持生活自理及人际交往能力。鼓励患者参加适当活动和锻炼，并辅以物理治疗、康复治疗、作业治疗、记忆和思维训练，重症患者应加强护理、注意营养、预防感染。

最常见的痴呆患者服务设施就是记忆门诊，社区资源包括家庭健康服务、日间照料、老人之家等，提倡老年日间医院针对门诊老年人提供多种康复措施。社会支持系统如痴呆家属联谊会可以提供一些有益的帮助。对家庭进行宣教，提供帮助以便合理地计划安排。

四、老年期痴呆的预防

近年一些流行病学研究探讨痴呆的危险因素和保护因素。年龄、基因型（APOE4）、轻度认知损害、高血压、吸烟、抑郁等是痴呆的危险因素。低血脂、微量饮酒、雌激素、食用抗氧化剂、休闲的生活方式、社会活动或积极的社会支持网络可能是痴呆的保护因素。

最新的观点认为对于中年（45 ~ 65 岁）和老年（65 岁以上）的未患痴呆的老年人积极控制高血压有助于预防痴呆发生。接受良好的早年教育、体育锻炼、保持社会参与、减少吸烟、改善视力和听力损害、控制糖尿病和肥胖等有助于预防或延缓痴呆发生。

（孙新宇）

第八节　心理咨询和心理治疗

在人们的日常生活中，各种心灵鸡汤越来越多，心理咨询和心理治疗也不再是鲜见的名词。那么，到底这两个名词说的是什么，两者的关系又如何，普通人该如何利用这两项健康服务呢？

一、心理咨询与心理治疗的异同

心理咨询和心理治疗都是专业人员使用心理学理论和技术来帮助求助者，以提高其心理健康水平的过程，两者有很多共通之处，也有必须重视的区别。

1. 相似之处

（1）首先，两者所采用的理论和技术常常是一致的。例如心理咨询师对来访者采用的来访者中心治疗的理论与方法或合理情绪疗法的理论与技术同心理治疗师采用的同种理论与技术别无二致。

（2）两者进行工作的对象带来的问题常常是相似的。例如心理咨询师与心理治疗师可能都会面对来访者的婚姻问题。

（3）在强调帮助来访者成长和改变方面，二者是相似的。咨询与心理治疗都希望通过帮助提供者和求助者之间的互动，达到使求助者改变和成长的目的。

（4）两者都注重建立帮助者与求助者之间的良好的人际关系，认为这是帮助求助者改变和成长的必要条件。

（5）两者的目的都是帮助别人懂得如何帮助自己。若一个人了解自己的内心，那么，当他再次受到困扰时，便能懂得如何去分析解决，这就是心理咨询的目的：帮助一个人更加了解自己，懂得如何发现问题，如何调整自己，让自己更好地成长。

2. 区别之处

（1）最重要的是两者的工作对象存在重要差异。心理咨询的工作对象主要是正常人，如果是为精神障碍患者服务，那么该患者应该处于正在恢复或已恢复期，而且已得到正规充分的治疗和随访。心理治疗的工作对象则主要适合使用心理治疗来治疗的精神障碍患者，例如轻中度的抑郁症患者、各类神经症患者、某些性心理障碍患者，以及行为障碍、心身疾病、康复中的精神病患者等。心理咨询和治疗都属于心理干预，但对于精神障碍患者，往往仅有心理干预是不够的，也须使用药物和其他非药物治疗。所以，从专业能力上，要求咨询师具有一定的鉴别正常心理反应和精神症状的能力，以便发现问题及时转诊；要求治疗师有评估症状和整体病情的能力，以便与精神科医生更好地合作，及时调整整体治疗方案，更有效地帮助患者。

（2）对应于工作对象的不同，两者所处理的问题性质也存在质的差异。心理咨询着重处理的是正常人在生活中所遇到的各种现实问题，主要问题有日常生活中人际关系的问题、职业选择方面的问题、教育过程中的问题、婚姻和家庭中的问题等。这些问题对就诊者心理造成压力和冲突纠结，他们求助于咨询师来寻求应对之道。心理治疗则是直接针对某些精神障碍的症状，例如强迫障碍患者反复检查、反复清洗，恐惧症患者的电梯恐惧，抑郁症患者的无望无助、自我评价过低等。从表面上看，是这些症状给患者带来了强烈的痛苦，给正常生活带来极大的影响，所以，消除症状是心理治疗的直接目标。不过，随着治疗的进展、症状的缓解和对症状的分析和探讨，往往生活中的现实问题也会逐渐暴露。这时，从理论和技术应用层面来讲，咨询和治疗大体是一致的。

（3）因为问题性质不同，咨询和治疗所需时间通常相差很大：心理咨询用时较短，一般咨询次数为 1 次至几次；而心理治疗则费时较长，治疗有几次至几十次不等，甚至可能次数更多，经年累月才可完成。

二、心理治疗与咨询方法

既然心理治疗和咨询从运用的理论和技术层面是共通的，下面就一起介绍（心理治疗仅使用“治疗”两字）。普通人可以根据自身的心理健康水平（患病或未患病）选择接受咨询还是治疗。至于选择什么样的咨询与治疗，可以从下面的描述中找到自己的答案。

1. 从形式上分类心理治疗和咨询

（1）个别心理治疗：即治疗师与来访者以一对一谈话形式进行的心理治疗。这种形式的治疗理念是就诊者本人有足够的心理能力，同时认为就诊者的问题可以通过其自身的改变来得到有效处理。在个别心理治疗中，治疗师全然专注于就诊者，通过交流来了解和理解就诊者，与他设定工作目标和工作协议，在治疗过程中共同克服阻力。

（2）团体心理治疗：即有相同或不同的心理问题（或心理疾病）的就诊者聚在一起进行的心理治疗。一般一个团体由数个或十几个就诊者组成，由一位主治疗师和一位辅助治疗师带领。团体本身会有一个总目标，例如更好地处理人际关系，更好地调控情绪，缓解焦虑、抑郁、强迫症状等。参加团体的成员通常是由自己的个别心理治疗师推荐而来，理由是该成员的治疗目标有一部分与团体目标相符。团体心理治疗的主要方法是授课、成员之间讨论、其他形式的互动（例如心理剧）。在团体治疗中，治疗师的关注点分散在各个组员之间，并着力于促进组员之间的互动。其理念是每个个体都有自身的重要资源，治疗师的责任是识别资源，让资源被充分发掘和利用。这样，组员不仅从治疗师那里获益，还能从其他人处获益。这样的治疗更适用于有人际困扰的来访者。

个别心理治疗与团体心理治疗是可以结合起来的，团体心理治疗处理来访者共通的问题，个别心理治疗处理来访者个体化的问题。

（3）家庭治疗：即有全部或部分家庭成员共同参加的心理治疗。治疗理念是问题（疾病）与家庭成员之间的互动有关，可以通过不同家庭成员的改变来促发改变。

2. 从心理学理论技术上分类心理治疗和咨询

（1）精神分析取向心理治疗：这个理论流派认为，人类个体常常由无法意识到的因素决定或者影响着他们的情感和行为。这些无意识的因素可能是造成他们痛苦与不幸的来源，这些痛苦可能表现为我们可以看到的症状，也可以表现为困扰自己的人格特点，或者表现为工作、人际、亲密关系上的困难，情绪的不稳定以及自尊的受损。由于这些因素都是无意识的，家人朋友的忠告、阅读自助心理书籍，甚至依靠再坚强的意志力都无法缓解这些痛苦。精神分析治疗聚焦于对就诊者的无意识的心理过程进行分析，探讨这些无意识的因素是如何影响就诊者目前的关系、行为模式和心理状态的。通过对就诊者生活历史的探索，探讨就诊者是如何经历既往的人生而产生发展、变化，帮助就诊者更好地应对当下的成人生活。

（2）认知行为治疗：这个理论流派认为，人的情绪来自人对所遭遇的事情的信念、评价、解释或哲学观点，而非来自事情本身。正如认知疗法的主要代表人物贝克所说“适应不良的行为与情绪，都源于适应不良的认知”。

认知行为治疗的主要着眼点是患者不合理的认知问题上，同时重视认知、情绪、行为三者之间的相互影响，通过识别不合理的认知，分析其与继发的情绪、行为的关系，发展替代思维，实践行为实验，最终改变原有的认知，实现改善心理问题和症状的目标。

例如，一个社交恐惧的女孩，不敢在人前讲话是因为容易脸红，她的心中一直认为脸红是不好的，是脆弱、没有能力的表现。在个体治疗中，治疗师帮她发现她的认知令她恐惧脸红，从而不敢讲话，进一步降低了她的自我评价。在团体治疗中，脸红的意义被组员讨论，有人认为女孩脸红说明单纯朴实，有人觉得女孩子说话会脸红很可爱。这让这位女孩感到惊讶，而且开始愿意在团体里讲话，表现也越来越好，回避社交的症状明显减轻了。

（3）人本主义心理治疗：这一理论流派相信求助者具有自我实现的能力，治疗没有标准化的操作过程，强调和谐的治疗关系，认为无条件的积极关注和共情的氛围是治疗取得成效的关键所在。它实质上是就诊者和治疗师之间以存在人本主义的人生哲学为准绳，围绕着就诊者的心理问题，进行平等自由的讨论。在这样的一种治疗关系中，就诊者无限的潜能便可迸发出来，问题自然得到解决。

随着心理治疗领域的不断探索，各个治疗流派下又发展出很多分支和新疗法，适用于不同的问题处理。

选择什么形式、哪个流派的治疗，从就诊者角度来看，一方面与个人的求助目标和对问题的理解有关，另一方面与个人的偏好有关。当然，最可靠的是与专业人员沟通，让他评估就诊者的问题，再根据其目标、理解和偏好给出一个科学的建议。

（李雪霓）

（本章组稿编审　黄悦勤）

第四章　体育运动与健康

第一节　运动与健康

一、运动对于健康的意义

生命在于运动。运动锻炼是维护机体综合平衡、促进健康的最积极和有效的方法之一。“用进废退”乃万物规律。医学认为动则能通，通则舒解，通则运畅，通则吸收，通则排泄，通则健壮；反之，不动不通，不通则瘀，不通则塞，不通则肿，不通则痛，不通则病。通过运动调理，可以保持机体与社会和自然的平衡，可以促进机体对各种物质吸收和消耗的平衡，可以维护机体能量供给和需求的平衡。

运动时人体的各个器官都积极参与其中，心脏的跳动也会加速，可以使得心脏的血液输出量大大增加。这样人体各个器官得到的营养物质和氧气增加，氧气和营养物质供给充足而且丰富，身体各个器官的功能就会变得异常灵敏，功能变得强大。同时运动的时候身体会出汗，这样就将体内的很多废物迅速排出体外，身体内的毒素也被排出，使得身体更加健康。所以说运动可以增强身体各个器官的功能，使得人体各方面功能变得更加强大，运动有助于健康。

二、运动健身的基本理论

运动健身是在人类发展过程中逐步开展起来的、有意识地对自己身体素质培养的各种活动。而要使这种身体活动有效和合理，就必须遵循一定的运动健身原理。运动健身原理并没有概念上的意义，它只是从运动健身实践中产生出来的具有原则意义的理论。这种理论是多方面的，以下主要做几点简要介绍。

第一，刺激与适应性的改变和增强。运动健身实际上就是对身体施加的一种运动刺激。运动刺激，引起了身体的多种反应，并随着刺激次数的增加与时间的延续、负荷量与强度的增长，身体在形态、功能、素质、体能等方面，产生适应性的变化和增强。原则上讲，有了这种刺激，人体才可能产生这些变化；没有这种刺激，人体就不可能产生这些变化。

第二，运动疲劳与疲劳恢复。运动健身的过程就是运动—疲劳—休息—恢复。人体运动能力的增强遵循“超量恢复”的原理。所谓超量恢复，是指人体通过一定量与强度的运动刺激，使机体出现疲劳，而在休息之后，机体的代谢能力与体力状况，可以恢复到比运动前更高的水平之上。而人体的下一次锻炼就是要在机体的功能能力处于这个更高水平的时候开始，人的各种运动素质与体能，就是在这种“超量恢复”的多次出现与重复中提高起来的。在体育锻炼中，我们应有意识地运用这一规律，以增强锻炼的效果。例如，在长跑中，一个人在开始的一段时间里跑一千多米就感到体力不支，而他通过一段时期的训练，能达到跑两三千米都不感到疲劳的效果。可见，人的体力及各种运动能力，会通过运动所产生的疲劳锻炼得到增强和提高。所以，我们不应害怕疲劳，担心自己的体力会用完。

第三，能量消耗与营养补充。运动必然要消耗体内更多的能量物质。因此，运动后就必须注意营养物质的补充，这样才能使体内的功能代谢逐步提高到新的水平。这不仅能够加强人体对营养物质的吸收和利用，而且可使体质的增强得到充分的物质保障。

第四，用进废退。人的各种运动能力，人体各组织、器官、系统的生理功能，无一不遵循着“用进废退”的自然法则。例如我们大、中、小学体育教材中都有的“前滚翻”动作，其实这是还不会走路的幼儿在床上很容易做出的动作。然而，在大学的体育课上，却有学生做不出这一简单动作，而有的学生却能很快地学会头手翻、前手翻，甚至更为复杂的动作。这让我们发现人的各种原本就有的运动能力，是会在不使用、不锻炼中渐渐消退的；而这些能力又能在经常的锻炼中得到惊人的提高和发展。这就是游泳运动员的肺活量为什么会比一般人大得多，球类运动员的反应比一般人快得多，体操运动员又能做出令人叹为观止的动作的道理。人们常说："生命在于运动"，这句话是颇有哲理性和科学性的。

三、运动的选择

1. 运动内容的选择原则

运动项目的多样性和个体的独特性决定了人们选择运动项目的差异性。科学地选择体育运动的内容，是获得体育运动良好效果的重要环节。

第一，人的个体差异很大，在选择运动内容时要考虑年龄、性别、身体条件、运动基础、健康状况和兴趣爱好，以及需求等情况，来进行调整。目的是健身健美还是提高运动水平，是娱乐、医疗还是促进身体的正常发育，只有确定了运动目的，才便于选择适合自己的运动项目与锻炼方式。

第二，体育运动的内容应实用方便。进行体育运动自然要考虑运动的全面性，通过运动力求使身体的各个部位（上下肢、躯干）、器官、身体素质获得全面发展。同时，也应考虑实际条件，因时、因地进行一些实效性强而又简便易行的运动内容与形式。要根据季节气候的变化，合理安排些适宜的运动项目；从实际出发，充分利用现有的场地、设备、器材等。

2. 最佳锻炼时间的选择

从生理学的角度，下午三四点钟进行锻炼比较好，但每个人的生活和工作不同，多数人很难在下午的时间进行锻炼。因此，锻炼时间的选择可以根据自己工作生活的节奏，以及运动后精力、睡眠的反应来确定。

美国俄克拉荷马州立大学健康中心的一位医学保健专家研究指出，黄昏是最适宜从事体育活动的时间。研究显示，在早上进行体育活动，人体血黏度高，各方面动员慢，血压及心率上升幅度均较大。对很多人来说，尤其是中老年心血管病患者，都会产生超负荷情况，直接影响健康。而在黄昏这段时间，体力和肢体反应的敏感度及适应能力，均达到最高峰；同时，心跳频率亦以此段时间为最平稳及偏低。此时从事各类运动，心跳速度及血压上升的幅度较低，无疑对健康是有利的。

此外，有关实验研究表明，睡前的锻炼也收效甚佳。这是因为睡前活动身体产生的有益影响能在睡眠全过程中得到维持，尤其是做一些加深呼吸的运动，如活动膈肌或扩胸运动，此类运动能使人体所有系统氧气充足。处于较好充氧状态的人，不仅睡得香，而且消除白天疲劳的速度也会大大加快。但如果运动后兴奋，反而难以入睡，则不要选择在晚上锻炼。

3. 运动频率选择

如果以健身为目的地锻炼，一般人的运动频率应以每周 3 次以上为适宜。同时还应该结合每次运动的强度、持续的时间、个人身体恢复情况，以及对运动的适应能力等因素综合考虑。应采用次日不感觉疲劳的运动负荷，选择适合自己情况的锻炼次数；也可以坚持每天锻炼，但重要的是养成运动习惯和良好的运动生活方式。如果每次锻炼的运动量不大（但要达到锻炼的最低限度）也可以增加运动频率，每天运动 1 次，甚至 2 次。应使体育运动成为生活方式中的组成部分、每天生活的习惯，只要没有累积疲劳，运动对身心健康就是有益的。

科学合理的运动频率如下（仅供参考）。

第一，一周 3 ~ 5 天，一天 1 次，坚持长期体育锻炼。运动间断时间不要超过 7 天。如果有长期运动锻炼的基础且体质较好，运动频率可以适当增加为一周 5 ~ 6 天，一天 1 ~ 2 次。一天的 2 次运动要分别安排在早晚或上下午 2 个时间段里进行。

第二，刚开始参加运动锻炼的人或有运动基础但已经中断运动锻炼时间连续 2 个月以上的人，应遵照三三制方法安排运动频率，即每周参加运动至少 3 天（1 次 / 天），连续参加运动 3 周后，再开始正常运动次数和符合健身运动生理标准的运动程序。

第三，一旦健身运动锻炼开始后，就要按计划进行，不要间断。

4. 运动量选择

运动量也称“运动负荷”，指人体在体育活动中所承受的生理、心理负荷量以及消耗的热量，由完成练习的运动强度与持续时间，以及动作的准确性和运动项目特点等因素来决定。在确定运动量的时候应遵循以下 2 个原则。

第一，适应性的原理。体育锻炼的运动负荷的总量与强度过小，引起身体的反应也小，反之运动负荷的总量与强度过大，超过了身体适应能力，会对身体健康不利，甚至陷入伤病的危险状态。身体锻炼负荷的确定要从锻炼者的身心状况出发，逐步提高要求。一般来说，由于新参加身体锻炼的人起点较低，经过一段时间的锻炼，获得的效果比较明显。长期坚持身体锻炼的人，尤其对中老年人来说，要想进一步提高锻炼效果就不像开始锻炼时那么容易了，而且也要慎重考虑。对于青少年儿童来说，大多数人的身体活动能力是随年龄的增长而提高的，所以对他们的身体锻炼要求也应随年龄的增长而逐步提高。如耐力跑的距离可随年龄的增长而加长，速度也相应提高。儿童、青少年从事身体锻炼的适应能力比成年人强，因此他们身体锻炼负荷的提高幅度一般大于成年人。当然，由于儿童、青少年正在长身体，提高身体锻炼负荷也应慎重。

第二，人体生理的超量恢复原理。在反复的刺激—恢复—刺激下，如果运动负荷恰当，身体不仅能恢复到原有的水平，而且能出现超过运动前的能量储备和功能能力，这就是生理上的超量恢复。经常地超量恢复并合理地安排运动负荷和休息间隔，体质就能逐步得到提高。

四、运动健身的基本原则

运动健身要取得良好的效果，就要做到主客观统一，必须遵循增强体质的生理规律和心理活动规律。在实际运用和操作过程中，运动健身有以下六大原则（仅供参考）。

第一，安全性原则。是指在体育活动过程中要确保体育锻炼者不出现或尽量避免运动伤害事故，这是运动健身的首要原则。安全性原则对于老年人至关重要，这是因为人体进入老年阶段后，随着年龄的增加，身体功能下降，各种运动危险因素开始增多。因此，老年人群在体育锻炼时应做到定期检查身体功能，在参与体育活动的过程，应当稳定运动负荷、控制运动强度，从而规避运动风险。上班族平时工作繁忙，工作压力大，在体育锻炼时要量力而行，特别是一些平时没有锻炼习惯的朋友，切忌“一有时间就拼命运动”的现象，这种突击性的体育锻炼易导致运动伤害。青少年生性活泼好动，喜欢参加各种体育活动，特别是一些对抗性运动。这符合青少年的身心特点，对促进他们的生长发育、养成良好的运动习惯非常有利。但是要特别重视青少年体育锻炼中运动损伤的预防。

第二，全面发展原则。指在运动锻炼中，要使身体各部位、各器官、各系统的功能水平都得到提高。身体功能的全面发展既体现在改善心肺功能和免疫能力上，又表现在提高有氧运动能力、肌肉力量、柔韧等身体素质方面。要取得全面发展的效果，就要多选择全身主要肌群参与的运动项目，如跑步、游泳、球类运动等。运动方式要多样化，体育锻炼时，不仅要选择健身走、跑步等有氧运动方式，同时也要选择力量练习、柔韧性练习。在发展心血管、呼吸功能的同时，也要使肌肉力量、柔韧性和反应能力得到提高。运动方式多样化可以表现在每周运动健身方案中安排不同的运动内容，如每周一、三、五进行有氧运动，周二、周四进行球类运动。也可在每次体育活动中，安排不同的练习内容，如进行以有氧运动为主的体育锻炼时，在准备活动中安排一些牵拉性练习，以提高柔韧性；在有氧运动以外的日子里，安排力量练习，提高肌肉力量和肌肉耐力。要注意安排不同部位身体功能的协调发展。经常进行以下肢肌肉活动为主的跑步运动时，也要安排足够的上肢肌肉活动，如打篮球、羽毛球等。在进行以单侧活动为主的运动时，如网球、乒乓球、羽毛球等，要注意加强对侧肢体的活动，以确保身体全面发展。

第三，超负荷原则。指人体在体育锻炼中，运动负荷要不断增加。对于青少年和刚参加体育锻炼的人来讲，只有坚持超负荷原则，才能不断出现超量恢复，身体功能不断提高。如青少年进行力量练习时，开始卧推的最大负荷为 30 kg，经过一段时间练习后，力量增加了，当卧推 30 kg 的重量可以重复 6 ～ 8 次时，就可以将负荷增加到 35 kg。这样不断地增加负荷和重复次数，肌肉力量就会不断提高。如果一直采用 30 kg 卧推负荷练习几周或几个月，虽然可以保持已经获得的肌肉力量，但不会进一步增加肌肉力量。再如，一个人刚参加体育锻炼时，每天用 10 min 的时间步行 800 m，当锻炼一段时间后，身体适应了这一运动负荷，行走能力有了明显提高，行走的距离就可以不断增加。可以用 15 min 步行 1200 m、20 min 步行 1600 m。之后，可以进一步增加行走速度，用 20 min 步行 2000 m，以此类推，不断增加行走距离和行走速度，最后达到适合自己的运动负荷。

第四，循序渐进原则。如果将超负荷原则理解为不断增加运动强度和运动量的话，那么，循序渐进原则就是科学地、逐步地增加运动强度和运动时间。循序渐进原则强调要根据自己对运动的适应程度，逐渐增加运动负荷，以便使身体功能稳步提高。人体在体育锻炼过程中，身体功能的提高须有一定的过程。因此，运动健身不要急于求成，而是要逐步提高。循序渐进原则就是要求体育锻炼者在运动后经过足够恢复时间，使身体对运动负荷完全适应，在超量恢复阶段增加运动负荷，取得最佳锻炼效果。如果超负荷原则控制得不好，没有掌握循序渐进原则，运动负荷增加过快，则会引起身体对运动的不适应，使疲劳不断积累，结果会造成过度疲劳，不仅不能取得预期效果，而且可能出现伤害事故。

第五，专门性原则。专门性原则是指根据体育锻炼的目的，选择专门的练习内容，制订运动健身方案，安排体育活动。如体育锻炼的目的是要提高力量，就选择力量练习，如果要提高心肺耐力，就选择跑步、游泳等有氧运动。我们在日常生活中，常常见到一些年轻女生为了减少腹部脂肪，每天坚持练习仰卧起坐，试图通过腹部肌肉运动，减少腹部脂肪，结果坚持运动几周或几个月，却没有明显效果。原因就在于没有遵循专门性原则，因为仰卧起坐虽然可以提高腹部肌肉力量，却不能有效地增加脂肪消耗。身体的脂肪消耗具有全身性特点，不可能专门减少某一部位的脂肪。减少脂肪的最有效运动方式是持续时间长的运动，使身体的总的能量消耗增加。这类运动可以增加体内总体脂肪消耗，当全身脂肪消耗增加时，腹部周围的脂肪才会随着全身脂肪含量的下降而减少，使腰变细。因此，降低腹部脂肪的专项运动不是仰卧起坐，而是慢跑等全身性有氧运动，增加能量消耗是关键。

第六，个性化原则。个性化原则是指要根据每个人的遗传特征、身体体质特点和运动习惯等制订运动健身方案。在制订运动健身方案时，要进行必要的医学检查、体质测试、运动能力评估，以便了解每个人的具体情况，使运动健身方案更具个性特征。同样年龄的人，身体功能不同，运动习惯不同，采用的运动健身方案也不同。例如，同样是 60 岁的人，一位安静时心率是 60 次 / 分，另一位是 75 次 / 分，在体育活动时，就不能采用同样的运动心率控制运动强度。不同的人对相同运动健身方案的反应不同，取得的运动健身效果也不同。因此，在执行运动健身方案时，要充分考虑体育锻炼者的个性特征，使体育活动更有针对性。

（柳鸣毅）

第二节　运动健身类型

一、通过训练内容分类

运动包括以下几个方面的训练。

第一，力量训练。力量是人体做功的一种外在表象，是肌肉紧张或收缩时所表现出来的能力。它是人体进行正常生活、工作和维持生命的最首要的功能和素质。

第二，速度训练。速度是表现一个人的动作快慢，是人体进行快速运动的一种能力。它可使心率达到生理极限，对人体神经系统的刺激强度最大。

第三，耐力训练。耐力是人体体力和心肺功能在尽可能长的时间内的承受能力，也可看做人体抵抗疲劳的能力。它是全身耐力、肌肉耐力和心肺耐力的综合。

第四，柔韧训练。柔韧性由关节的骨结构，关节周围组织体积的大小，关节的韧带、肌腱、肌肉与皮肤的伸展性来决定，柔韧性的好坏可直接影响人体的协调性、动作幅度和肢体的灵活性。

第五，灵敏训练。指各项技能和素质的综合表现，是在突发状况下迅速改变身体位置时的能力。

下面具体描述几种练习方式。

1. 力量练习

（1）力量是一切生命活动的基础：力量素质是一切人体活动的基础。我们所进行的各种体育活动都是由作为主动运动器官的肌肉以不同的负荷强度、收缩速度进行工作，而带动被运动器官骨骼的移动来完成的。如果没有肌肉的收缩和舒张产生的力量牵拉骨骼进行运动，则连起码的行走和直立也不可能完成，更不要说进行体能训练和体育运动了。每个人跑、跳、投及攀登、爬越等各种体育运动和体能运动均离不开力量素质。一个人想要跑得更快就须具有较好的腿部后蹬力，想要跳得更远就须有比较好的弹跳力，想要投得远就须发展上肢爆发力。所以力量素质是人体最基本的身体素质，是进行一切体育活动和体力劳动的基础。

同时，力量训练能够有效促进其他身体素质的发展。任何身体素质都是通过一定的肌肉工作方式来实现的，力量素质决定速度等素质。而且，力量素质与肌肉质量有关，因而，与瘦体重、减重等都密切相关。

（2）力量训练的方法：力量训练是指通过多次数、多组数，有节奏的负重练习，并达到改善肌肉力量、耐力和形状的运动方式。

力量训练主要是无氧运动，如负重深蹲、俯卧撑、杠铃练习等练习动作。不过初学者可以通过轻重量、多次数、多组数的循环练习方式，使之兼具有氧运动的优点，可将无氧代谢产生的乳酸再次分解利用，减少肌肉不适感。不同的练习次数、练习组数，以及负重量都会产生不同的效果。例如，为了提高肌肉耐力、增加肌肉弹性，我们应该采用负重小、次数多的训练方法。进行多关节复合动作的练习，最常见的复合动作包括推、拉、深蹲、硬拉、弓步，由此可以演变数十种不同的动作。专注于复合动作的训练，进步更加长久。一周 3 ～ 4 天的训练可以获得很好的效果，同时避免训练过度，身体也能得到更好的恢复。

2. 灵敏练习

灵敏、平衡素质练习主要有以下几个方法。

第一，在跑、跳中做迅速改变方向的各种跑、躲闪、突然启动和各种快速急停，以及迅速转体练习等。

第二，进行各种调整身体方位的练习。

第三，进行专门设计的各种复杂多变的练习。如练习“之字跑”“躲闪跑”“穿梭跑”和“立卧撑”4 项组成的综合性练习。

第四，以非常规姿势将练习完成。如侧向或者是倒退跳远、跳深等。

第五，限制完成动作的空间练习，如在缩小的球类运动场地练习。

第六，改变完成动作的速度或者是速率的练习。如变换动作频率或者是逐步增加动作频率。

第七，进行各种变换方向的追逐性游戏和对各种信号做出应答反应的游戏等。

第八，走平衡木、单脚站立等。

3. 柔韧性练习

柔韧素质是指人体关节在不同方向上的运动能力以及肌肉、韧带等软组织的伸展能力。柔韧素质分为一般柔韧素质和专门柔韧素质。前者是指机体中最主要的关节活动的幅度，如肩、膝、髋等关节活动的幅度，这对任何项目都是必要的。后者指专项运动所需要的特殊柔韧性，专门柔韧素质是掌握专项运动技术必不可少的条件。在日常生活中，我们常常说的伸展练习就是柔韧素质提升的一种训练方法。伸展练习主要包括动态方式和静态方式两种。动态方式的伸展是指有节奏地、通过多次重复同一动作的练习使软组织逐渐地被拉长，一般认为是利用迅速拉长肌肉的动作，来进行伸展肌肉的方式，然而这是一种不太提倡的伸展方式。静态方式的伸展是以较为温和而缓慢的动作，来伸展身体部位肌肉到某个固定姿势，然后保持 20 ~ 30 s 的时间。依据肌肉收缩反射原理，这样的动作将使得由肌腱伸展性反射产生的收缩作用，产生较小的生理反应，并且等到动作维持一段时间之后，可以把肌肉伸展得更长、更放松，并获得更大的柔软度。静态伸展动作的伸展方式，能使肌肉所产生的张力降至最低，是改善柔软性最简单、也是最安全的方法。目前被认为维持柔软度的较佳的伸展动作方式，也是大众健身中常采用的方式。在训练中，常常把这两种方法结合起来，即在做拉伸练习时动静结合。发展肩部、腿部、臂部和脚部的柔韧性的主要手段有压、搬、劈、摆、踢、绷及环绕等练习。发展腰部的柔韧性的主要手段有站、坐体前屈，俯卧背伸，转体，甩腰及环绕等练习。静态拉伸练习时，先通过动态拉伸缓慢的动作将肌肉等软组织拉长，当拉伸到一定程度的时候要暂时静止不动，使这些软组织得到一个持续被拉长的机会。

二、通过氧气供给的情况分类

通过氧气供给情况运动可以分为有氧运动和无氧运动。

有氧运动是指人体在氧气充分供应的情况下进行的体育锻炼，即在运动过程中，人体吸入的氧气与需求相等，达到生理上的平衡状态。有氧运动主要是锻炼人体的心肺功能，是提高心肺耐力的主要运动方式。有氧运动主要由氧气参与供能，还要求全身主要肌群参与，运动持续较长时间，且是有韵律的运动。有氧运动能锻炼心、肺，使心血管系统能更有效、快速地把氧传输到身体的每一个部位。

有氧运动的特点为中低强度、有节奏、持续时间较长。推荐每次锻炼的时间不少于 30 min，每周坚持 3 ~ 5 次。一般来说运动强度在中等或中上的程度（最大心率的 60% ~ 80%），持续时间 30 min 至 1 h。但要遵循循序渐进和因人而异的原则。体质差、运动水平低的人，开始锻炼的时候，可以采用低强度（最大心率的50%左右）、短时间（10 min）的运动。进行有氧运动对人体健康的好处有如下几点。①对心血管系统的影响包括：运动性心脏增大、运动性心动徐缓、心血管功能改善。②对物质代谢的影响包括：运动对糖、脂肪、血浆脂蛋白和蛋白质都有良好的正向调节作用。③对机体免疫力的影响包括提高免疫功能、增强抗癌能力。④可通过调节神经内分泌代谢来降低体脂含量。⑤增强全身耐力。常见的有氧运动项目有慢跑、快走、滑冰、游泳、太极拳、健身操、跳绳、球类、自行车等。

经常进行有氧运动锻炼，人的心脏会更健康，每搏输出量更大，保证身体的供氧需要更少的脉搏数。一个有氧运动素质好的人可以参加较长时间的高强度的有氧运动，久而久之，他的运动恢复时间也会更短暂。

（王　梅）

第三节　运动与健康生活方式

科学的体育锻炼是一种与人的生命质量关系密切，与现代人生理、心理、社会健康相关的积极生活方式。国内外大量学者通过对目前生活方式中影响健康的因素进行研究后认为，体育运动是改善和保持身心健康的有力方法和手段。形成良好的身心健康的生活方式，最有效的途径就是进行有规律的运动，运动是健康的生活方式不可缺少的一个部分。科学有效的运动能够促进人们健康的生活。

无论是在日常生活交往中，还是在影视剧的演绎里，我们都听到这样的话语，“别愁眉苦脸的啦，咱们去跑步机上出出汗，你的心情就会好些的”“工作压力好大啊，咱们去打场球，好好放松放松”。这些描述绝不是没有依据的，运动减压是十分有效且无副作用的“良药”。面对这个节奏越来越快的现实世界，我们每个人都有自己的心结，要处理自己的心事、减轻焦虑和压力，都可以通过运动来解决。

科学研究发现，大脑在运动后会产生名为内啡肽的物质，内啡肽是使人产生愉悦感的激素，而运动可以刺激它的分泌。当运动达到一定量时，内啡肽的分泌增多，在内腓肽的激发下，人的身心处于轻松愉悦的状态中。内啡肽因此也被称为“快乐激素”，它能让人感到欢愉和满足，可以帮助人排遣压力和不快。心理学家认为，运动可使人减轻因精神压力过大带来的心理负担，实现减弱或消除心理压力的目的。并且当我们遇到心理压力，长时间冥思苦想、穷思竭虑时会引起生理上的不适和心理上的疲劳，而运动能使不良刺激得到变换，可使紧张、焦虑、不安的情绪状态得到改善，心理承受能力得到提高，适应能力得到增强。

一、青少年体育锻炼的方法

青少年运动对于促进其身心健康意义重大。除采用较大强度和大运动量的锻炼外，选择中小强度的负荷和坚持经常性的小负荷量累加的锻炼，对促进青少年的生长发育及身体素质的全面提高也是不可缺少的。青少年锻炼时，学习和巩固运动技能对培养终生体育观，养成健康生活方式也非常重要。另外，要明确大强度的负荷对一些存在某些健康缺陷和疾病的青少年不宜采用，以免发生运动伤害事故。合理选择健身方法尤为重要，不同的健身方法对青少年的身心健康的影响各不相同，主要包括以下内容。

1. 打球防近视

打乒乓球、羽毛球、排球和篮球，除了能增加肺活量、促进健康外，还能预防眼睛近视。因为造成近视的重要原因是眼睛疲劳，打球时，双眼必须紧紧盯着穿梭往来、忽远忽近、旋转多变的快速来球。使眼球不断运动，眼睛周围的肌肉快速收缩舒张，眼周围肌肉调节能力增强，眼周血液循环增强，视神经功能提高，眼睛疲劳消除或减轻，起到预防近视的作用。

2. 弹跳运动健脑益智

运动健脑是因为运动能促进脑中多种神经物质的活力，使大脑的思维与反应更为活跃、敏捷。同时，运动可提高心脏功能，加快血液循环，使更多的氧气与营养物质供应大脑。适合青少年的有氧健身运动有很多，包括跳绳、踢毽子、跳皮筋、舞蹈、轮滑、球类等。

3. 跑步有助于生长发育

日本曾对长跑的青少年进行生理观察，发现经过一年长跑训练者，身体发育正常，身高、体重的增长略高于一般青少年。从与长跑关系最密切的心脏功能看，青少年心脏各项指标的绝对值比成年人低，但若按同样体重匹配，心脏输出量并不比成年人低，可见青少年心脏有承受一定负荷的能力。这说明长跑不但无碍健康，而且有助于生长发育。

4. 早晨锻炼宜舒缓，激发一天活力；下午锻炼宜激情，活力四射

清晨的锻炼，可使儿童青少年从睡眠抑制状态过渡到清醒状态。可先安排一些柔韧性锻炼，使身体各部位充分伸展活动开，如颈部练习、肩部练习、腰部练习、压腿、踢腿等。活动开之后，可以做一些综合性运动，如跑步、爬楼梯等。经过一天的紧张学习，下午的锻炼可安排得剧烈和丰富一些。可根据学生的兴趣爱好做些捉迷藏、跳绳游戏，也可安排足球、排球、篮球、乒乓球等运动，有条件的还可安排游泳、滑冰等项目。但无论何时的运动都要掌握科学的强度和运动量，不能过于剧烈，以免过度疲劳，影响晚上的学习和休息。

总之，青少年的锻炼应该是多样化的，要符合身体生长的规律，力量、速度、耐力、柔韧性、灵敏性、协调性等身体素质要全面发展。当然，以上建议只是从身体健康、均衡发展方面考虑，如果希望在某个运动项目上有所突破，如参加各种类型比赛的学生，则需要更科学更刻苦且有计划的运动训练。

二、中年人体育锻炼的方法

中年人很需要锻炼，但选择锻炼项目很重要。下面介绍几种适合中年人锻炼的方法（仅供参考）。

1. 着重增强心肺功能的锻炼项目

如健身跑、游泳、骑自行车等。这类锻炼可增强中年人的心肺功能，是中年人保持心脏健康、延迟衰老的好方式。

2. 主要增强肌肉力量的锻炼项目

如俯卧撑、仰卧起坐、原地向上跳等，有助肌肉力量的增强。

3. 娱乐性较强的锻炼项目

如保龄球、旅游、钓鱼、划船、跳舞等运动，就是娱乐性强而又适合中年人体力状况的娱乐性体育活动。

4. 缓慢放松性的锻炼项目

中年人工作压力较大，要求精神高度集中，因此选择一些放松性的有缓解精神及肌肉紧张的锻炼项目是合适的，如太极拳、散步等。

5. 有针对性的医疗保健体操

如"关节活力操""脊柱活力操""降压舒心操"等，这类练习多为防治某一类疾病而编制的。

总之，中年人在锻炼时间上可视情况合理安排。如早晨锻炼 30 min，先慢跑 10 min，做 5 ~ 10 min 拳操或肌肉力量练习，再步行或慢跑 5 ~ 10 min。上下班可有意识步行 1 ~ 2 站路再乘车。晚饭后散步 15 min。每周可进行一次活动量较大的锻炼。活动量要科学适当，可用心率掌握，一般 40 ~ 49 岁的人活动时心率标准为 115 ~ 120 次 / 分钟，50 ~ 59 岁的人约为 110 次 / 分钟比较合适。中年人各器官对运动负荷的适应能力不及年轻人，锻炼要适量，要慢慢加大活动量，切忌操之过急。锻炼时注意身体反应及自我感觉，量力而行。

三、老年人的运动原则与方法

老年人基本的生理特点是衰退，这一生理特点决定了老年人的运动性质、运动方法和运动禁忌。他们既不能和年轻人一样极速奔跑，也不能和冒险爱好者一样寻求刺激，而是应该选择适合自身年龄、体质的体育运动。不合理的运动方式也可导致运动伤害。所以，老年人参加体育运动，除选择中小负荷的项目以外，还应量力而行，持之以恒，同时还要遵循世界卫生组织发布的有关老年人运动的五项指导原则，树立正确的运动观念。

1．重视有助于心血管健康的运动

促进心血管健康的运动包括如游泳、慢跑、散步、骑车等。当今，心血管疾病已成为威胁全世界老年人的“第一杀手”，老年人有意识地通过锻炼增强心血管功能就显得格外重要。有条件的老年人每周都应进行 3 ～ 5 次、每次 30 ～ 60 min 的不同类型的运动，强度从温和至稍稍剧烈，即达到最大心率 40% ～ 85%，保证心血管确实得到有效锻炼。

2．重视适度的力量训练

老年人进行适度的力量训练，对减缓骨质流失、防止肌肉萎缩、维持各器官的正常功能均能起到积极作用。老年人应选择轻量、安全的重量训练，如举小沙袋、握小哑铃、拉轻型弹力带等，而且每次不宜时间过长，以免受伤。

3．注意维持体能运动的平衡

体能运动的平衡包括肌肉伸展、重量训练、弹性训练及增强心血管功能的运动等多方面的运动。要视个人状况进行搭配，其中最重要的考虑因素是年龄和体能状况。

4．高龄老人和体质衰弱者也应参加运动

传统的观念认为，高龄老人（一般指 80 岁以上）和体质衰弱者参加运动弊多利少。但新的健身观点却提倡，高龄老人和体质衰弱者同样应尽可能多地参与锻炼，因为对他们来说，久坐（或久卧）不动即意味着加速老化。当然，他们应尽量选择强度较小的运动，如以慢走替代跑步、以游泳替代健身操等。

5．关注与锻炼相关的心理因素

由于体质较弱、体能较差、意志力减弱或伤痛困扰，不少老年人在锻炼时往往会产生一些负面情绪，如急躁、怕吃苦、怕丢人、因达不到预定目标而沮丧等，由此而使锻炼不能达到预定的健身效果，或半途而废。因此，在帮助老年人科学健身和进行健身指导时，还须同时关注他们可能出现的负面情绪。

随着年龄的增长，老年人表现出肌肉力量减弱、柔韧性下降、反应迟钝等一系列状态，会导致平衡能力明显下降。在日常生活中，经常会发生老年人不慎跌倒的情况，加之不少老年人都患有骨质疏松症，他们跌倒后骨折的概率很大。这些与缺乏平衡性和灵敏性的锻炼相关。因此，老年人应该多注重平衡性和灵敏性的锻炼。主要的方式有以下几种（仅供参考）。

- 闭目单脚站立：双手叉腰、闭眼，单脚站立，另一腿屈膝，脚离开地面，使小腿贴靠在站立腿的膝部。站立时间能超过 1 min 最好，注意练习时须靠近扶持物，防止摔倒。
- 走平衡木或梅花桩：在全民健身路径的平衡木或梅花桩上行走，保持平稳。
- 顶物走：地面上画直线，头顶一本书或一个枕头站在起点，沿直线走，同时头上的东西不能掉下来。在练习达到一定程度时，可以将直线改为圈线。
- 倒走：地面上画直线，沿直线倒着走。
- 单腿抱膝式瑜伽：双脚并拢直立，重心转移到右腿，呼气。慢慢抬起左膝，双手环抱左膝并拉近身体，收紧腹肌，尽量将腰背部伸展开，不要含胸。如果可能，尽量将站立腿伸直，保持这个姿势尽量长的时间，呼气，将手脚放回原位，换做另一侧。

四、女性体育锻炼的方法

女性运动锻炼的方法比较多样，主要介绍以下 6 种锻炼方法。

1. 大众健身操

运动活动范围涉及全身每个关节，在一节 50 min 左右的课程中，健身者在音乐、灯光、教练的口令、参与伙伴的鼓励与带动下进行有节奏的、循序渐进的有氧运动。健身操可燃烧大量的脂肪，提高参与者的心肺功能，不失为减肥、保持体能、体形的首选。心血管疾病、高血压、糖尿病患者不宜选择大强度的健身操。

2. 有氧舞蹈

有氧舞蹈一方面能消耗较多热量，另一方面能把许多舞蹈动作健美操化，它有许多风格，根据动作、音乐的不同特点分为aerobicdance、hip-hop、funk、salsa等有氧舞蹈。它们适合有舞蹈基础，以提高气质、保持优雅形体为目的的健身人群。

3. 搏击健美操

这个项目是结合音乐、舞蹈、拳击、搏击等特点而形成的健美操。搏击健美操与拳击不同的是前者的目标是健身，后者目标是打赢比赛，更易受伤，不适合大众。搏击健美操是对搏击或健美操的补充。它可以提高自信心，增强肌肉的协调性和必要的技巧与柔韧性。由于它不是一项竞技运动，大多数女性都能参加。

4. 动感单车

它是目前欧美最流行的有氧健身项目之一，有人把这项运动称为“自行车上的舞蹈”，通过运动使车轮不停地旋转。还可自行调节运动负荷，运动量可大可小、易学、易练又动感十足，从而达到减少腰腹部的赘肉、健美下肢和提高心肺功能的效果。它不适合有关节病痛者，体能差的人群。

5. 健身球

健身球最早在瑞士只作为康复医疗的设备。之后健身球又被传到澳大利亚、欧洲、美国等国家用于腰背疾病、神经紊乱治疗，膝盖和肩部康复医疗，纠正体态，提高平衡能力。由于健身球在提高某些肌肉（腰背、骨盆）方面的作用，这项运动也被广泛推广。健身球现在不再仅作为一种理疗方式，它也成为新兴的健身运动。它适合所有需要康复治疗的人，其健身效果良好，特别是对于脊柱和骨盆的锻炼。它还有很好的损伤恢复和复健功能（对腰背疾病疗效显著）。锻炼时使用比较安全，运动者不容易出现损伤，还可以提高人（包括病人、受伤者）的柔韧性、力量、平衡性、体态和心肺功能。它不适合体重过大，以减重为目的的人群。

6. 瑜珈

瑜伽一词的原意是“融合”“和谐”。瑜伽并不是一种致力于追求身体上的高难度姿势和体位的竞技比赛，真正的瑜伽就是一种修身养性的生活方式。在中国的很多都市里，瑜伽就像一种时尚符号，练瑜伽在很多人心目中已经成为走向健康的代名词。

五、久坐人群的运动原则

久坐是违背身体运行原则的，所以久坐的很多人会出现不良体态和各种身体不适。长期久坐产生的不良体态包括驼背圆肩、探颈、骨盆前倾、X 形腿、足弓塌陷，久坐还会导致我们身体功能的缺失。因而，定时起身活动至关重要。

久坐者做运动有一个原则，处于休息状态时，身体哪个部位最松弛，就朝反方面做运动。这才不会使紧绷部位长期紧绷而引发骨骼病变。如果你总把头歪向左边看电视（脖子左边肌肉松弛，右边肌肉紧张），就适合多往右边转转头；长期低头（脖子松弛，后脑勺紧张）者就该多往后仰头。

（王　梅）

第四节　运动相关的热点问题

1. 挺拔身姿的方法

现代人久坐少动，运动锻炼可以很好地加强优美体态和修长的身姿，主要包括以下几种方式。

- 举翅百拍式。先平卧，然后深呼吸，配合双腿交叉上抬，大小腿呈 90° 弯曲，头与肩也同时尽量往上抬。两手平抬放在腿的两侧，配合呼吸连续拍打 100 次为 1 组，每次做 3 ～ 5 组为宜。此法属于动态动作，以拉紧腹部肌肉为主，配合拉伸腰颈部肌肉。

- 船式训练。先平卧，然后深呼吸，配合双腿并拢伸直上抬，与地面呈 45°，头部与身体同时上抬，双眼平视，两手平伸放在膝盖两侧，配合呼吸坚持 5 ～ 8 s 再放下，连做 3 ～ 5 次。此法属于静态动作，以拉紧腹部肌肉为主，配合拉伸腰颈部肌肉。

● 俯躺抬头式。身体俯卧在地上，双手反过来交叉放在后腰上，配合呼吸。头部与肩颈部尽量往后仰，抬到最高点再坚持 2 个呼吸，然后再放下，重复做 5 ～ 10 次。

● 侧身伸展式。一手撑地，另一只手向上平伸，双腿交叉并拢，腰部尽量拉直，身体与手臂呈三角形侧立，眼睛上视，看着上面的手尖，配合呼吸。每次坚持 10 s 至 1 min 再放下，可两手交替重复做。此法主要训练侧腰肌，可根据个人体力重复数次。

● 飞鸟展翅式。双脚并拢站在地板上，身体前倾下压，弯腰翘臀，腰部与腿垂直，腰要尽量往下沉，目视正前方，头肩尽量往后仰。双手臂先并拢与地面垂直，然后向两侧分开平抬至与肩平，配合呼吸，坚持该动作 5 ～ 8 s 再放下。10 次为一组，每次做 3 ～ 5 组为宜。该组动作是训练肩、颈、腰、手臂和腿的综合动作，可同时改善腿部的柔韧度。

● 髋关节伸展式。四肢着地跪在地板上，腿呈 90° 垂直弯曲，手臂伸直，双掌着地，腰部下沉，髋关节尽量伸展开。一条腿伸直上抬至最高处，头与肩配合着尽量往后仰，坚持几秒钟后再放下。换腿再做，重复做 10 ～ 15 次为宜。

2. 运动缓解腰酸背痛的方法

腰酸背疼等问题，大多由缺乏运动引起，那么，运动也是最好的“解铃人”。下面推荐 6 种运动，帮助缓解酸痛症状。

● 瑜伽。英国研究人员发表在《内科医学年鉴》上的研究显示，背部疼痛的患者每周参加 1 次瑜伽练习，持续 3 个月后，他们的身体功能得到了明显改进，其效果甚至优于药物治疗或理疗。

● 伸展。伸展锻炼缓解背部疼痛的效果与瑜伽相当。通过上下左右拉伸四肢，人体的重要肌肉群都可以得到锻炼，特别是躯干和腿部。每次锻炼 40 ～ 50 min，动作多样化一些，效果会更好。

● 力量训练。美国健身教练凯西·凯尔勒发现，适当进行肌肉力量训练，有助于预防和减轻后背疼痛。主要锻炼动作有椅式悬垂、上斜式俯卧撑、深蹲和俯身划船等。

● 游泳。2013 年的一项研究显示，长期久坐的成年人如果每周接受5次“水疗”，2个月后，背部疼痛会明显减轻，这对孕妇的背部不适也有效。

- 太极。这种动作舒缓的中国武术，对缓解背部疼痛效果神奇。美国风湿病学会的研究表明，每周练习2次，每次40 min的太极拳，持续10周，患者的疼痛强度下降13%左右。

- 普拉提。曾发表在《欧洲理疗康复医学杂志》上的一项研究显示，每周练习5 h的普拉提，坚持6周，疼痛就会明显减轻；持续6个月，不仅疼痛基本消失，患者的情绪也更稳定，生活质量更高。

3. 抗阻练习的概念

骨骼的主要作用是支撑我们的身体，保护内脏并保证人体可以自由活动。骨骼虽然摸起来很硬，好像没有生命力，但实际上从约0.5 m长的婴儿长大到1.5 m以上的成年人，我们的骨骼在不知不觉之中也随着其他组织器官一起生长变化着。就像肌肉会因为锻炼变得越来越粗壮、越来越有力一样，人的骨骼如果加以适当的锻炼，也能变得更加坚固，能承担更大的外在负担，并且在一些跌倒和挫伤后也不会发生骨折。

那么，什么样的运动能促进骨骼健康呢？研究发现，骨骼对负重运动或者对抗阻力有良好的反应。简单地说，就是那些须骨骼承担力量的运动才能促进骨骼生长发育。这些负重运动包括跳舞、跑步、跳绳、爬楼梯、打篮球、踢足球、打网球、打羽毛球、快步行走等。另外有一些力量耐力训练，例如举杠铃、做俯卧撑、引体向上等，也是对骨骼有益的。相对于负重运动，那些在运动过程中不须对抗自身重量的运动方式是非负重运动，例如游泳、平地上骑自行车等，身体重量被水和自行车承载；还有一些肌肉的被动拉伸为主的锻炼，如伸展肢体、瑜伽等。这些非负重运动对于骨骼的成长来说作用不大。

4. 高强度间歇训练（HIIT）的概念

高强度间歇训练（HIIT），是一种让你在短时间内进行全力、快速、爆发式锻炼的一种训练技术。这种技术让你在短期内心率提高，并且“燃烧”更多热量。高强度锻炼使得身体对氧气的需求增加，并且制造缺氧状态，导致你的身体在恢复期间需要更多氧气。这种锻炼导致运动后过量耗氧。这也就是为什么相对于普通有氧训练和稳定状态锻炼，高强度锻炼将会“燃烧”更多脂肪和卡路里。这种特殊的训练方法问世以来风靡欧美大陆，短时间高质量的脂肪和卡路里“燃烧”非常适合现代人的生活方式。

通常进行 HIIT 20 min 的训练比在跑步机上连续跑 1 h 还要有效，重点是前者达到了更优秀的效果，并且节省了 40 min。这种训练方式会让你在 20 min 之内耗尽 100% 的体力。具体方法是 1 min 不间断高强度运动，20 s 休息，至少重复 6 个循环。

5. 核心力量锻炼的方法

所谓“核心”是人体的中间环节，指肩关节以下、髋关节以上包括骨盆在内的区域，是由腰、骨盆、髋关节形成的一个整体，包含 29 块肌肉。核心肌肉群担负着稳定重心、传导力量等作用，是整体发力的主要环节，对上下肢的活动、用力起着承上启下的枢纽作用。强有力的核心肌肉群，对运动中的身体姿势、运动技能和专项技术动作起着稳定和支持作用。主要的核心力量锻炼的方法有以下几种（仅供参考）。

- 平衡垫站立。单足站立于平衡垫或软垫上，保持身体稳定。进一步还可以将眼睛闭上，这样对于本体感受神经的刺激会更为强烈，会给核心稳定带来更多的挑战。

- 单腿蹲。单腿站立，屈髋向下蹲，膝盖不要超过脚尖，保证支撑脚全脚掌着地。再增加难度，可以站在平衡垫或软垫上完成下蹲动作。

- 健身球俯卧撑。两手打开放在健身球上，手在肩的下方。初学者可以采用手肘放在球上的方式降低难度，或者可以两脚分开宽一些。向下落的时候，不要让胸部碰到球。上升的时候，肘关节不必伸直，身体从头到脚保持一条直线，腹部收紧，不要塌腰。

- 平衡垫平衡式。坐在平衡垫或软垫上，以尾骨支撑保持平衡。双手撑在身体后侧，腰腹肌肉收紧，慢慢抬起一条腿，再抬起另外一条腿，两手离开地面。腰背要伸直，保持平衡。

• 双腿置于平衡球上的支撑练习。将两腿并拢置于平衡球上，两手撑地，手臂与身体成90°；脊柱保持正常位置，与地面平行；控制身体不改变任何夹角；保持均匀的呼吸，不要憋气。进一步加强动作难度，可以采用单手支撑。

• 平衡垫俯卧撑。将平衡垫放在地上与肩同宽的位置，两手放在平衡垫中心，进行俯卧撑的动作；身体从头到脚保持一条直线，下落至肘关节呈90°，上升时注意肘关节不要超伸。

• 健身球俯卧撑。两手打开放在健身球上，手在肩的下方。注意让球上的横纹与手的方向相反，这样可以增大摩擦力，减少手滑脱的危险。对于初学者可以采用手肘放在球上的方式降低难度，肘关节不要超伸，保持身体从头到脚是一条直线。腹部收紧，不要塌腰。

6. 公共场所体育器械健身的方法

目前，很多公共体育场所配备了公共健身器材，针对现在较为常见的体育健身器材的使用方法和特点以及注意事项进行简要介绍。

• 跷跷板。一人先坐在跷跷板的一端，两腿放在两边，两脚放在地面上支撑起跷跷板。待另一人坐上跷跷板后，可上下开始运动。其功能在于锻炼全身综合功能及平衡感觉。须注意的是两手应紧握扶手，振荡频率不应过快过大，否则易造成骨质疏松者椎体压缩骨折或尾骨骨折。

• 漫步机。双手握紧把手，两脚分开，在2个踏板上站稳，然后自然交替前后摆动，恰似平地漫步。其功能在于增强人体下肢肌肉力量，提高有氧运动能力。须注意的是不宜太快，心脑血管疾病患者和有平衡功能障碍的人遵医嘱练习。

• 蹬力器。先坐上座椅，手扶两把手，脚蹬底管，以自身为重量，反复多次蹬腿训练5～8 min。评分标准为连续蹬腿50次为优，40次为良，30次为中，20次为差。其功能在于增强腿部肌肉力量及下肢的运动能力。该器械禁止儿童使用。

• 旋转健腰器。双手先握紧扶手，再踩在圆盘上左右扭动腰部。其功能在于活动腰部关节，放松腰背肌肉，适合除儿童外各年龄人群，尤其适用于腰部活动障碍、腰肌劳损等疾病及周身疲乏等症状。

须注意的是扭转时腰部要有所控制，幅度不宜过大。切记手始终不要离开手柄，要保持扭腰的转角在 45° 以下，扭转速度要缓慢和均匀，才能达到健身的效果。有腰椎间盘突出症等疾病的人群须征询医生的建议。

7. 交替走的注意事项

最好的步行锻炼是交替走。所谓交替走，就是采用正常走路的步伐，快走、慢走、朝前走、倒退走，交替进行。快走能让肌肉和韧带更好地收缩和舒张，改善血液循环，给神经提供更多的营养，让神经反应更迅速。但是一味快走也会造成腿脚各部位的劳损，因此，快走一定时间后，就要慢走来调节，舒缓后再换成快走，以此类推。倒退走也是很有好处的，它是一种逆受损机制，在一些如膝关节受损的康复训练中经常用到。能让平时运用比较少的部位的肌肉、韧带等得到锻炼。同样，长时间倒退走也不好，须交替正常行走来舒缓。

在交替走中，各种走法的持续时间以 3 ～ 5 min 为宜，最好是 5 min。快走没有速度的要求，只要比自己正常步速快即可。总时间长度推荐为 30 ～ 40 min，最多不要超过 1 h，时间过长反而会加重劳损。如果有人觉得自己体力好，不足 1 h 的锻炼量太小，可以早晚各一次，但每次不要超过 1 h，一天最好也不要超过 3 次。

当下流行的健康大步走并不适合所有人，尤其是老年人。大步走的时候，膝盖到大腿根与地面垂直线的距离，比正常步幅要长得多，也就意味着膝盖、软骨韧带、肌肉等承受的压力和磨损也比正常情况下多很多。这势必会加重腿部和关节的负担，但是，老年人很难承受它给腿部和膝关节带来的磨损。而这些损伤是不可逆的，一旦严重受损，走路都将成为问题。因而，一定要坚持因人而异、适可而止的科学锻炼原则。

8. 运动减肥的注意事项

运动减肥是最科学、最绿色的减肥方法，减肥时肥胖者通过一定的有氧运动式抗阻运动，消耗身体多余脂肪，促进新陈代谢，达到运动减肥的目的，同时一定要避免内源氧缺乏。运动可以消耗掉脂肪，但是如何在消耗掉脂肪同时不要摄入过多脂肪，让饮食均衡配合运动呢？建议可以合理安排三餐、饭后站立 30 min、睡前 5 h 禁食。下面是运动减肥的注意事项，遵循它，即可让你的减肥效果事半功倍。

• 运动前补充一些蛋白质。蛋白质能瞬间提高身体的活力。如果在锻炼前的 90 min 吃一份含优质蛋白质的点心，如鸡蛋、芝麻、核桃仁等。那么，同样的举重练习，你的负荷能力会有所提高，身体所燃烧的卡路里自然比往常多。不过进食离运动时间不宜太近。

• 运动要多样性。每次去健身中心都做一样的练习、同样的运动量，所燃烧的脂肪会一次比一次少，因为人体对运动有节省化的调节机制。这就是为什么每次减肥都是前期效果比较好的原因之一。如果今天选择慢跑，明天就试试有氧操或游泳。最重要的是定期变换，给身体不同的刺激，消耗的热量也会直线上升。

• 保持训练间隔。有的研究表明人要连续运动 20 min 以上，脂肪才会开始燃烧，也有的研究表示需要更长时间。因此要想减少脂肪要把运动时间尽可能拉长。试试间隔训练，把运动计划分几段完成，休息后再运动。例如在健身车上以 7 km/h 的速度练习 2 min，然后以 5 km/h 的速度练习 2 min，再回到 7 km/h，如此练习 45 min。

• 健康合理饮食。营养搭配合理，减少高糖、高脂肪的高能量食品的摄入比例。

• 集中注意力。意念是很神奇的，特别是在运动的时候。在进行运动时，应集中注意力。如果锻炼到身体的某部分肌肉，那么全身的注意力和感觉也应该重点放在那个部位，锻炼效果会更好。

• 有意识地多运动一下上臂。这样做能让你在消耗相同体力的情况下，完成全身运动，上下半身同时发热，产生 1+1 ＞ 2 的效果。正确的摆臂动作为手肘大约弯曲 90°，手臂摆动的幅度从臀后 15 ～ 20 cm，向前到胸部的高度即可。

• 用鼻子呼吸。运动时，通过鼻子来吸气和呼气，而不是嘴巴，能稳定心律。要知道，当心跳到达一定的速率，就会感到喘不上气，产生放弃的念头。相对地，控制心率能提高身体耐力，有效延长

15 ～ 20 min 的运动时间，燃烧更多卡路里。刚开始时可能会觉得不适应，别泄气，练习 6 ～ 8 次之后就会慢慢习惯的。

● 在沙滩上做运动。运动场地的地面越柔软，可能消耗的热量就越多。如在沙滩、草地上快走或慢跑，会比在硬地上做同样运动更有效。最柔软的是水，水中运动由于水的浮力，感觉轻松，但水也增大阻力，所消耗的热量却不少。在自己的浴缸里尝试踏步，你就会明白。

● 运动后注意事项。运动后 30 min 内不能进食。因为此时胃肠血管处于收缩状态，吃东西会影响消化。运动后不要一次性大量饮水，因为水分经肠胃吸收进入血液后，会增加血液循环量，造成心脏负担。另外饮用水的温度应该控制在 8 ～ 14℃，每小时摄入不超过 800 ml。

9. 常见慢性病人群运动健身时主要的注意事项

体育科学研究和实践证明，慢性病患者参加适宜的体育锻炼，对促进疾病的痊愈、加速病后身体功能的恢复、延续衰老、改善心理和生理状况都有积极和良好的作用。但是，慢性病患者由于其身体的病理变化，对完成全力负荷的能力和反应都很差，如锻炼不当也会造成身体上的伤害，因此，必须对他们加强组织和指导工作。慢性病患者参加体育锻炼应掌握下列原则。

● 在参加体育锻炼以前，必须进行体格检查，以了解身体发育和健康情况，尤其是心血管系统和呼吸系统功能状况和损伤的组织器官的情况。

● 在制订体育锻炼计划时，必须根据患者的情况、体格检查结果、锻炼基础等情况区别对待，因人而异地适当安排运动量。

● 必须遵守循序渐进的原则，体育锻炼的运动量要由小到大，动作由易到难，使身体逐渐适应。并在不断适应的过程中提高功能，促进疾病痊愈。如果突然就做大运动量的活动，容易损害患者的功能，加重病情。

● 坚持锻炼，持之以恒，才能使疗效逐渐积累。

● 锻炼过程中必须加强医务监督，密切观察患者的反应，特别要注意疾病征象的变化。发现不良反应要及时调整运动量和锻炼方法。还须进行定期检查，以了解和评定运动治疗效果。

10. 衡量运动强度

运动强度，指身体练习对人体生理刺激的程度，是构成运动量的因素之一。常用生理指标表示其量值。如以心率衡量运动量的大小，一般认为，心率 120 次 / 分以下的运动量为小，120 ～ 150 次 / 分的运动量为中等，150 ～ 180 次 / 分或超过 180 次 / 分的运动量为大。

衡量运动量是否适宜有多种方法，不过相比而言，用心率计算是比较简单而实用的方法。那么具体如何用心率计算适宜的运动量呢？一般可在运动结束后立即数每分钟的脉搏（也可以数 15 s 的脉搏，然后乘以 4 便得出每分钟心率）。运动中的心率保持在（220 – 年龄）×（60% ～ 85%）的范围之内，即可认为运动强度比较合适。如一个 60 岁的人，他的运动后心率范围为（220 – 60）×（60% ～ 85%）= 96 ～ 136 次 / 分比较适宜。也有人主张用更为简单的方法，直接用（170 – 年龄）作为运动中适宜的平均心率，用这种方法可得出，一个 60 岁的人运动时平均心率应在 110 左右。

一般来说，超强运动无益于身体健康。生理学家曾进行了 2 项研究，一项研究是比较低强度和高强度运动对人体心血管系统的影响；另一项是测定连续运动和间断运动时，血压与心率变化情况。结果表明，低强度和间断运动，也能对健康产生良好影响。

11. 保证正确运动的细节

防止运动过度的办法较为简单，就是要注意运动量。对于所有运动，一般持续时间最好不要超过 1 h。在健身房里锻炼的时候可以通过心率表控制自己的运动量；自行锻炼的朋友如果感到呼吸急促、大量出汗、头晕，就表示快要达到运动的最大强度了，此时应该放慢速度，或是稍微休息一下。保证正确运动要注意以下几个方面的细节（仅供参考）。

- 穿合适且状况良好的鞋子。尤其是一些老年人在锻炼时，喜欢穿鞋底很薄的布鞋。布鞋没有减震效果，运动过猛时不能有效缓冲过度的动作，很容易损伤到脊椎和脑。最好换掉布鞋，挑选一双减震效果好的运动鞋。此外，即使是最好的运动鞋也应定期更换，理想的时间是 6 ～ 12 个月换一双鞋。

● 避免急速增加运动的次数与时间。运动过程中，注意慢慢增加运动的时间，让支撑膝盖的肌肉能更为强壮。同时运动的种类注意有所变化，尝试不同形态的有氧课程，使用划船机、骑脚踏车、举重、跳绳都可以，最好每天不做同样的运动。

● 要聪明地运动。在进行重复性的激烈运动时，应千万小心，一定要保持正确的姿势，在运动时最好能够向老师或教练求教，让他们告知如何调整动作。如习惯做蹲起练习的人，每次锻炼不要超过 5 组，每组不超过 12 次。在蹲、起衔接时，要放慢速度，不能过快过猛，否则容易瞬间血压急速降低，易导致两眼前发黑和头晕。

（柳鸣毅）

第五节　运动健身的常识与误区

1. 步行运动的释义

世界卫生组织将走路定为“世界上最好的运动”，是有其依据的。北京体育大学的专家提出：“如果按正确的姿势行走，走路时，人的股三头肌、股四头肌，以及腰、腹部肌肉等总共 13 块大的肌肉群都在动。从增强体质和免疫功能上来说，步行是一种最理想的运动方法。”

步行拥有许多优点，自然轻松、不用学习、不需任何器材、免费，而且随时随地都可进行。在户外轻松步行更为可取，但身处都市也不要就此丧气，运动式的步行注重的是充满活力的步伐和适度摆动的手臂。

● 步行能够慢慢改善身体线条，臀部、大腿、手臂肌肉和肩膀都在运动。心率加快，许多研究都表明步行能够降低心脏病发病率。步行时我们不会有意识地注意动作姿势，因而也不会感到不舒服。

• 步行能提高免疫系统功能，运动性的步行使心脏加速跳动，刺激血液循环，更好地为器官输送氧气和养分。这有益于免疫系统，在某种程度上抵御了疾病。一项在波士顿进行的科学研究显示，每周步行 3 ~ 5 h 的妇女在被诊断出患有乳腺癌后存活的概率比那些很少运动甚至根本不运动的妇女高出 50%。

步行是一项意义深远的运动，它能有效保持骨密度和优质骨骼。与跑步不同，步行是温和的，关节不会感到疼痛和不适。肌肉的压力促使骨骼生成和骨组织更新。步行还能增加身体柔韧度和平衡能力，这两项能力往往随年龄的增大而退化。

2. 健步走常见误区

健步走是廉价又简便的健康运动。健步走的时候不但心情能放松、心肺功能会提高，还能享受大自然。但若走路方式不当，不仅达不到强体健身的效果，反而会有损健康。以下是健步走常见的误区。

• 腰背不直。不少喜欢健步走的人一开始还能做到抬头挺胸，但时间一长，懒散下来又变成“弯腰驼背”。长期如此，肩颈难免酸痛不适，有腰椎疾患的人更不适合。健步走时，身体应尽量端正，颈椎、脊椎成一直线，眼睛不要往上看或者往下看，最好直视前方。已经出现颈部前伸的人，健步走时眼睛可稍微向下看。要注意肩膀放松，不要刻意保持一种固定的健步走姿势，以免颈肩部出现不适。

• 不收小腹。挺着小肚子走路，不仅姿势不好看，且走起来吃力，不容易达到瘦身效果。健步走的时候注意慢慢收紧小腹，再随着运动的频率慢慢舒展，一收一舒之间能很好地锻炼腹部肌肉。

• 肢体乱扭。有人健步走的时候喜欢晃动手臂，觉得可以增加运动量。实际上，如果手臂摆动幅度过大，但步伐又不能保持一致，反而会降低健步走的有效锻炼水平，会越走越累。速度越来越慢。正确的做法是手臂放松，让手腕自然前后摆动，不要比肩高。

• 负重行走。有些健步走者背着双肩包等物品，但如果背太重的东西，膝盖负荷过重，容易受伤，负重应以行走时不觉得吃力为宜。

• 疾走急停。很多人没做热身运动就出发，容易拉伤肌肉。因此健步走前适度拉伸，足部有些发热时，开始增加速度。想休息时也不要急刹车，停下来之前就应放缓速度。

● 好高骛远。入门者或很久没运动的人，往往忽略体力及身体状况，将目标设定得太高，反而造成负担。行走的速度要根据自身的体能状态，每天快走 30 ~ 40 min，走到“细汗微出”。年轻人心率一般不超过 130 次 / 分钟，60 岁以上的老年人不超过 120 次 / 分钟。强度以感觉呼吸、心跳有些加快，微微出汗为准。

● 戴着耳机。对平衡能力差的老年人来说，戴着耳机健步走会加大他们跌倒的风险。最好不要戴耳机，可以自己轻哼歌曲，缓解疲劳。如果一定要戴耳机，音量以能听清旁边人正常讲话的声音为宜。

3. 女性与力量练习

很多女性在进行减脂训练中，都对力量训练拒之千里，因为害怕自己身体会变得像男性一样粗壮起来，失去女性的柔美。其实力量训练对于女性而言，和对男性的效果是不同的，它会使女性变得更健美，而不会让她们变成肌肉女。那么女性力量训练是怎样的呢？远离跑步机等传统有氧训练器材，利用力量训练，突破传统的训练理论和训练方法，在保持或增加肌肉的同时，也能达到有效减脂的目的。最新的研究表明，足够强度的大量力量训练，能使训练者在训练结束后也保持较高的代谢水平。在训练结束后的 15 h 内，力量训练者平均会继续消耗 51 kcal 热量，而进行固定自行车练习的对照组则只能消耗 27 kcal。如果每个星期进行 4 次这样的力量训练，那么 1 年下来，就多消耗了 10000 kcal 热量。我们都知道，复合练习比孤立练习能刺激更多的肌肉，并且能消耗更多的热量；高次数练习加上短的组间休息，能消耗更多的热量。因此，女性练习力量有助于强身健体、美体塑形。

4. 家务劳动与体育活动

体育活动和家务劳动的形式不同，相对于肌肉，体育活动是主动的、全面的，家务劳动是单一的、重复的，且有时是无聊的。它们产生的结果也很不相同，运动对身体的影响是积极的，而劳动就不全是了，对身体有积极的一面，但也容易产生过劳情况。体育运动能够使身体分泌多巴胺，让人们有愉悦感和参与感，产生积极的心态，以形成锻炼促进健康的良性循环。而家务劳动却是一种体力劳动，是强制性的、被动的、局部性的，不可能全面锻炼身体。单纯的家务劳动和运动两者不能相互替代。轻松适宜的家务劳动是有益于健康的，但如果在做家务劳动时觉得精神和体力不堪重负，则不利于身体健康，须避免。

此外，错误的劳动姿势会危害身体健康。例如，大多数人扫地、拖地时要么弯腰，要么单手握扫帚。其实这些都是错误的姿势，且会使局部负担过重，长时间会感到腰酸背痛。在做整理书籍、拿汤碗、拿水壶、重复抽出书本等家务时，人们通常都是一只手去拿，以四指及大拇指抓取，长此以往对手指、手腕的健康非常不利。

5. 身体活动与体育锻炼

身体活动指由于骨骼肌收缩产生的身体能量消耗增加的活动。进行身体活动时，人体的反应包括心跳、呼吸加快，循环血量增加，代谢和产热加速等，这些反应是身体活动产生健康效益的生理基础。体育锻炼是指人们根据身体需要进行自我选择，运用各种体育手段，并结合自然力量和卫生措施，以发展身体、增进健康、增强体质、调节精神、丰富文化生活和支配余暇时间为目的的身体活动。前者是身体骨骼肌的自然运动，后者是带有计划性和目的性的活动，两者虽有区别，但在现代社会人类普遍动得少的情况下，都对身体健康起到积极作用。

6. 力量练习与减肥

运动减肥是最科学、最绿色的减肥方法，减肥时肥胖者通过一定的有氧体育运动，使其消耗身体多余脂肪，促进新陈代谢，达到运动减肥的目的；而力量训练是指通过多次数、多组数、有节奏的负重练习，达到改善肌肉群力量、耐力和形状的运动方式。力量训练主要是无氧运动，如负重深蹲、俯卧撑、杠铃划船等练习动作。力量练习可以增加肌肉力量和耐力，同时使瘦体重增加。而瘦体重大的人比同样体重，但脂肪含量高的人基础代谢水平高，单位时间消耗的热量也高，因此，对减脂有很好的效果。运动减肥应是有氧运动和力量练习结合进行。

7. 运动与戒烟

许多烟瘾者在心情不佳时，会不断地吸烟，原因在于烟会刺激人体分泌多巴胺，让人感到放松；另一方面，戒烟者常会感到郁闷，原因是多巴胺刺激减少，忧郁情绪难以排解，会使戒烟前功尽弃。运动早已被确认可以帮助改善情绪，若长期规律运动，可以帮助大脑抵抗忧郁与压力。运动可以增加多巴胺分泌，效果与吸烟相似，国外有多项研究发现，运动可以帮助戒烟。

人在运动时，脑垂体会分泌多巴胺。它会在中枢神经系统中发生作用，使人产生欣快感，觉得精力旺盛，进而抑制烟瘾。除此之外，身体的心肺功能和骨骼肌功能大幅度提高，血液供氧充分，血中氧分压升高，加速了吸烟造成的一氧化碳血红蛋白结合物的分解，减轻烟瘾的发作。美国一位流行病专家曾调查了 5000 名经常参加跑步的人，发现 85% 的人不吸烟。更有意思的是，吸烟者参加跑步后，约有 81% 的男性和 75% 的女性戒了烟。锻炼年限越长，放弃吸烟的人越多。我国台湾地区，在 1996—2008，共对 434190 名成年人的健康状况和生活习惯进行了 12 年追踪研究，发现每天运动 15 min 的有吸烟习惯的志愿者与那些几乎不运动的吸烟志愿者相比，戒烟成功的可能性会增加 55%。喜欢运动的吸烟者，戒烟后复吸的可能性与没有运动习惯的志愿者相比，可以减少 43%。同时由于烟草中尼古丁对食欲有影响，很多戒烟者戒烟后食欲变好，因此体重增长，而运动则有助于消耗能量，帮助戒烟者控制体重的过度增长。

吸烟可以使情绪一时放松，却无法长期改善心情，更会提高多种癌症发生率。而运动一样能够疏解紧张情绪，更可以对抗压力，还能降低各种疾病发生率。因此，通过运动改善生活方式，不但能增加戒烟成功率，更能促进人体健康，提升幸福感。

（王　梅　柳鸣毅）

第五章　不良生活方式与健康

第一节　吸　烟

烟草危害是当今世界最严重的公共卫生问题之一，是人类健康面临最大的、然而可以预防的危险因素。据世界卫生组织调查估算，目前全球约有 11 亿烟民，每年因吸烟而死亡者高达 600 万。我国是烟草生产和消费大国，吸烟人口超过 3.5 亿，每年因吸烟导致死亡的人数超过 120 万，吸烟成为威胁人民群众生命健康与社会发展的巨大危害。为控制烟草流行，世界卫生组织于 2003 年通过了《烟草控制框架公约》，我国是 180 个缔约国之一。本节会着重介绍烟草的危害和如何戒烟。

一、烟草烟雾中的有害物质

大量的科学研究已证实，在烟草的燃烧过程中，可以产生 7000 多种已知的化学物质，其中至少有 250 多种有害物质，69 种致癌物。烟草烟雾的主要有害物质如下。

1. 尼古丁

尼古丁又称烟碱，是一种高度成瘾性物质，是导致人们吸烟成瘾的主要成分，其成瘾性仅次于海洛因。尼古丁通过吸烟进入人体，90% 经肺吸收，仅 7.5 s 即可到达大脑，使吸烟者产生欣快 - 抑制 - 麻痹作用。但它在人体中停留几小时后即被排出，当吸烟者血液中尼古丁水平下降时，便会渴望再吸烟以使尼古丁恢复到原来水平，这就是烟草依赖，即烟瘾。尼古丁是一种剧毒物质，成年人致死量为 40 ～ 60 mg，每支烟约含尼古丁 1.5 mg。一支香烟所含的尼古丁可毒死一只小白鼠，20 支香烟中的尼古丁可毒死一头牛。

尼古丁会刺激神经和心血管系统，增加心率和升高血压，促进动脉硬化和血栓形成，从而引起高血压、冠心病、脑卒中等严重疾病，故尼古丁是中年重度吸烟者猝死的原因之一。

2. 烟焦油

烟焦油俗称“烟油子”，是烟草烟雾浓缩后形成的棕色黏稠液体。焦油中的主要成分有多环芳烃化合物、酚及芳香类化合物。多环芳烃类致癌物质可通过使碱基缺失或嵌入碱基，导致DNA密码变化或结构损害，从而改变细胞的遗传结构，使正常细胞变为癌细胞。烟焦油中的酚类及其衍生物则是一种促癌物质，本身虽不能改变细胞的遗传结构，但能刺激被激发癌变的细胞，导致肿瘤发展。第一阶段，正常细胞在致癌物质作用下成为潜在癌细胞；第二阶段，潜在癌细胞在促癌物质作用下发展成肿瘤。焦油还是吸烟者牙齿和手指发黄的原因。

3. 一氧化碳

一氧化碳是烟草不完全燃烧的产物，每支卷烟可产生一氧化碳12 ~ 30 ml。烟气中一氧化碳被吸入肺内，与血液中的血红蛋白迅速结合，形成碳氧血红蛋白（一氧化碳对血红蛋白的亲和力比氧对血红蛋白的亲和力大200 ~ 250倍）。冬季在门窗紧闭的情况下吸1支卷烟，可使本人及全家人血液中的碳氧血红蛋白分别升高7倍和6倍。碳氧血红蛋白削弱血红蛋白与氧的结合，使血液携氧能力降低，造成人体缺氧。它还可使血小板黏滞性增加，肾上腺素分泌加强，促进心肌缺氧，从而增加心绞痛发作的机会。碳氧血红蛋白还能导致动脉内膜水肿，妨碍血液运行，易造成胆固醇沉积、动脉粥样硬化，导致高血压等疾病。一氧化碳对慢性阻塞性肺疾病的发生和发展也有很大的促进作用。

一氧化碳与尼古丁有协同作用，危害吸烟者的心血管系统，与冠心病、心绞痛、心肌梗死、缺血性心脑血管疾病，及血栓闭塞性脉管炎都直接相关，造成十分惊人的死亡率升高。与不吸烟者相比，吸烟者患冠心病的风险要高5 ~ 10倍，猝死的风险高3 ~ 5倍，心肌梗死的风险高20倍，大动脉瘤的风险高5 ~ 7倍。

4. 多种有毒化合物

如苯并芘、甲醛、氢氰酸、丙烯醛等有毒物质，可严重损伤支气管黏膜，使支气管和肺部发生感染。苯并芘、甲醛是强致癌物。

5. 放射性物质

烟草种植中施用含铀的磷肥后，烟草中的铀可分解出钋^{210}、镭^{226}、铅^{210}、氡^{222}等放射性同位素，吸烟时可被吸入肺并沉积体内。这些物质产生的射线不仅对肺，也可对肝、肾造成损害，是重要的致癌物质。

6. 有害金属

烟草中含有镉、汞、铅、砷、镍等多种有害金属。镉是强致癌物，进入呼吸系统可引起哮喘、肺气肿；进入生殖系统，可杀死精子，引起男性不育；进入骨骼，可引起骨骼脱钙、变形、变脆，极易骨折。

7. 其他有害物质

其他有害物质包括丙酮（脱漆剂）、氨、有机磷、亚硝胺、萘等。

二、吸烟的危害

烟草中的有害物质，有的以其原型损害人体，有的则在体内外与其他物质发生化学反应，衍生出新的有害物质而损害人体。烟草烟雾可以直接致病（如致癌物），也可因其降低身体抵抗力而诱发或加重疾病。特别要指出的是，烟草对人体的危害是一个长期、慢性的过程，且往往作为多病因之一复合致病。

1. 肺癌及多种恶性肿瘤

烟草中已知的致癌物包括多环芳烃类、亚硝胺类、芳香胺类、醛类及放射性物质等。这些致癌物与人体DNA形成加合后，人体细胞中的关键基因会发生永久性突变并逐渐积累，引起正常生长控制机制失调，最终导致恶性肿瘤发生。肺癌是人类最常见的恶性肿瘤之一，已居全球男性癌症死亡之首。吸烟是发生肺癌的首要危险因素，全球已有150多项流行病学研究均证明吸烟可致肺癌。2004年《美国卫生总监报告》指出，90%以上的男性和80%的女性肺癌死亡与吸烟相关。

近年来我国人群肺癌发病率、死亡率均明显上升，男性肺癌死亡率由 1975 年的 9.28/10 万上升至 2014 年的 61.10/10 万，居各类癌症之首，与我国烟草流行有密切关系。

除肺癌外，吸烟还可引起口腔癌、鼻咽癌、喉癌、食管癌、胃癌、肝癌、胰腺癌、肾癌、膀胱癌、宫颈癌、结直肠癌、乳腺癌和急性白血病等。

2．呼吸系统疾病

烟雾中的烟焦油和其他有害物质长期刺激呼吸道，使吸烟者极易患慢性支气管炎、哮喘、肺气肿，最后导致慢性阻塞性肺疾病、肺心病。吸烟者中患慢性阻塞性肺疾病的概率比不吸烟者高 3 ~ 5 倍。吸烟量越大、吸烟时间越长、吸烟时烟草烟雾吸入气道越深、开始吸烟的年龄越早，患慢性阻塞性肺疾病的风险越高。吸烟还可增加肺结核患病率和死亡风险。

3．心血管疾病

烟草中的焦油、一氧化碳、尼古丁等多种有毒物质，可损害心肌和血管壁，引起胆固醇代谢紊乱、高密度脂蛋白缺少，导致高血压、高胆固醇血症、动脉粥样硬化症等疾病。吸烟可使人体血黏度增高，促进血液高凝状态，形成血栓，同时降低人体对心脏病先兆症状的感应能力，最终引发冠心病、心源性猝死。吸烟量越大，冠心病发病风险越高。研究指出，每天吸烟大于、等于和小于 20 支者，发生冠心病的危险性分别是不吸烟者的 7.25、2.67 和 1.43 倍。吸烟还可引起周围动脉发生粥样硬化，引发下肢血栓闭塞性脉管炎。

4．脑部疾病

吸烟可增加脑卒中和蛛网膜下隙出血的危险。吸烟者的吸烟量越大、吸烟年限愈长，脑卒中的发病风险愈高。我国吸烟者发生脑卒中的风险是不吸烟者的 2 ~ 3.5 倍，男性脑卒中患者中有 90% 以上是吸烟者。吸烟还会损伤脑细胞，损害记忆力，影响人的思维判断能力，甚至使吸烟者产生精神紊乱，诱发老年痴呆。有证据显示，吸烟者患痴呆的风险是不吸烟者的 2.4 倍。

5. 消化系统疾病

吸烟可引起消化性溃疡、胃炎和食管、结肠疾病，尤其会引起消化性溃疡复发。

6. 内分泌疾病

吸烟可以导致2型糖尿病，增加其并发症的发生风险。每日吸烟20支，可使糖尿病危险增加1倍。吸烟还可诱发甲状腺疾病。

7. 生殖系统疾病

烟草中的有毒物质会直接损伤睾丸、附睾等性腺器官，同时通过神经系统影响睾丸生成精子和分泌性激素，阻碍阴茎的血液循环，引起男性勃起功能障碍（阳痿）。吸烟者的吸烟量越大、吸烟年限越长，勃起功能发病的风险越高。烟草中的尼古丁等有害物质还会减少精子的数量，损伤精子的DNA，对精子的外形、活动力和穿透卵子的能力均有影响，造成男性不育症或胎儿畸形。尼古丁浓度越高，影响越大。

吸烟可使女性月经紊乱、痛经、雌激素低下、绝经期提前、骨质疏松。孕妇吸烟易引起流产、早产，严重影响胎儿健康，引起胎儿发育迟缓、先天畸形（如唇裂、腭裂、无脑儿等）。

8. 其他疾病

（1）口腔疾病：吸烟少者引起口腔异味、黄牙，多者可引起牙周炎、口腔白斑、白念珠菌感染等。

（2）眼科疾病：吸烟可引起白内障、中毒性视神经病变、视觉适应性减退、黄斑变性等。

（3）皮肤：吸烟可促进皮肤衰老，是面部灰暗、皱纹发生的重要原因。女性吸烟更易致容颜早衰。

（4）骨骼：吸烟可导致绝经后女性和老年男性骨密度降低，造成骨质疏松，增加骨折风险。

（5）结缔组织：烟可导致手术后伤口愈合不良，吸烟者手术前必须戒烟。

三、拒绝“二手烟”与“三手烟”——创建无烟环境

“二手烟草烟雾”也称“环境烟草烟雾”，是指吸烟者抽吸时吐出的烟雾以及从卷烟或其他烟草制品燃烧端散发的烟雾。这种由吸烟者制造的二手烟，对不吸烟者身体健康同样具有严重危害。过去，人们曾称这种危害为“被动吸烟”或“非自愿接触烟草烟雾”。如在通风不好的室内有人吸 2 支烟后，室内空气污染比室外高 20 倍。据调查，我国 9 亿多不吸烟的成年人中，有 5.6 亿人暴露于二手烟，加上 1.8 亿遭受二手烟暴露的儿童，全国共计有 7.4 亿不吸烟的人遭受二手烟的危害。不吸烟的人在家庭中二手烟暴露的比例最高，其次是公共场所，然后是工作场所。

1986 年，美国卫生官员首先提出二手烟危害健康。经过近 20 多年的努力，全世界科学家共同证实，由于“二手烟草烟雾”包含很多能够迅速刺激和伤害呼吸道黏膜的化合物，即便是短暂的接触，也会导致健康人上呼吸道损伤、增加血黏度、伤害血管内膜等。因此，“二手烟草烟雾”同样可引起恶性肿瘤（肺癌等）、慢性阻塞性肺疾病、心血管病、脑血管病等严重疾病，尤其可危害孕妇、婴儿和儿童的健康。有研究表明，与吸烟者共同生活的女性，患肺癌的概率比常人高出 6 倍。20% ~ 30% 的肺癌是由二手烟引起的。“二手烟草烟雾”已被美国环保署确定为人类 A 类致癌物质。美国国家职业安全和卫生研究所已有定论，“二手烟草烟雾”是职业致癌物。

三手烟是指吸烟后卷烟发散、滞留在墙壁、家具、衣服甚至头发和皮肤上的有害固体微粒。三手烟所含的有毒成分包括氢氰酸、丁烷、甲苯、砷、铅、一氧化碳、^{210}钋，以及 11 种高度致癌的化合物。例如尼古丁，表面黏附力很强，并会与空气中的亚硝酸产生化学反应，生成有很强致癌性的亚硝胺。这种新产生的危害以前没有被认识，直到 2009 年才被发现。 因此三手烟还被称为依附在墙壁、衣服、椅垫、地毯甚至吸烟者头发和皮肤上的隐形杀手。它们少则滞留数小时，多则滞留数十天甚至半年，对非吸烟人群尤其是儿童健康威胁最大。烟民曾经待过的地方，如居室、车内、沙发、地毯

等，都是暗藏三手烟的危险区。儿童每天爬来爬去，最易受三手烟危害。

为防止二手烟、三手烟对公众的危害，许多国家已制定控烟法律、法规，严禁在室内公共场所、工作场所和公共交通工具上吸烟。我国北京、上海等18个城市也已制定禁止在公共场所、工作场所和公共交通工具上吸烟的地方法规，正在积极推行中。

为维护自己和家人以及他人的健康权益，一切非吸烟者都应当行动起来，支持控烟法规，自觉拒绝二手烟和三手烟，规劝、支持吸烟的家人、亲朋及他人戒烟，远离烟草危害。

吸烟者更应自觉关爱家人、亲朋和他人健康，遵守控烟法规，不在公共场所、工作场所和交通工具上吸烟，也不要在家里和私家车内吸烟，并努力戒烟。

四、戒烟——贵在坚持

吸烟对健康、家庭、社会和环境有百害而无一利。在20世纪40至50年代，吸烟曾被当成是一种时尚，但近些年，吸烟在欧美等发达国家已被视为不文明的表现。许多中国人，尤其是知识阶级的烟民，也开始戒烟。下面介绍戒烟的相关知识和方法。

1. 吸烟成瘾是一种慢性病

吸烟可以成瘾，称为烟草依赖。世界卫生组织明确，烟草成瘾是一种神经精神疾病，被列入国际疾病分类（ICD-10），编码为F17.2，是一种主要由于反复摄取尼古丁（持续吸烟）而引起的一种慢性、高复发性的神经精神综合征。

导致吸烟成瘾的物质是尼古丁，故吸烟成瘾又叫尼古丁依赖。吸烟者对烟草的依赖，一方面是生理依赖，即躯体依赖；另一方面则是心理依赖，即精神依赖。所谓躯体依赖，就是吸烟者一旦吸烟成瘾之后，忽然停止吸烟，随着其体内尼古丁浓度的下降，吸烟者会出现一系列令人难以忍受的症状和体征，如烦躁不安、易怒、焦虑、情绪低落、注意力不集中、失眠、心率降低、食欲增加等戒断症状。一般说来，戒断症状可在停止吸烟数小时后开始出现，在戒烟最初的14天内表现最为强烈，之后逐渐减轻直至消失。大多数戒断症状会持续1个月左右，但部分患者对烟草的渴求可持续一年以上。再者就是心理依赖，表现为戒烟者生理上已经不依赖烟草了，但是心理上对吸烟还有渴求，且延续时间比较长。心理依赖是许多吸烟者明知烟草有害并有意戒烟，但又无法自行戒断的主要原因。

2. 戒烟的关键是决心和坚持

戒烟是一个痛苦、反复和长期的过程，须持续进行。实践表明，仅靠吸烟者的个人意志戒烟，成功率仅有5%～7%，而由医疗机构和医务人员给予有效的咨询指导和药物治疗，可使戒烟成功率提高2～3倍。

当决心戒烟时，最好为自己签署一个《戒烟承诺书》，放在自己的案头，并抄一份给配偶和好友、同事，取得他们的支持和监督。当出现戒断症状时，可以尝试以下方法抵御吸烟的诱惑，如刷牙、嚼口香糖、喝茶、种花、运动，深呼吸，或是与他人讨论、交流，努力抵制“烟瘾”。戒烟后饭量可能增加，要尽量少吃高油脂、高热量的食物，多吃一些蔬菜、水果进行替代，以防肥胖。戒烟1个月内应尽量避免会见吸烟者，避免聚会、聚餐。

3. 戒烟服务

国内目前提供的戒烟服务的形式包括：①戒烟咨询指导，一是由各级医疗卫生机构的医生或其他医务工作者，在日常医疗服务中面对面地劝导。二是戒烟热线电话或短信咨询服务。这在国外已使用多年。我国国家卫生健康委员会12320公共卫生公益电话戒烟服务，已在北京、上海等试点城市开通，将逐步向全国普及。世界卫生组织烟草或健康合作中心（中国）目前也开通4008885531戒烟热线。此外还将开通网络移动的短信、微博、微信咨询服务，社区卫生服务站也将提供戒烟咨询服务。②戒烟门诊，各级医疗机构成立戒烟门诊或指定经专业培训的医生，提供戒烟专业服务。

4. 戒烟药物

世界卫生组织（WHO）建议使用的戒烟辅助药物中，一线药物有3种：①尼古丁替代治疗，是指在吸烟者开始戒烟的同时，使用尼古丁替代品，部分提供原本从烟草中获得的尼古丁，以缓解戒断症状，减轻吸烟欲望，一旦达到戒烟的目的应逐步停止使用。已证实，尼古丁替代递减治疗是一种有效的戒除烟瘾的治疗手段，可减轻戒断症状，降低复吸率，提高戒烟成功率。世界卫生组织建议使用的尼古丁替代药物有尼古丁贴剂、口胶剂、吸入剂、喷鼻剂、舌下含片等 5 种。②缓释盐酸安非他酮，优点是使用容易，不含尼古丁。吸烟者常是抑郁症患者，可收到一箭双雕的作用。③伐尼克兰（酒石酸盐）：是近年新开发的戒烟药，疗效较高。二线戒烟药物有：可乐定、去甲替林，可在一线药物无效或有禁忌证时使用。

安非他酮、伐尼克兰以及二线药物（可乐定、去甲替林）都有严格的适应证和用法、用量，必须在医生指导下使用。

（曾繁玉）

第二节　饮　酒

酒在中国有着悠久的历史，其起源可追溯到 7000 年前的原始社会。在人类文明的历史长河中，酒不仅是物质的存在，还是文化象征。在我国，酒被发明以后，迅速地与社会的政治、经济、文化和民俗相适应，并随社会发展而发展。酒文化渗透到社会的各个阶层，涉及社会的各个方面。酒与礼的结合，是从早期社会的尊祖敬神祭祀活动开始的，随后应用到现实社会政事中，形成“无酒不成席，无酒不成欢，无酒不成礼”的风俗礼仪。在现代商务、民众的日常生活中，酒是调剂人际关系的桥梁和纽带，促进情感交流的“润滑剂”。中国的众多文学作品也均与酒有关，有“无酒不成诗”之说。此外，酒有重要的药用价值，有“医酒相长”之说。

尽管酒有与社会政治、经济、文化息息相关，但人们也熟知饮酒伤身的道理，因此中国人饮酒讲究“德”。《尚书·酒诰》中宣扬：“饮惟祀”“无彝酒”“执群饮”“禁沉湎”，是指只有在祭祀时才能饮酒，平常少饮酒；为节约粮食，只有在生病时才宜饮酒；禁止民从聚众饮酒；禁止饮酒过度。孔子曾说："唯酒无量，不及乱"。这也是说，饮酒要适度。目前研究表明，饮酒与200多种疾病的发生相关，此外还与道路交通安全紧密相关。因此，我国政府采取了税收、制定禁止酒后驾驶的法律等措施，来减少过量饮酒的行为。

一、酒的分类

根据国家标准GB/T17204-2008《饮料酒分类》标准的规定，饮料酒是指酒精度在0.5% vol以上的酒精饮料，包括各种发酵酒、蒸馏酒及配制酒。此外，酒精度低于0.5% vol的无醇啤酒也属于饮料酒。按照不同原理、生产工艺和产品特性分类如下。

（1）发酵酒：以粮谷、水果、乳类为原料，经发酵或部分发酵酿制而成的饮料酒，包括啤酒、葡萄酒、果酒（发酵型）、黄酒、奶酒（发酵型）等，具体种类和定义见表5-2-1。

（2）蒸馏酒：以粮谷、薯类、水果、乳类等为主要原料，经发酵、整流、勾兑而成的饮料酒，包括白酒、白兰地、威士忌、伏特加、朗姆酒、杜松子酒（金酒）、奶酒（蒸馏型）等，具体种类和定义见表5-2-2。

表5-2-1 发酵酒的种类及定义

种类	定义
啤酒	以麦芽、水为主要原料，加啤酒花（包括酒花制品），经酵母发酵酿制而成的，含有二氧化碳的、起泡的、低酒精度的发酵酒，包括无醇啤酒
葡萄酒	以鲜葡萄或葡萄汁为原料，经全部或部分发酵酿制而成的，含有一定酒精度的发酵酒
果酒	以新鲜水果或果汁为原料，经全部或部分发酵酿制而成的发酵酒
黄酒	以稻米、黍米等为主要原料，加酒曲、酵母等糖化发酵剂酿制而成的发酵酒
奶酒（发酵型）	以牛奶、乳清或乳清粉等为主要原料，经发酵、过滤、杀菌等工艺酿制而成的发酵酒

表5-2-2 蒸馏酒的种类及定义

种类	定义
白酒	以粮谷为主要原料，用大酒曲、小酒曲或麸曲及酒母等为糖化发酵剂，经蒸煮、糖化、发酵、蒸馏而制成的白酒
白兰地	以新鲜水果或果汁为原料，经发酵、蒸馏、陈酿、调配而制成的蒸馏酒
威士忌	以麦芽、谷物为原料，经糖化、发酵、蒸馏、陈酿、调配而成蒸馏酒
伏特加	以谷物、薯类、糖蜜及其他可使用的农作物为原料，经发酵、蒸馏制成食用酒精，再经过特殊工艺精制加工产生的蒸馏酒
朗姆酒	以甘蔗汁或糖蜜为原料，经发酵、蒸馏，陈酿、调配而成的蒸馏酒
杜松子酒（金酒）	以粮谷等为原料，经糖化、发酵、蒸馏后，用杜松子浸泡或串香蒸馏后制成的蒸馏酒
奶酒（蒸馏型）	以牛奶、乳清或乳清粉等为主要原料，经发酵、蒸馏等工艺酿制而成的蒸馏酒

（3）配制酒（露酒）：以发酵酒、蒸馏酒或食用酒精为酒基，加入可使用或药食两用的辅料或食品添加剂，进行调配、混合或再加工制成的，改变了其原酒基风格的饮料酒，包括植物类配制酒（植物类露酒）、动物类配制酒（动物类露酒）、动植物类配制酒（动植物类露酒）。具体种类和定义见表5-2-3。

表5-2-3 配制酒（露酒）的种类及定义

种类	定义
植物类配制酒（植物类露酒）	利用食用或药食两用植物的花、叶、根、茎、果为香源及营养源，经再加工制成的、具有明显植物香及植物有用成分的配制酒，包括果酒（浸泡型）
动物类配制酒（动物类露酒）	利用食用或药食两用动物及其制品为香源和营养源，经再加工制成的、具有明显动物有用成分的配制酒
动植物类配制酒（动植物类露酒）	同时利用动物、植物有用成分制成的配制酒

二、过量饮酒

（1）过量饮酒的定义：《中国居民膳食指南（2016）》中指出儿童少年、孕妇、哺乳期妇女不应饮酒。成年人如饮酒，酒精量男性不超过 25 g/d，女性不超过 15 g/d。过量饮酒指超过了推荐量。

（2）估计饮酒量的方法

- 通过查表进行判断，参见表 5-2-4。
- 通过公式计算进行估计

公式：酒精浓度（%）× 饮酒量（ml）×0.8= 酒精摄入量（g）

举例：饮用 50 度的白酒 50 ml，酒精摄入量为 50%×50（ml）×0.8=20（g）

表5-2-4　不同种类酒的饮酒量

酒的种类	男性（25 g 酒精）	女性（15 g 酒精）
白酒（38 度）	75 ml	50 ml
白酒（52 度）	50 ml	30 ml
啤酒	750 ml	450 ml
葡萄酒	250 ml	150 ml
黄酒	200 ml	120 ml
洋酒	75 ml	45 ml

三、过量饮酒的害处

过量饮酒与 200 多种疾病的发生有关，主要危害可以归纳为以下几类。

（1）神经系统疾病：酒精使用障碍是由饮酒导致的最主要的神经系统疾病。癫痫的发生与饮酒也密切相关。饮酒还与许多其他精神状态有关，如抑郁、焦虑等。

（2）消化系统疾病：饮酒可导致肝硬化和胰腺炎的发生，且饮酒量越高，发生的可能性越大。对这两种疾病来说，酒精是非常重要的因素，在疾病分类中，这两种疾病被标识为酒精导致。

（3）心血管疾病和糖尿病：饮酒与冠心病的发生呈“J”型或“U”型关系。与不饮酒者相比，少量或适量饮酒可降低患病的风险，而过量饮酒可增加患病风险。饮酒与糖尿病间存在双向关系，低风险模式饮酒可以降低糖尿病的患病风险，而高剂量或过度频繁的饮酒会增加糖尿病的患病风险。

（4）癌症：饮酒是国际癌症研究所公认的致癌物，是引发癌症的四大风险因素之一，包括口腔癌、鼻咽癌、口咽癌、喉癌、食管癌、结肠癌、直肠癌、肝癌、乳腺癌。且饮酒量越大，引发癌症的可能性越大。尽管有研究表明少量饮酒对心血管疾病和糖尿病有保护作用，但即便是少量的饮酒也会增加患癌症的风险。

（5）伤害：饮酒与道路交通事故、暴力、自杀等伤害的发生有关，由饮酒导致的无意伤害和有意伤害的比例分别为 20.4% 和 10.3%。

（6）传染性疾病：饮酒与获得性免疫缺陷综合征、结核病和肺炎等传染性疾病的发生有关，占全部传染性疾病负担的 6.8%

（7）胎儿酒精综合征：孕期饮酒是胎儿酒精综合征的直接原因，对胎儿的主要影响是永久性的中枢神经系统破坏，目前没有治疗的办法。患者的期望寿命仅有 34 岁，给家庭和社会造成巨大的经济负担。

（白雅敏　吉　宁）

第三节　高盐饮食

一、高盐饮食对健康的危害

食盐的主要成分是氯化钠（NaCl），它给我们的味觉是“咸”。无论何种菜肴，大多以咸作为基础味，是食盐让我们享受到了美味佳肴。食盐中大约有 40% 是钠，60% 是氯，即 1 g 食盐中约含 0.4 g 钠和 0.6 g 钠。食盐中的钠元素是我们体内不可缺少的一种化学元素，它可以调节体内水分，增强神经肌肉兴奋性，维持酸碱平衡和血压正常功能。

与血压关系密切的是钠离子，而不是氯离子，它们是维持人体健康所必需的物质，一般情况下，人体中不会缺少钠。当人体钠过多时，人体固有的平衡会被打乱，对血压产生不利的影响。食盐摄入过多与高血压密切相关，高盐饮食者常在不知不觉中罹患高血压。高血压是“无声杀手”，长期血压偏高会大大增加冠心病、脑血管病和肾病的发病风险。除高血压外，食盐摄入量高还可能导致超重/肥胖、糖尿病、胃癌、肾结石等健康问题。

世界卫生组织推荐成年人每天食盐摄入量为 5 g。考虑到我国的实际情况，由于人们的膳食习惯和口味的偏好，中国居民膳食指南推荐健康成年人每天食盐摄入量不超过 6 g。据人群调查，目前我国居民每标准人日食盐摄入量高达 10 g 以上，是我国居民膳食指南推荐量的摄入量近 2 倍。在我国，仅有 20% 的居民食盐摄入量达到了膳食指南建议的推荐量。

二、日常生活的减盐技巧

在日常生活中，我们可以采用以下的减盐技巧。

（1）食盐摄入量估算：要想减盐，首先就要知道如何计算每日食盐的摄入量。当家里买 500 g 食盐（1 袋食盐）后，记下购买食盐的日期，当这 500 g 食盐吃完后，再记下日期。那么你就知道这 500 g 食盐吃了多少天，用所吃食盐量除以吃盐的天数，再除以家中就餐人数，就可得出人均粗略的食盐摄入量。

（2）使用限盐勺、限盐罐：小盐勺为 2 g 盐，大盐勺为 6 g 盐。1 个人炒菜应用 2 g 的盐勺取盐，一顿饭 1 勺，一天 3 勺；2 个人以上者用 6 g 盐勺取盐，每人每天 1 勺，几个人就取几勺，放入限盐罐。炒菜时从盐罐的小孔散盐，一天用完即可。

（3）适量使用调味品：限制盐的摄入，不能忽视高盐调味品的控制。10 ml 酱油相当于 1.5 g 食盐，10 g 大豆含盐 1.5 g。喜欢用酱油和酱做菜的家庭，应酌量减少烹调盐的添加，以保证每人每日盐总摄入量不超过6 g。目前，市面上有一些低钠的酱油和酱出售，其含量比普通的酱油和酱要低，可以选择使用。

（4）少食各种腌制、方便食品：咸菜、酱菜、香肠、火腿、方便面、速冻食品往往藏了很多“隐形盐”。50 g火腿含盐1.5 g，每天摄入200 g火腿，就能达到一日的膳食钠推荐摄入量。建议居民应尽量购买新鲜食物自己制作，少选择已腌制或已加工过的食物。

（5）日常烹调技巧：①以鲜代盐法，香菇、海米、紫菜等本身带有鲜香味，烹调时都可以少放或不放盐。利用葱、姜、蒜经食用油爆香后产生的香味也可增加食物的可口性。②以酸甜替代法：平时可多烹调一些酸甜可口的菜，如醋馏白菜、糖醋鱼、西红柿炒鸡蛋等，以减少食盐用量。③热菜在出锅前放盐，凉拌菜吃前再放盐。

三、如何选择低盐食品

（1）利用食品营养标签：食品营养标签是指食品营养标签上向消费者提供食品营养特性的说明部分，主要包含营养成分表、营养声称和营养成分功能声称。营养标签可帮助消费者做出有依据的食物选择，以便保持均衡饮食和身体健康。消费者可比较不同的食物，并根据个人膳食需要做出选择。

营养成分表是标示食品中能量和营养成分的名称、含量及其营养素参考值百分比的规范性表格。如表5-3-1所示，营养成分表左列为能量和各营养成分的名称；中间列标示的数值为能量和营养成分对应的含量数值，一般以每100 g和每100 ml或每份的含量来表示；表中最右列为该产品各营养素的含量占其营养素参考值的百分比（NRV%）。

表5-3-1中的钠含量为“3932 ml/100 g”，这里的“3932 mg”对人体来说，是高还是低，我们无法确切知道。而如果以百分比来表示，则很好理解。如100 g该食物中的钠含量为3932 mg，经计算占钠营养素参考值的百分比为“197%”，即可以认为吃100 g该产品，大概可以满足一天1个成年人关于钠需求的197%。因此在选购食物时，主要关注营养成分表能量、脂肪和钠3项内容。如家里有人血

压偏高或是高血压患者，尤其须注意钠含量是不是特别高。

表5-3-1　某产品的营养成分表

项目	每 100 g	营养素参考值 %
能量	703 kJ	8%
蛋白质	10.8 g	18%
脂肪	9.8 g	16%
碳水化合物	9.2 g	3%
钠	3932 mg	197%

（2）警惕隐形盐：很多食物尝起来不咸，但其中也含有一定量的盐，这就是所谓的隐形盐，容易被人们忽略。隐形盐深藏于一些加工或预包装食品中，选择这种食品时一定要明智，而且尽量少吃为宜。否则，人们很容易在不知不觉中摄入过多的盐。常见的隐形盐有下列几种。

- 腌制品：咸菜、酱菜、咸蛋。
- 方便快餐食品：方便面、速食食品、罐头食品。
- 调味品：酱油、番茄酱、腐乳。
- 熟肉制品：香肠、鱼干、火腿、酱牛肉。
- 零食：薯条、果脯、冰激凌、肉干等。

（3）正确认识低钠盐：市场上的低钠盐就是在食盐加工过程中加入约 30% 的氯化钾（KCl）。因此与普通食盐相比，低钠盐的显著特点是钾含量多。钾能促进钠的排出，适当增加钾的摄入量可有降血压效果。因此食用低钠盐可以在一定程度上改变人们高钠低钾的膳食结构，维持合理的钠钾平衡，对防治高血压具有一定的作用。

但须注意的是，慢性肾病、充血性心力衰竭或正在服用保钾利尿剂的患者须在医生的指导下谨慎使用低钠盐。

（白雅敏　徐建伟）

第四节　高糖饮食

一、高糖饮食对健康的危害

糖类，又称碳水化合物，是自然界中广泛分布的一类重要的有机化合物。糖分为单糖、寡糖（双糖）和多糖 3 类，像人体血液中的葡萄糖属于单糖，日常食用的蔗糖为双糖，粮食中的淀粉、植物体中的纤维素则属于多糖。糖类在生命活动过程中起着重要的作用，是一切生命体维持生命活动所需能量的主要来源。此外，糖类能与蛋白质结合形成糖蛋白，在生命活动中发挥重要作用。

虽然糖类是人体必需的营养素之一，但过量摄入无益健康。长期高糖饮食者的平均寿命比正常饮食者短 10 ～ 20 年。儿童自幼嗜糖，成年后极易患高血压、冠心病等心脑血管疾病。甜食吃得多了，人就会因摄入能量太多而产生饱腹感，影响对其他富含蛋白质、维生素、矿物质和膳食纤维食品的摄入。如果长期能量摄入不平衡，会导致营养缺乏、发育障碍、肥胖等问题。此外，经常吃糖还会导致代谢性疾病、脂肪肝、龋齿、近视等疾病的发生。

（1）代谢性疾病：糖的过量摄入不仅使体重增加，还会使血压、血糖、血脂水平升高，激发炎症反应，从而增加心血管及代谢性疾病的发病风险。儿童期肥胖也是成年后发生肥胖、2 型糖尿病、癌症、心血管疾病的重要危险因素，因此尤其要控制儿童糖的摄入。

（2）非酒精性脂肪肝：摄入过多的单糖会促进非酒精性脂肪肝的发生和发展，其中果糖起到了重要作用。果糖多存在于软饮料等食品中，具有较强的促进肝内源性脂质合成的作用，已被证明是导致脂肪肝发生的独立危险因素。

（3）龋齿：高糖饮食易导致龋齿的发生。人体摄入糖后，滞留在牙齿表面的食物残渣，被口腔中的细菌吸收，成为细菌能量来源。而细菌代谢的最终产物——有机酸会改变牙齿外环境，使釉质发生溶解，矿物质丢失，直接威胁牙齿结构。高糖饮食易导致儿童发生龋齿，症状较轻的龋齿会引起咀嚼功能障碍；较严重或不及时治疗有可能造成颌面部炎症、牙髓病、根尖周病等，甚至慢慢变成口腔疾病，对身体健康造成影响。若乳牙较早发生龋坏、缺失，会对儿童的咀嚼功能和颌骨的正常发育造成影响，还会使恒牙发育异常。因此，在控制儿童糖摄入过量的同时，还要培养儿童正确刷牙的好习惯，保持口腔卫生。

（4）近视：有研究认为，高糖饮食的摄入可能使人体分泌高浓度的胰高血糖素，从而使协调眼球发育的关键生长因子减少，导致眼轴改变，发生近视。

二、日常生活中的减糖方法

（1）少吃甜食：在食品生产和制备过程中添加到食品中的糖和糖浆统称为添加糖，日常生活中常见的白砂糖、绵白糖、红糖、玉米糖浆、葡萄糖浆等都属于添加糖。这些添加糖主要用于生产汽水、果汁、乳酸饮料等包装饮料以及甜点和糖果等食物。我们常吃的甜食中含有较多的添加糖，如 100 g 冰激凌含有 23.8 g 糖，100 g 蛋糕含有 64 g 糖，100 g 巧克力含有 57.2 g 糖，应控制该类甜食的摄入。

（2）以水代含糖饮料：适当饮用含糖饮料对身体并没有什么危害，但如果过量饮用，会使糖的摄入量增加，造成青少年肥胖、龋齿、非特异性腹泻、注意缺陷 / 多动障碍等。另外，长期喝饮料会造成人体长期处于生理脱水状态，使人体免疫功能降低，影响正常的新陈代谢。对于儿童、青少年来说，含糖饮料是添加糖的主要来源，建议不喝或少喝含糖饮料。

人体补充水分的最好方式是饮用白开水，每日应饮用足够的水。在温和气候条件下，成年男性每日最少饮用 1700 ml（约 8.5 杯）水，女性最少饮用 1500 ml（约 7.5 杯）水。最好的饮水方式是少量多次，每次 200 ml（1 杯）。不鼓励一次大量饮水，尤其是在进餐前，大量饮水会冲淡胃液，影响食物的消化吸收。

（3）学会看营养标识：学会看食品包装上的营养标识，可指导消费者购买低糖食品。如购买食品时，首先学会看营养标签中标示的碳水化合物含量，尽量选择每 100 g 或 100 ml 食物中碳水化合物或含糖量小于等于 5 g 的食品。对于有配料表的食品，学会看配料表上标示的蔗糖、白砂糖、麦芽糖、果葡糖浆、葡萄糖和蜂蜜等的添加含量，尽量选择含糖量低的食品。

（4）烹饪食材少用糖：因个人喜好或让食物变得更美味，很多人在烹饪时喜欢添加糖，这种无形中增加了糖的摄入量。建议采用定量量具，控制每天食用的糖量，自制果汁、糕点时少放糖，喝茶、喝咖啡不放或者少放糖，逐渐脱离糖的诱惑。

（5）从小养成低糖饮食好习惯：儿童尤其喜欢甜食，家长应采用科学正确的教育方式引导儿童少吃甜食，每天添加糖的摄入不超过 50 g，最好控制在 25 g 以下。同时也要以身作则，帮助儿童建立健康的饮食行为和生活方式，预防疾病发生。

三、如何选择低糖食品

1. 低糖食品的定义

低糖食品是指每 100 g 固体或 100 ml 液体食物中含糖量小于等于 5 g 的食品，低糖食品主要包括有蔬菜、水果和肉类。另外，通常还用食物血糖生成指数（GI）及食物血糖负荷（GL）来衡量食物是否为低糖食品。

GI 表示某种食物升高血糖效应与标准食品（通常为葡萄糖）升高血糖效应之比，指的是人体食用一定食物后会引起多大的血糖反应，它通常反映了一个食物能够引起人体血糖升高多少的能力。高 GI 的食物（GI ＞ 70），进入胃肠后消化快、吸收率高，葡萄糖释放快，血糖上升速率快；低 GI 食物（GI ＜ 55）的食物，它们在胃肠中停留时间长、吸收率低，葡萄糖释放缓慢，葡萄糖进入血液后的峰值低，下降速度慢。

GI 反映了某种食物所含碳水化合物的质量，但不反应数量；而 GL 则将碳水化合物的数量和质量结合起来，表示一定质量（重量）的食物对人体血糖影响程度的大小。将 2 种指标结合使用，便于控制食物对血糖的影响程度，避免血糖大起大落。GL=GI × 碳水化合物含量（g）/100。GL ＞ 20 的为高 GL 食物，GL 为 10 ～ 20 的为中 GL 食物，GL < 10 的为低 GL 食物。前瞻性的人群研究结果表明，长期食用高 GL 食物是罹患 2 型糖尿病、心血管疾病和某些癌症的独立危险因素。因此，在选择食物时尽量不选用高 GL 的食物。

2. 日常生活中常见的低糖食品

可能大家会问，在日常生活中，我们如何清楚每种食物的 GI 是多少，GL 又是多少？每 100 g 食物中碳水化合物是多少？在《中国食物成分表》上能查到每种食物碳水化合物的含量，在网上也能搜索到很多食物对应的 GI 及 GL 含量，可以参考使用，一些 App 应用软件，可以直接获取一些食物的 GI。在日常生活中，常见的低糖食物包含蔬菜类及肉类。

（李剑虹）

第五节　高脂饮食

一、高脂饮食的危害

脂肪，也称脂质，对促进健康细胞功能的发挥起着重要的作用，它作为能量储存于身体，是大脑发育和肝生产胆固醇所必需的，是构成皮肤和头发的重要组成成分，还可帮助人们保持体温。然而，如长期摄入高脂肪食物，使体内脂肪水平超过正常水平时，会诱发多种慢性病的发生，如肥胖、高血压、糖尿病及癌症等。

（1）代谢性疾病：长期高脂饮食可导致体内脂肪蓄积，而脂肪的蓄积与代谢功能异常有关，如糖调节受损、餐后高胰岛素血症和高血糖等，最终导致糖尿病、肥胖等代谢性疾病。

（2）脂肪肝：人体摄入过量的饱和脂肪酸，会使血液中的游离脂肪酸增加，进而使流入肝的类脂增加，从而诱发非酒精性脂肪肝；另外，长期高脂饮食，可引起外周胰岛素抵抗，致使脂肪细胞储存游离脂肪酸的能力下降，脂肪组织脂解增加，血游离脂肪酸水平继而升高，通过血循环进入肝，进而促使脂肪肝的形成。因此，高脂肪食品的不节制摄入，很容易损伤肝。

（3）多种癌症：高脂饮食也是多种癌症的危险因素，须警惕。随着工业食品的发展，反式脂肪酸已广泛存在于膳食中，如人造奶油、饼干、反复烹调的食用油等。摄入这类食物过多，会增加更年期及绝经期女性乳腺癌的发病风险；同时，高脂肪食物能增加催乳素的合成，促进乳腺癌的发生；长期过多摄入高脂肪食物，会使大肠内的胆酸和中性胆固醇浓度增加，这些物质的蓄积能诱发结肠癌；此外，高饱和脂肪酸的摄入可能增加胰腺癌的发生。

（4）心脑血管疾病：心脑血管疾病的病变基础是动脉粥样硬化，形成动脉粥样硬化的根本原因就是高血脂。高血脂主要是血液中的胆固醇和三酰甘油含量超出正常值，使血黏度增加，血流变慢，容易沉积在动脉血管壁而使之变狭窄。血液流通受阻，甚至发生阻塞，从而导致冠心病、心肌梗死、脑梗死、脑出血。

（5）大脑损害：长期摄入高脂肪膳食不仅会阻塞动脉血管，还会损害大脑的功能，更容易造成听觉损害而导致听力减退。

（6）男性生殖功能：前文已叙述，高脂饮食会导致非酒精性脂肪肝的发生。研究发现，非酒精性脂肪肝与精子质量下降密切相关，因此，不管是为自身还是下一代的健康，男性应少吃高脂肪的食品。

二、烹调油的使用指导

1. 烹调油的选择

在日常生活中，人们常用来烹饪的食用油有动物油和植物油两种。食用油中最主要的成分是脂肪酸，脂肪酸根据碳氢链饱和与不饱和的不同可分为饱和脂肪酸、不饱和脂肪酸和多不饱和脂肪酸。油脂的营养价值主要取决于它的脂肪酸组成。

植物油中不饱和脂肪酸含量较高，除了提供人体能量，协助脂溶性维生素 A、D、E、K 等吸收外，还能提供人体无法合成的必需脂肪酸，如亚油酸、α- 亚麻酸等，这些必需脂肪酸有预防动脉粥样硬化、维护心血管健康的作用。每克芝麻油、菜籽油、大豆油中含有 0.6 ~ 0.8 mg 的维生素 E，属于营养均衡油。玉米油、米糠油、红花籽油中含有皂化物（包括植物胆固醇、维生素 E 等），对防止动脉硬化很有益处。橄榄油、茶油中含有丰富的单不饱和脂肪酸，有利于降低血脂、提高机体抗氧化能力、预防心脑血管疾病的发生。但是，如摄入过多的植物油，植物油中的不饱和脂肪酸可有助于癌细胞的生长。

动物油中如猪油富含饱和脂肪酸和胆固醇，过多摄入易引起血脂异常、动脉粥样硬化、心血管疾病等。但动物油能促进脂溶性维生素的吸收和利用。猪油中含有一种共轭亚油酸的物质，有防癌作用。鱼类脂肪中含有丰富的二十碳五烯酸（EPA）和二十二碳六烯酸（DHA），它们有降血脂、抗血小板聚集和延缓血栓形成的效果，对防治心脑血管疾病大有裨益。

由此可见，动物油和植物油对我们的健康各有利弊，不能偏好一种油。对于健康人群来说，动物油、植物油的理想比例应为 1 ∶ 2；对于心脑血管患者，则应小于这个比值。

2. 烹调油用量用法推荐

根据《中国居民膳食指南（2016）》推荐，成年人每天烹调油摄入量为 25 ~ 30 g。家中可自备控油壶，便于油量的控制。同时，为了避免烹调油对健康的不利影响，还应注意正确的烹调方法。很多人炒菜时喜欢用高温爆炒，习惯于等到锅里的油冒烟后再炒菜，这种做法是不科学的。高温油不但会破坏食物的营养成分，还会产生一些过氧化物和致癌物质。建议先把锅烧热，再倒油，这时就可以炒菜了，不用等到油冒烟。很多人喜欢以煎炸方式做菜，这样做出的菜肴虽然美味，但对健康是很不利的。长时间高温煎炸，油脂会发生复杂的化学反应，严重影响油脂的品质，并产生一些对人体不利的物质，如多环芳烃类化合物。这类化合物能参与身体的代谢作用，具有致畸、致癌、致突变的作用。尤其因节约，反复使用煎炸油的人们，更应改变这种不健康的做法。

3. 少油烹饪小技巧

低盐少油的菜品无疑是有利于身体健康的，下面介绍几点少油菜品制作小技巧。

（1）炒菜之后控油：炒菜之后，把菜锅斜放 2、3 min，让菜里的油流出来，然后再装盘。青椒、豆角、荸荠、莴笋之类的蔬菜吸油较少，非常适合这种方法。

（2）过油改为焯水：制作肉片的时候，可以用焯水法，用沸水的温度把材料快速烫熟。因为肉类本身富含脂肪，只要加热迅速，就能做出口感柔嫩的肉片。飞水后食材表面有一层水，隔绝了油的渗入，口感会清爽很多。

（3）凉拌菜后放油：凉拌菜拌好后再放一勺香油或橄榄油，然后马上食用。这样食物还没有来得及吸收油脂，油的香气可以有效散发出来，这样吃凉拌菜摄入的油脂自然也就少了。

（4）煲汤后去油脂：煲汤之后去掉上面的油脂。鸡、排骨、牛腩、骨头等炖煮后都会出油，做好后把衣面的油脂撇出来。这样就能在喝汤时减少许多油脂的摄入。

（5）用烤代替煎炸：用于煎炸的食材，也可以用烤箱烤或不粘锅烤熟食用。如超市出售的速冻调味肉块、肉排、鸡米花等，通常都建议回家后再油炸一次，其实用烤制的方法同样美味而且脂肪含量能从油炸后的 22% 左右下降到 8% 以下。

（6）炒菜、烧菜改蒸煮：炒菜要少放油而好吃，实在是有点难度，直接换烹调方法要简单许多。比如把炒鸡蛋改成蒸蛋羹，只需几滴香油；把红烧鱼换成清蒸鱼，口感更为细腻。

（7）少油多调味料：调味的时候，不能仅仅依靠油来得到香味，可以多用一些浓味的调料，例如制作蘸汁的时候放些葱、姜、蒜、辣椒碎和芥末油，蒸炖肉类时放点香菇、蘑菇增鲜，烤箱烤鱼时放点孜然、小茴香、花椒粉，这样即便少放一半油，味道也会很香。

三、如何选择低脂食品

通常将每 100 g 固体食物含脂肪 ≤ 3 g 或 100 ml 液体食物中含脂肪 ≤ 1.5 g 的食物称为低脂食物。粮谷类食物、蔬菜和水果通常含脂肪较低。

（1）水果：水果类的最好选择猕猴桃、苹果、草莓、圣女果、李子等。尽量不要选择像榴莲那样的高热量食物，还有西瓜等高糖分的水果也尽量少吃。

（2）粗粮类的食物：粗粮类比面和米饭更好，因为所含的碳水化合物是慢速的，并不是像米饭那样快速地被人体所吸收。

（3）蔬菜类：白菜、西蓝花、西红柿、芥菜、胡萝卜等一些蔬菜，都含有丰富的维生素，能促进人体的肠胃蠕动。

（4）肉类食物：低脂肪含量的肉类食物包括鱼肉、鸡胸肉、虾，一般来说腿少的动物脂肪含量就低一些。

表 5-5-1 中罗列了日常生活中常见的低脂肪食物的脂肪含量。

表5-5-1　低脂肪的食物的脂肪含量表（100 g可食部）

食物名称	含量（g）	食物名称	含量（g）	食物名称	含量（g）
各种淀粉	0.1	桃	0.1	酸菜、小白菜	0.2
面粉类	0.1	杏	0.1	竹笋	0.2
豆汁	0.1	柑橘	0.1	辣椒	0.3 ~ 0.4
粉条	0.1	西瓜	0.1	各种豆角	0.3 ~ 0.4
白、红萝卜	0.1	甜瓜	0.1	洋葱	0.3
绿豆芽	0.1	海带	0.1	菠菜	0.3
芸豆	0.1	鲜蘑	0.2	空心菜	0.3
葫芦	0.1	草菇、香菇	0.2	茼蒿	0.3
西红柿	0.1	木耳	0.2	芥菜	0.3
莴笋	0.1	各种萝卜	0.2	芥蓝、冬寒菜	0.4
佛手瓜	0.1	各种豆角	0.2	生菜、香菜	0.4
芦笋	0.1	米饭	0.2	苋菜、茴香	0.4
苦瓜	0.1	苤蓝、芥菜头	0.2	油菜	0.5
南瓜	0.1	茄子（平均）	0.2	脱水马铃薯	0.5
韭菜	0.1	丝瓜	0.2	枣（干）	0.5

续表

食物名称	含量(g)	食物名称	含量(g)	食物名称	含量(g)
大白菜	0.1	菜瓜	0.2	赤豆、	0.6
甜菜根	0.1	冬瓜	0.2	豆浆、绿豆面	0.7
韭苔	0.1	西葫芦	0.2	面条、小米粥	0.7
萝卜缨	0.1	蒜黄	0.2	大米	0.8
黄瓜	0.1	大蒜	0.2	绿豆、豆腐脑	0.8
各种苹果	0.1	瓢儿菜	0.2	馒头、蚕豆	1
各种梨	0.1	莴笋叶	0.2	小麦粉	1.1

（李剑虹）

第六节　身体活动不足

一、运动的好处

人们常说“生命在于运动”，实际上是有 2 层涵义，其一是说生命来源于运动，其二是说运动维持生命。

第一层涵义不难想象，无论是生命起源理论，还是人类进化学说都支持其含义。正是不断丰富的生命活动和不断晋级完善的进化过程，通过各种各样的运动模式，诞生和不断完善了人类的生命和生存状态。

第二层涵义其实也在数千年来得到人们的认识和重视。我国的医圣华佗早在数千年前就指出“人体欲得劳动，但不当使极耳，动摇则俗气得消，血脉流通，病不得生，户枢不朽也”。意思是适当的运动可以促进血脉畅通、预防疾病；也就是说，运动可以维持健康的生命。

随着大约 200 年来的科学进步和社会高速发展，人类在职业、交通、家务、业余生活中依赖的各种各样的繁杂的体力活动逐渐被便利、自动化的各类工具所替代。人类身体活动的内容、强度逐渐发生了实质上的改变，总体上表现为强度变小、时间变短了。

直到 100 年前，人们终于渐渐认识到了缺乏运动是心脑血管疾病逐渐升高的重要原因。到目前，缺乏身体活动已经被明确列为全球人类的第四大死亡危险因素，造成 6% 的人口的死亡，仅次于高血压（13%）和烟草使用（9%），其风险水平与高血糖（6%）相同。每年约有 320 万人因缺乏身体活动而死亡，530 万人因缺乏身体活动在不到 70 岁时就死亡。科学证据表明缺乏身体活动可以造成约 21% ～ 25% 的乳腺癌和结肠癌、约 27% 的糖尿病或约 30% 的缺血性心脏病。

到目前为止，人们确信经常和适当进行身体活动，有以下好处。

（1）改善肌肉和心肺功能，降低高血压、冠心病、脑卒中疾病风险。这是因为中等强度的身体活动可以刺激心血管系统，逐渐增强其向肌肉输送氧气的能力，刺激肌肉反复收缩挤压血管，渐渐提高心脏在收缩时输送血液的能力，进而改善了血管的功能。同时，这一改善还能让身体在运动结束后继续燃烧更多的脂肪。

（2）改善骨骼健康：这是因为运动可以加强关节周围的肌肉力量，提高关节的灵活性，加强了关节的稳定性。而且，适量的运动可以改善骨骼弹性和韧性，并相对减少骨骼吸收，使骨密度增加、促进骨骼的形成，从而有效预防或减轻骨质疏松症的症状。

（3）促进血糖代谢，降低糖尿病风险：运动可以促进血糖氧化供能。糖原是体内血糖的存储形式，有肝糖原和肌糖原两种状态。60 kg 体重的健康成年人的肝糖原仅仅约 100 g，肌糖原约 350 g。身体活动尤其是肌肉锻炼维持或增加了肌肉体积，显然可以促进血糖的降低。

（4）降低乳腺癌和结肠癌以及抑郁症的风险：运动可以增加内啡肽的水平，即人体的内源性“吗啡”，它可以帮助人保持年轻快乐的状态；并有利于调节体温，心血管系统、呼吸系统功能，还有抗应激、提高免疫力、改善睡眠的作用。

维持健康体重。健康的体重取决于能量的“出入”平衡。成年人能量消耗的关键就在于身体。中速走路 10 min 大概消耗能量 30 kcal，相当于燃烧 4 g 脂肪。如果要燃烧脂肪 1 kg，就至少要走 2500 min 吧。

总之，身体活动之所以与人类息息相关，也正是因为其诸多的生理效应逐渐改善了人们的适应能力和生存质量。但要切记的是，增加身体活动是促进健康所必需的，但一定是要量力而行，循序渐进的。

二、足量的身体运动

许多刚开始追求健康生活方式、增加身体活动的人有个非常关心的问题，那就是运动量达到多少才够呢？这个问题就是我们常常说到的适量运动的“量”的问题。目前，包括我国在内的许多国家和世界卫生组织等健康领域的权威机构都先后依据不断更新的科学证据发布和更新了有关有益健康的身体活动指南或建议，其根本内容是基本一致的，仅仅由于文化差异，具体表达的形式略有不同。其中，世界卫生组织 2010 年发布的《关于身体活动有益健康的全球建议》分别对 5 ~ 17 岁的儿童青少年、18 ~ 64 岁的成年人，以及 65 岁及以上的老年人这三组不同年龄的人群开展身体活动的数量、频率、形式等进行了推荐。具体如下：

（1）建议 5 ~ 17 岁的儿童青少年应每天累计至少 60 min 的中等到高强度身体活动。大于 60 min 的身体活动可以提供更多的健康效益。大多数日常身体活动应该是有氧活动。同时，每周至少应进行 3 次高强度的身体活动，包括强壮肌肉和骨骼的活动等。

（2）建议 18 ~ 64 岁的成年人应每周至少完成 150 min 中等强度的有氧身体活动，或每周累计至少 75 min 高强度的有氧身体活动，或中等和高强度两种活动相当量的组合。有氧活动应该每次至少持续 10 min。为获得更多的健康效益，成年人应增加有氧活动量，达到每周 300 min 中等强度或每周 150 min 高强度有氧活动，或中等和高强度两种活动相当量的组合。每周至少应有 2 天进行大肌群参与的增强肌肉力量的活动。

（3）建议 65 岁及以上的老年人应每周完成至少 150 min 中等强度有氧身体活动，或每周至少 75 min 高强度有氧身体活动，或中等和高强度两种活动相当量的组合。有氧活动应该每次至少持续 10 min。为获得更多的健康效益，该年龄段的成年人应增加有氧活动量，达到每周 300 min 中等强度或每周 150 min 高强度有氧活动，或中等和高强度两种活动相当量的组合。活动能力较差的老年人每周至少应有 3 天进行增强平衡能力和预防跌倒的活动。每周至少应有 2 天进行大肌群参与的增强肌肉力量的活动。由于健康原因不能完成所建议身体活动量的老年人，应在能力和条件允许范围内尽量多活动。

另外，越来越多的证据证明，除了应该“动”得够多以外，同时还应该做到“静”得够少。就是说，在日常工作、交通、生活中，尽可能减少连续长时间静坐的时间，最好在用电脑、看电视、读书等静态活动持续 1 h 左右的时候，就站立活动一下，这同样也有预防疾病、促进健康的效益。

三、进行科学运动

坚持运动是预防疾病、促进健康的重要途径，越来越多的人跃跃欲试地计划让自己动起来，并期望因此拥有健康的体魄和有活力的人生。那么如何做到科学地动起来呢？

第一步，做好评估，可以咨询专业人员（健身指导员、医生等），对自身的运动能力、生活习惯、健康水平等进行评估，确定适合自己的运动强度、运动计划等。

第二步，准备好必要的装备。可以咨询专业人员或运动服饰销售人员，选择适合拟开展运动形式的运动鞋等。

第三步，坚持循序渐进的原则，运动强度、运动量、每次运动持续时间、运动频率等均应坚持运动强度由低到高强度、活动量由少至多、适时调整的原则，从而逐渐达到理想的运动水平。

开展身体活动的过程中，目前有以下几点建议。

（1）强度、数量要达标：根据个人的日常习惯和能力范围，经过循序渐进的过程，逐渐达到每天至少 30 min 的中等强度身体活动，每周至少 150 min。

(2) 种类、形式不嫌多：鼓励多种肢体部位参与为主的各类活动。无论是打球、走路、跳舞，还是肌肉练习、功能锻炼等，所有形式的活动量都可以计入总量。

(3) 日常生活动起来：充分利用日常生活中的所有机会和零碎时间运动，减少长时间“卧坐”。例如采用走路、骑车、公共交通方式等活跃的交通方式；间断站立、减少 1 h 以上的连续静坐办公习惯；主动承担家务活动；减少连续长时间躺、卧在沙发看电视、读书的时间等。

(4) 亲友一起健身心：鼓励和朋友、家人一起锻炼、骑车、散步等。这不仅利于保持良好的运动习惯，也利于交流感情，促进身心健康，同样可以利于疾病预防与康复。

(5) 专业指导做保障：在运动的开始、调整的过程中，都必须先由专业人员进行运动的风险评估、运动计划的制订和调整。

(6) 各取所需做评估：可以借助许多便利的现代信息技术和小工具，例如各类运动监测的手机软件、计步器、运动手环等可穿戴的运动传感装置，对自己每天的运动频率、持续时间、强度水平、运动量等进行简易的评估，进而合理调整和制订个体化的运动计划。

总之，科学地运动起来，坚持下去，这不仅仅能促进健康体魄，还能帮你发现一个不一样的自己，一个拥有充满活力、阳光人生的自己！

（陈晓荣）

第七节　超重、肥胖

一、健康体形判断标准

根据不同的目的和出发点，人们会有不同的理想体重要求，在服装模特、芭蕾舞蹈演员往往希望自己尽可能的瘦。从医学的角度，理想体重是以保证身体健康为目的，也就是健康体重。体重太轻和太重都是不健康的。

判断体重是否合理的指标和方法有很多。简单的如理想体重（kg）= 身高（cm）–105，低于理想体重的 10% 为体重过轻，超过理想体重的 10% 为体重过重。最常用的是体重指数（BMI），BMI 是目前国际上公认的判定人体胖瘦程度及是否健康的重要指标。BMI= 体重 / 身高・身高（kg/m^2）。根据 BMI 的大小将我国成年人体形分为：偏瘦（< 18.5 kg/m^2）、正常（18.5 kg/m^2 ~ 23.9 kg/m^2）、超重（24 kg/m^2 ~ 27.9 kg/m^2）及肥胖（≥ 28 kg/m^2）。还有一种衡量脂肪在腹部蓄积（即中心性肥胖）程度最简单、实用的指标——腰围，是指腰部周径的长度。我国将成年人腰围男性 > 85 cm、女性 > 80 cm 称为腹性肥胖。

根据上述指标，我们很容易判断自己的体形是否达标或超标。

二、肥胖的危害

肥胖是指体内的脂肪堆积过多和（或）分布异常，通常伴有体重增加，是遗传、代谢、行为及社会等诸多因素共同作用的结果。能量摄入增加和（或）能量消耗下降即能量进出失衡是导致肥胖的主要原因。肥胖不仅是一种疾病，而且是慢性病的主要危险因素，可导致 2 型糖尿病、高血压、骨折、消化系统疾病（胆囊疾病）及某些癌症（子宫内膜癌、乳腺癌、结肠癌）的发生。

（1）2 型糖尿病：肥胖是公认的导致 2 型糖尿病的危险因素，约 3 /4 的糖尿病患者在起病时体重过重。在糖尿病的防治措施中，控制体重是非常重要的。肥胖儿童成年后糖尿病发病风险高于非肥胖儿童，肥胖儿童在成年后若转化为非肥胖者，糖尿病风险可以大大降低。因儿童期肥胖具有持续到成年期的特点，预防和控制儿童期肥胖是糖尿病早期防治的重要策略。

（2）高血压：肥胖能导致血压升高、促进动脉粥样硬化、增加冠心病和脑卒中的发病率和死亡率。在美国，大约有 65% ~ 78% 的高血压患者是由肥胖造成的。在我国，研究显示超重者高血压的发病风险是正常人的1.7倍，轻度肥胖者（BMI为30.0 kg/m^2 ~ 34.9 kg/m^2）为正常人的2.6倍，中度肥胖者（BMI为35.0 kg/m^2 ~ 39.9 kg/m^2）为3.7倍，病态或重度肥胖者（BMI ≥ 40.0 kg/m^2）则为4倍。

（3）高脂血症：肥胖患者因血液中葡萄糖浓度升高后，由于糖基化作用，可出现高三酰甘油血症和高胆固醇血症，以及高密度脂蛋白浓度下降。在91%的男性肥胖患者和78%的女性肥胖患者中可观察到总胆固醇及三酰甘油升高、高密度脂蛋白浓度降低。男性肥胖患者的三酰甘油含量比一般人群高出108%，女性肥胖患者的三酰甘油含量比一般人群高出43% ~ 73%。

（4）胆囊疾病：肥胖患者由于三酰甘油浓度增加，胆固醇增多，胆汁中胆固醇排泄也增多，从而增加了胆结石生成和胆囊疾病发生的风险。胆囊疾病的发病率与肥胖持续时间相关，即肥胖病史持续时间越长，胆囊疾病的发病率越高。

（5）骨折：以往认为，肥胖是骨质疏松症或脆性骨折的保护因素，因为肥胖患者有更多的软组织来保护骨组织。事实恰恰相反，肥胖可能增加某些类型骨折的发生风险。有相当高比例的低创伤性骨折发生在超重或肥胖的绝经后女性和老年男性中。绝经女性BMI越高，椎体骨折、踝关节骨折、锁骨骨折发生的概率越高；在老年男性中，肥胖男性非椎体骨折和髋部骨折的风险增加。

（6）癌症：男性肥胖患者的肛管直肠癌、前列腺癌和女性患者胆囊、子宫颈、子宫内膜、卵巢和乳腺等癌症的发病率及死亡率均较体重正常者高。其原因之一是由于食物中的致癌物质大多数是脂溶性的，可随脂肪消化吸收进入体内，也可以储存在人体脂肪组织内，增加癌症的发病风险。

（7）其他：肥胖除了能增加上述疾病的发病风险，还能引起其他多种疾病，如多毛症、睡眠呼吸暂停综合征、月经紊乱、黑棘皮病，以及脐疝、切口疝、憩室炎、血栓性静脉炎等外科疾病。

三、学会科学减肥

为了身体健康，也为了外形美观，许多超重、肥胖者走在爱恨交加的减重道路上，但很多人的减肥效果并不理想，也因此自暴自弃。下面我们来谈谈如何科学减肥。

1. 控制总能量的摄入，增加能量的消耗

超重/肥胖的主要原因是能量的摄入高于消耗，因此减重的关键是控制总能量的摄入，增加能量的消耗。《中国居民膳食指南（2016）》推荐18岁以上成年男性每天摄入能量2 250 kcal，女性1 800 kcal，蛋白质、脂肪、碳水化合物供能分别占总能量的10% ~ 15%、20% ~ 30%、50% ~ 65%。身体通过饮食摄入获得能量，通过运动消耗能量，科学的减重的关键是平衡膳食与科学运动相结合。

2. 代餐饮食控制体重

所谓代餐（又名替餐、代餐食品），顾名思义就是取代部分或全部正餐的食物，常见的代餐形式有代餐粉、代餐棒、代餐奶昔以及代餐粥等。代餐除了能够快速、便利地为人体提供大量的各种营养物质外，还具有高纤维、低热量、易饱腹等特点。代餐所含的营养素水平在保证人体基本需求的同时控制了能量的摄入，以达到维持体形或减重的效果。

国内代餐品种繁多，常见的主要有以下3种，代餐粉、代餐饼干和代餐汤品。制造代餐的一个原则就是100%依据膳食参考值原理，提供人体需要的所有营养素，每天只供应400 ~ 1200 kcal的能量，从而造成能量需求和供应之间更大的负平衡，达到减重的效果。患者在使用代餐控制体重的过程中，不必控制饭量，而且随着体验到一些症状的改善，他们对控制饮食量和践行健康生活方式增强了信心，从而更容易避免吃零食或是进食过多。

代餐饮食作为一种新兴的减肥方法，可以达到良好的减重效果，从而降低慢性病的发病率。目前，尚未发现代餐饮食具有严重的不良反应，但摄食代餐过程中仍须注意可能出现的并发症，如胆结石和胆囊疾病等。

3. 科学运动减轻体重

虽然控制饮食是减重的重要措施，但是如果单纯靠摄入减少来使体重下降，过一段时间后，人体的基础代谢率也会相应降低以适应能量摄入的减少，体重下降的速度就会减慢。如果同时增加身体活动，就能使基础代谢率不降低或降低较少，这样体重下降后不容易反弹。此外，通过增加活动量来减轻体重，可以降低高血压、糖尿病、血脂异常等慢性病的发生风险，还可以减少骨量丢失，增加关节的柔韧性，改善睡眠，缓解压力，使人更有活力。

与减肥密切相关的运动包括中等强度的有氧运动和抗阻运动。中等强度的有氧运动的特点是运动强度不高、持续时间较长。该种运动消耗的能量是由体内储存的糖类和脂肪，通过吸入的氧气进行氧化分解来提供的，像快走、体操、游泳、慢跑都是有氧运动。有氧运动可有效改善心肺功能。在运动过程中，呼吸加深、加快，提升了肺活量，增强了肺吸入氧气的能力。吸入肺部的氧气通过心肺挤压，经血液输送到全身，所以运动会使心肌更加强壮。不推荐高强度的运动，因为短时间高强度运动主要由糖类提供能量，而持续时间较长的中等、低强度运动主要由脂肪提供能量，更有利于减重。抗阻运动指的是肌肉在克服外力阻力时进行的主动运动。例如举重、仰卧起坐和俯卧撑等。抗阻运动可以锻炼肌肉和骨骼，保持和增加肌肉的体积和力量。因为肌肉拉伸的动作可刺激胰岛素分泌，从而促进肌肉蛋白质的合成。这对于肌肉萎缩的老年人尤为重要。此外，抗阻运动增加了肌肉组织，从而增加了静息状态下的能量消耗。因此，抗阻运动在减重中的作用也日益受到重视。

4. 常见的减肥误区

不吃主食、不吃早餐、绝食减肥、保鲜膜减肥法是目前常见的减肥误区。

- 不吃主食。通过不吃主食控制碳水化合物的摄入，这种做法是不可取的。因为谷类中的淀粉是复杂的碳水化合物，有维持血糖水平的作用，进食后不会使血糖升高或下降太快。同时，主食中富含膳食纤维，对降低血脂和预防癌症大有益处。

- 不吃早餐。大众以为少吃一顿相当于减肥，但其实上午工作消耗较大，会造成午餐因饥饿摄入热量更多。

● 阶段性断食。断食期间只喝水、吃维生素，这种做法在短时间内可使体重下降，但后期会导致厌食症、暴食症，造成内分泌紊乱。

● 保鲜膜减肥。目前还有人通过在身体局部使用减肥霜加保鲜膜裹住做运动，这其实是在蒙骗自己。因为减下去的是身体的水分，补水之后又会回到体内，容易反弹，并且会对皮肤有较大的伤害。

5. 药物辅助减肥

对于大部分超重/肥胖患者来说，通过平衡膳食、科学运动、改善不良的生活方式可有效减轻体重。但对少数因肥胖导致患有多种慢性病或因肥胖影响正常生活的患者而言，生活方式的改善可能不能带来满意的疗效，这类患者可考虑用药物辅助减重。药物辅助减重一定要在医生指导下进行。

《中国成人超重和肥胖症预防控制指南》指出，用药物减重的适应证包括以下几点。

● 食欲旺盛，餐前饥饿难忍，每餐进食量较多。

● 合并高血压、高血糖、血脂异常和脂肪肝。

● 合并负重关节疼痛。

● 肥胖引起呼吸困难或有阻塞性睡眠呼吸暂停综合征。

● BMI $\geqslant 24kg/m^2$ 且有上述合并症情况，或 BMI $\geqslant 24kg/m^2$ 不论是否有合并症，经过 3 ~ 6 个月单纯控制饮食和增加活动量处理仍不能减重 5%，甚至体重仍有上升趋势者，可考虑用药物辅助治疗。

6. 外科手术治疗肥胖症

对于 BMI $> 40\ kg/m^2$ 的极度肥胖者，或因肥胖引起心肺功能不全等疾病而使用其他减肥方法长期无效的患者，才可以考虑采用外科手术作为辅助治疗的方法。外科手术治疗肥胖的方法包括胃肠道手术和局部去脂术。胃肠道手术是通过切除部分小肠，以减少内源性物质的分泌，从而减少对摄入食物的营养物质的吸收；或者通过缝合和填充胃空腔以减少胃容量、增加饱腹感，以达到减重的效果。这类手术容易出现各种并发症，如进食后呕吐、术后伤口感染、肠梗阻、肺栓塞、营养吸收障碍、代谢紊乱、消化不良等症状。局部去脂术包括脂肪抽吸术和皮下脂肪切除术。脂肪抽吸术只能去除皮下脂肪，对腹腔内和脏器周围的脂肪组织无能为力。吸脂后过一段时间，局部脂肪容易复原。操作不当有引起脂肪栓塞的危险。

外科手术治疗肥胖，须在有专业水平的医院进行。只有存在适应证的情况下，患者才应慎重考虑是否进行手术治疗。

（李剑虹）

（本章组稿编审　马吉祥）

第六章　主要传染病防治

第一节　传染病基础知识

传染病可给人类造成痛苦，引起死亡和残疾，不仅对人类生命和健康构成巨大威胁，还对经济增长和社会发展产生巨大影响。全球每年有超过1 400万人死于各种传染病，其中主要发生在发展中国家。这些国家的全部死亡人数中，约46%由传染病引起，如儿童急性腹泻和呼吸道感染，以及获得性免疫缺陷综合征、结核病、疟疾和麻疹等。

人类对传染病的控制，虽然已经取得一定成绩，但远未将其完全遏制。迄今为止，被消灭的传染病只有天花一种，传染病的防控形势依然严峻。一方面，一些曾经被控制的传染病有死灰复燃之势，另一方面，各种新发和再发的传染病在不断出现。我们对许多传染病缺乏有效的疫苗和治疗药物，加之，各种微生物病原体具有很高的适应性，不断发生变化，一些有治疗药物的病原体的耐药性在不断提高，使现有药物失效。这些因素使得传染病的控制变得更加困难。

只有群专结合、群防群控，才能构筑有效的传染病防控防线。而提高民众传染病素养，使他们了解传染病预防控制知识，也是构筑这道防线的重要组成部分。

一、传染病的特征

病原体（如细菌、病毒、真菌、寄生虫等）通过某种途径（如直接或间接接触）进入另一机体的过程叫做感染，所引起的疾病称为感染性疾病。有的病原体感染机体后可通过不同方式排出体外，能在人与人、动物与动物或人与动物之间传播，在一定条件下可造成流行，这样的病原体造成的感染性疾病被称为传染病。

传染病与其他疾病的主要区别在于其具有下列4个基本特征。

（1）有病原体：每一种传染病都有特定的病原体，可以是病毒、细菌、立克次体、真菌和寄生虫等。随着朊粒的发现，一些缺乏核酸结构的变异性蛋白质也具有感染性和致病性，更新了人类对病原体的认识。

（2）有传染性：有传染性意味着病原体能通过某种途径感染他人。传染病患者具有传染性，病原体向外排出的这段时间称为传染期。每一种传染病有其相对固定的传染期，因此，传染期可作为确定患者隔离时间的依据之一。

（3）有流行病学特征：传染病的流行过程受自然因素（如地区差异、季节差异等）和社会因素（如经济状况、环境卫生、政策等）的影响，表现出各种流行病学特征，如有流行性、季节性、地方性和外来性（输入性）。流行性根据流行强度分为散发、暴发、流行和大流行。

（4）有感染后免疫：感染后免疫指免疫功能正常的人体感染病原体后，无论是否发病，都能产生针对该病原体的特异性免疫，通过检测血清中的特异性抗体，可知道其是否具有免疫力。不同疾病感染后获得的免疫力持续时间不同，有的可保持终生，而有的则持续时间较短。感染后获得的免疫和通过疫苗接种获得的免疫属于主动免疫，而通过注射或母体获得的免疫属于被动免疫。

二、传染病的潜伏期窗口期

潜伏期是指从病原体侵入人体算起，到开始出现临床症状的时间。潜伏期相当于病原体在体内定位、繁殖和转移，引起组织损伤和功能改变导致临床症状出现之前的整个过程。每一个传染病的潜伏期都有一定范围，是追踪、医学观察密切接触者的重要依据。

传染病的“窗口期”则是指人体受病原体感染后到外周血液中能够检测出该病原体（包括其特异性抗体）的这段时间。不同传染病的窗口期不同，检测试剂的敏感性不同，窗口期长短也不一样。通常，核酸检测比抗体检测能更早检测到是否存在病原体感染。须注意的是，在窗口期虽测不到抗体，但体内已有病原体存在，因此处在窗口期同样具有传染性。

三、传染病传播的三个环节

传染病得以传播必须具备3个环节，即传染源、传播途径和易感人群，3个环节缺一不可。控制传染病也是从这三个环节入手，只要控制住了其中任何一个环节，传染病便不能流行。

1. 传染源

传染源是指体内有病原体生存、繁殖，并能将病原体排出体外的人和动物。传染源包括患者、隐性感染者、病原携带者和感染的动物。

其中患者是大多数传染病的重要传染源，不同时期患者的传染性不同。一般情况下，发病早期的传染性最大。慢性感染者或病原携带者可长期排出病原体，成为慢性传染源。

隐性感染者又称亚临床感染者，是指病原体侵入人体后仅诱导机体产生特异性免疫应答，而不引起或只引起轻微的组织损伤。因此临床上不出现任何症状、体征及生化改变，只能通过免疫学检查才能发现。在大多数病毒性传染病中，隐性感染最常见。在感染后病原体被清除前，隐性感染也可成为传染源。因此，在传染病流行期间，隐性感染对防止疾病流行扩散有重要意义。

病原携带者是指没有任何临床症状但能长期排出病原体的人，因其没有症状、体征不易被发现，不能对其进行隔离和治疗。因此，病原携带者有着重要的流行病学意义。病原携带者按携带病原体的不同而相应称为带菌者、带病毒者、带虫者等。此外，根据病原体排出的不同时期，病原携带者又分为潜伏期病原携带者、恢复期病原携带者和健康病原携带者。

受感染的动物作为传染源时，所引起的传染病称为动物源性传染病，如家畜、家禽、蝙蝠、鼠等动物。其中以野生动物为传染源的疾病，称为自然疫源性疾病，如鼠疫、肾综合征出血热等。

2. 传播途径

病原体从传染源到达另一个机体的过程称为传播途径。传统意义上的传播途径包括呼吸道传播（如病原体经气溶胶、飞沫、空气通过呼吸道而感染）、消化道传播（如经食入被病原体污染的食物、水而感染）、接触传播（如通过性接触传播的疾病）、虫媒传播（被病原体感染的吸血节肢动物叮咬而传播）、血液和体液传播（输入被病原体污染的血液或血液制品或接触其体液）、垂直传播（感染的母体经胎盘传播给胎儿）等。但一种传染病往往可有多种传播途径，如乙肝病毒可通过血液、性接触和母婴传播，引起肾综合征出血热的汉坦病毒可以通过消化道、呼吸道、接触、母婴等多种途径传播。因此，按照机体的系统划分传播途径并不能完整地描述一个传染病是如何传播的。实际上，病原体传播的方式只有一种，即接触传播，也就是说，只有接触到病原体才有可能引起感染。

接触传播分为直接接触传播和间接接触传播。

（1）直接接触传播是指病原体从传染源直接进入易感者体内的过程。如经性接触造成的获得性免疫缺陷综合征、梅毒、淋病的传播，由含有麻疹病毒的飞沫直接喷溅至易感者的眼结膜或眼、鼻、口腔黏膜所导致的传播，经由胎盘传播等均属于直接接触传播。

（2）间接接触传播是指传染源和易感者之间没有直接的接触，而是通过接触被污染的物体或物体表面，或通过接触含有病原体的媒介而传播。传播媒介包括无生命媒介和有生命媒介。

无生命媒介传播包括经由受病原体污染的无生命的材料或物体（污染物），如玩具、手帕、污染的衣物、床品、厨具或饮食用具，外科器械或敷料，水、食物，生物制品如血液、血清、血浆、组织或器官，或任何可以作为媒介传播的物质（如空气、飞沫等）所造成的传播。病原体在传播至下一位易感者之前在媒介中不一定发生增殖。

有生命的媒介传播包括两方面：一是指机械携带，如爬行或飞行昆虫通过其污染的足、鼻或胃肠道所造成的传播，该传播不需要病原体在媒介体内的增殖。二是指生物传播，该传播在节肢动物将传染性病原体传播至下一位易感者之前，病原体会经历在节肢动物体内增殖或经历不同生命周期的过程，如雌性按蚊在刺吸疟疾患者或带虫者血液后，血液中的雌、雄配子体能在蚊胃内继续发育，并最终发育为子孢子。当受感染的蚊再吸血时，子孢子即可随唾液进入新的易感者机体，导致疟疾的传播。

知识链接——飞沫传播和空气传播的区别

飞沫传播虽然是人们对呼吸道传染病最为熟知的传播方式，但实际上，主要是通过间接接触传播，其中污染的手在飞沫传播中起特别重要的作用。当感染者在打喷嚏、咳嗽或与人交谈时，含有病原体的飞沫（> 5μm）接触到易感者的眼、鼻或口腔后而被感染称为飞沫传播。但飞沫因其颗粒较大，只能在空气里短暂停留，故其传染性仅局限于传染源周围（1 m以内）。因此，只有近距离密切接触呼吸道传染病患者，才有可能被感染。但飞沫污染物体表面后可通过手进行远距离传播，而且在呼吸道传染病的传播中意义更大。因此，只有在使用个人防护用品的基础上做好手卫生才能最大限度地降低飞沫传播。

那么空气传播是怎么一回事呢？空气传播是指病原体在空气中形成更小的微粒（< 5μm），以气溶胶的形式可漂浮到远处，在体外存留较长时间，并且耐干燥，故可以在空气中传播较长距离和时间。空气传播的病原体可以进入上呼吸道和下呼吸道。目前所知，仅有结核分枝杆菌、水痘-带状疱疹病毒（VZV）和麻疹病毒3个病原体通过空气传播。

3. 易感人群

对某种传染病缺乏特异性免疫力的人称为易感者，而把人群作为一个整体来看，其对某种传染病较易感，称为人群易感性。当易感者在某一特定人群的比例达到一定水平，若有传染源和合适的传播途径，则很容易发生该病的暴发流行。

四、传染病的分类管理

根据传染病的致病力、传染流行烈度和对社会的危害程度，我国《传染病防治法》将传染病分为分为甲类、乙类和丙类。

甲类传染病包括鼠疫、霍乱。

乙类传染病包括传染性非典型肺炎、获得性免疫缺陷综合征、病毒性肝炎、脊髓灰质炎、人感染高致病性禽流感、麻疹、流行性出血热、狂犬病、流行性乙型脑炎、登革热、炭疽、细菌性和阿米巴性痢疾、肺结核、伤寒和副伤寒、流行性脑脊髓膜炎、百日咳、白喉、新生儿破伤风、猩红热、布鲁氏菌病、淋病、梅毒、钩端螺旋体病、血吸虫病、疟疾。

丙类传染病包括流行性感冒、流行性腮腺炎、风疹、急性出血性结膜炎、麻风病、流行性和地方性斑疹伤寒、黑热病、包虫病、丝虫病，除霍乱、细菌性和阿米巴性痢疾、伤寒和副伤寒以外的感染性腹泻病。

该法还规定，国务院卫生行政部门根据传染病暴发、流行情况和危害程度，可以决定增加、减少或者调整乙类、丙类传染病病种并予以公布。对乙类传染病中传染性非典型肺炎、炭疽中的肺炭疽和人感染高致病性禽流感，采取本法所称甲类传染病的预防、控制措施。其他乙类传染病和突发原因不明的传染病须采取本法所称甲类传染病的预防、控制措施的，由国务院卫生行政部门及时报经国务院批准后予以公布、实施。

五、预防传染病

1. 政府和社会预防传染病的主要措施

我国《传染病防治法》和《传染法防治法实施办法》已有明确规定，居民须自觉执行和参与。主要措施包括以下几点。

（1）开展群众性卫生活动，进行预防传染病的健康教育，倡导文明健康的生活方式，提高公众对传染病的防治意识和应对能力。

（2）有计划地建设和改造公共卫生设施，改善饮用水卫生条件，对污水、污物、粪便进行无害化处置。消除鼠害和蚊、蝇等病媒生物的危害。

（3）建立传染病监测制度，及时发现、报告、控制传染源和隔离、治疗患者。

（4）实行有计划的预防接种制度，国家免疫规划项目的预防接种免费。

（5）严格执行国家有关规定，保证血液、血液制品的质量。禁止非法采集血液或者组织他人出卖血液。对传染病菌种、毒种和传染病检测样本的采集、保藏、携带、运输和使用实行分类管理，建立健全严格的管理制度。

2. 个人和家庭预防传染病的基本措施

（1）生活方式：健康生活方式，是指有益于健康的习惯化的行为方式。主要包括合理膳食、适当运动、不吸烟不酗酒和保持良好心态。

- 合理膳食指能提供全面、均衡营养的膳食。饮食要少油、限盐。

- 适当运动是指运动方式和运动量适合个人的身体状况。运动应适度量力，选择适合自己的运动方式、强度和运动量。

- 不吸烟、不酗酒。越早戒烟越好。戒烟的人，不论吸烟多久，都应该戒烟，任何时候戒烟对身体都有好处。过量饮酒，会增加患心脑血管疾病、肝疾病的风险。成年男性一天饮用的酒精量不超过 25 g，女性不超过 15 g。

- 保持良好心态是指一种良好的心理平衡状态，如能够恰当地评价自己、应对日常生活中的压力、有效率地工作和学习、对家庭和社会有所贡献。

此外，规律生活，无不良嗜好，讲究个人卫生、环境卫生、饮食卫生，讲科学、不迷信，平时注意保健、生病及时就医，积极参加健康有益的文体活动和社会活动等都属于健康的生活方式。

（2）家庭中的标准预防措施：标准预防的提出是基于患者的血液、体液、分泌物（不包括汗液）、非完整皮肤和黏膜均可能含有感染因素的原则。

标准预防是医院感染控制中最基本的理念。其核心就是在日常诊疗活动中，要将任何一个患者都视为具有潜在感染危险的对象来进行隔离管理。也就是说，任何一个患者的血液、体液、分泌物、排泄物等均具有潜在的感染性，必须采取隔离和防护措施。

虽然标准预防是医院感染控制的核心理念，实际上，如果我们每个人、每个家庭在日常生活中也能按照标准预防理念去践行，便会极大地减少罹患传染病的风险。

例如要防止罹患传染病，首先要主动接种疫苗。疫苗接种不单单是针对儿童，成年人也应主动接种疫苗。只有一个地区的人群建立了有效的免疫屏障，才能预防疾病的暴发流行。日常生活中我们接触到的每一个人包括家人，虽然对方并非传染病患者，相互之间还是要做必要的预防措施，如碗筷消毒、实行分餐制，不共用牙刷、毛巾、剃须刀等，可以避免经血液传播疾病的传播。家庭居室的日常通风和消毒，是减少呼吸道传染病的最佳方式。保持良好的手卫生习惯，如何正确洗手或手卫生，不但可以减少经消化道传播的疾病，也可以减少经呼吸道传播的疾病。在疾病流行或高发季节，尽量不要前往人群密集场所，如非不得已必须前往，要正确佩戴口罩。前往医院探视或照看患者，要做好相应的防护，避免接触患者的血液、体液排泄物等。如要接触，应做好相应的防护措施，如戴手套、穿防水隔离衣等。如果自己出现发热、咳嗽等呼吸道症状时，要和家人保持适当隔离。前往医院就诊途中，要佩戴口罩，注意呼吸卫生和咳嗽礼仪，防止传播给他人。此外，家庭用过的垃圾如果能够按照垃圾分类来进行处理，不但保护别人免受伤害，对资源的重复再利用也有积极作用。

（3）手卫生：手卫生是卫生手消毒、洗手和外科手消毒的总称。日常生活中的手卫生方法是指前两种。

- 手卫生时机：饭前饭后；处理食物前；便前便后；吃药之前；接触过血液、泪液、鼻涕、痰液和唾液之后；做完扫除工作之后；双手有明显的污渍时；接触钱币之后；与动物嬉戏后；户外运动、作业、购物过程触摸过公共物品之后，如电梯扶手、电梯按钮及门把手等；抱儿童之前；到医院探访归来；接触过传染性的物品之后。

- 卫生手消毒：手消毒时，将足量手消毒剂挤入一手手掌，另一手与之揉搓，直至消毒剂覆盖两手所有表面。然后再两手掌相搓，用一手手指揉搓另一手手背并手指交叉揉搓，使手消毒剂达到手背侧指间区。在手心侧重复该步骤，以使手消毒剂达到手掌侧指间区。弯曲手指使指背在另一手的手掌中揉搓，以清洁手指远端背侧。将指尖分别在对侧手掌中揉搓，以清洁指尖和指甲下区域，用一手手掌握住另一手拇指指肚，揉搓清洁指肚。双手均须重复每一步骤。整个手消毒过程需 20 ～ 30 s，应揉搓双手至完全干燥，以保证最大消毒效能。若 20 s 之内手已完全干燥表明手消毒剂用量不够。

- 七步洗手法，可按“内外弓大力丸”来形象记忆。

第一步（内）：洗手掌，用流水湿润双手，涂抹洗手液（或肥皂），掌心相对，手指并拢相互揉搓。

第二步（外）：洗背侧指缝，手心对手背沿指缝相互揉搓，双手交换进行。

第三步（夹）：洗掌侧指缝，掌心相对，双手交叉沿指缝相互揉搓。

第四步（弓）：洗指背，弯曲各手指关节，半握拳把指背放在另一手掌心旋转揉搓，双手交换进行。

第五步（大）：洗拇指，一手握另一手大拇指旋转揉搓，双手交换进行。

第六步（立）：洗指尖，弯曲各手指关节，把指尖合拢在另一手掌心旋转揉搓，双手交换进行。

第七步（腕），洗手腕、手臂：揉搓手腕、手臂，双手交换进行。

整个洗手过程需 40 ～ 60 s。特别要注意应先摘下手上的饰物再洗手，对戴戒指、手表和其他装饰品的部位要彻底清洗，同时要定期清洗戒指、手表等饰品。

（4）呼吸卫生和咳嗽礼仪：有咳嗽、鼻塞、鼻涕或呼吸道分泌物增加等呼吸道感染症状的人员应正确佩戴口罩，与其他人员保持至少 1 m 的空间距离。

咳嗽或打喷嚏时应用卫生纸遮掩口鼻，否则应用臂弯遮掩口鼻，不要用手直接捂住口鼻；使用后的卫生纸应丢进垃圾桶；接触呼吸道分泌物后应及时洗手或用快速消毒剂进行手卫生。

(5) 正确戴口罩：市面上口罩种类繁多，如一般棉纱口罩、活性炭口罩、防尘口罩、一次性口罩、外科口罩、N95/N99 口罩等。医用口罩分为一次性使用医用口罩、医用外科口罩和医用防护口罩（如 N95/N99 口罩）。

正确戴口罩首先要选择合适用途的口罩，如一般棉纱口罩仅用于遮挡灰尘，活性炭口罩在油漆作业或喷洒农药时使用，而有发热、咳嗽等呼吸道症状或接触呼吸道传染病患者时要佩戴医用口罩，必要时使用医用防护口罩。当然了，在严重雾霾天气外出如果要达到防雾霾目的，则应选择防尘口罩。其次是选择适合自己面型的口罩，然后就是要正确佩戴口罩。

一次性使用医用口罩佩戴方法：①戴口罩前洗手，不要用手接触口罩内面（即贴合面部的一面）。②将口罩覆盖面部，固定耳带。③双手将鼻夹按压成鼻梁形状。④注意事项：它不能用于飞沫、空气传播疾病的呼吸防护，不能用于液体喷溅的呼吸防护；应一次性使用。

医用外科口罩佩戴方法：①戴口罩前洗手，不要用手接触口罩内面（即贴合面部的一面）。②将口罩覆盖面部，使鼻夹结构在外面。③固定头带或耳带。④双手将鼻夹按压成鼻梁形状。⑤注意事项：不能应用于空气传播疾病的呼吸防护。应一次性使用，口罩受到液体喷溅时应及时更换。

医用防护口罩使用方法如下。

- 折叠式医用防护口罩：①面向口罩无鼻夹的一面，使鼻夹位于口罩上方。用手扶住口罩固定在面部，将口罩抵住下巴。②将上方头带拉过头顶，置于头顶上方。③将下方头带拉过头顶，置于颈后耳朵下方。④将双手手指置于金属鼻夹中部，一边向内按压一边顺着鼻夹向两侧移动指尖，直至将鼻夹完全按压成鼻梁形状为止，仅用单手捏口罩鼻夹可能会影响口罩的密合性。⑤佩戴气密性检查。

- 杯罩式医用防护口罩：①用手托住口罩，使鼻夹位于指尖，让头带自然垂下；②使鼻夹朝上，用口罩托住下巴。将上头带拉过头顶，放在脑后较高的位置，将下头带拉过头顶，放在颈后耳朵以下的位置；③将双手指尖放在金属鼻夹顶部，用双手，一边向内按压，一边向两侧移动，塑造鼻梁形状（用单手捏鼻夹会导致密合不当，降低口罩防护效果，请使用双手）；④检查气密性：双手捂住口罩快速呼气（正压检查方法）或吸气（负压检查方法），应感觉口罩略微有鼓起或塌陷；若感觉有气体从鼻梁处泄漏，应重新调整鼻夹；若感觉气体从口罩两侧泄漏，进一步调整头带位置；若无法取得密合，不要佩戴口罩进入危险区域，应寻求主管人员的帮助。

- 医用防护口罩脱除方法：①不要触及口罩，用手慢慢地将颈部的下头带从脑后拉过头顶；②拉上头带摘除口罩，不要触及口罩；③如佩戴眼镜或帽子，请在摘下口罩前摘下眼镜或帽子。

- 医用防护口罩的注意事项：①使用前应认真阅读使用说明书，了解使用过程中应该注意的事项以及产品的使用限制；②每次佩戴好医用防护口罩后，应做佩戴气密性检查；③医用防护口罩不应重复使用，佩戴时间不要超过 4 h；④口罩受到体液喷溅，应尽快更换；⑤不要与他人共用口罩。

（6）正确使用安全套：安全套（又称避孕套）是一个开口为橡胶圆圈、顶端有一小囊、呈筒状的薄乳胶制品。安全套除了可阻止精子进入阴道，避免精子与卵子相遇，达到避孕目的外，还可有效阻止细菌、病毒和其他病原微生物通过，如获得性免疫缺陷病毒（HIV）、单纯疱疹病毒（HSV）、衣原体、巨细胞病毒、梅毒螺旋体等。

正确使用安全套包括以下几点。

- 选择合适的型号。我国安全套有 3 种型号，大号直径为 35 mm，中号直径为 33 mm，小号直径为 31 mm。多数情况下，我国男性最适合的尺寸是中号。有些男性由于使用过紧的安全套，使阴茎血液循环受阻，导致阴茎内组织和神经缺氧，海绵体部分受伤，甚至可能出现阴茎疲软、勃起障碍。而有些人使用了过大的安全套，则容易导致安全套脱落、精液流出，令其失效。

● 使用前要检查安全套有无漏气。向安全套里吹满气体，捏紧开口部检查有无漏气现象。

● 应在阴茎与阴部或肛门接触前、在阴茎完全勃起后戴上安全套，否则会使安全套出现多余皱褶，容易滑落。如果在戴安全套过程中阴茎中止勃起或者戴错了方向，应更换一个新的安全套。

● 戴之前应将安全套顶端贮存精液用的小气囊捏瘪，以防止气囊中的空气遇热膨胀，导致射精时精液向阴茎根部溢出。

● 性交时，如果安全套滑落在阴道或肛门里，要立即停止性交，洗净手指，轻轻将其取出、丢弃，更换一个新的安全套。

● 射精后应在阴茎疲软前用手指按住安全套底部连同阴茎一起拔出。在拔出阴茎时，按住安全套的根部，防止其脱落。取下安全套时不可让精液流出，也不要让安全套外面的阴道分泌物接触身体。在射精完后，即使仍然勃起，也应立即把阴茎从阴道或肛门中拔出，以避免不必要的风险。

● 抽出后，再次检查安全套有没有破裂。若有破裂，要采取补救措施。如清洗阴道、采取紧急避孕措施，必要时进行获得性免疫缺陷综合征等相关性传播疾病的暴露后评估和预防措施。

（7）防蚊灭蚊措施：蚊虫可传播疟疾、乙脑、黄热病、登革热、基孔贡雅热、寨卡病毒病等多种疾病，其中疟疾由按蚊传播，乙脑由库蚊传播，黄热病、登革热、寨卡病毒病主要是由埃及伊蚊传播，白纹伊蚊也可传播。埃及伊蚊分布于我国海南省、台湾省南部、广东省雷州半岛、云南省的西双版纳州、德宏州及临沧市等地区；白纹伊蚊分布于北至辽宁省沈阳市、大连市，西至陕西省陇县和宝鸡市，西南至西藏墨脱一线及其东南侧大部分地区。

为预防蚊虫传播疾病，做好防蚊灭蚊措施是关键。

● 居民家庭防蚊措施：家庭灭蚊可采用物理、化学方法综合治理，在采用清除积水、安装纱门纱窗、电蚊拍灭蚊的同时，可使用蚊香、杀虫气雾剂驱蚊 / 灭蚊，对无法清除的积水用灭蚊剂处理。

加装纱门纱窗：房间可安装纱门、纱窗以阻止蚊虫进入，在高发期可用杀虫剂涂抹纱窗，效果更好。休息时使用防蚊蚊帐减少人蚊接触。

清除孳生地：居民家庭花瓶和水生植物至少每星期彻底换水一次，要彻底清理空调托盘、花盆底碟积水，有盖子的将其盖上。每周检查卫生间和厨房的地漏或者更换具有防渗等功能的安全地漏，保持地漏处无积水，垃圾桶应加盖，并时常喷洒杀虫剂，不给蚊子生存空间。

正确使用各类卫生杀虫剂：可使用蚊香，按使用说明驱蚊灭蚊，将蚊香放在通风处上风向。还可使用杀虫气雾剂灭蚊，使用杀虫气雾剂时尽量不要朝衣物、床单、家具、皮肤上直接喷洒。喷洒之前要收藏好食品和餐具，喷洒完毕后最好关闭门窗 30 min 至 1 h，然后再开窗通风。杀虫气雾剂喷洒过量对人体会有一定的毒性，所以在家中使用杀虫气雾剂时一定要注意安全，不要让婴幼儿接触，如果不慎将药液喷到皮肤上，要及时清洗。

- 外出旅行要避免蚊虫叮咬。外出旅行特别是在寨卡病毒病、登革热、基孔贡雅热和黄热病流行的地区旅行，应避免蚊虫叮咬而感染。要穿浅颜色的长袖衣裳和长裤，裸露皮肤涂抹驱蚊剂，特别是耳后、颈部等部位。有条件可穿戴应用菊酯类杀虫剂处理过（如浸泡）的长袖、长裤和袜子，可提供更有效的保护。应租住卫生条件好、最好有空调的宾馆。

- 正确使用驱蚊剂。将驱蚊剂喷、涂抹在头部、四肢等裸露皮肤处，特别是耳后、颈部等部位，要避免药物进入眼睛和嘴里。

一般室外环境间隔 2 ～ 4 h 涂抹一次驱蚊剂。一般具有我国农药登记证的商品驱蚊剂可以用于婴儿，但不要用于小于 2 月龄的婴儿。

- 蚊虫叮咬后的处理。一般蚊虫叮咬的处理主要是止痒，可外涂清凉油、风油精等止痒、抗炎。如果发生局部肿胀、感染，及发热、皮疹等症状，须及时去医院就诊。

3. 疫苗接种

疫苗接种是预防控制传染病最经济、最有效的手段，也是保护儿童健康的重要措施。《中华人民共和国传染病防治法》《疫苗流通和预防接种管理条例》规定：国家实行有计划的预防接种制度；国家对儿童实行预防接种证制度；医疗机构、疾病预防控制机构与儿童的监护人应当相互配合，保证儿童及时接受预防接种；国家免疫规划疫苗对儿童实行免费接种；其他人群接种疫苗可以采取自愿原则自费接种。

（蒋荣猛　宋美华　韩　冰）

第二节　呼吸道传染病

一、呼吸道传染病的种类与主要表现

呼吸道传染病是指病原体从人体的鼻腔、咽喉、气管和支气管等呼吸道感染侵入而引起的有传染性的疾病，常见的有流行性感冒、麻疹、白喉、百日咳、水痘、流行性脑脊髓膜炎、流行性腮腺炎、肺结核、传染性非典型肺炎（SARS）等。

呼吸道传染病的共同临床表现有发热，累及上呼吸道时出现咽痛、流涕、打喷嚏，甚至声音嘶哑，如果累及支气管、下呼吸道，则有咳嗽（咳痰或无痰）、胸痛、胸闷，严重时有呼吸困难。

二、呼吸道传染病的早诊早治

对呼吸道传染病的早期发现和隔离治疗是减少传播的重要措施，因此，人们应该学会对常见呼吸道传染病的早期识别，以便做到早期就诊、隔离和治疗。以下是常见呼吸道传染病早期自我识别要点。

1. 流行性感冒（简称流感）

流行性感冒（简称流感）由流感病毒引起，发热、全身中毒症状较明显，上呼吸道卡他症状轻，但可引起病毒性肺炎。老年人、婴幼儿、孕妇，以及有基础疾病、免疫功能低下、肥胖者等高危人群感染后容易出现并发症，可能需住院治疗，严重者可引起死亡。流感的传染性强，可引起世界性大流行。

须注意的是，流感不同于普通感冒。流感的主要表现为高热，伴有明显的头痛、乏力、全身肌肉酸痛等中毒症状，严重者可并发病毒性肺炎，表现为高热、咳嗽、呼吸困难和发绀，甚至出现呼吸衰竭。老年人、儿童和慢性病患者中容易出现并发症。而感冒（上呼吸道感染）是由病毒（如鼻病毒、冠状病毒等）或细菌（如流感嗜血杆菌、链球菌等）引起，多为散发，以鼻咽部卡他症状（打喷嚏、流鼻涕）、咽痛为主要表现，很少发热，全身症状轻，无需治疗，可自愈。疾病传染性小，不易感染他人。

抗流感病毒药物可对流感进行治疗，但抗病毒治疗应尽早进行，发病 48 h 之内应用抗病毒治疗可有效缓解症状、缩短病程、减少传播，应用越早效果越好。因此，容易出现流感并发症的高危人群，或出现高热持续不退、咳嗽、咳痰，甚至咳血痰、呼吸困难等严重呼吸道症状者，应立即到医院诊治。

2. 麻疹

5 岁以下儿童是主要患病人群，近些年青少年及成年人麻疹发病率有所上升。

麻疹首先表现为发热，后续有头痛、咳嗽、流涕、声嘶等上呼吸道感染症状，并可伴有畏光、流泪、分泌物多等眼结膜炎症状，口腔黏膜可见麻疹黏膜斑。典型的麻疹一般在发热 3 ～ 4 日后开始出疹，常有典型的出疹顺序，即自耳后、发际开始，渐延至额、面、颈、躯干及四肢，最后是手掌、足底，部分可融合成片，疹间可见正常皮肤。但成年人感染麻疹时，部分患者的出疹时间和顺序不典型。

麻疹最常见、最严重的并发症是肺炎，重症肺炎可引起心力衰竭，严重者危及生命，儿童患者病死率可达 10%。因此，在流行季节出现发热伴上呼吸道感染及眼结膜炎，要注意口腔检查，如果在口腔见到麻疹黏膜斑，基本可判定为麻疹，应及时住院隔离与治疗。

3. 风疹

风疹好发于冬春季，2 ~ 5 岁儿童为高发人群。

风疹的临床特点是先有发热及上呼吸道感染症状，但症状轻微。1 ~ 2 日后迅速出现皮疹，多见于面部、颈部和四肢，形态多样，多为淡红色斑疹、斑丘疹或丘疹，常伴耳后、枕部和颈部淋巴结肿大。皮疹持续 2 ~ 3 日消退，消退时无脱屑，亦无色素沉着。

4. 水痘

水痘，是一种名叫水痘 - 带状疱疹病毒（VZV）感染引起的皮肤弥漫性疱疹，而且疱液较多。如果用针头扎破，疱液可以流出来，不像其他病毒引起的疱疹，疱液很少，故被称为水痘。

请注意，引起水痘和带状疱疹的其实是同一个病毒。因为这个病毒感染后可有 2 种不同的临床表现形式，即初次感染发病表现为水痘，之后可长期潜伏，如果再次激活，则表现为带状疱疹。因此，此病毒为水痘 - 带状疱疹病毒。

水痘初期可出现发热、上呼吸道感染症状，但症状轻微。发病 1 ~ 2 天后出疹，先见于躯干、头部，而后逐渐波及面部及四肢，以躯干较多，四肢较少，呈向心性发布。皮疹初期为红色斑疹，后为斑丘疹，最后为椭圆形疱疹。特点为皮疹分批出现、壁薄表浅、大小不等、疱液先清澈、后混浊、疱疹基底周围有红晕、常伴瘙痒。在患者皮肤上常可同时见到斑丘疹、疱疹和结痂疹。

通常情况下，成年人感染水痘，如果免疫功能正常，很少会出现并发症。但对有基础疾病，如放疗和化疗的肿瘤患者和长期使用糖皮质激素的患者，感染水痘后，不但水痘会广泛化、疱液为血性的，还会出现严重的并发症，如水痘脑炎、水痘肺炎、皮肤 / 软组织继发性细菌感染等，甚至危及生命。

如果在妊娠期感染水痘则对母亲和胎儿均有严重影响。孕妇出现并发症的风险增加，而胎儿有发生先天性水痘综合征的风险。

5. 流行性腮腺炎

流行性腮腺炎临床表现为起病急，初有畏寒、高热、头痛、咽痛、食欲缺乏、恶心、呕吐等上呼吸道和消化道症状，1 ~ 2 天后先出现一侧腮腺肿大，数日后对侧腮腺亦肿大。肿大的腮腺以耳垂为中心，向前、后、下发展，边缘不清，局部皮肤发亮、肿胀，灼热但不红，具有弹性和触痛，在张口、咀嚼或食用酸性食物时胀痛加剧。腮腺肿胀于1～3日达高峰，持续4～5日逐渐消退，病程大约为10～15日。部分患者可并发脑膜炎、胰腺炎、睾丸炎等。

6. 流行性脑脊髓膜炎（简称流脑）

流脑发病突然，有高热、畏寒、头痛、恶心、呕吐及皮肤瘀点、瘀斑等。病后3～4日进入脑膜炎期，出现剧烈疼痛、频繁呕吐、颈项强直、精神与意识障碍等症状，甚至谵妄、昏迷。个别病例可表现为爆发型，在发病24 h内出现休克、抽搐或昏迷，病情凶险。

一旦在流行期出现以上情况有可能是患了流脑，应尽早住院隔离和治疗。

7. 猩红热

猩红热是由A组β型溶血性链球菌引起的急性呼吸道传染病。

患者和带菌者是猩红热的主要传染源。链球菌经空气飞沫传播，亦可经皮肤伤口或产道等处感染。人群普遍易感，感染后人体可产生抗菌免疫和抗毒素免疫。全年均可发病，冬春季多发，5～15岁为好发年龄。

典型的猩红热起病急，其特征性表现为发热、咽峡炎和皮疹。典型皮疹是在弥漫性充血的皮肤上出现分布均匀的针尖大小的丘疹，压之褪色，伴有痒感。还可见到“粟粒疹”“线状疹”、口周苍白圈等。常见的并发症主要有风湿病、肾小球肾炎和关节炎，为变态反应所致，多发生在病后2～3周。

8. 肺结核

肺结核的主要症状有咳嗽、咳痰、疲乏、食欲缺乏，体温一般38℃左右，午后逐渐升高，经常夜间睡眠时出汗。严重时有胸痛、咯血。因此，如果咳嗽、咳痰2周以上，或痰中带血，经一般抗菌治疗无效，应怀疑患肺结核。怀疑患肺结核应及时到结核病防治机构检查。

早期检查、早期发现肺结核是取得好的治疗效果的关键之一，发现越晚对健康的影响越大。全国所有的市/县/区级都设有结核病防治机构，设在疾病预防控制中心或结核病定点医院。结核病防治机构检查和治疗肺结核可享受国家的费用减免政策。结核病防治机构对有结核病可疑症状者实行免费检查（包括一张胸部X线片和痰涂片检查）。对确诊的肺结核患者提供免费抗结核药物治疗。

三、结核病的综合预防

采取必要措施，积极预防肺结核，能够大大减少感染肺结核的危险。

（1）卡介苗接种是我国儿童计划免疫的组成部分，接种卡介苗可以大大减少儿童少年发生粟粒型肺结核和结核性脑膜炎的机会，但是不能预防儿童其他类型的肺结核和成年人的肺结核。

（2）有连续咳嗽2周以上症状的可疑肺结核患者尽早到结核病防治专业机构做检查是预防肺结核传播的最重要措施。

（3）肺结核患者应该注意不与他人密切接触，不与人大声说话，咳嗽、打喷嚏要用纸巾或手帕、衣袖等遮挡口鼻。

（4）肺结核患者吐出的痰液要用纸张包裹后烧掉。

（5）传染期的肺结核患者要尽量避免出入人群密集的公共场所，不可避免时要戴上口罩。

（6）有条件的家庭要让处于传染期的肺结核患者单独居住，家人不与他有过于密切的接触，避免传染家人。

（7）肺结核患者的居室要经常开窗通风。

四、呼吸道传染病的预防

（1）按时预防接种，老年人和体弱者可进行针对性预防接种，如定期接种流感疫苗。

（2）保持室内和周围环境清洁，定期开窗通风，保持室内空气流通。

（3）养成良好的卫生习惯，不随地吐痰，勤洗手，做好手卫生。

（4）保持良好的生活习惯，多喝水、不吸烟、不酗酒。

（5）锻炼身体，健康饮食，注意劳逸结合。

（6）呼吸道疾病流行期间，儿童、老年人、体弱者和慢性病患者尽量避免到人多拥挤的公共场所。

（7）有传染病流行时，尽量避免到疫区旅行。如必须前往，须做好个人防护，佩戴合适的口罩（如外科口罩、N95 等防护口罩），注意手卫生。

（8）如有发热、咳嗽等症状，注意咳嗽礼仪和呼吸卫生，及时到医院就诊，主动与其他人隔离。

（蒋荣猛　宋美华　韩　冰）

第三节　消化道传染病

一、消化道传染病的种类与主要表现

消化道传染病主要有霍乱、细菌性痢疾和阿米巴痢疾、伤寒和副伤寒、脊髓灰质炎、病毒性肝炎、手足口病、细菌性食物中毒、腹泻，以及各种肠道寄生虫病等。

消化道传染病主要通过接触患者的排泄物（如呕吐物、粪便等）而传播，属于病从口入。病原体随排泄物排出体外，经生活接触污染手、水、食物和餐具等，被吃入体内而感染。

消化道传染病的共同表现为发热，以及恶心、呕吐、腹痛、腹泻等消化道症状，如果呕吐、腹泻频繁，可引起脱水、电解质紊乱，严重时危及生命。

1. 霍乱

霍乱是由霍乱弧菌引起的一种急性肠道传染病。霍乱在人群中流行已达 2 个多世纪，自 1817 年以来，霍乱曾发生过 7 次世界性大流行。在我国按甲类法定传染病进行管理。

（1）霍乱的传播：霍乱的传染源是霍乱患者和带菌者。霍乱主要是通过食入 / 饮入摄入含有霍乱弧菌的食物 / 水而传播，也可经日

常生活接触和苍蝇传播。水产品中的鱼、牛蛙、虾、蟹、甲鱼、蛏子等是重要的传播媒介。

（2）霍乱的主要表现：霍乱患者的主要症状是先泻后吐，多为无痛性腹泻，不伴里急后重，一般不发热。典型霍乱患者大便初为稀便，之后排出的大便为泥浆或清水样，随后转变为淘米水样，便量每次往往超过 1000 ml，因而患者可迅速出现脱水或严重脱水、循环衰竭及肌肉痉挛等休克表现。

（3）霍乱患者须强制隔离治疗：霍乱传染性很强，一旦发现感染霍乱，即使是轻型霍乱或带菌者，也均应隔离治疗。待霍乱症状消失后，隔日进行便培养，连续 3 次阴性，方可解除隔离。感染霍乱后，如不接受隔离治疗，属于违反《中华人民共和国传染病防治法》的行为。患者和带菌者要配合疾病预防控制中心工作人员做好流行病学调查与疫情处理。

2. 细菌性痢疾

细菌性痢疾主要是由痢疾杆菌引起的肠道传染病，全年均有发生，夏秋季为发病高峰。在流行季节，学校、幼托机构及工地等集体用餐单位，易发生暴发流行。

（1）细菌性痢疾的传播：细菌性痢疾主要通过食入 / 饮水摄入含有痢疾杆菌的食物 / 水而传播，也可经日常生活接触和苍蝇传播。

（2）细菌性痢疾的主要表现：发热、腹泻、腹痛、里急后重和黏液脓血便是细菌性痢疾的主要症状。轻型（非典型）患者症状轻，可仅有腹泻、稀便。严重的表现为中毒型菌痢，病情凶险，可出现抽搐、休克，甚至发生昏迷，危及生命。

二、消化道传染病的预防

预防消化道传染病的关键是把住“病从口入”关，搞好环境卫生、食品卫生和个人卫生。

（1）搞好环境卫生：管理好水源、粪便，消灭苍蝇。

（2）搞好食品卫生：生吃蔬菜瓜果要洗干净，不喝生水，不吃腐烂不洁的食物。食物要煮熟煮透，剩菜剩饭要加热后食用，生熟食品分开放置，夏季注意凉拌菜卫生，防止苍蝇叮爬。厨房用具应生熟分开，进食包装、罐头等食品前应注意保质期，不吃过期食物。

（3）搞好个人卫生：饭前便后要洗手。婴幼儿的玩具应定期清洗、消毒，避免病菌污染玩具而感染。

三、腹泻的家庭处理

腹泻因丢失大量水分和电解质而危及生命，如果在前往医院之前做好必要的补液，可以防止因脱水出现严重并发症。

（1）鼓励进食：因此，腹泻时不建议禁食，尽量饮食，以清淡、流质或半流质、少渣饮食为主，保证水分和电解质的摄入。

（2）口服补液效果最佳：如果家里备有口服补液盐，可按照说明书用温开水配置成溶液喝。口服补液盐一般在药店都可买到，如果来不及去药店，也可自行配制，常用的配方为：葡萄糖（或蔗糖替代）20 g（5 啤酒瓶盖），氯化钠（或食盐替代）3.5 g（1 啤酒瓶盖），碳酸氢钠（小苏打）2.5 g（半啤酒瓶盖），氯化钾（家里没有可暂时不用）1.5 g（1/3 啤酒瓶盖），用温开水配成 1000 ml 溶液。

轻型患者最初 6 h，成年人每小时喝 750 ml 口服补液盐，体重 20 kg 以下的儿童每小时喝 250 ml。也可以根据大便次数决定，一份大便应补充 1.5 份口服补液盐，原则上是尽量多喝。

（3）用药要听从医嘱：呕吐、腹泻时使用药物要听从医生建议，不要自行使用抗菌药物、止泻药物，以防发生不良反应、菌群紊乱等。

（4）恰当处理排泄物和呕吐物：排泄物和呕吐物应及时消毒处理，防止污染周边环境。

地面或物体无明显污染时，采用湿式清洁，当受到明显污染时，先用吸湿材料去除可见污染物，再清洁和消毒。可以将排泄物和呕吐物以及被污染的物品用 500 mg/L 的有效氯消毒剂（或其他有效消毒剂）的溶液浸泡 10 min 以上，之后冲净。接触或处理排泄物、呕吐物要戴手套，处理后要及时洗手、消毒。

注意消毒液应现配现用，使用时限不要超过 24 h。

（蒋荣猛　宋美华　韩　冰）

第四节　血液传播疾病

一、血液传播疾病的种类与主要表现

常见的血液传播疾病有获得性免疫缺陷综合征、乙型病毒性肝炎、丙型病毒性肝炎、梅毒等。除了经血液传播外，这些疾病还可通过性传播和母婴传播。

1. 获得性免疫缺陷综合征

“艾滋病”是从英文缩写“AIDS”来的，它的全称为获得性免疫缺陷综合征，是由人类免疫缺陷病毒（HIV）侵入人体后引发的疾病。

HIV 能够破坏人体免疫功能而使人体不能有效抵抗各种感染和肿瘤的发生，最后将导致感染者死亡。虽然有有效的抗病毒治疗，但需要终生服药，因此，AIDS 是一种至今还不能完全治愈的严重传染病。

感染 HIV 没有经过有效抗病毒治疗的人是 AIDS 的传染源。需要注意的是，已感染 HIV 的人可以没有任何症状，但他们能够将病毒传染给其他人。通常，感染 HIV 的人要经过 7 ~ 10 年的时间才会出现症状，发展成为 AIDS 患者。这个时期医学上称为无症状期，它的长短因人而异。

2. 乙型病毒性肝炎

乙型病毒性肝炎简称乙肝，是一种由乙型肝炎病毒（HBV）感染机体后，主要破坏人体的肝细胞的一种传染性疾病。

我国至 2009 年有慢性乙肝患者约 2000 万人，乙肝携带者约 9300 万人。

乙型病毒性肝炎分急性和慢性两种。成年人感染乙肝病毒后有不到10%的人发展为慢性肝炎，新生儿和儿童感染乙肝病毒后发展为慢性肝炎的比例较高。慢性乙型肝炎表现不一，分为慢性乙肝携带者、慢性活动性乙肝患者、乙肝导致的肝硬化患者等。慢性乙肝病毒携带者一般无不适症状。急性乙肝患者可有皮肤及角膜的黄染、厌食、厌油腻、恶心、呕吐等胃肠不适症状。慢性乙肝患者一般表现为食欲减退，恶心、腹胀、右上腹不适、全身乏力。体检时可发现肝脾大，皮肤表面可有出血点。重症乙肝患者表现为极度疲乏、消化道症状加重，容易出现并发症，病死率高。淤胆型乙肝患者可有皮肤瘙痒、大便颜色变浅、肝大等症状。

知识链接——消除对乙肝的恐惧和歧视

乙肝的传播途径十分明确，慢性乙肝患者进入病情稳定期，日常工作或生活接触，如同一办公室工作（包括共用计算机等办公用品）、握手、拥抱、同住宿舍、一起用餐、共用厕所等都不会传播乙肝。因此，应该消除对乙肝的恐惧和对乙肝病毒感染者的歧视。

我国已明确取消了入学、就业乙肝体检项目。为保护乙肝病毒表面抗原携带者的合法权益，2010年2月10日，人力资源社会保障部、教育部、卫生部联合下发《关于进一步规范入学和就业体检项目维护乙肝表面抗原携带者入学和就业权利的通知》，取消了入学和就业体检中的乙肝检测项目。

和乙肝病毒携带者和慢性乙肝患者一起生活、学习或工作的人，应该给予乙肝患者更多的关心和爱护，这有利于乙肝患者的病情恢复。

二、经血液传播疾病的预防

（1）吸毒是严重危害健康的行为，拒绝毒品，不共用注射器，不使用未消毒的注射器静脉注射毒品。

（2）安全输注血液及血液制品，不接受非法血液制品。

（3）献血必须去正规机构，不从事卖血活动。

（4）儿童要去正规机构接种疫苗，保证一人一针一管。

（5）正确使用安全套不仅可以避免怀孕，还可以预防 AIDS、乙肝和丙肝等经血液传播的疾病。

（6）不到消毒不严格的理发店、美容院去理发或美容。

（7）不用未进行彻底消毒的针具和器械拔牙、文身、扎耳朵眼和进行其他侵入人体的操作。

（8）不去不正规的洗浴中心、足疗场所洗浴和修脚。

三、血液传播疾病的家庭处理

经血液传播的疾病也可以经母婴传播导致胎儿或新生儿感染，故患有 AIDS、乙肝、丙肝、梅毒的人群，应该在怀孕前咨询专科医生。患有经血液传播的疾病，应及时就诊，控制病情，降低传染给他人的概率。AIDS、乙肝、丙肝患者虽然日常生活如常，与人握手、拥抱不会传染给对方，但是要养成良好个人卫生习惯，与人进餐时使用公筷，不与任何人共用牙刷、剃须刀等。梅毒可经过密切接触传播，贴身衣物，如内裤、毛巾应单独清洗、煮沸消毒，不与他人同盆而浴。

四、慢性乙肝和丙肝患者的自我管理

慢性乙肝和丙肝患者的自我管理主要包括以下几点。

- 合理膳食，均衡营养。饮食以清淡为主，适当增加蛋白质，每天按体重摄入蛋白质 1.5 ～ 2.0 g/kg，以鱼类、蛋类、乳制品等优质蛋白为主。适当增加新鲜蔬菜，不必过分补充高碳水化合物、高蛋白质食物，避免高脂肪饮食，戒酒。

- 劳逸结合，适度运动，特别注意休息。学会解压，避免过度劳累。乙肝需要长期治疗，要定期复查，长期规范服药，不能私自停药，否则可降低疗效和促发耐药，甚至诱发肝功能衰竭。不要听信广告宣传、迷信偏方、滥服各种药物。

- 定期医院体检，每 3 ～ 6 个月检测血常规，检查肝肾功能、甲胎蛋白水平，进行超声和病原学检查，以便早期发现肝硬化及原发性肝细胞癌。患者一旦出现乏力、食欲缺乏、厌油腻、尿黄，甚至呕血、便血等症状，及时到专科医院就诊，并保存好资料。

- 调节心理，正视疾病，保持乐观情绪。慢性乙肝患者只要病毒控制、肝功能正常，就能正常工作与学习。慢性丙肝患者目前可以临床治愈，且不会通过日常接触传播，不必有心理压力。家庭成员要予以理解和支持，鼓励患者坚持规范治疗。
- 慢性乙肝和慢性丙肝均可通过性接触、血液途径传播。日常生活要养成良好的个人卫生习惯，与人进餐时使用公筷，不与任何人共用牙刷、剃须刀等。病毒活动时避免性生活或使用安全套，防止将病毒传染给性伴侣。
- 感染乙肝病毒的妇女，应在医生指导下怀孕，新生儿出生后到正规医院采取母婴阻断措施，如在孕前或孕期开展抗病毒治疗，新生儿出生后 24 h 常规注射高效价抗乙肝病毒免疫球蛋白，并于出生后 0、1、6 个月接种乙肝疫苗。是否母乳喂养要听从医生建议。

（蒋荣猛　宋美华　韩　冰）

第五节　性传播疾病

一、性传播疾病的种类及特点

通过性接触、类似性行为及间接接触传播的疾病，统称为性传播疾病，包括梅毒、淋病、软下疳、性病性淋巴肉芽肿、非淋菌性尿道炎、尖锐湿疣、生殖器疱疹、AIDS、细菌性阴道病、外阴阴道念珠菌病、滴虫阴道炎、疥疮、阴虱和丙型肝炎、乙型肝炎等。

二、性传播疾病的预防

只有坚持洁身自爱的原则，才能从根本上预防性传播疾病。多性伴者、男男性行为者正确使用质量合格的安全套，可以大大降低性传播疾病的风险。做好性传播疾病患者家庭内的管理，包括衣物、毛巾、被褥的清洗，水池、浴具和便具的消毒。患有性传播疾病的未婚男女未治愈前不宜结婚；已怀孕的妇女应尽早接受梅毒等性传播疾病的筛查；患有梅毒的孕妇应及时进行规范的治疗，以防新生儿先天性梅毒的发生。到旅馆住宿必须注意被套、床单的卫生，不使用未经消毒的盆浴、坐式马桶。

（蒋荣猛　宋美华　韩　冰）

第六节　虫媒传染病

一、虫媒传染病种类与特点

虫媒传染病是由病媒生物传播的自然疫源性疾病，即由携带病原体的一些昆虫、节肢动物将病原体从动物向人传播所引起的传染病。常见的病媒生物有蚊、苍蝇、蟑螂、臭虫、虱子、跳蚤等，此外还包括蠓、蚋、虻、白蛉、蜱虫等。常见的传染病有鼠疫、流行性乙型脑炎、莱姆病、疟疾、流行性出血热、登革热、黑热病、丝虫病等。近些年我国不断有输入性的虫媒传染病，如寨卡病毒病、黄热病、裂谷热等。我国虫媒传染病虽然只占全部传染病的 5% ~ 10%，但导致的死亡人数则占传染病全部死亡人数的 30% ~ 40%。

虫媒传染病因为病原体繁多，引起的疾病也表现多样，如库蚊叮咬引起的流行性乙型脑炎，主要表现为发热、头痛及神经系统病变。按蚊叮咬引起的疟疾主要表现为发热、寒战、出汗及溶血所致的脏器损害。蜱虫叮咬可引起上百种疾病，轻者表现为发热、皮疹，也可表现为神经系统病变，如森林脑炎、莱姆病；严重者会有严重脏器出血，导致死亡，如新型布尼亚病毒病。

1. 流行性乙型脑炎

流行性乙型脑炎，简称乙脑，是由乙型脑炎病毒感染引起的以脑实质病变为主的急性中枢神经系统传染病。

（1）乙脑的传播：乙脑的主要传染源是家畜，其中猪是导致人感染最重要的传染源。

蚊子叮咬被感染的猪后，再叮咬人，人即被感染，而健康人与乙脑患者的直接接触不会引起感染。乙脑多发生于蚊子大量滋生的夏秋季节，每年的7～9月是我国北方地区乙脑流行的高峰，南方略早。

（2）乙脑的主要表现：乙脑的主要症状为高热、头痛、抽搐、昏迷等。发病后病情较重，病死率较高，如治疗不及时，严重者可有后遗症。

2. 登革热

登革热是由登革热病毒引起、经伊蚊传播的一种疾病。本病主要流行于热带和亚热带，其中以印度尼西亚、新加坡、泰国、越南、印度、孟加拉等国家较为严重。我国广东、广西、海南、云南、福建、浙江、香港、澳门、台湾等地是登革热流行区，随着气候的变暖和交通的便利，疾病有向北方扩展的趋势。

（1）登革热的传播：患者和隐性感染者为主要传染源。蚊子叮咬带病毒者后，再通过叮咬其他人而将病毒传播。登革热只通过伊蚊叮咬传播，不会由人直接传染给人，也不会由空气或接触传播。

（2）登革热的主要表现：典型登革热的临床表现为高热，头痛、眼痛、肌肉骨关节痛、皮疹，严重者出现出血、休克等。根据症状，登革热又被称为“关节热”“骨折热”“公子热”。“登革”一词源于西班牙语，意思是装腔作势。用来描述本病起病时因关节肌肉疼痛而致步态不稳，像公子走路的姿态。

（3）怀疑得了登革热要及时就诊：发病前半个月到过登革热流行地区或本地有登革热患者，有可疑的蚊虫叮咬史，出现发热、头痛、关节痛、皮疹等症状者，应怀疑得了登革热。应立即到医院就诊，向医生说明情况，进行相关实验室检查。疑似登革热患者和密切接触者应避免被蚊子叮咬，以防止进一步传播。

3. 疟疾

疟疾是由疟原虫引起的、经蚊子叮咬传播引起的一种传染病。引起人类疟疾的疟原虫有 4 种，即间日疟、恶性疟、三日疟及卵形疟原虫，其中以恶性疟危害最为严重。

随着我国大力开展疟疾防治工作，流行区显著缩小，发病率大幅下降。目前疟疾主要在非洲流行。随着我国和非洲商贸和旅游的密切往来，输入性恶性疟不断增加。

（1）疟疾的传播：疟疾患者和带疟原虫者是传染源，传播媒介最重要的是中华按蚊，按蚊是传播人疟疾的唯一媒介。人群普遍易感，病后免疫力不持久。

（2）疟疾的主要表现：典型疟疾表现为寒战、高热、出汗交替出现，严重者可导致昏迷、肝功能衰竭、肾衰竭，危及生命。反复发作会引起贫血、肝脾大等。

4. 流行性出血热

流行性出血热是由汉坦病毒引起的一种自然疫源性急性传染病，流行广，病情危急，病死率较高。

我国流行区域广泛，除青海和新疆外，其他地区均有本病发生。本病一年四季均可发病，但有明显的季节高峰，黑线姬鼠（野鼠）传播者以冬春季（11 月至次年 1 月）为高峰，5 ~ 7 月为小高峰；家鼠传播者以 3 ~ 5 月为高峰。

（1）流行性出血热的传播：流行性出血热的传播方式呈现多途径和多样性，但以鼠源性传播为主，如携带病毒的鼠类的排泄物和分泌物可由破损的皮肤或黏膜侵入人体，食入被病毒污染的水和食物可经口腔或消化道黏膜侵入人体，也可被带病毒的革螨、恙螨叮咬而被传染等。

（2）流行性出血热的主要表现：流行性出血热的主要表现为发热、休克、充血、出血和肾损害。典型表现类似重症感冒，起病急骤、高热不退（38 ~ 40℃），伴有“三痛”（头痛、腰痛、眼眶痛）、恶心、呕吐、胸闷，腹痛、腹泻、全身关节痛，皮肤黏膜出现“三红”（脸、颈、上胸部潮红），眼结膜充血，重者似酒醉貌。

二、虫媒传染病的预防

虫媒传染病既然只经携带病原体的昆虫等节肢动物传播，只要避免被蚊虫叮咬便可以预防。有的疾病通过疫苗可以预防，如乙脑、流行性出血、森林脑炎等，有的则须采取防蚊灭蚊的综合预防措施来减少传播。

（1）前往有虫媒传染病传播的地区旅行，要了解疾病的分布和流行情况，做好灭鼠、灭蚊、防蚊、灭虱、灭蚤等工作，切断疾病的传播途径；如果有可能应避免去虫媒传染病流行的地区。大部分虫媒传染病流行有季节性，在非流行季节前往可减少感染的机会；在流行季节前或进入疫区前注射有关疾病的疫苗或服用预防性药物，如抗疟疾药物。

（2）饲养家畜、家禽的农村居民，要改善居住周围的环境，清除垃圾、污水，防止蚊蝇滋生。除对家畜、家禽的棚圈定期喷洒灭蚊灭蝇药物外，还要注意食品和饮用水卫生。

（3）前往虫媒传染病地区旅行，要采取个人防护措施，如黄昏至黎明期间（按蚊进食时间）避免户外暴露、穿着能减少暴露皮肤的衣物、使用驱蚊剂（如避蚊胺、埃卡瑞丁）、使用驱蚊剂（如扑灭司林）处理过的蚊帐、在装有防蚊网或带空调的房间内休息或睡觉、使用蚊香和防蚊油等。

（4）预防蜱虫叮咬及正确去除蜱虫：预防蜱虫叮咬的个人防护措施包括以下几点。①把衬衫塞进裤子和把裤子塞进袜子；②使用20% ~ 30% 避蚊胺（DEET）防护剂；③用苄氯菊酯处理的衣服；④避免在高温季节到草地地区坐卧、露营或停留；⑤外出及归来，应定期检查皮肤和衣服有无蜱存在，附着的蜱应用镊子除去；⑥不应裸手来处理蜱，也不应去碾碎或挤压；⑦蜱除去后，应用消毒剂清洗皮肤。

（蒋荣猛　宋美华　韩　冰）

第七节 人畜共患传染病

一、人畜共患传染病的种类与特点

人畜共患传染病是指人类感染的动物疾病，可通过人与患病动物的直接接触，或经由动物媒介、被污染的空气、水和食物而传播。

据统计，目前已知发生于人和动物中的传染病和寄生虫病有三四百种，其中约60%为人畜共患病，对人类有严重危害的约上百种，病原体包括病毒、细菌、衣原体、立克次体、支原体、螺旋体、真菌、原虫和蠕虫等。我国常见的人畜共患病主要有血吸虫病、狂犬病、布鲁氏菌病、猪囊虫病、棘球蚴病、旋毛虫病、弓形虫病、隐孢子虫病、肉孢子虫病、猫抓病、禽流感和黑热病等。

1. 血吸虫病

血吸虫病是由于感染血吸虫而引起的一种严重危害人体健康的寄生虫病。

（1）血吸虫病的传播：任何人只要接触含有血吸虫尾蚴的疫水，就有感染血吸虫病的可能。感染血吸虫病的方式主要是在有血吸虫尾蚴的疫水中作业劳动（如插秧、打湖草、放牧、防汛、抗洪抢险、测量、勘测、施工，以及捕捞鱼虾等）或是游泳、戏水、过河、洗衣、洗手、洗脚及饮用疫水等。血吸虫尾蚴侵入人体的主要途径是皮肤。接触疫水机会越多，身体暴露在疫水中的时间越长、面积越大，感染的机会越大。

（2）血吸虫病的主要表现：急性期可以不出现症状，也可有皮炎、发热、腹痛、腹泻、便血和乏力等症状。如果得不到及时治疗，会逐渐转为慢性血吸虫病。慢性晚期血吸虫病患者最常见的症状为慢性腹泻，严重者出现腹水、肝脾大，有的患者还会出现大呕血。

2. 狂犬病

狂犬病是由狂犬病毒引起的一种人兽共患的、病死率极高的传染病，我国是受狂犬病危害最为严重的国家之一。狂犬病是迄今为止人类唯一病死率高达100%的急性传染病。21世纪初期，狂犬病发病率有连续、快速增长的趋势，自2005年以来我国狂犬病报告死亡数始终处于各类传染病报告死亡数的前三位。

（1）狂犬病的传播：很多家畜、小型哺乳动物及很多野生动物都能感染狂犬病病毒，成为狂犬病病的传染源。狂犬病病毒主要通过破损的皮肤或黏膜侵入人体。我国狂犬病的主要传染源是病犬，其次为猫、猪、牛、马等，在部分国家和地区，蝙蝠、浣熊、狼、狐狸等野生动物也是主要传染源。人感染狂犬病最主要的途径是被病犬和其他带病毒的动物咬伤、挠抓伤，通过唾液使狂犬病毒进入人体。少数可在宰杀、剥皮、切割等过程中通过破损皮肤感染。

（2）狂犬病的主要表现：狂犬病的主要表现为高度兴奋、恐水、怕风、怕光、阵发性咽肌痉挛、流涎、口吐白沫、多汗等。

3. 布鲁氏菌病

布鲁氏菌病简称布病，又称"波浪热""布氏菌病"，是由布鲁氏杆菌感染引起的人畜共患传染病。本病的传染源主要为病畜，以羊为主，其次为牛。本病在牧区的发病率最高。

（1）布病的传播：通过皮肤接触、消化道和呼吸道都能够传播布病。病原菌主要通过体表皮肤、黏膜的接触进入人体，如接产羊羔、屠宰病畜时有皮肤破损就能被病畜感染；进食含布鲁氏杆菌的生奶、奶制品或被病菌污染的水和肉类，也可经消化道而感染布病；气溶胶传播（吸入被布氏菌污染的尘埃而感染）亦为传播途径之一。

（2）布病的主要表现：急性期患者（病程在半年之内）发病较慢，主要表现有发热、多汗、疲乏无力、肌肉和关节痛等，也可出现皮疹、肝脾大、淋巴结和骨关节肿大等。慢性期患者（病程大于半年）主要表现为疲乏无力、固定的或反复发作的关节和肌肉疼痛。

4. 囊尾蚴病

囊尾蚴病俗称"囊虫病"，是因猪带绦虫的幼虫寄生于人体组织或器官而引起的寄生虫病。估计全球大约有5000万人感染。主要流行于中南美洲、撒哈拉以南非洲、印度和亚洲。我国分布广泛，各省市自治区均有不同程度的发生和流行。

（1）囊尾蚴病的传播：囊尾蚴病患者是主要传染源，而猪是人类感染猪带绦虫的来源。人可通过食用被猪带绦虫虫卵污染的蔬菜、水，或与猪带绦虫患者密切接触、经口吞食虫卵所致，还可发生自体感染。有些地区有放养猪的习惯，猪食人粪感染囊尾蚴，人食未煮熟的猪囊尾蚴肉则患囊尾蚴病。

（2）囊尾蚴病的主要表现：囊尾蚴可侵犯人体各脏器，从而引起各种症状，如脑囊尾蚴病、眼囊尾蚴病、皮下组织和肌肉囊尾蚴病等。其中脑组织是囊尾蚴寄生的常见部位，病变也最为严重。脑囊尾蚴病分为：脑实质型、脑室型和软脑膜型，可表现为癫痫、痴呆、脑膜炎、颅压增高，侵犯脊髓则可引起截瘫。

二、狂犬病的预防

狂犬病病死率接近 100%，无有效治疗方案，所以狂犬病的预防就是最好的治疗。

（1）及时正确地处理伤口、全程注射狂犬疫苗和加强犬猫等动物的管理是防止狂犬病的关键措施。被动物咬伤后，应立即处理伤口，并尽快去医院。被咬伤后应立即用 20% 的肥皂水或 1% 的新洁尔灭反复冲洗伤口（当时若无条件，也可用清水反复冲洗），至少半小时。力求去除动物的唾液，挤出污血，但绝不能用嘴去吸伤口处的污血。冲洗后用医用酒精或碘酒反复擦洗、涂抹消毒伤口，如一时没有以上消毒用品，应立即到医院进行伤口处理，切不可耽误时间。处理眼内的伤口时，要用无菌生理盐水冲洗，一般不用消毒剂。处理口腔的伤口应在口腔专业医生的协助下完成。如伤口较大较深，出血较多，应立即到医院就诊。

（2）狂犬疫苗接种与免疫球蛋白或免疫血清注射：到医院后，由医生决定是否须注射狂犬疫苗和免疫球蛋白或免疫血清。狂犬病疫苗接种越早越好，若无明显不良反应，必须完成全程接种（一般被咬伤者应在被咬当天、第 3 天、第 7 天、第 14 天和第 28 天各注射狂犬病疫苗 1 个剂量）。

（3）加强犬猫等哺乳动物的管理：饲养犬、猫等宠物，应严格遵守相关规定，如定期为犬、猫注射狂犬疫苗；携犬外出时，应束犬链，由成年人牵领；必要时给犬戴嘴套或者将犬装入犬袋、犬笼等。

三、人畜共患传染病的预防

人畜共患传染病的预防关键在于切断传播途径，具体措施有以下几点。

（1）凡从事牧畜、兽医、屠宰行业，以及皮、毛、乳、肉加工者应做好个人防护：工作时穿工作服，戴口罩、帽子、手套等；工作结束后要洗净双手；用过的各种用具、防护用品，以及环境等均应严格消毒。

（2）定期检疫存栏牲畜，发现病畜后及时隔离和淘汰病畜。

（3）加强粪、水管理，保护水源不被病畜和患者的排泄物污染。

（4）使用卫生厕所，管理好牲畜粪便，不能将人畜粪便直接排放到江河湖塘中。

（5）饲养宠物的人士要学习一些人畜共患疾病的预防知识，要定期给宠物进行预防接种，不要与宠物过分亲昵，如拥抱、亲吻、食同桌、寝同床等。

（6）要讲究饮食卫生，如选用经过检验的乳、肉、蛋，生熟分开，生乳应煮沸后饮用，生肉应煮熟后再吃。

（蒋荣猛　宋美华　韩　冰）

第八节　新发传染病的威胁

一、新发传染病的种类与特点

新发传染病是指新出现的、再度肆虐或死灰复燃的传染病，通常是指近三十年来新发现的新种或新型病原微生物引起的传染病。

近三十年，新发传染病不断出现，与以下因素有关：人类改造自然的行为直接或间接改变了微生物的生存环境，增加了人与自然界的接触频率及范围，使得病原微生物容易从动物向人类传播；养殖业饲养方式和贸易方式的改变以及人口高度密集化和人员流动使得疾病在人群中发生和传播的速度加快。

我国目前受关注的新发传染病主要有传染性非典型肺炎（SARS）、禽流感、中东呼吸综合征（MERS）、发热伴血小板减少综合征和手足口病等。

这些新型病原微生物传播速度快，感染所致疾病病情严重，病死率极高，易引发社会动荡，造成生命危害和经济损失。

如 2003 年我国的传染性非典型肺炎疫情导致 5327 人发病，349 人死亡，经济损失占当年 GDP 的 0.8%。2014 年西非三国（利比里亚、几内亚和塞纳利昂）的埃博拉疫情导致超过 2.8 万人感染、1.1 万人死亡。2012 年在中东地区新发的中东呼吸综合征（MERS）的病死率高达 36%。2013 年我国新发的人感染 H7N9 型禽流感的病死率接近 40%。

新发传染病有以下特点：病原体种类繁多，以病毒所占比例最大；病原体的宿主种类多样，大部分新发传染病和动物有关；人类普遍对新发传染病缺乏免疫力；发生具有偶然性和不确定性；新发传染病的临床特点和流行病学规律需要一段时间才能明确，因此，早期识别和防控应对措施相对滞后。

1. 传染性非典型肺炎

传染性非典型肺炎是由新型冠状病毒引起的一种急性呼吸道传染病。传染源可能与蝙蝠、果子狸有关。患者是本病的主要传染源，经近距离飞沫传播，也可通过接触呼吸道分泌物，或由被污染的手、玩具等经口鼻黏膜、眼结膜而传播。主要表现为发热、肺炎，严重者可以引起急性肺损伤、急性呼吸窘迫综合征（ARDS），甚至因多器官功能衰竭而死亡。

2. 发热伴血小板减少综合征（人感染新型布尼亚病毒病）

发热伴血小板减少综合征是由新型布尼亚病毒感染的新型传染病，通过蜱虫叮咬传播。主要表现为发热、血小板减少、白细胞减少，病情危重者可有出血、休克、呼吸衰竭等症状，甚至因多器官功能衰竭而死亡。目前，已在河南、湖北、山东、安徽、江苏等省发现该病，主要分布在山区和丘陵地带的农村，好发于3～10月。在丘陵、山地、森林等地区生活的居民和劳动者以及赴该类地区户外活动的旅游者感染风险较高。

3. 禽流感

禽流感是甲型流感病毒的某些亚型引起的一种禽类传染病，我国主要为H7N9、H5N1等亚型。鸡、鸭等家禽，其他禽类及各种鸟类是传染源。本病主要通过呼吸道传播，也可通过接触携带病毒的家禽、鸟类或其粪便而感染。临床表现早期类似流行性感冒，部分患者病情进展快，出现肺炎、急性呼吸窘迫综合征、肾衰竭，以及多器官功能衰竭，甚至死亡。

4. 中东呼吸综合征（MERS）

中东呼吸综合征是由中东呼吸综合征冠状病毒引起的急性呼吸道传染病。单峰骆驼可能为中东呼吸综合征冠状病毒的中间宿主。人可能通过接触含有病毒的单峰骆驼的分泌物、排泄物、未煮熟的乳制品或肉而感染。人际间主要通过飞沫经呼吸道传播，也可通过密切接触患者的分泌物或排泄物而感染。主要表现为发热、畏寒、乏力、头痛、肌痛等，随后出现咳嗽、胸痛、呼吸困难，部分病例还可出现呕吐、腹痛、腹泻等症状。重症病例多在1周内进展为重症肺炎，可发生急性呼吸窘迫综合征、急性肾衰竭，甚至多器官功能衰竭而死亡。

5. 手足口病

手足口病是由多种肠道病毒引起的婴幼儿常见病毒性传染病，引起手足口病的肠道病毒有20多种，其中以肠道病毒71型引起的最为严重。

手足口病一年四季均可发生，发病高峰为5～7月。学龄前儿童是手足口病主要感染对象，其中多半病例发生在2～6岁的儿童中，多发的原因与这类人群的个人卫生习惯差、身体免疫力低等因素有关。患者、隐性感染者为主要传染源，通过感染者的粪便、咽喉分泌物、唾液和皮疹的疱液等传播。密切接触是该病重要的传播方式，吸入病毒污染的飞沫，饮用或食入被病毒污染的水、食物，也可发生感染。

该病主要表现为发热伴手足、口腔、臀部等部位皮疹或溃疡，口腔内的疱疹破溃时患儿往往疼痛难忍，不能吃东西。手足口病绝大多数表现为轻症，发病后 7 ～ 10 日可以自行痊愈，不会留下后遗症，皮肤上也不会留下瘢痕。少数病例可出现手足发凉、易惊、肢体抽动、抽搐、肌无力等，个别重症患儿病情进展快，出现呼吸困难、咳血性痰、血压下降，如抢救不及时可导致死亡。约 80% 以上的手足口病重症病例和 90% 以上的手足口病死亡病例由 EV71 病毒感染引起，EV71 灭活疫苗能有效预防重症手足口病。目前 EV71 灭活疫苗为第二类疫苗，推荐 6 月龄以上儿童接种，不推荐 5 岁以上儿童接种。疫苗基础免疫接种 2 剂次，2 剂次之间间隔 1 个月。

在本病流行期间尽量减少带儿童到人群聚集、空气流通差的公共场所，如去医院就诊，应做好个人防护。避免儿童与手足口病患儿的亲密接触（如接吻、拥抱、共用餐具等）。饭前便后、外出后要用肥皂或洗手液等给儿童洗手，不要让儿童喝生水、吃生冷食物。

二、新型传染病的预防

近三十年的新发传染病大多数来自动物，因此，做好预防的关键在于避免和野生动物接触，尤其是人迹罕至的丛林动物，如非人类灵长类动物、蝙蝠等。从事野外工作的人员要做好防范措施，避免被动物抓伤或咬伤，一旦受伤，要及时恰当处置。从事家畜饲养、屠宰、加工、销售、贩运和检疫的人员，要做好个人防护。一旦出现发热等症状，要及时就医，并向医生告知自己的动物接触史和旅行史。

（蒋荣猛　宋美华　韩　冰）

第九节　预防接种

一、疫苗接种在预防传染病中的作用

控制传染病最主要的手段是预防，而疫苗接种被认为是最有效的措施。通过疫苗接种，威胁人类健康数百年的天花于20世纪80年代被彻底消灭；脊髓灰质炎除在少数几个国家和地区尚有散发病例外，在大部分国家和地区均已被消除；白喉、百日咳、麻疹等严重威胁儿童的传染病也得到很大程度的遏制。

预防接种是把疫苗（用人工处理过的病菌、病毒或基因工程合成刺激产生保护性抗体的抗原）在健康人的身体上进行接种，在人不发病的情况下，产生抗体，从而获得对某种疾病的特异性免疫。例如接种乙肝疫苗预防乙肝病毒感染，接种流感疫苗预防流感等。

通常情况下，母亲如果体内存在对某种传染病的特异性抗体，可在怀孕时传给胎儿，保护胎儿免受病原体感染。但新生儿出生离开母体后，由母亲给予的抵抗力到6月龄时几乎消失，婴儿会丧失对各种病原体的抵抗能力，一旦感染传染病，不仅危害生命，而且影响生长发育。因此，要抵抗病原体的感染，须对婴幼儿进行疫苗接种，疫苗接种后，婴幼儿会获得对传染病的特异抵抗力，这样就不会得相应的传染病了。如注射麻疹、流行性腮腺炎、风疹、脊髓灰质炎（小儿麻痹症）、白喉、破伤风、百日咳、乙型肝炎、结核病等疾病的疫苗，而且越早产生对这些传染病的抵抗力越好。

二、疫苗接种可以预防的传染病

我国扩大国家免疫规划疫苗预防的疾病包括脊髓灰质炎、麻疹、风疹、流行性腮腺炎、白喉、百日咳、新生儿破伤风、流行性脑脊髓膜炎、流行性乙型脑炎、结核病、乙型肝炎、甲型肝炎、流行性感冒、轮状病毒腹泻、肺炎球菌肺炎、B型流感嗜血杆菌肺炎（Hib）、钩体病、炭疽等。此外，根据实际需要，可选择接种水痘疫苗、狂犬病疫苗、黄热病疫苗、霍乱疫苗、伤寒疫苗、人类乳头瘤病毒（HPV）疫苗等。

虽然疫苗接种是预防传染病最为有效的方法，但还存在不足。一方面，现有疫苗还不能覆盖所有传染病，可供预防传染病的疫苗不过 30 种，约占人类已知传染病的 5%，大部分传染病还没有可用的疫苗；另一方面，即使接种同一种疫苗，由于个体免疫功能不同，每个人产生的免疫效果也不尽相同，还不能做到在整个人群建立有效的免疫屏障。

因此，除了疫苗接种外，仍应坚持常规传染病的预防控制措施。在任何时候、任何场合和任何情况下都应全面重视个人卫生、食品卫生和环境卫生，将其与预防接种工作结合起来，才能起到防病灭病的最佳效果。

三、计划免疫与非计划免疫

按照我国《疫苗流通和预防接种管理条例》规定，疫苗分为第一类疫苗和第二类疫苗两类。第一类疫苗（计划免疫）是国家免费向公民提供，公民应当依照政府规定程序接种的疫苗。第二类疫苗（非计划免疫）是指由公民自愿且自费接种的疫苗。

1. 第一类疫苗

目前对适龄儿童接种的第一类疫苗包括乙肝疫苗、卡介苗、脊髓灰质炎疫苗、百白破联合疫苗（百日咳、白喉、破伤风疫苗）、麻腮风疫苗（麻疹、风疹、流行性腮腺炎疫苗）、白破疫苗（白喉、破伤风疫苗）、甲肝疫苗、乙肝疫苗、流脑疫苗（A 群流脑和 A+C 群流脑多糖疫苗）、乙脑疫苗等。另外，有 3 种针对重点地区和重点人群接种的疫苗，包括在重点地区对重点人群接种的出血热疫苗，在发生疫情或洪涝灾害时，对重点人群接种的炭疽疫苗和钩端螺旋体病疫苗。

接种上述疫苗可以预防乙型肝炎、结核、脊髓灰质炎、百日咳、白喉、破伤风、麻疹、腮腺炎、风疹、甲型肝炎、流行性脑脊髓膜炎、流行性乙型脑炎，以及流行性出血热、炭疽、钩端螺旋体病等 15 种疾病。

2. 第二类疫苗

目前常用的第二类疫苗有流感疫苗、水痘疫苗、大型流感嗜血杆菌疫苗、口服轮状病毒疫苗、肺炎疫苗（23 价多糖疫苗、7 价结合疫苗）、狂犬病疫苗、A+C 群流脑结合疫苗等，分别可以预防流行性感冒、水痘、大型流感嗜血杆菌引起的儿童细菌性脑膜炎和肺炎、轮状病毒引起的婴幼儿腹泻、肺炎链球菌引起的肺炎和脑膜炎、狂犬病、流行性脑脊髓膜炎等疾病。

如果选择注射第二类疫苗应在不影响第一类疫苗的情况下进行选择性注射。要注意接种过活疫苗（麻疹疫苗、乙脑疫苗、脊髓灰质炎活疫苗糖丸）要间隔 4 周才能接种死疫苗（白百破、乙肝、流脑及所有第二类疫苗）。

3. 扩大国家免疫规划

扩大疫规划简称 EPI，是由世界卫生组织（WHO）提出的，包括两方面：一是要求不断扩大免疫接种的覆盖面，使每个儿童出生后都能获得免疫接种的机会；二是要求不断扩大免疫接种的疫苗种类，除接种“六苗”外，各地应根据当地的情况增加接种疫苗的种类。其中，六苗是指乙肝、卡介苗、无细胞白百破疫苗、白破疫苗、脊髓灰质炎疫苗，以及麻疹疫苗。

2008 年我国发布《扩大国家免疫规划实施方案》。该方案规定在上述六苗的基础上，加种麻腮风疫苗、流脑疫苗、乙脑疫苗及甲肝疫苗等，见表 6-9-1。各地区还可根据自身情况接种其他疫苗。

四、疫苗接种的注意事项

1. 减毒活疫苗和灭活疫苗

减毒活疫苗是通过人工方法，将致病的病毒或细菌的毒力降低至不能使人致病，但又保留了进入人体后刺激身体产生免疫应答能力的活性，使接种疫苗的人既不得病又能获得抵抗这种疾病的免疫力。常见的减毒活疫苗有卡介苗、脊髓灰质炎减毒活疫苗、麻疹减毒活疫苗、水痘减毒活疫苗、轮状病毒减毒活疫苗等。

灭活疫苗则是将病毒或细菌培养后，通过加热或化学方法将其

表6-9-1　扩大国家免疫规划疫苗免疫程序

疫苗	接种对象月（年）龄	接种剂次	接种部位	接种途径	接种剂量 / 剂次	备注
乙肝疫苗	0、1、6 月龄	3	上臂三角肌	肌内注射	酵母苗 5 μg/0.5 ml，CHO 苗 10 μg/1 ml、20 μg/1 ml	出生后 24 h 内接种第一剂次，第一与第二剂次间隔 ≥ 28 天
卡介苗	出生时	1	上臂三角肌中部略下处	皮内注射	0.1 ml	
脊髓灰质炎疫苗	2、3、4 月龄，4 周岁	4		口服	1 粒	第一、第二剂次，第二、第三剂次间隔均≥ 28 天
白百破疫苗	3、4、5 月龄，18 ~ 24 月龄	4	上臂外侧三角肌	肌内注射	0.5 ml	第一、第二剂次，第二、第三剂次间隔均≥ 28 天
白破疫苗	6 周岁	1	上臂三角肌	肌内注射	0.5 ml	
麻风疫苗（麻疹疫苗）	8 月龄	1	上臂外侧三角肌下缘附着处	皮下注射	0.5 ml	
麻腮风疫苗（麻腮疫苗、麻疹疫苗）	18 ~ 24 月龄	1	上臂外侧三角肌下缘附着处	皮下注射	0.5 ml	
乙脑疫苗	8 月龄、周岁	2	上臂外侧三角肌下缘附着处	皮下注射	0.5 ml	

续表

疫苗	接种对象月（年）龄	接种剂次	接种部位	接种途径	接种剂量 / 剂次	备注
A 群流脑疫苗	6 ~ 18 月龄	2	上臂外侧三角肌附着处	皮下注射	30 μg/0.5 ml	第一、第二剂次间隔 3 个月
A+C 群流脑疫苗	3 周岁、6 周岁	2	上臂外侧三角肌附着处	皮下注射	100 μg/0.5 ml	两剂次间隔 ≥ 3 年；第一剂次与 A 群流脑疫苗第一剂次间隔 ≥ 12 个月
甲肝疫苗	18 月龄	1	上臂外侧三角肌附着处	皮下注射	1 ml	
出血热疫苗（双价）	16 ~ 60 周岁	3	上臂外侧三角肌	肌内注射	1 ml	接种第一剂次后 14 天接种第二剂次，第三剂次在第一剂次接种后 6 个月接种
炭疽疫苗	炭疽疫情发生时，病例或病畜间接接触者及疫点周围高危人群	1	上臂外侧三角肌附着处	皮上划痕	0.05 ml（2 滴）	病患或病畜的直接接触者不能接种

续表

疫苗	接种对象月（年）龄	接种剂次	接种部位	接种途径	接种剂量 / 剂次	备注
钩端螺旋体疫苗	流行地区可能接触疫水的 7 ~ 60 岁高危人群	2	上臂外侧三角肌附着处	皮下注射	成年人第一剂 0.5 ml，第二剂 1.0 ml。7 ~ 13 岁剂量减半，必要时 7 岁以下儿童依据年龄、体重酌量注射，不超过成年人剂量的 1/4	接种第一剂次后 7 ~ 10 天接种第二剂次
乙脑灭活疫苗	8 月龄（两剂次）、2 周岁、6 周岁	4	上臂外侧三角肌下缘附着处	皮下注射	0.5 ml	第一、第二剂次间隔 7 ~ 10 天
甲肝灭活疫苗	18 月龄、24 ~ 30 月龄	2	上臂三角肌附着处	肌内注射	0.5 ml	两剂次间隔≥ 6 个月

注：1. CHO 疫苗用于新生儿母婴阻断的剂量为 20 μg/ ml。2. 未收入此表格的疫苗，其接种部位、途径和剂量参见疫苗使用说明书。

灭活，这些灭活的病原体可以直接制备成疫苗，也可将其裂解后的重要的抗原成分提取出来制备疫苗。前一种情况已少见，后一种包括多糖疫苗、亚单位疫苗、类毒素疫苗，常用的如流脑多糖疫苗、百白破联合疫苗、流感裂解疫苗等。

2. 进口疫苗和国产疫苗

进口疫苗和国产疫苗没有本质的区别。只要是经过国家食品药品监督管理总局审批的疫苗，都是安全有效的。不同的方面可能是生产工艺有所不同、疫苗的生物活性不同、疫苗的抗原含量不同、疫苗的个别成分不同、联合疫苗可以预防病种的数量不同。对于疫苗使用者来讲，对预防同一个疾病的进口疫苗或国产疫苗，应仔细阅读进口疫苗与国产疫苗说明书，将疫苗使用对象的接种年龄、适用人群的范围、禁忌证与适应证等都了解清楚后，再选择使用。

3. 接种前注意事项

在孩子预防接种前家长须注意以下事项：①准备好孩子的预防接种证；②接种前一天给孩子洗澡，保持接种部位清洁。给孩子穿宽松衣服，便于医生操作；③接种疫苗前，向医生告知孩子的健康状况，以及上一次接种疫苗是否出现不适或过敏反应。如果孩子近期患病，也要如实告知医生，以便医生筛查接种疫苗禁忌；④认知听取和阅读《知情同意书》，了解本次接种的疫苗及预防的疾病，在孩子监护人签字处签字，并留存底联；⑤核对孩子的基本信息，协助医生接种疫苗。

4. 接种后注意事项

孩子接种疫苗后，家长不要带孩子匆忙离开，还须注意以下事项：①在接种门诊留观 30 min，观察孩子是否发生罕见的严重速发性过敏反应，以便发生后第一时间得到救治。同时询问医生，孩子回家后出现发热等不适情况，应该如何处理。②服用脊髓灰质炎减毒活疫苗或轮状病毒减毒活疫苗后半小时内不要给孩子哺乳或让其进食热食。③观察一下医生是否在预防接种证上预约了下一次接种疫苗的时间，回家后做好时间标记。④留存咨询的电话。⑤接种疫苗当天，最好不要给孩子洗澡，避免注射针眼感染。不要给孩子添加新的食物，以免出现过敏反应影响原因判断。

5. 不良反应

疫苗对于人体来说是一种外来异物，个别人在接种疫苗后发生正常免疫反应的同时，局部或全身可出现一些生理病理性反应，并表现出临床症状、体征。因此，每种疫苗说明书均标注有不良反应一项，而不良反应可分为一般反应和异常反应。

（1）一般反应：局部反应包括轻度肿胀和疼痛。白百破疫苗接种后，注射部位出现硬结是由吸附制剂导致，是接种后常见现象。无论局部还是全身的一般反应一般不需要特殊处理，多喂水，并让孩子多休息即可。如果孩子出现高热，可服用退烧药，也可物理降温、吃富有营养又好消化的食物，多喂水并要注意观察孩子病情变化。有时会赶上接种疫苗刚好和其他疾病时间重合的情况，只有仔细地观察和分析才可鉴别。万万不可以看到接种后发热就只想到接种反应，遗漏了原发病而造成误诊。

（2）异常反应包括局部感染、无菌性脓肿、晕针、癔症、皮疹、血管性水肿、过敏性休克等。遇到晕针、过敏性休克应立即让孩子平卧、头部放低、口服温开水或糖水，与此同时应立即请医生做紧急对照处理。出现皮疹时，可在医生指导下给孩子服用脱敏药。出现过敏性休克一般表现为接种后很短时间内孩子面色发白、四肢发凉、出冷汗、呼吸困难，甚至神志不清、抽搐等。此时医生会立即给孩子按照医疗常规进行治疗，如皮下注射肾上腺素，同时给予激素和抗过敏药治疗等。

五、特殊人群疫苗接种

目前，在我国批准上市的所有疫苗中，仅狂犬病疫苗明确说明，用于治疗性接种时，预防接种无禁忌证。一般情况下，孕妇可以在任何时间接种灭活疫苗，但为了避免出现过敏反应，建议育龄妇女在怀孕前 3 个月和怀孕后的前 3 个月内，以及分娩前 1 个月内不要接种疫苗。目前，哺乳期女性能否接种疫苗在所有疫苗说明书中均未说明，因此哺乳期女性能否接种疫苗，应视具体疫苗和接种目的而定，如流感疫苗明确孕期女性可以慎重接种。

世界卫生组织提倡扩大婴幼儿以外的其他人群接种疫苗。目前，我国成年人可以接种的疫苗有乙型肝炎疫苗、口服脊髓灰质炎减毒活疫苗、吸附白喉-破伤风联合疫苗、麻腮风联合减毒活疫苗、甲型肝炎疫苗、在重点地区对重点人群预防接种的双价肾综合征出血热疫苗，以及适合60岁以上老年人接种的流感疫苗和23价肺炎球菌多糖疫苗。发生炭疽和钩体病疫情时，对重点人群可开展人用炭疽活疫苗和钩体疫苗应急接种。

早产儿、难产儿、正在发热或一般疾病的急性期儿童属于暂时禁忌接种疫苗者。这些儿童可以在疾病恢复后补种。如果儿童有免疫功能缺陷或是严重过敏体质，这属于接种疫苗绝对禁忌证。此时接种疫苗可能发生异常反应，甚至危及生命，所以绝对不可接种疫苗。免疫功能缺陷者不能接种减毒活疫苗，而灭活疫苗不会在体内复制，因此可以接种。

（蒋荣猛　宋美华　韩　冰）

（本章组稿编审　蒋荣猛）

第七章　主要慢性病防治

第一节　慢性病的基础知识

一、慢性病的概述

慢性病的全称是慢性非传染性疾病，是针对传染性疾病而言的，它不特指某种疾病，而是一类起病隐匿，病程长且病情迁延不愈，缺乏确切的传染性生物病因证据，病因复杂，且有些尚未完全被确认的疾病的概括性总称。

常见的慢性病主要有心脑血管疾病、肿瘤、糖尿病、慢性呼吸系统疾病、慢性骨关节系统疾病，其中心脑血管疾病包含高血压、脑卒中和冠心病。

二、慢性病的危害和共同行为危险因素

1. 慢性病的危害

慢性病具有高致死率、致残率，疾病负担重等特点，危害巨大。慢性病主要是造成心、脑、肾等重要脏器的损害，进而影响患病者的劳动能力和生活质量，造成伤残，医疗费用又极昂贵，增加了家庭和社会的经济负担。2015 年 4 月 10 日原国家卫生计划生育委员会例行新闻发布会上发布了《中国疾病预防控制工作进展报告（2015年）》，报告称慢性病综合防控工作力度虽然逐步加大，但防控形势依然严峻。脑血管病、恶性肿瘤等慢性病已成为主要死因，慢性病导致的死亡人数已占到全国总死亡的 86.6%，而导致的疾病负担占总疾病负担的近 70%。

2. 慢性病的共同行为危险因素

慢性病的高发，其基础在于其共同危险因素的流行。随着社会经济发展，生活水平的提高，例如管不住嘴的“无肉不欢、三高（高油、高盐、高糖）饮食”、迈不开腿的“以车代步，上班电脑扫描仪，回家沙发土豆”等不良生活方式也在我国人群中流行，形成了慢性病患病的基础。图 7-1-1 展示了慢性病的共同行为危险因素和病因链。虽然看似不够新奇，但纠正吸烟、运动减少以及不良膳食这些可改变的行为危险因素，可避免 80% 的心脑血管疾病、2 型糖尿病和 40% 的肿瘤发生。

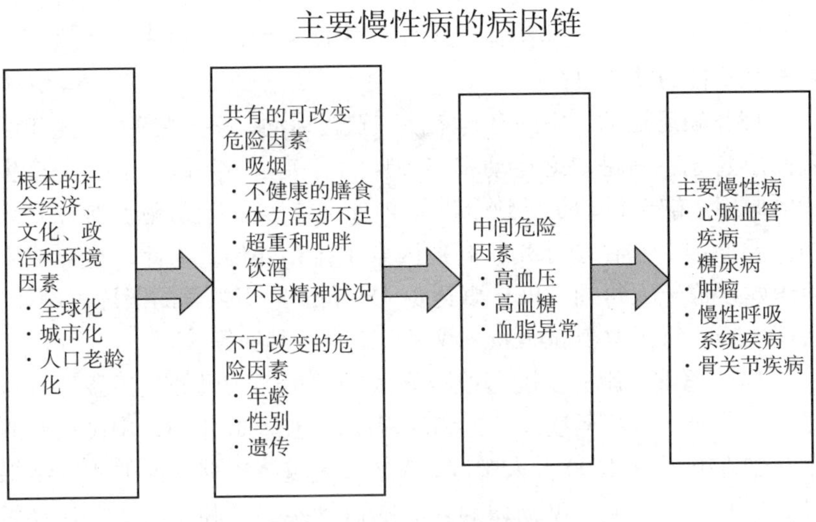

图 7-1-1　主要慢性病病因链

（1）吸烟：中国是最大的烟草生产国和消费国，我国男性吸烟率高达 67%，有约 3.5 亿人在吸烟，吸烟可导致多种慢性疾病包括心脑血管疾病、呼吸系统疾病以及肿瘤。有研究显示，44% 的我国成年男性死亡与吸烟有关，即每 2 名吸烟者将有 1 名死于烟草相关疾病。吸烟不仅可造成吸烟者的健康损害，对于被动吸烟者也存在极为严重的健康影响，可显著提高被动吸烟者患冠心病、脑卒中、肺癌，以及慢性阻塞性肺疾病等疾病的发生率，严重影响人们的身体健康和劳动能力，给家庭和社会带来极大负担。图 7-1-2 显示了被动吸烟导致的全身各系统的疾病情况。

（2）不良的膳食习惯：像前文所说的“无肉不欢、三高（高油、高盐、高糖）饮食”，都是不良的饮食习惯。它们不仅可以通过引起肥胖来导致各种疾病，本身也是导致多种慢性病的危险因素，如高盐饮食会导致高血压，高油、高糖饮食会导致 2 型糖尿病和脂肪肝、胆结石等。

然而随着减肥观念的深入人心，同时，部分老年人群存在本身胃口不佳或体力不足的情况。他们吃得极少、饮食不均衡、营养摄入不足，也会造成各种慢性疾病，如贫血、胆结石、低血糖等，影响身体健康，甚至威胁生命。因此，饮食要均衡，摄入要适量，还要避免不良的饮食习惯。

（3）缺乏运动：中国有句老话“缺乏运动，多病之源”。这句话有两层意思：一是缺乏运动和多种疾病有关，二是缺乏运动是多生病的原因。缺乏运动是导致全世界 21% ~ 25% 的乳腺癌和肺癌发病的主要原因，它在全球死亡高危因素中排第 4 位。为此，世界卫生组织建议成年人每周应该从事至少 150 min 适当强度的锻炼。例如，每周 5 天、每天散步 30 min，或每天骑自行车通勤。

（4）超重与肥胖：随着改革开放的进程，人民的生活条件日益好转，营养丰富甚至达到了过剩的程度，过去 30 年内，中国的肥胖率急剧上升，有 4600 万人肥胖，3 亿人超重。根据目前的研究结果显示，肥胖可引起 2 型糖尿病、心脑血管疾病、肿瘤、睡眠呼吸暂停综合征（也就是平时人们说的睡觉打鼾，它对健康的影响较大），以及脂肪肝和胆结石。

（5）饮酒过量：酒精几乎可以损害人体的所有器官，如导致酒精性红斑、酒精性肌病、酒精性股骨头坏死、上消化道出血、急性坏死性胰腺炎、糖尿病、酒精性肝病、酒精性心肌病、酒精性脑梗死、胎儿酒精综合征。与饮酒相关的最常见的疾病是酒精性肝病。在我国，酒精性肝病（包括急性酒精中毒、酒精性肝炎、酒精性脂肪肝、酒精性肝硬化和肝癌）的发病率呈逐年上升趋势。

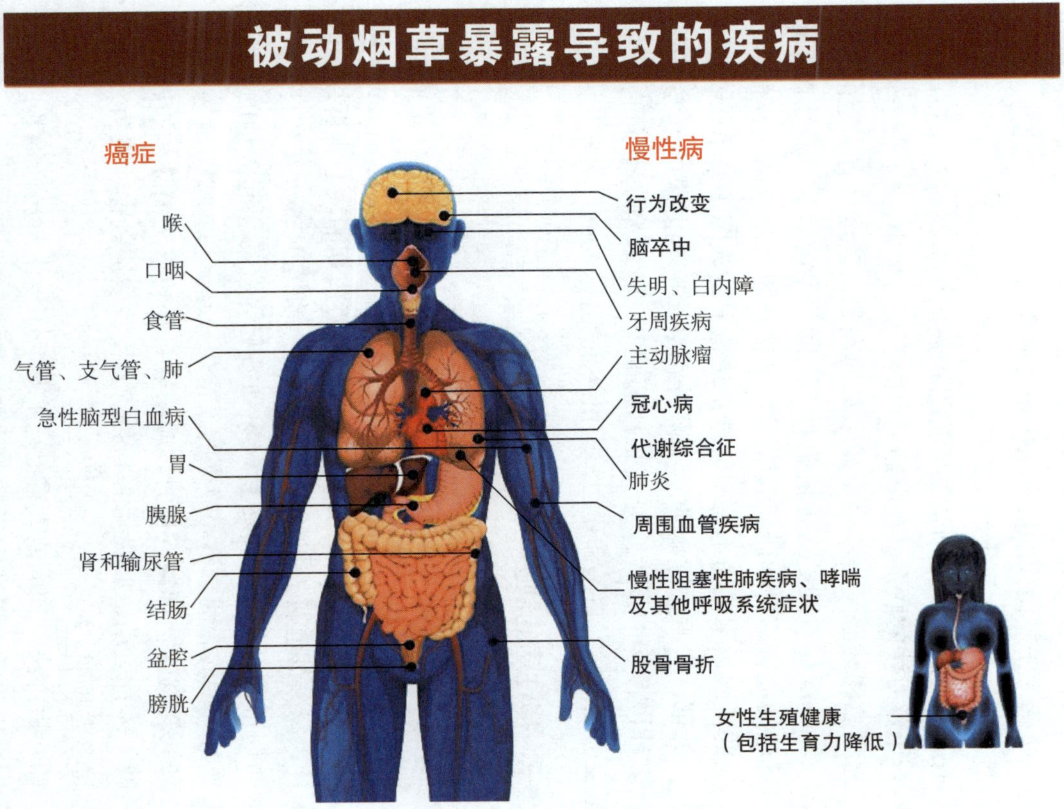

图 7-1-2　被动吸烟导致的全身各组织器官疾病

有研究表示，适量饮酒对身体有益，但迄今为止全球研究还没有给出定论。还有人说，适量饮用葡萄酒对心血管有软化作用，这有夸大的可能性，因为酒精的负面作用（相关疾病、车祸及意外伤害等）远远大于其微效的抗氧化作用（葡萄酒中的白藜芦醇）。而过量饮酒，更是对身体百害而无一利。

（6）心理状况：众所周知，许多疾病的发生都与心理和社会因素有着千丝万缕的联系。在影响健康的不良习惯中，“不善于管理情绪，遇事急躁易怒”是一个十分常见的现象，甚至具有一定的普遍性。大家一般仅看到了这种情绪对于人际关系的影响，而往往忽视其对健康的危害。科学研究表明，急躁易怒的A型性格是高血压和冠心病的危险因素；而不善于管理情绪造成的人际关系紧张，以及焦虑、抑郁、失眠、睡眠质量下降等都会影响到健康的方方面面，导致多种慢性病的发生。尤其是抑郁状态，不仅危害个人的情绪，甚至会引起伤残、自杀和死亡，应格外重视。

三、慢性病的预防与自我管理

1. 戒烟限酒

戒烟不仅需要毅力，还要有科学的戒烟方法，下面介绍戒烟的3个有效方法。

（1）回避法：先确定戒烟的日期，并将戒烟的决心告诉周围的人，让大家共同监督。扔掉你所有的烟卷、烟灰缸、火柴和打火机。戒烟初期很难抵抗诱惑，尽量避免到酒吧等容易想起吸烟的场所，不去平时买烟的店铺，不和吸烟的人常在一起。

（2）转移法：烟瘾发作时，应采取自我转移法消除，如离开环境、做些体育运动。加快生活节奏，多找些事情转移注意力，力争没时间考虑吸烟。

（3）拒绝法：告诉他人自己已戒烟，不要给自己递烟卷，也不要在你面前吸烟。迅速回避和谢绝他人递烟，更要防范他人“下不为例，就这一支”的话语诱惑。同时可以前往戒烟门诊寻求专业人员和药物的帮助。

（4）戒烟门诊：适用于上述 3 种方法无效的严重烟草依赖成瘾者。

患有糖尿病或者冠心病、肝疾病的人应该戒酒，没有身体疾病的人饮酒也不可过量，适量饮酒是指成年男性每日最多饮用约 60 度白酒 50 g、50 度白酒 75 g，30 度白酒 100 g、黄酒 / 葡萄酒 150 ~ 300 g、啤酒 1 瓶（600 ml）。这以下的饮酒量都可划在适量饮酒范畴。

2．控制体重

体重过轻或过重都会影响身体健康。那么体重维持在怎样的水平才能最好地保持健康呢？世界卫生组织提供了一个指标——BMI 来进行量化，该指标是由体重（千克）除以身高（米）的平方求得的。对于中国人群，该指标控制在 18.5 ~ 24 之间最利于我们的健康。同时，中心性肥胖也有害健康，故而除了控制 BMI 之外，也要控制腰围。男性腰围要小于 90 cm，女性要小于 80 cm，才更有助于我们保持健康。

3．膳食均衡

营养缺乏和营养过剩，都属于营养不良。造成营养不良的主要原因，是不良的饮食习惯和不合理的饮食结构。科学的饮食方法应概括为：食物要多样，饥饿要适当，粗细要搭配，油脂要适量，甜食要少吃，食盐要限量，豆制品要增加，三餐要适当，膳食要平衡，防病增健康。宜参照中国营养学会推出的中国居民平衡膳食宝塔安排日常饮食，根据体重和身体情况略做调整。同时值得注意的是，除对各类饮食的食用量有所规定外，膳食宝塔也指出每天还须饮水 1200 ml，以维持身体健康。

4．适量运动

适量运动是保持脑力和体力协调，预防、消除疲劳，防止亚健康，延长期望寿命的一个重要因素。以运动时心率做标准的话，适度的运动可用以下公式计算：60 岁以下的人运动时心率为 180 - 年龄（±10），60 岁以上的人运动时心率为 170 - 年龄（±10）。如果在运动后感觉不适、疲倦或运动后 15 min 心率仍未恢复到安静状态，即为运动量偏大，应及时加以调整。专家认为，人的运动量应以每次不少于 1 h，每周 3 ～ 5 次为宜。同时，运动不能一曝十寒，必须持之以恒，不可半途而废。为了不引起骨关节的损伤和高能量消耗，中老年人通常不宜进行爆发力很强的短时间运动，而应选择低强度长时间的运动。

（何　耀　杨姗姗）

第二节　高血压

一、高血压概述

高血压是指在未使用降压药物情况下非同日 3 次测量血压，收缩压 ≥ 140 mmHg 和（或）舒张压 ≥ 90 mmHg。高血压可引起头晕、头痛等症状，但症状一般不典型。

高血压可分为原发性高血压和继发性高血压。原发性高血压为高血压的常见类型，约占 90%，剩余的 10% 为继发性高血压。原发性高血压即高血压病，其发病机制目前尚未完全阐明；继发性高血压是指继发于某种疾病或原因发生的血压升高，如继发于急慢性肾小球肾炎、肾动脉狭窄等肾疾病的肾性高血压，以及继发于嗜铬细胞瘤等内分泌疾病的内分泌性高血压、继发于脑瘤等疾病之后的神经源性高血压，以及妊娠高血压综合征等。

二、高血压症状的早期识别

1．高血压早期预警症状

高血压早期可能无症状或症状不明显，随着病程的进展，血压会明显地持续升高，逐渐表现出头晕、头痛、心悸、胸闷、记忆力减退、注意力不集中、夜尿增多、肢体麻木、乏力等症状，出现上述症状时要注意是否出现高血压。但高血压早期症状不特异，因此，早期发现高血压的最好方法就是定期测量血压。进行体检时一定要测量血压，记住自己的血压值，若高于正常值，要及时找专科医生就诊。

2. 血压的正确测量方式

血压测量并不复杂，但是，如果测量方法不正确，就会影响血压测量值的准确性，不能真实地反映身体真实的血压。因此，患者掌握血压正确的测量方法，才能更好地了解自己的血压水平。正确的测量方式须注意以下几点。

（1）选择合适的血压计：一般最常用的是汞柱式血压计，气压表式血压计和电子血压计亦常用。血压计的袖带宽度应能覆盖上臂长度的2/3，同时袖带长度需达上臂周径的2/3。如果袖带太窄则测得的血压值偏高，袖带太长则测得的血压值偏低。

（2）选择合适的测压环境：患者应在安静、温度适当的环境里休息 5 ~ 10 min 以消除疲劳、紧张等对血压的影响，衣袖与手臂间不应过分束缚，避免在应激状态下如膀胱充盈、吸烟及喝咖啡后测血压。

（3）选择正确的测压步骤：患者取坐位，被测的上臂应裸露，手掌向上平伸，肘部位于心脏水平，上臂与身体呈 45°，袖带下缘与肘前间隙间距为 2 ~ 3 cm。充气至桡动脉搏动消失后，再增加 4.0 kPa（30 mmHg），此时为最大充气水平。然后逐渐放气，第一听诊音为收缩压，搏动音消失时为舒张压。充气压迫的时间不宜过长，否则易造成血压升高的假象。

3. 高血压严重程度的判断方法

通常根据高血压分级、危险因素及并发症的数量对高血压进行危险分层。血压在 140 ~ 159/90 ~ 99 mmHg 之间为高血压 1 级，160 ~ 179/100 ~ 109 mmHg 之间为高血压 2 级，≥ 180/110 mmHg 为高血压 3 级。1 级高血压根据危险因素数量、是否患有并发症及糖尿病，将危险程度分为低危、中危、高危和很高危；2 级高血压将危险程度分为中危、高危和很高危；3 级高血压将危险程度分为高危和很高危。高血压分级越高，危险因素、并发症数量越多则危险程度越高。

三、高血压的行为危险因素及自我管理

1. 高血压的行为危险因素

同大多数疾病一样，高血压是由环境和遗传因素共同导致的，日常生活中的许多行为可能会诱发高血压，人们须注意。

（1）高钠盐饮食：摄入过多的食盐可以导致高血压。我国人群的饮食习惯易摄入过多的食盐，尤其是北方地区，膳食偏咸，平均摄入量可高达 20 g/d，远远超过了 WHO 建议的低于 6 g/d 的标准。

（2）紧张刺激：紧张刺激有明显提高脑干上行网状激动系统兴奋性的作用，引起血液中儿茶酚胺类激素升高，血压上升，心跳加快。此期若过于强烈持久或反复发作，可导致心血管系统的功能性和器质性损害。

（3）超重与肥胖：体重增加所导致超重与肥胖是高血压、冠心病和缺血性脑卒中发病的一个首要的独立危险因素。肥胖者高血压的患病率是体重正常者的 2 ~ 6 倍。因此，能导致肥胖的危险因素，也间接成为高血压的危险因素。

（4）过量饮酒：饮酒过量（男性饮酒超过 20 ~ 30 g/d，女性饮酒超过 10 ~ 15 g/d）可使高血压患病率增高，加重对心脑血管的损害，控制引酒后，血压水平明显下降。人们在饮酒对血压的影响上可能存在误区，因此，往往会忽略过量饮酒对高血压患者的危害。如饮酒短期内能扩张血管，但长期饮酒会升高血压，饮酒越多，血压越高。少量喝些红酒，可能对心血管健康有一定益处，但长期过量饮用，仍然不利于心脑血管健康。

（5）吸烟：烟草中的尼古丁等有害物质进入血液后会使周围血管收缩，可在短期内使血压急剧升高，长期吸烟可导致动脉血管重塑、内皮损伤。高血压患者戒烟后可大大降低并发心血管疾病的危险。

（6）缺少锻炼：久坐或体力活动不足的患者，高血压的发生风险明显增加。有规律的体育活动不仅限于降低心脏的风险，经常锻炼可缓解精神紧张，增强体质和提高心脏功能。

2. 高血压的自我管理

（1）高血压人群的健康生活方式

高血压是一种生活方式导致的疾病，健康的生活方式不仅可以预防高血压，还能降低血压，减少并发症。提倡健康的生活方式也是目前高血压防治的基石。有效地消除高血压患者的行为危险因素，即为高血压人群的健康生活方式。

- 有效控制体重。高血压患者必须关注自己是否超重，建议体重指数应控制在 24 以下。
- 采取合理膳食。合理膳食包括减少钠盐摄入、减少膳食脂肪、限制饮酒、多吃蔬菜和水果、改善动物性食物的结构、增加优质蛋白质的摄入（多选用鱼类、禽类及适量瘦肉，少吃动物油、肥肉及动物内脏等）。
- 增加体力活动。根据患者身体状况、个人喜好和实际条件，选择合适的运动项目，不宜选择过于剧烈的运动项目。每周至少锻炼 3 ～ 5 次，每次 30 min 左右。适当的体育锻炼可增强体质、减肥和维持正常体重。
- 减轻精神压力、保持平衡心理。长期精神压力和心情抑郁是引起高血压和其他一些慢性病的重要原因之一。对于高血压患者，这种精神状态常使他们较少采用健康的生活方式，如喜欢酗酒、吸烟等，并降低他们对高血压治疗的依从性。
- 戒烟。吸烟危害自己和家人的健康，目前我国每天有 2000 人因患与吸烟相关的疾病而死亡。国际社会公认，吸烟危害健康。

（2）血压控制的目标值：不同的高血压人群，血压控制的目标值不同，建议从自身实际出发，使自己的血压达标。

- 一般高血压患者，应将血压降至 140/90 mmHg 以下。
- 65 岁及以上的老年人的收缩压应控制在 150 mmHg 以下，如能耐受还可进一步降低。
- 伴有慢性肾疾病、糖尿病，或病情稳定的冠心病或脑血管病的高血压患者一般可以将血压降至 130/80 mmHg 以下。
- 舒张压低于 60 mmHg 的冠心病患者，应在密切监测血压的情况下逐渐实现降压达标。

四、高血压的治疗注意事项

1. 没有症状的高血压也需要积极治疗

由于身体会对持续的高血压出现耐受，因此大部分高血压患者没有症状。但是，没有症状不等于没有危险，长期的高血压会导致心、脑、肾等靶器官损害，从而引起各种严重并发症。心脏和大血管是高血压最常损害的靶器官，高血压可导致左心室肥厚和冠状动脉粥样硬化，左心室体积增大、重量增加，最终引起心力衰竭和冠心病，甚至心肌梗死。高血压也是导致脑血管意外的重要危险因素，它常引起颅底小动脉硬化，进而引起脑卒中。高血压还能导致肾细小动脉硬化，使肾浓缩功能减退，随着病情逐渐进展，患者可发生尿毒症。因此，高血压患者应该坚持治疗，维持血压达标。

2. 高血压需要终身服药

高血压是一种慢性病，就目前的医学发展水平，没有根治性疗法，只能靠终身服药，维持血压达标。高血压的治疗围绕控制血压、改善症状、预防并发症展开。当一个人得了高血压后，在改善生活方式、非药物治疗手段无效的情况时，就需要长期药物治疗。

3. H 型高血压与补充叶酸

H 型高血压为伴有高同型半胱氨酸血症的原发性高血压，属于高血压中的一种特殊类型。据统计，在我国 H 型高血压约占高血压患者的 75%。同型半胱氨酸是细胞代谢过程中的有害中间产物，如果它在血液中高于 10 μmol/L，就可能损伤动脉血管，影响血管的通透性，引发动脉硬化，是高血压诱发脑卒中的最大帮凶。调查发现，此类高血压患者脑卒中发生率与普通的高血压患者相比高 10 ~ 28 倍。不幸的是，在高血压诸多危害中，脑卒中是最危险的一种。目前，我国脑卒中死亡率是欧美等国家的 4 ~ 5 倍，脑血管疾病死亡人数大于所有恶性肿瘤之和，排名第一。脑卒中有高致残率的特点，发病会造成患者肢体残疾、失明、失语，给家庭和社会带来极大的负担，因此高血压患者一定要严防脑卒中。

同型半胱氨酸增高的原因，除遗传因素外，国人饮食习惯造成的低叶酸摄入也是导致同型半胱氨酸水平升高的重要原因。中国传统的煎、炸、炒等烹饪方式，过多地破坏了食物中的叶酸，影响吸收。

目前已知降低同型半胱氨酸（Hcy）最安全有效的方法是补充叶酸。叶酸对人体代谢有重要影响，其中之一便是参与氨基酸的代谢，它是物质间转化的必要载体。充足的叶酸可以保证同型半胱氨酸与蛋氨酸之间的合理转化，使它维持在正常水平。对于高血压患者来说，额外补充叶酸可以降低患者体内的同型半胱氨酸水平，从而降低高血压患者不良临床事件的发生率。全球 51 个国家已采用在面粉中添加叶酸的方法，为全民补充叶酸，但这一方式在我国却较难实施。因为国内很多人，尤其是南方人不以面食为主，而在大米中又很难添加叶酸。因此，更适合我们的方法是在心脑血管常用药物中，特别是基本药物中加入叶酸，以达到较好的慢性病防治效果。

（曹　剑　李建华）

第三节　糖尿病

一、糖尿病概述

血糖是指血液中游离的葡萄糖，是机体正常活动所需能量的主要来源。血糖的调节主要依靠胰岛 α 细胞分泌的胰高血糖素和胰岛 β 细胞分泌的胰岛素。

正常人生理状态下胰岛素的分泌包括基础胰岛素（每日分泌 24 U）和餐时胰岛素（每日 18 ~ 24 U），其中基础胰岛素分泌不依赖进食，主要调节空腹血糖和餐前血糖。进食后，胰岛在高血糖刺激下立即增加胰岛素分泌，以抑制餐后血糖的急剧升高。随着食物逐渐被消化吸收，血糖逐渐降低，胰岛素的分泌随之恢复到基础分泌的状态。换言之，正常生理性的胰岛素分泌高峰和血糖浓度高峰基本一致。

而在遗传和环境等多因素作用下，体内胰岛素分泌出现绝对不足或对其需求增加（相对不足）所引起的以高血糖为特征的代谢性疾病即为糖尿病（DM）。

参照我国糖尿病防治指南（2013），出现糖尿病相关临床症状（多饮、多尿、多食和体重下降等）同时检测血糖水平至少出现以下1种情况：①任意时间血浆葡萄糖水平≥ 11.1 mmol/L；②空腹血浆葡萄糖水平≥ 7.0 mmol/L；③口服葡萄糖耐量试验（OGTT）中，餐后2 h血浆葡萄糖水平≥ 11.1 mmol/L，即可诊断为糖尿病。

根据WHO（1999）糖尿病病因学分型体系，糖尿病分为1型糖尿病、2型糖尿病、妊娠期糖尿病和特殊类型糖尿病4类。其中，1型和2型糖尿病的病因和发病机制尚不清楚，前者以胰岛β细胞数量显著减少所致的胰岛素分泌绝对不足为特征，后者以胰岛素抵抗（即胰岛素调控血糖的能力下降）伴随胰岛素分泌减少或血中胰岛素相对减少为特征。妊娠期糖尿病是既往无糖尿病史，在妊娠期间被首次诊断的糖尿病或葡萄糖调节受损。特殊类型糖尿病的病因相对明确，如胰岛β细胞功能遗传性缺陷、内分泌疾病所致的糖尿病等。临床上，2型糖尿病人数占糖尿病人群的90%以上，以下主要对2型糖尿病进行阐述。

二、2型糖尿病的早期识别

1. 2型糖尿病的高危人群

参照我国糖尿病防治指南（2013），如表7-3-1所示，我国成年人、存在肥胖或超重的儿童或青少年同时合并有以下至少一个糖尿病危险因素者为糖尿病高危人群。成年人存在葡萄糖调节受损（IGR）史为最重要的危险因素，每年有1.5% ~ 10.0%的概率进展为2型糖尿病。葡萄糖调节受损又称为糖尿病前期，是介于正常和糖尿病之间的状态，包括空腹血糖受损（IFG）和糖耐量受损（IGT），分别依据空腹或餐后2 h血糖水平判定（图7-3-1），二者可单独或合并存在。

表7-3-1　高危人群的糖尿病筛查

分类	最重要的危险因素	共同危险因素	非共同危险因素
成年人（> 18 岁）	有糖调节受损史	①超重或肥胖和（或）中心型肥胖（男性腰围≥ 90 cm，女性腰围≥ 85 cm）；②一级亲属中有 2 型糖尿病家族史；③母亲有糖尿病史或怀孕时被诊断为妊娠期糖尿病；④存在与胰岛素抵抗相关的临床状态（如高血压、血脂异常、多囊卵巢综合征）。	①年龄≥ 40 岁；②静坐的生活方式；③巨大儿（出生体重≥ 4 kg）生产史；④动脉粥样硬化性心脑血管疾病患者；⑤长期接受抗精神病药物和（或）抗抑郁药物治疗。
儿童或青少年（≤ 18 岁）	超重或肥胖		黑棘皮病

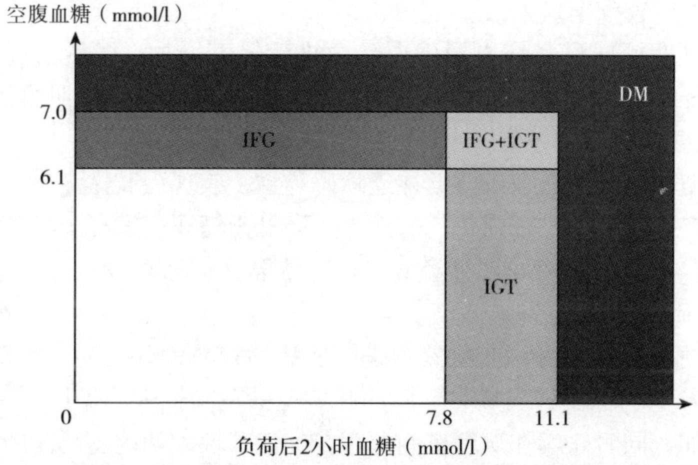

图 7-3-1　糖尿病和糖尿病前期的诊断

2. 2 型糖尿病并发症的识别

2 型糖尿病急性并发症主要有低血糖症、糖尿病酮症酸中毒、高渗性非酮症糖尿病昏迷和糖尿病乳酸性酸中毒，其共同特点为严重时易出现意识障碍，一旦出现神志不清，应立即送往医院急诊。日常生活中较为常见的为发生低血糖反应，包括多汗、心慌、震颤、无力、饥饿和四肢发冷等交感神经兴奋症状或意识朦胧或嗜睡、语言障碍等中枢神经受抑制症状。一旦怀疑出现低血糖，应立即监测血糖，可食用快速升高血糖的食品如食用糖 / 葡萄糖水、蜂蜜、糖块等，同时注意低血糖发生的时间、频率、与进食和服药的关系等，反复发生低血糖需及时就诊。

2 型糖尿病的慢性并发症主要有微血管并发症（糖尿病视网膜病变、糖尿病肾病、糖尿病神经病变）、大血管并发症（糖尿病心血管疾病、糖尿病脑血管疾病和糖尿病周围血管疾病）和糖尿病足等。

糖尿病视网膜病变为糖尿病高度特异性微血管病变，早期没有明显的临床症状，因此定期眼底检查对其早期识别尤为重要。指南建议无糖尿病视网膜病变患者每 1 ～ 2 年检查 1 次，轻度视网膜病变患者每年 1 次，重度视网膜病变患者每 3 ～ 6 个月 1 次。妊娠期须增加检查频率。

早期糖尿病肾病以尿中白蛋白排泄轻度增加（微量白蛋白尿）为特征，确诊有糖尿病后建议至少每年进行尿常规、血肌酐等进行性肾病变的筛查。

糖尿病神经病变以感觉神经障碍为主，表现为肢体疼痛、麻木，部分有蚁走感和“踩棉花”的感觉，多见于糖尿病病程 10 年以上的人群。无症状的糖尿病神经病变，可依靠体征筛查或神经电生理检查诊断。

糖尿病大血管病变虽然不是糖尿病的特异性并发症，但糖尿病患者发生心脑血管疾病和下肢动脉病变的危险性较非糖尿病患者显著增加，同时它们在病理机制上存在一定共性，如内皮功能的损害、氧化应激等。糖尿病大血管病变的防治须纠正不良生活方式（如戒烟、限酒、控制体重等），同时全面评估和控制心血管疾病风险因素（高血糖、高血压和血脂代谢紊乱等），并进行适当的抗血小板治疗。

糖尿病足是糖尿病最严重的慢性并发症之一，糖尿病足溃疡容易合并感染，感染又能进一步加重溃疡甚至导致截肢，从而早期识别与之相关的高危因素并积极应对尤为重要。建议糖尿病患者：①定期检查是否存在糖尿病足的危险因素（如麻木、夜间疼痛、感觉缺失等神经病变症状，间歇性跛行、足背动脉搏动明显减弱等血管病变症状）；②洗脚的水温＜37℃，用干布擦干（尤其注意保证足趾间干燥）；③水平地剪趾甲，避免自行修剪胼胝或趾甲；④选择大小合适、透气良好，鞋底较厚硬而鞋内较柔软的鞋子，并每天更换棉袜；⑤一旦发现足部外伤或感染时，应及早去医院治疗。

三、糖尿病患者的自我管理

降糖治疗包括饮食控制、合理运动、血糖监测、糖尿病教育和应用降糖药物等综合性治疗措施。血糖监测将在第四部分加以叙述，糖尿病教育和应用降糖药物须依从医护人员的管理，不多加赘述。以下主要阐述糖尿病的饮食和运动原则。

1．糖尿病患者的饮食控制

糖尿病患者的饮食控制对糖尿病的治疗至关重要，其原则主要包括：①控制每日摄取的总热量，以平稳血糖和控制体重；②少食多餐，即“一天不少于3餐，每餐主食不多于100 g”，每日主食干重在200～400 g之间（综合考虑体力活动和体重选择）；③高纤维饮食，如粗粮、蔬菜水果、菌类和魔芋等，益于血糖控制、降低体重和通便；④低脂低盐饮食，即饮食清淡，控制血脂和血压；⑤戒烟限酒。对于老年人群，基本饮食原则一致，但注意维持体重在正常范围，同时避免低血糖的发生。

2．糖尿病患者的运动注意事项

规律运动可增加胰岛素敏感性，益于血糖的控制，同时减轻体重和减少心血管疾病危险因素。糖尿病患者应坚持长期锻炼，并选择适合自身状况的运动方式和运动量。运动前后要加强血糖监测，运动量大或激烈运动时应建议患者临时调整饮食及药物治疗方案，以免发生低血糖。另值得注意的是，指南建议出现以下任意情况：①空腹血糖＞16.7 mmol/L；②反复出现低血糖或血糖波动较大；

③出现糖尿病急性并发症；④合并急性感染；⑤出现糖尿病慢性并发症（增殖性视网膜病、严重肾病或心脑血管疾病等）时禁忌运动，待病情控制后逐步恢复。

四、糖尿病预防和治疗中的注意事项

1. 定期监测糖化血红蛋白的重要性

糖化血红蛋白（HbA1c）是红细胞中血红蛋白与糖类结合的产物，其生成与血糖水平密切相关，同时它比血糖更为稳定，临床上通过检测 HbA1c 作为评价长期（近 2 ～ 3 个月）血糖的金标准，并酌情调整降糖治疗方案。HbA1c 正常值为 4% ～ 6%，超过 7% 为临床治疗启动或治疗方案调整的重要标准。在降糖治疗起始时建议每 3 个月检测 1 次，一旦达到治疗目标可每半年检查一次。值得注意的是，若同时患有贫血和血红蛋白异常疾病，须替换为血糖、糖化白蛋白或糖化蛋白来评价血糖的控制程度。

2. 正确进行血糖监测

糖尿病患者常常要在家中自测血糖，指南建议使用口服降糖药者每周监测 2 ～ 4 次空腹或餐后血糖，或在就诊前一周内连续 3 天，每天监测 7 次血糖（早餐前后、午餐前后、晚餐前后和睡前），便于医生了解血糖控制水平和波动情况。血糖自测时须注意以下几点：①针扎部位，避免神经末梢丰富的指尖，选择指腹侧面能减轻疼痛感；②手指选择，推荐选择活动量和灵敏度相对低的无名指、中指和小指，最优选无名指（血流相对丰富）；③手指轮换采血，避免在感到疼痛的手指上采血；④若出血较少，可使手部自然下垂 5 s，或从掌心 / 指端轻轻用力挤血，切勿直接从指尖挤压，以免降低准确性。

（曾　静）

第四节　冠心病

一、冠心病的概述

冠心病是冠状动脉粥样硬化性心脏病的简称，是一种最常见、危害最大的心血管疾病。心脏通过有节律的搏动向全身供应血液，而心脏肌肉自身所需要的血液则是依靠冠状动脉来提供。当冠状动脉发生粥样硬化，或者合并发生血管痉挛以及血栓而造成冠状动脉管腔部分或全部阻塞时，就会形成供血不足、心肌缺血或坏死，这就发生了冠心病。冠心病的危害是比较严重的，它通常会发展成心绞痛、心肌梗死和猝死，后果极其严重。我们应该给予高度重视。

临床上，冠心病趋向于分为急性冠脉综合征和慢性冠状动脉疾病。前者包括不稳定型心绞痛、非 ST 段抬高性心肌梗死、ST 段抬高性心肌梗死和冠心病猝死；后者包括稳定型心绞痛、冠状动脉正常的心绞痛（如 X 综合征）、无症状性心肌缺血和缺血性心力衰竭（缺血性心肌病）。其中，稳定型心绞痛和急性冠脉综合征是冠心病的常见类型。

二、冠心病症状的早期识别

1. 冠心病常见表现

冠心病的典型症状为胸骨后的压榨感，闷胀感，伴随明显的焦虑，持续 3 ~ 5 min。常发散到左侧臂部、肩部、下颌、咽喉部、背部，也可放射到右臂，有时可累及这些部位，而不影响胸骨后区。用力、情绪激动、受寒、饱餐等增加心肌耗氧量情况下的症状发作称为劳力性心绞痛，休息和含服硝酸甘油缓解。

2. 颈动脉斑块与冠心病的关系

颈动脉斑块是由于多重危险因素导致的颈动脉血管壁损伤、血流中的有形成分聚集所形成的团块状结构。导致动脉粥样硬化的危险因素均可导致颈动脉斑块形成，如高龄、男性、家族中有心脑血管疾病患者、吸烟，以及患高脂血症、肥胖、高血压、糖尿病等，若患者存在多种危险因素，发生颈动脉斑块的概率就会明显增加。临床上通过彩色多普勒超声诊断仪检查颈动脉内膜中层厚度来确定是否有颈动脉粥样硬化斑块形成。若颈动脉斑块不稳定，可能导致斑块脱落，形成血流中的栓子，进一步导致脑梗死。颈动脉粥样硬化与冠心病具有类似的危险因素、发病机制及病理生理过程，两者关系非常密切。因此，当检查出患者有颈动脉粥样硬化时，要高度警惕他是否同时患有冠心病。

三、冠心病的行为危险因素及自我管理

1. 冠心病的行为危险因素

近年来随着我国居民生活水平的提高，不良饮食习惯的形成及生活压力的增加，冠心病的发生率呈逐年上升且年轻化的趋势，而冠心病是多种危险因素所致的终身疾病。

（1）高血压是冠心病的重要危险因素：高脂、高盐、高热量饮食，缺乏运动、吸烟、酗酒、超重肥胖以及长期精神紧张等不良生活方式均可诱发高血压。心脏和大血管是高血压最常损害的靶器官，高血压可导致左心室肥厚和冠状动脉粥样硬化、左心室体积增大和重量增加，最终引起心力衰竭和冠心病，甚至心肌梗死。

（2）血脂异常：随着国人生活水平的提高，高脂血症的患病率也越来越高。体内过多的胆固醇会沉积在动脉内膜下，导致斑块进展。因此，降脂治疗也成为治疗冠心病的核心。

（3）血糖异常与胰岛素抵抗：糖尿病是冠心病的等危症（冠心病等危症是指非冠心病者 10 年内发生主要冠脉事件的危险与已患冠心病者同等，新发和复发缺血性心血管病事件的危险＞15%）。高血糖会造成体内同时发生血脂代谢异常，容易发生高脂血症、高胆固醇血症等疾病。同时糖尿病患者本身都存在炎性反应，炎性因子导致血管壁损伤，引起细胞破坏。胆固醇沉积会导致动脉粥样硬化和血管变硬变窄。

（4）超重 / 肥胖：随着 BMI 水平的升高，高血压、高胆固醇、低高密度脂蛋白胆固醇及高血糖在人群中的患病率不断上升，使得

患心脑血管疾病的风险大大增加。

（5）吸烟：吸烟对冠心病和其他动脉粥样硬化性疾病有严重的负面效应，而且这种负面效应与每天的吸烟量和烟龄长短有关。

2．冠心病的自我管理

（1）冠心病患者的随身带药：如果冠心病患者在突发症状出现的时候，身边没有配备一些应急的药物，是很容易有生命危险的。所以，冠心病患者要在外出的时候，身上应带一些应急的药物，这样即使出现了突发的症状，也可以及时服用药物，挽救患者的生命。

经常心绞痛发作的患者应随身携带硝酸甘油、地尔硫卓、阿替洛尔等药。如有心绞痛发作随即含服1片硝酸甘油，服后1 ~ 5 min生效。为防止短时间内心绞痛复发，可随后再口服1片救急药物，能维持3 h药效。硝酸甘油是冠心病患者最常用的随身带药，关键时刻可能挽救生命。速效救心丸也常用于心绞痛发作时的急救，当症状发作时，可立即一次性口服10 ~ 15粒。

心绞痛发作时如伴有血压升高，可含服硝苯地平，5 min内即可开始降压，持续4 ~ 6 h；如为典型劳力性心绞痛发作并伴有血压升高、心率增快，而无心力衰竭及传导阻滞等，可服阿替洛尔12.5 mg；如心绞痛多在休息状态下发生，可口服地尔硫卓。

（2）冠心病人群的健康生活方式

- 稳定情绪：淡泊宁静，可有效预防冠心病的发作。不良的精神和心理刺激是最常见、最重要的冠心病急性发作诱因。稳定的情绪对预防心绞痛、心肌梗死的重要性超过其他所有养生方法的总和。
- 服药：坚持治疗，合理用药。定期去医院检查，并按医嘱服用药物。剂量一定要按照医嘱，不能自作主张随便更换药物和改变剂量。
- 戒烟，少喝浓茶、咖啡、可乐等饮料。
- 穿衣：注意保暖，避免受寒。
- 膳食：原则是宜清淡，富含优质蛋白。
- 外出：冠心病患者尽量不乘公共汽车，过度拥挤和嘈杂可致血压升高、心率加快。出门的时间要宽裕一些，以免着急赶路。

• 谨防“魔鬼时间”：早晨6：00至11：00，这个时间段是急性心肌梗死、猝死的高峰时间，被称为“魔鬼时间”。这与此时交感神经兴奋、心率加快、血压升高、心肌耗氧量增多、血小板聚集性增高有关。因此，病情较重的老年冠心病患者，上午不宜安排过量活动。

（3）睡眠：室内要注意空气流通，患者不应独睡一室，以免夜间出事无人照料。每晚至少应睡足 7 ～ 8 h。

四、急性心肌梗死症状与其主要治疗措施

急性心肌梗死（心梗）是冠状动脉急性、持续性缺血、缺氧所引起的心肌坏死。最常见的症状为剧烈而持久的胸骨后疼痛，休息及硝酸酯类药物不能完全缓解，伴有血清心肌酶活性增高及进行性心电图变化，可并发心律失常、休克或心力衰竭，常可危及生命。约半数以上的急性心肌梗死患者，在起病前 1 ～ 2 天或 1 ～ 2 周有前驱症状，最常见的是原有的心绞痛加重、发作时间延长，或对硝酸甘油效果变差；或继往无心绞痛者，突然出现长时间心绞痛。少数患者也会出现上腹疼痛，恶心、呕吐等消化道症状，容易误诊，若患者既往有冠心病病史，需格外注意。

急性心肌梗死发病突然，应及早发现、及早治疗，并加强入院前处理。挽救濒死的心肌、缩小梗死面积、保护心脏功能、及时处理各种并发症为临床治疗的重点。再灌注治疗是治疗心肌梗死的最主要治疗手段，越早使冠状动脉再通，患者获益越大。在发病 12 h 内开通闭塞冠状动脉，恢复血流，可缩小心肌梗死面积，减少死亡。“时间就是心肌，时间就是生命”，因此，对所有急性 ST 段抬高型心肌梗死患者必须尽快做出诊断，并尽快做出再灌注治疗的策略。许多医院设有胸痛门诊，急性心梗的患者，可通过绿色通道，得到及时的治疗。溶栓治疗和冠状动脉介入治疗是最主要的两种再灌注治疗方式。有急诊介入治疗条件的医院，应尽快对心梗患者进行介入治疗，若医院无急诊介入条件，同时患者无溶栓治疗禁忌证，发病 12 h 内的患者应及时进行溶栓治疗，同时联系有介入条件的医院

进行进一步治疗。急性心梗的患者，可伴有心律失常、心力衰竭等并发症，应积极对并发症进行处理。在医院度过了急性期后，病情平稳、无并发症的患者，应根据医生的建议回家进行康复治疗。坚持合理适当的体育锻炼是康复治疗的主要措施，应该在医生的指导下，选择合适的运动方法及运动量达到康复治疗的目的。促进体力恢复、增加心脏侧支循环、改善心肌功能、减少复发概率及危险因素。出院后 2 ～ 3 个月，可酌情恢复部分工作或轻工作，之后，部分患者可恢复全天工作，但要避免过度劳累或过度紧张。

五、冠状动脉支架植入

1. 哪些情况应该进行冠状动脉支架植入术?

很多患者对于是否应该植入冠状动脉支架（冠脉支架）有些迷茫。有些患者在应该植入支架的时候犹豫，耽误了治疗时机；有些患者不必要植入支架，却非常积极，导致风险增加。

那么，哪些情况必须植入支架呢？当医生明确诊断我们的疾病状态为急性心肌梗死的时候，医生建议立即支架治疗，这个时候不要犹豫，应该尽快接受治疗，这是减少心肌梗死面积、挽救心功能、避免猝死最有效的方法。

如何判断心肌梗死呢？通常无诱因或过度劳累或情绪激动时心前区胸骨后出现疼痛，性质为闷胀痛或刀割痛或烧灼痛。有时合并左侧肩部和左上肢酸胀，或下颌部酸胀或胃部不适，同时伴有出汗、全身乏力，疼痛不能耐受，活动后症状明显加重。这个时候要考虑是心脏问题，要尽快呼叫急救车，到医院急诊室就诊。

哪些情况不是必须植入支架呢？当医生给我们的诊断是稳定型劳累性心绞痛，没有因为轻微活动就有胸痛、胸闷症状发作，日常活动没有因为胸痛受到限制，即不须非要植入支架治疗。根据既往临床研究结果提示，对于稳定型劳累性心绞痛，坚持充分有效的药物治疗、运动治疗和戒烟，不仅可以治愈心绞痛症状，还可以使血管的狭窄程度减轻，心肌梗死和早死的风险下降。

2. 冠脉支架术后风险控制

“运动会不会让支架脱落？”“放了支架，血管通畅了，是不是就不用吃药了？”不少做完支架术的心脏病患者因为这两大疑问，影响了正常的治疗。

首先要明确的是，冠脉支架植入术成功不代表心脏病完全治好了。它确实能让血管通畅，但不能消除血管本身的病变，如果放任不管，血管有可能再次堵塞。一般而言，术后患者至少须遵医嘱联合服用阿司匹林和氯吡格雷 1 年。1 年后，可以停用氯吡格雷，坚持长期服用阿司匹林。同时还须坚持长期服用的药物是他汀类药物，即使血胆固醇已经正常，仍应坚持服用。如果患者还有高血压、糖尿病等问题，还应在医生指导下坚持服用降压药和降糖药。

其次，运动不会让支架脱落。支架植入血管后，一方面将血管撑开，使血流通畅；另一方面支架也会被血管内皮包裹，最终与血管融合，成为血管的一部分。这就好比将图钉完全按到墙壁里，很难再取出来一样。

最后，支架植入术后患者不应静养，应坚持每日适量运动，达到一定强度的运动可以通过改变血流速度和血液对血管壁的压力，促进血管弹性的恢复和血管斑块的回缩，减少血栓的发生。支架植入术后运动量的掌握，须掌握心脏康复技术的医生评估并判定处方，如果经医生评估，没有发现心肌缺血，可以在体力允许的前提下，像正常人一样运动，理论上不受限制。例如患者治疗前喜欢打羽毛球，支架植入术后也可以打。如果经评估发现有残余心肌缺血，医生会根据患者具体情况制订运动治疗方案。例如当患者心率为 130 次 / 分钟时出现心肌缺血，运动时的心率一般应控制在 120 次 / 分钟左右。如果一活动就有不舒服的感受，建议住院治疗。

此外，支架植入术后患者还需要戒烟。数据显示，如果不戒烟，支架术后发生心梗的风险将升高 170%。如果烟瘾很重，戒烟后容易出现戒断症状导致心血管系统功能不稳定，建议遵医嘱使用戒烟药物。患者可以通过饮食分散想吸烟的冲动。很多吸烟者戒烟期间体重增加，须控制饮食总量，并加强运动，注意选择低热量食物如黄瓜或口香糖，避免发胖，导致戒烟失败。

3. 冠脉支架植入后的患者注意事项

（1）定期复查：患者术后需要定期复查。医生可以根据动脉通畅情况，决定是否调整药物用量与种类，以达到最佳的疗效。另外，手术后如果感觉到又出现类似术前的一些症状，请不要忽视，应该尽快去医院看医生。患者应坚持长期规律服药（抗血小板药物、降压药、降脂药、降糖药），并坚持定期复诊。手术治疗后的随诊尤为重要，应嘱患者坚持定期、定点随诊。出院后在1个月、3个月、6个月、9个月、1年这几个时间点到门诊接受随访检查。超过40岁的患者，应坚持每年检测血脂、血压、肝肾功能，并拍摄X线胸片，做心电图。

（2）药物使用：服用抗血小板药物的目的是防止血液黏度升高，防止血管中形成凝血块。植入体内的支架确实能保障在一段时间内这段血管不再狭窄，但是与此同时也不可避免地对血管内皮产生轻微的损伤。冠脉支架植入术后，第一年是关键，因此须做好2件事情：①有可能再次慢性狭窄，但这不会造成致命影响，可再植入支架，或进行冠状动脉旁路移植术；②对于使用支架的患者，大约1%会出现血栓，从而导致心肌梗死，所以我们要在1年之内把血栓的概率降到最低，须服用阿司匹林和波立维1年。除支架本身以外，须预防冠脉其他部位的狭窄，所以支架植入术后一定要注意长期的预防。

预防的措施包括长期服用降血脂药，保护血管内皮功能，延缓其他斑块的进展；控制高血压，坚持服用降血压药；不良的生活习惯一定要改变，如戒烟、适量饮酒、合理膳食、饮食宜清淡、进食肉类越少越好、鸡蛋黄最好不吃、多吃淡水鱼、喝牛奶、多吃蔬菜。

（3）适当运动：运动必须适当，做任何运动前应请教医生。

（4）改变饮食：良好的饮食结构和饮食习惯有助于控制血脂和血压，从而防止冠脉再狭窄的发生。

（5）吸烟者必须戒烟，不吸烟者应拒绝“二手烟”“三手烟”。

六、冠心病的治愈与停药问题

冠心病是一种慢性终身疾病，一旦发生，将伴随人的一生。确诊冠心病后，必须药物治疗，并控制危险因素，改善不良生活习惯，防止发生不良临床事件。许多冠心病患者在症状控制或消失后会非常迷茫，不知道是否须继续用药，是否须终身服药。冠心病患者服药的目的不仅是为了改善症状，还要防止动脉粥样硬化斑块的进展。因此，不适症状消失并不代表就不需再用药，而是表明病情得以控制，但如果此时停药，则可能出现戒断反应，危害更大。例如血脂正常后，就停用降血脂药物，那么被药物抑制的异常血脂将会恢复到服药前水平，之前因服用药物而停滞的动脉粥样硬化进程也会随血脂水平的升高又加速进展，反而导致心脑血管事件的风险显著上升，严重影响患者的预后。总之，冠心病不能根据症状的消失来判断是否需用药。强烈建议冠心病患者遵从心血管专科医生的用药指导，根据二级预防的原则，终生服药，才能达到延长寿命的效果。

（丁荣晶）

第五节　脑血管病

一、脑血管病的概述

脑血管病是指各种原因导致的脑血管病变或血流障碍所引发的脑功能障碍，是常见病和多发病，严重危害人类健康。其泛指脑部血管的各种疾病，包括动脉粥样硬化、狭窄、闭塞、血栓形成、脑动脉炎、颅内动脉瘤、颅内血管畸形、脑动静脉瘘、脑动脉损伤等。具有发病率高、病死率高、复发率高和致残率高等特点，它与恶性肿瘤、心脏疾病列为三大致死性疾病。

脑血管病简单来讲可分为缺血性脑血管病和出血性脑血管病两大类。前者多由于动脉管腔狭窄完全阻塞或血流减少、血流中存在栓子等情况使血液不能到达脑部而引起，包括短暂性脑缺血发作、脑栓塞、动脉粥样硬化性脑梗死、腔隙性脑梗死等。后者多数由于脑血管破裂、出血引起，主要分为脑出血和蛛网膜下隙出血。脑血管病按照病程可分为急性脑血管病和慢性脑血管病。我们临床上常说的脑血管病通常是指急性脑血管病，即脑卒中。慢性脑血管病主要包括脑动脉硬化、血管性痴呆、脑动脉盗血综合征等。

二、脑血管病症状的早期识别

脑卒中最常见的症状可遵照 FAST 原则进行快速识别。包括面部（Face，F），表现为一侧眼睑、口角下垂。上肢（Arm，A），观察一侧上肢是否因无力而下垂。言语（Speech，S），观察发音是否清晰及语句是否准确。时间（Time，T），当出现上述情况须立即将患者送至医院就医。

知识链接——口眼歪斜不一定是脑卒中

口眼歪斜可能是支配面部肌肉的脑组织功能结构出现障碍引起，由脑卒中后神经受损所致。但是支配面部肌肉活动的周围神经是面神经，而面神经因为解剖学结构特点易受到病毒的感染，后出现水肿，进而出现面神经麻痹，也可以出现口眼歪斜。此外，极少数因先天发育异常而出现双侧面部不对称或眼部歪斜者就更不是脑卒中了。但是当出现口眼歪斜时不能大意，应由专业医生判断究竟是哪种疾病导致，而不应由患者本人来判断。

三、脑血管病的危险因素及其预防

1. 脑梗死与季节的关系

天气寒冷或炎热会刺激交感神经兴奋，进而导致血管收缩，如果本身已经合并有脑血管严重狭窄就可能诱发脑卒中发生。另外季节和气候变化可能会引起血黏度增加，进而诱发脑卒中。天气寒冷亦会加重心房颤动、冠心病等，进而诱发脑卒中。所以当季节交替时，尤其是秋冬季，高危患者一定要注意以下几点：①坚持规律服用药物；②养成良好的生活习惯，及时增减衣物注意保暖；③根据天气适量进行有氧运动；④平时工作及运动强度不要过大；⑤尽量避免在温差较大时外出，外出时注意保暖；⑥保持良好的心态，做到积极乐观。

2. 青年人患脑血管病的危险因素

很多人认为脑血管病是老年人才会得的疾病，离青年人很遥远。其实不然，随着人们生活节奏的加快、生活习惯以及饮食结构的变化，青年脑卒中的发生率越来越高。主要的危险因素包括高血压病、糖尿病、心脏疾病、血脂异常、肥胖、不良的生活方式（包括熬夜、缺乏锻炼、酗酒、吸烟）、口服避孕药物、有家族史、高同型半胱氨酸血症等。一些研究显示，青年人患脑血管病者男性患者多于女性，这可能是由于吸烟、饮酒、肥胖等危险因素主要分布于男性人群，且男性承担较大的社会和家庭方面的压力。此外脑动脉炎、颅内动脉瘤、脑血管畸形等在青年人中发病率较高。

3. 缺血性脑血管病患者应控制血压、血糖水平

缺血性脑血管病最重要的危险因素是高血压和高血糖。控制高血压可明显降低发病率，但应避免降压过度。中国指南建议，脑梗死急性期的高血压处理原则取决于患者的整体情况和基础血压，以及血压升高的程度。如血压为 185 ~ 210/115 ~ 120 mmHg，不必急于行降压治疗，但须严密监测血压变化；如大于 220/120 mmHg，则应给予缓慢降压治疗，防止将血压降得过低，须严密监测。在慢性期，中青年高血压患者应早期诊断并将血压控制在 130/90 mmHg 以下；老年患者血压在 140/80 mmHg 以下时，可显著降低脑卒中风险。

高血糖是缺血性脑血管病的独立危险因素，因为高血糖会导致动脉硬化，对于缺血性脑血管病的患者，应严格控制血糖。良好的血糖控制可延缓大动脉及中等动脉硬化的进展程度，对微血管病变有保护作用，亦有助于预防脑血管病的复发。有研究表明，血糖控制不良与脑卒中复发有关。合并有糖尿病的缺血性脑血管病患者，应适当运动、控制饮食、监测血糖（表 7-5-1）、应用降糖药物治疗，如血糖控制不理想，应及时就诊。

表7-5-1　糖尿病患者的血糖控制指标

	理想值	尚可	不佳
空腹血糖	4.4 ~ 6.1 mmol/L	≤ 7.0 mmol/L	＞ 7.0 mmol/L
非空腹血糖	4.4 ~ 8.0 mmol/L	≤ 10.0 mmol/L	＞ 10.0 mmol/L
糖化血红蛋白	＜ 6.5%	6.5% ~ 7.5%	＞ 7.5%

四、脑血管病预防与治疗中的注意事项

1. 定期“预防性输液”对于预防缺血性脑血管病的效果

在季节更替时，部分脑血管病患者常到医院就诊，要求行输液治疗，用以预防脑血管病复发。这些患者一般无新发临床症状，只是希望通过静脉输液来“疏通血管”。输液治疗有改善循环和降低血黏度、抗自由基等作用，但它是急性期脑血管病的治疗方法。随着输液治疗结束，药物的药效会很快结束，不可能长期维持有效的血药浓度。输液还会增加血容量，对严重心脏病患者可能诱发或加重疾病。到目前为止关于脑卒中后每年行定期输液的优势尚没有得到科学、严谨、大规模的临床验证。另外输液可能会出现药物不良反应，甚至产生严重后果。预防脑卒中是一个长期过程，短期输液几乎没有作用。应该从控制脑血管病的危险因素入手，针对病因进行干预。因此针对病情不同的患者须采取相应的治疗方法，病情稳定者应以口服药物为主；如若病情出现变化，出现新的临床症状，应及时就医，完善相关检查，必要时可采取静脉输液治疗。

2. 正确认识 CT 或 MRI 检查发现但没有临床症状的“脑缺血”病灶

患者行脑 CT 或 MRI 检查发现脑缺血病灶，临床上无自觉神经系统症状，临床上称为无症状脑梗死或静止性脑梗死，是脑梗死的特殊类型。其发病机制与动脉硬化性脑梗死类似，之所以无临床症状，而脑 CT 或 MRI 检查有脑梗死病灶，可能由于梗死病灶位于脑的非主要功能区域。梗死灶一般小于 1.5 cm，由于软化坏死组织被吞噬而残留小的空囊腔，又称为腔隙性脑梗死。

无症状脑梗死的危险因素方面与脑梗死大致相同，如糖尿病、高血压、高脂血症、动脉硬化、心房颤动、吸烟、饮酒等。这种无症状脑梗死病灶多数为陈旧性。如病灶为新发，应按照急性脑血管病处理。对有脑梗死危险因素的患者，应长期使用抗血小板聚集药物，积极控制危险因素，定期复查颅脑 CT 或 MRI。

3. 脑卒中有后遗症的原因

由于各种原因造成的供应脑组织的血流中断，造成供血、供氧障碍，超过一定时间该部位脑组织就会发生不可逆的损伤，而出现相应的临床症状。由于神经元具有不可再生性，从组织学角度来讲，脑卒中不能完全恢复。从临床症状恢复程度方面来讲，部分症状较轻的患者经过积极的治疗和后续康复训练，可达到临床治愈，症状完全消失；但部分患者会留下不同程度的后遗症，甚至是严重残疾或死亡。此类患者包括脑出血血肿较大或脑组织破坏严重、已引起颅内压增高、已有脑疝形成、合并消化道出血、合并中枢性高热、年龄大于 70 岁的高龄患者、有呼吸道或泌尿道感染的并发症等患者。

4. 脑卒中的治疗时间窗

脑梗死急性期我们要通过采取相关措施使血管再通、恢复血供，达到最大限度地减少梗死核心区，挽救缺血半暗带，进而改善患者的临床症状和预后。这些措施有些是必须在有限的时间内进行的，即治疗的时间窗。根据脑梗死部位和所采取措施的不同，时间窗也不完全相同。例如，前循环脑梗死，静脉溶栓要求在发病 4.5 h（最长不超过 6 h）内进行，动脉溶栓和取栓等要求在发病后 6 h 内进行；而后循环脑梗死由于其可能存在严重的不良预后，时间窗可放宽到发病后 24 h 内。正因为脑组织能量代谢的特殊性、梗死早期缺血半暗带及治疗时间窗的存在，我们要求发生脑梗死后及时送至医院，以使患者取得最大限度的临床获益。

（吕　斌）

第六节　恶性肿瘤

随着医学的发展进步，人类平均寿命得到延长，人类的疾病谱也发生了巨大的变化，传染性疾病已不再是威胁人类健康的主要因素，而恶性肿瘤是目前严重影响人类健康的慢性病之一。肿瘤的患病率越来越高，那么恶性肿瘤的防治就显得尤为重要。下面我们为大家将简单介绍恶性肿瘤这种疾病。

一、恶性肿瘤的概述

在医学上，我们将肿瘤定义为以细胞异常增殖为特点的一大类疾病，常在机体局部形成肿块。肿瘤的种类繁多，根据不同的生物学行为，将肿瘤分为良性肿瘤和恶性肿瘤。良性肿瘤通常生长缓慢，它的生长仍受到机体的控制且具有一定限度，没有侵袭性或者侵袭性较弱，对机体的主要损害主要是肿块对机体器官的压迫所引起的器官功能障碍等。反之，恶性肿瘤是一群不受集体控制的细胞的克隆性增殖，细胞生长旺盛、失去控制，不同程度地失去分化、成熟的能力。恶性肿瘤对机体有侵袭性，并且可以通过侵入淋巴管、血管或种植到其他部位，形成全身转移，造成原发部位及转移部位的器官组织坏死、出血、感染等，从而造成器官功能衰竭、恶病质等，最终导致死亡。

在临床上我们通常根据恶性肿瘤的组织类型和细胞类型将恶性肿瘤进行不同的分类，下面主要从不同的肿瘤组织来源介绍临床上常见的恶性肿瘤的分类：①上皮组织来源的恶性肿瘤通常为癌，癌是最常见的恶性肿瘤，主要分为鳞癌、腺癌、基底细胞癌及尿路上皮癌等。鳞癌通常发生于皮肤、口腔、食管、阴道等部位，而腺癌较多见于胃肠道、肺部及乳腺等部位。基底细胞癌多见于老年人头面部，通常少有转移，呈低度恶性。尿路上皮癌通常也称为移行上皮细胞癌，通常发生于膀胱、输尿管及肾盂。②间叶组织来源的恶性肿瘤为肉瘤，医学中所谓的间叶组织是指纤维组织、脂肪、平滑肌、横纹肌、血管及淋巴等组织的统称。那么，肉瘤也是指这些组织发生癌变所形成的恶性肿瘤。肉瘤的发病率相对于癌的发病率较低，但是通常恶性程度高，生长迅速，易早期就发生血行转移，预后较差。③血液淋巴组织的恶性组织常见于白血病及淋巴瘤，白血病是一类造血干细胞的恶性克隆性疾病。因白血病细胞自我更新增强、增殖失控、分化障碍、凋亡受阻，而停滞在细胞发育的不同阶段。在骨髓和其他造血组织中，白血病细胞大量增殖累积使正常造血细胞受抑制，并浸润其他器官。淋巴瘤也是起源于造血系统的恶性肿瘤。④其他来源的肿瘤还有黑色素瘤、生殖细胞瘤、神经细胞来源的肿瘤等，恶性程度也较高。

二、恶性肿瘤症状的早期识别

早发现、早治疗在恶性肿瘤的防治过程中起到至关重要的作用，对于早期的恶性肿瘤患者，在清除病灶后可以达到治愈。那么，到底如何做到早发现和早治疗呢？首先要了解哪些人群属于恶性肿瘤患病的高危人群，在有所了解后就针对这群高危人群定时做体检，增加他们的疾病检出率，从而降低恶性肿瘤的发病率和死亡率。

流行病学的调查发现有一部分人群患肿瘤的概率相对其他人较高，首先是有家族遗传史的人群，家族里如果有亲人曾患有某种肿瘤或患有高度恶变可能性的家族遗传病，此类人群患肿瘤的风险明显高于其他人群。医学上也有许多的恶性肿瘤有家庭聚集现象，如乳腺癌、胃癌、肠癌、食管癌等。而这类人群往往发病年龄也较早，且可能有多发现象。临床上最典型的有高度恶变可能性的家族遗传病是家族性腺瘤性息肉病，该病的恶变概率相当高。所以，当家里有一人患病，其他人都应该做相关检查。

其次，人类的生活方式及环境因素也是恶性肿瘤的病因之一。例如长期吸烟的人群，易患肺癌；常吃腌制食物如咸肉、腌菜的人群，易患食管癌、胃癌；食入霉变食物、过量酗酒者，易患肝癌等。被某些病毒感染的患者也有患恶性肿瘤的机会，例如幽门螺杆菌感染所引起的胃癌，人乳头瘤病毒（HPV）感染所引起的宫颈癌，乙肝病毒感染者易患肝癌。

某些慢性病也与恶性肿瘤的患病相关，例如长期患有慢性胃炎(尤其是萎缩性胃炎)、子宫颈炎及宫颈糜烂、慢性皮肤溃疡，这些疾病后期可能会恶变。职业易感人群也容易患某些肿瘤。长期接触医用或工业用辐射的人群，接受超剂量照射后，易患血液系统恶性肿瘤，如白血病；长期接触石棉、橡胶、塑料等的人群易患肺癌、间皮瘤等恶性肿瘤；长期吸入工业废气、空气污染严重地区的人群，也易患肺癌。个体特殊易感人群，如精神长期处于抑郁、悲伤、痛苦、焦虑、自我克制的人群也易患疾病，尤其是恶性肿瘤。因此，这些高危人群更需注意，定时体检，做好预防。

恶性肿瘤的癌前病变是指某些疾病或病变虽然本身不是恶性肿瘤，但是这种疾病或病变具有发展为恶性肿瘤的机会。一旦确定为癌前病变，须及时清除病灶，防止病情发展，阻止恶性肿瘤的发生。

三、恶性肿瘤的行为危险因素与自我管理

1. 恶性肿瘤的行为危险因素

恶性肿瘤的行为危险因素是指因为个人的某些行为因素使得患恶性肿瘤的概率明显增加，例如吸烟、饮酒、不良饮食习惯等。这些个人不良行为可以导致身体发生病理性改变，甚至是不可逆的损伤。下面我们主要了解这些常见的不良行为是如何对机体产生损伤的。

吸烟是一种最可以预防的人类死亡原因，全世界每年有几百万人死于由吸烟所引起的心脑血管疾病、恶性肿瘤、呼吸系统等疾病。香烟中所含有的有害化学物质非常多，其中有多达60%的化学物质是致癌剂，例如苯并芘、苯并蒽、亚硝胺、镉及苯酚等。而吸烟最易导致的恶性肿瘤就是肺癌，因为香烟中的多环碳氢化合物和亚硝胺是潜在致癌剂，能直接引起肺癌的发生。流行病学调查中，85%的肺癌患者为吸烟者。吸烟量越大、开始年龄越早、吸烟年限越长，患肺癌的风险越高，可见吸烟与肺癌的发生具有量效关系。同时，还应注意的是，无论主动吸烟还是被动吸烟均可以增加患病风险。

对于许多国家来说，饮酒是一种风俗文化，但是，在医学中，我们常常会建议适量饮酒、杜绝酗酒。酒的主要成分是乙醇，饮入的乙醇主要的代谢场所在肝。因此长期大量饮酒对肝的损伤会非常大，甚至可以造成酒精性肝硬化，甚至恶变成为肝癌。在大量的统计学调查中，酗酒者的口腔癌、喉癌及食管癌的发病率明显高于非酗酒者，因为酗酒不仅可以损伤胃黏膜，引起慢性胃炎，同时，酒精也可促进致癌物质的吸收，损害和减弱肝的解毒功能。因此，学会控制适度饮酒对于降低恶性肿瘤的发生有较为重要的作用。

我们常说"病从口入"，可见饮食习惯对疾病的发生起到一定的影响，同样地，在肿瘤的致病因素里，也包括了某些不健康的饮食习惯。在我国，许多地方的人都喜欢进食腌制和熏烤食物，这些腌制及熏烤食物里的致癌物质——亚硝胺可引发多种癌症，其中，二甲基亚硝胺、二乙基亚硝胺以及甲基苄基亚硝胺都能在腌制的肉类与鱼类中发现。此外，这些化学成分在酸菜及香肠中也都或多或少地存在。在潮湿地带，食物容易发生霉变，发霉的食物中除亚硝胺外还有真菌毒素。毒素本身就可以引起癌症，还与亚硝胺有协同致癌作用。在我国太行山以南的河南、河北、山西三省交界处食管癌的发生率最高，是因为该地区的人常年食入腌制食物，这些腌制食物中大量的亚硝酸盐易导致食管癌的发生。食物在熏烤过程中会产生大量的多环芳烃化合物，其中含有苯并芘等强致癌物质，它可渗透至整个食品。熏烤过程中，蛋白质在高温下，尤其在烤焦时会分解产生致癌的成分，容易导致胃癌的发生。而高脂肪、低膳食的饮食习惯易导致结肠癌、直肠癌的发生。由此可见，健康的饮食习惯同样可以降低肿瘤的发生率。

2. 恶性肿瘤的自我管理

对于恶性肿瘤患者来说，合理膳食及营养支持的重要性是毋庸置疑的。恶性肿瘤患者在膳食上应有严格的管理，胃肠功能正常的患者应多注意进食新鲜的水果、蔬菜及保证必要的蛋白质摄入，少食高脂类食物（会加重消化负担），必要时还应注意与肠内营养及肠外营养相结合。只有营养状态良好，才能为后续治疗打下坚实的基础。同时，应注重心态的调整和心理问题的疏导，建立生存自信，配合医生进行积极的治疗。

四、恶性肿瘤治疗中的注意事项

1. 肿瘤患者应重视营养补充

在肿瘤治疗过程中，患者及家属经常会过多地关注肿瘤治疗本身，而忽略在治疗过程中一个非常重要的因素，就是营养的补充，有些患者甚至不理解医生所强调的营养补充的重要性，甚至拒绝医生为其所制订的营养治疗方案。在临床上，我们经常见到患者因为肿瘤本身导致的进食障碍或因化疗导致消化道副反应等原因营养摄入不足，加上恶性肿瘤的恶病质对机体原本储存的营养物质的消耗，最终导致患者身体和精神状态越来越差，甚至对各项治疗的耐受性也越来越差。要知道，无论是化疗、放疗、手术等各项治疗手段都需患者有一个良好的营养状态去耐受，同时良好的营养状态可以帮助患者提高自身免疫力，激活自身免疫去抵抗肿瘤，同时也使得患者在抗肿瘤治疗后恢复得更快，可见营养的补充在抗肿瘤的治疗中起到了举足轻重的作用。所以，在临床上，我们在做任何治疗前首先评估的就是患者的身体状态，良好的身体状态会为后续的治疗效果加分，同时也会让我们在治疗手段的选择上不至于受到太大限制。

2. 肿瘤的多学科治疗

肿瘤的多学科治疗（MDT）是指根据患者的身心状况、肿瘤部位、病理类型、侵犯范围和发展趋势，结合细胞生物学改变，有计划地、合理地应用现有的多学科治疗手段，以最适当的经济费用最大限度地消除或控制肿瘤，改善患者的生存质量。目前，医学上各个学科的发展突飞猛进，包括抗肿瘤药物的不断更新、介入、手术及放疗等技术的不断进步，也许既往不能消除的病灶，在经过数十年的进步后，可以通过某种治疗手段达到理想的治疗效果，因此需要各个学科在治疗手段上经常、及时沟通。那么，这一概念的提出，就旨在充分利用各个学科在肿瘤学上的发展优势，结合患者的个体化病情，在多学科治疗共识的基础上为患者制订更好的、更经济的治疗方案，同时须充分考虑到患者对治疗方案的耐受性、是否能提高患者的生存质量及能否延长其无瘤生存期和总生存期等因素，在治疗之前，通过不同学科对患者的病情进行不同角度的综合评价，可以使患者有最大的获益可能，这样经过多学科讨论后研究出的治疗方案是最全面的和最科学的，也避免了治疗过程中的片面性。

3. 肿瘤的精准治疗

目前，肿瘤医学的发展水平已经逐渐过渡到了精准治疗的时代，尤其是某些肿瘤基因的发现使得靶向治疗及免疫治疗成为可能，并取得不错的疗效。基因的检测不仅有利于医生进一步明确肿瘤的来源，更重要的是为临床治疗提供更多有效的治疗思路和手段。例如，在结肠癌的治疗中，*RAS* 基因的检测为肠癌的靶向治疗提供了可靠的依据。对于 *KRAS*、*NRAS* 基因野生型的患者，常可以选用西妥昔单抗，而突变型的患者常不能从西妥昔单抗中获益。在胃癌治疗中，对 *HER2* 的检测可帮助 *HER2* 阳性的患者加用曲妥珠单抗，使患者有明显的获益。目前肿瘤的基因检测技术正在积极进行，基因检测的信息也在不断更新，许多不同的靶向药物不断问世，相信在未来，肿瘤的精准靶向治疗会在肿瘤的综合治疗中起到不可估量的作用。

五、肿瘤免疫治疗新进展

我们知道，每个人都有属于自己的免疫系统，机体内正常的免疫调节功能是保证个体健康的基本条件，一旦免疫系统出现障碍，就会形成各种免疫相关的疾病，其中，我们认为肿瘤的发生与患者机体免疫功能低下有着一定的关系，当患者体内出现肿瘤细胞时，免疫系统因为无法识别或者识别后无法清除肿瘤细胞，使得肿瘤细胞存活，而导致肿瘤的发生。基于这一机制，有研究者期望通过采取一些干预措施来调节肿瘤患者自身的免疫功能，然后凭借免疫系统去识别、杀死患者体内的肿瘤细胞，从而达到清除肿瘤的目的。免疫治疗是目前肿瘤治疗中较为新型的治疗手段，也是目前肿瘤治疗的研究热点。

肿瘤免疫治疗按作用机制可分为主动免疫治疗和被动免疫治疗，

按特异性可分为特异性免疫治疗和非特异性免疫治疗，按治疗方法可分为肿瘤抗体、肿瘤疫苗、免疫调节剂、过继性细胞免疫治疗等。下面我们主要按肿瘤免疫治疗中常见的治疗方法为大家介绍免疫治疗。

（1）肿瘤抗体：是目前人们所知的分子靶向治疗所用到的药物，例如在 *CD20*（+）的淋巴瘤中常用到的利妥西单抗、*HER2*（3+）的胃癌及乳腺癌中所用到的曲妥珠单抗、结直肠癌中常用到的西妥昔单抗及贝伐珠单抗等靶向药物均是单克隆抗体制剂。它们可以特定地靶定相应肿瘤细胞上的抗原位点，引起免疫反应，从而杀灭肿瘤细胞。

（2）肿瘤疫苗：它的应用主要是利用了人体的主动免疫功能，研究者通过为肿瘤患者导入肿瘤抗原，以激发患者的免疫系统产生相应抗体以及增加对肿瘤的识别能力，从而激发特异性免疫反应，达到杀伤肿瘤细胞的作用。目前相关研究并未完善，仍存在许多问题，所以在临床的实际应用中效果并不显著。

（3）免疫调节剂：这类药物主要是通过一定途径去调节身体内的免疫反应，增强其抗肿瘤作用。它主要包括非特异的免疫增强药物和针对免疫哨卡的抑制剂。非特异的免疫增强药物在临床治疗中应用不多。而免疫哨卡是在免疫系统中发挥扩大或削弱免疫信号的一类分子。在肿瘤组织中，抑制性免疫哨卡分子通常高表达，从而帮助其逃避免疫系统的攻击。目前抑制性免疫哨卡也是各医药公司的研究热点，例如最近兴起的程序性细胞死亡蛋白（PD）-1 抑制剂 pembrolizumab 和 nivolumab。

（4）过继性细胞免疫治疗：它是将患者体内的正常免疫细胞（树突状细胞、T 淋巴细胞、NK 细胞等）提取，经体外扩大培养或进一步改造，再输回患者体内的治疗方法。CAR-T 疗法也是过继性治疗的一种。目前临床上有部分患者尝试该治疗方法，但是它的抗肿瘤作用是有限的，仅作为一种辅助治疗手段。

目前临床上靶向药物应用最为规范的肿瘤主要包括非小细胞肺癌（NSCLC）、结直肠癌、乳腺癌。通常会建议这些癌症患者行基因检测，当然不同的癌症参考的基因是不同的。非小细胞肺癌的患者靶向用药常参考的基因包括 *EGFR*、*EGFR-TKI*、*ALK*、*ROS1*、*cMET* 等，乳腺癌主要关注的是 *ER*、*PR*、*HER2* 基因，而肠癌主要检测 *KRAS*、*NRAS*、*BFAF* 基因。完善基因检查后会结合患者基因检测结果加用不同的靶向药物。值得提出的是，目前靶向药物更新最快的癌种是 NSCLC。吉非替尼和厄洛替尼主要抑制 *EGFR*，克佐替尼是针对 *ALK* 和 *MET* 酪氨酸激酶的小分子抑制剂，针对有 *NSCLC* 相关基因突变或是相关基因扩增的 NSCLC 患者，口服靶向药物维持常有较好的疗效。乳腺癌也是如此，3 种基因检测结果阳性的患者可以联合曲妥珠及相关激素药物治疗，患者总生存率可有极大的提高。*KRAS*、*NRAS* 基因野生型的左半结肠癌患者所用的靶向药物就是前文中提到的西妥昔单抗。目前临床中开始使用的 PD-1 抑制剂常常为静脉制剂，治疗周期是每 2 周进行 1 次静脉输入治疗。相较于化疗来说，大部分患者的 PD-1 抑制剂的副作用并不太大，患者耐受性普遍较好，但有部分患者会出现免疫性肺炎等严重的副作用，所以应用过程中仍须注意观察患者的副作用，并及时向医生反映。

免疫治疗是目前研究及进展较快的新型治疗手段，但是正是由于它的“新”，所以目前仍有许多的缺陷和未知。尤其对于刚应用于临床不久的 PD-1 抑制剂，其备受医生及患者的期望，对于已行多线多周期化疗的晚期肿瘤患者来说，它甚至被当成是最后的“救命稻草”。不可否认，它在临床应用中确实对部分患者有不错的疗效，但是希望大家明白，任何的抗肿瘤药物都有自己的临床应用指征。PD-1 抑制剂也有它自己的有效人群，并不是适用于所有肿瘤患者。尝试不同的治疗手段是可以被接受的，但前提是一定要保障规范的抗肿瘤治疗。

（千年松　邓国超）

第七节　慢性阻塞性肺疾病

一、慢性阻塞性肺疾病的定义与分期

1. 慢性阻塞性肺疾病的定义

慢性阻塞性肺疾病，简称慢阻肺，是一种常见的，并且可以预防和治疗的呼吸道疾病，其特征是持续存在的呼吸道症状和气流受限，其中气流受限是因为长期吸入有害气体导致的小气道病变和（或）肺实质破坏。而最常见的呼吸道症状包括呼吸困难、慢性咳嗽和（或）咳痰。持续气流受限则是指气体进出气道的速度异常，它是一种器质性改变，而非气道高反应性。因此这种改变不能逆转，吸入支气管扩张剂不能改善这种气道流速异常，这也是区分它与哮喘最重要的方面。

慢性支气管炎和肺气肿也是我们所熟知的，前者为支气管局部炎症，主要表现为咳嗽、咳痰，连续 2 年且每年发作 3 个月以上；而肺气肿则指肺终末细支气管出现持久扩张，主要靠影像学如肺部 CT 诊断，可无特异性的表现。当慢性支气管炎及肺气肿发展到有持续性气流受限时，则能诊断慢阻肺。

2. 慢阻肺的分期

慢阻肺是呼吸系统疾病中的常见病和多发病，患病率和死亡率居高不下，目前我们根据患者的主要表现可以分为两期，即稳定期和急性加重期。稳定期呼吸道症状处于稳定阶段，咳嗽、咳痰、呼吸困难症状每日相仿。急性加重期，咳嗽咳痰、呼吸困难较平时加重，痰量增多、咯黄痰，与日常症状相差大，这时考虑慢阻肺急性加重。

二、慢阻肺的早期识别与病情评估

1. 慢阻肺的早期识别

当我们出现较长时间的呼吸困难和（或）咳嗽、咳痰时，无论何种形式，均应警惕慢阻肺，尤其是老年吸烟患者。肺功能检查可帮助确诊，即使用支气管扩张剂后，第 1 秒用力呼气容积（FEV_1）/ 肺活量（FVC）< 0.70 可确诊慢阻肺。

2. 慢阻肺的病情评估

慢阻肺是长期慢性疾病，需要长期治疗，因此根据慢阻肺的不同发展阶段进行综合病情评估，包括症状评估、肺功能评估、急性加重风险评估，并根据评估结果指导治疗。

（1）症状评估：慢阻肺患者肺功能、症状与患者的健康状况受损有较弱的相关性，因此我们须对症状进行评估。常用症状评估量表为改良版英国医学研究委员会呼吸困难评分（表 7-7-1）：

表7-7-1 改良版英国医学研究委员会呼吸困难（MRC）评分

改良 MRC 呼吸困难评分		
请在与您情况相符的括号中打钩（只能选择 1 项）（0 ~ 4 级）		
mMRC 0 级	我仅在费力运动时出现呼吸困难	（ ）
mMRC 1 级	我在平地快步行走或爬小坡时出现气短	（ ）
mMRC 2 级	我由于气短，平地行走比同龄人慢或须停下来休息	（ ）
mMRC 3 级	我在平地行走 100 m 左右或几分钟后须停下来喘气	（ ）
mMRC 4 级	我因严重呼吸困难不能离家，或者在穿脱衣服时出现呼吸困难	（ ）

我们可以根据上述评分，简单评估病情严重情况。若出现评分明显升高，可能是急性加重期，这时需要高度警惕，及时就医以免贻误病情。

（2）肺功能评估：肺功能检查是呼吸系统疾病常见的检查，主要来评价气道通气及换气功能及弥散功能等。我们已经知道，吸入支气管扩张剂之后，FEV_1/FVC < 0.70 可以确诊慢阻肺，但对于气流受限的严重程度，我们须评估 FEV_1 占预计值的百分比，具体分级如表 7-7-2 所示。

（3）急性加重病史评估：去年有 2 次及以上急性加重史或有 1 次及以上急性发作导致住院，均提示之后急性加重风险增加。

表7-7-2　气流受限严重程度分级

GOLD1	轻度	$FEV_1 \geqslant 80\%$ 预计值
GOLD2	中度	$50\% \leqslant FEV_1 < 80\%$
GOLD3	重度	$30\% \leqslant FEV_1 < 50\%$
GOLD4	极重度	$FEV_1 < 30\%$ 预计值

$FEV_1/FVC < 0.70$ 的情况下。

（4）慢性阻塞性肺疾病的综合评估：慢阻肺的综合评估示意图见图 7-7-1。如图 7-7-1 所示，可见肺功能检查确诊慢阻肺后，根据 FEV_1 占预计值的百分比，评估气流受限程度，再根据急性加重病史及呼吸道症状分组。例如一个患者 FEV_1 占预计值 35%，去年急性发作 1 次，mMRC 评分 2 级，则综合评估此患者为慢性阻塞性肺疾病（GOLD 分级 3 级 B 组）。综合评估的意义在于指导治疗，对于 A 组患者，短效支气管扩张剂即可，B 组患者须使用长效支气管扩张剂、单药治疗，而 C、D 组患者则须联合吸入制剂。

三、慢阻肺的行为危险因素

如前面所述，慢阻肺是一种可以预防的疾病，因此只要我们识别危险因素，尽量避免接触危险因素，这就在很大程度上降低了慢阻肺的发病率。常见的慢阻肺行为危险因素如下。

1. 吸烟

包括香烟、旱烟、雪茄、水烟和许多国家的其他大众烟草产品，以及吸二手烟。国内外专家均认为吸烟是导致慢阻肺的第一大危险因素，尤其是在严重吸烟患者中约有 50% 的人群发展成为慢阻肺。其中吸香烟者会有更严重的呼吸道症状，FEV_1 年下降率更明显，也会产生更严重的并发症。

2. 室内空气污染

全球约有 30 亿人口以生物燃料和煤满足烹饪、取暖，以及其他家庭日常的需要，而且使用场所往往通风差，更容易造成室内空气污染，发展中国家妇女尤其受此危险因素影响。改善住所通风，尽

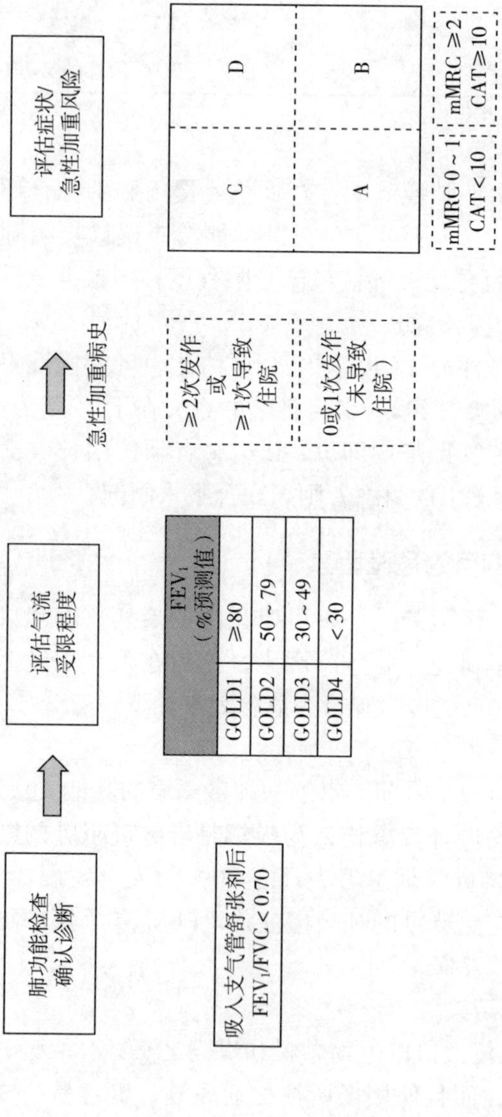

图 7-7-1　慢性阻塞性肺疾病的综合评估过程示意图

可能使用环保低碳能源，有条件者可使用空气净化器，这些均能在一定程度上减少室内空气污染。

3. 职业暴露

包括有机和无机粉尘、化学物质和废气，它们是被低估的慢阻肺危险因素。长期工作于粉尘、化学试剂、废气等场所的人会出现气流受限及呼吸道症状，同时，也会有更高的肺气肿和肺大疱的发生率。美国的研究表明，职业暴露性慢阻肺占所有慢阻肺患者的10% ~ 20%，而发展中国家这一比例会更高。

4. 室外大气污染

虽然室外空气污染作为慢阻肺的危险因素目前并未明确，并且与吸烟相比它的危害性更小，但它对肺的生长发育有众多不利影响。因此室外污染严重时尽量减少室外活动时间，外出时必须戴好口罩、帽子等防护设施，尽可能地减少吸入有害气体。

5. 感染

幼时严重的肺部感染与成年肺功能下降及容易出现呼吸道症状相关，另外感染更容易诱发慢阻肺急性加重。HIV 感染和肺结核已经明确为慢阻肺的危险因素。因此避免肺部感染能有效保护肺功能，降低慢阻肺发生率及其急性加重。

四、慢阻肺稳定期的自我管理与治疗

慢阻肺是不可逆的气流受限，故它不可治愈。其治疗的关键在于加强稳定期的自我管理、减少慢阻肺症状、降低急性加重风险和严重程度，并改善患者健康状态和运动耐量，全面提高患者的生活质量和生存率。

1. 戒烟

吸烟是导致慢阻肺最大的危险因素，所以自我管理第一步也是最重要的一步就是戒烟，这除了自我努力外，也需要家人及社会的监督。二手烟与吸烟地位同等重要，尽量避免接触吸烟场所，督促家庭成员戒烟，既是保护家人也是保护自己。倡导无烟家庭、无烟社会，需要我们每个人的共同努力。

2. 呼吸操锻炼

进行呼吸操锻炼，通过呼气时憋气及腹式呼吸，尽可能地使肺舒张，从而打开无气流出入的气道，改善肺功能，预防肺功能进一步恶化。

（1）缩唇呼吸操。其操作练习方法是先用鼻子吸气，憋气 1 ~ 2 s，再将嘴唇缩为吹口哨状，用嘴将缓慢气体呼出。每分钟可呼吸 15 ~ 25 次，连续练习 15 min，每天练习 3 ~ 4 次。

（2）腹式呼吸操（图 7-7-2）。其练习方法是患者取坐位，放松身体，将双手叠放在腹部。先用鼻子尽量吸气，使腹部慢慢隆起（可将双手推起），然后屏气 4 ~ 5 s，再慢慢地缩唇呼气（在呼气过程中可用双手轻压腹部），并将吸气与呼气的用时控制在 1 ∶ 2 左右。每次可连续练习 15 min，每天可练习 5 ~ 10 次。

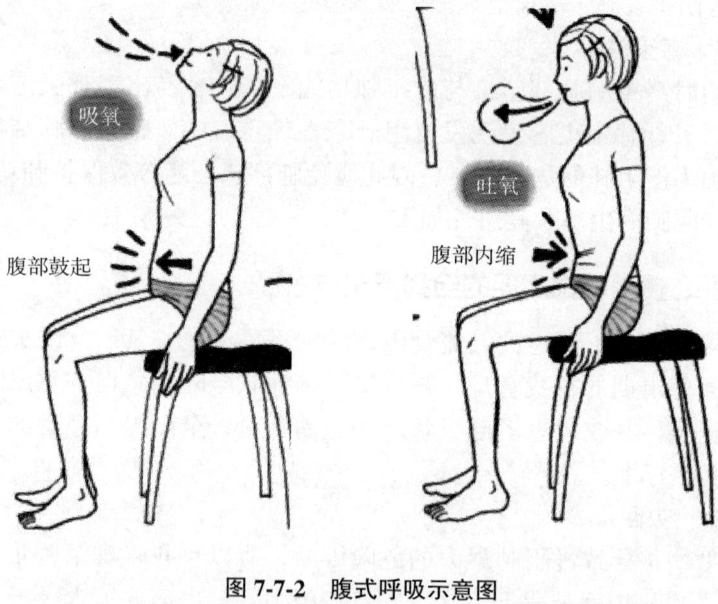

图 7-7-2　腹式呼吸示意图

（3）全身运动性呼吸操。其练习方法是上肢上举或抱头，深呼吸的同时向左右转动身体。持续 3 min，休息 1 min，每天练习 3 ~ 5 组，每组 5 次。

同样要循序渐进，切忌操之过急，练习过程中要充分放松，不要屏气、换气过度，以免造成头昏、眼花、胸闷等症状。练习时如有不适，一定要停止练习，并且及时吸氧。待熟练后，缩唇呼吸的同时配合腹式呼吸，更有益于肺部锻炼。

3. 吸入性药物

吸入性药物治疗是症状管理的核心治疗，包括支气管扩张剂和吸入用糖皮质激素。前者又分为 β_2 受体激动剂和抗胆碱能药，有短效和长效之分。常用的短效制剂包括硫酸沙丁胺醇气雾剂、异丙托溴铵气雾剂。它的使用特点是起效快、维持时间短、急性发作时按需使用。长效包括沙美特罗、福莫特罗、噻托溴铵等，起效相对较慢，但维持时间长，每天使用 1 ～ 2 次，即可控制症状，可以规律使用改善肺功能及症状。糖皮质激素是控制症状最有效的药物，而吸入用糖皮质激素属于局部使用激素，迅速控制症状的同时不良反应少。市场上多见长效 β_2 受体激动剂和吸入用糖皮质激素的联合制剂，如布地奈德福莫特罗粉吸入剂（信必可）、沙美特罗氟替卡松粉吸入剂（舒利迭）等。

吸入性药物也可按吸入的方法分为很多种，如压力型定量气雾吸入剂、干粉吸入剂、软雾吸入剂等。气雾剂使用方法如下。

（1）移开喷口的盖，如图所示拿着气雾剂，并用力摇匀

（2）轻轻地呼气直到肺内不再有空气可以呼出。

（3）将喷口放在口内，合上嘴唇含着喷口。在开始通过口部深深地、缓慢地吸气时，马上按下药罐将药物释出，并继续深吸气。

（4）屏息 10 s，或在没有不适的感觉下尽量屏息久些，然后才缓慢呼气。用后，将盖套回喷口上。

每次用药后漱口不要吞咽，以清除残留在口咽部的药物。如使用激素类药物，应多漱几次或刷牙，避免药物对口腔黏膜和牙齿的损伤。另外，若须多吸一剂，应等待至少 1 min 后再使用。不同的产品有不同的吸入装置，虽然装置不同但吸入原则大同小异，均要我们尽可能呼气以后，深深地、平稳地从口吸入药物，吸入后憋气 5 s 左右，最后漱口，清除残留药物。

4. 长期家庭氧疗和无创呼吸机

慢阻肺会有呼吸困难、喘憋等症状，逐渐发展会出现动脉血氧分压下降甚至二氧化碳分压上升，即低氧血症和高碳酸血症。此时若不及时纠正就会对心脑等器官产生不利影响，严重时甚至危及生命。

长期家庭氧疗对改善严重的低氧血症有很大帮助，严重的低氧血症标准如下：①动脉血氧分压（PaO_2）≤ 55mmHg或氧饱和度（SaO_2）≤ 88%，有（或没有）二氧化碳分压升高时；② PaO_2 为55 ~ 60 mmHg，或 SaO_2 < 89%，并有肺动脉高压、心力衰竭所致水肿或红细胞增多症（血细胞比容 > 0.55）。可以用鼻导管吸氧，氧流量为1.0 ~ 2.0 L/min，吸氧时间为10 ~ 15 h/d。目的是使患者静息状态下，达到 PaO_2 ≥ 60 mmHg，和（或）SaO_2 升至90%以上。家庭氧疗期间要定期评估，以便调整治疗方案。要注意的是伴有高碳酸血症时，应避免吸入高浓度氧，因为此时呼吸运动全靠低氧血症刺激维持，过快地纠正低氧血症，会抑制呼吸运动，甚至造成呼吸停止。

重度慢性高碳酸血症时，我们可以考虑无创呼吸机（图7-7-3），它可以帮我们尽可能地排出潴留的二氧化碳，纠正高碳酸血症，减少住院死亡率和致残率，提高生存率。

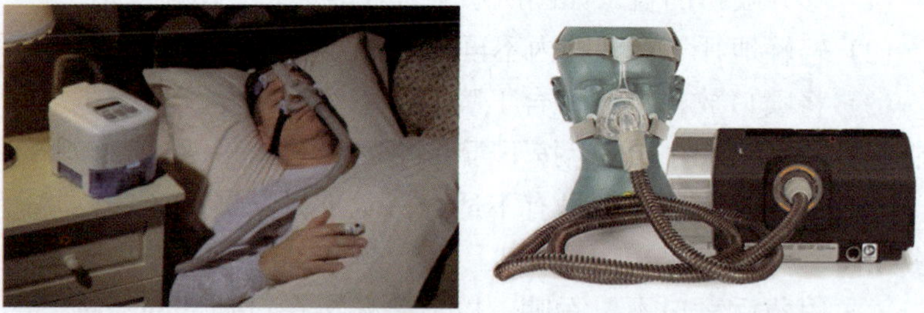

图7-7-3　无创呼吸机示意图

5. 定期接种疫苗

疫苗接种包括流感疫苗和肺炎链球菌疫苗，其中流感疫苗可以减少严重疾病，如需住院治疗的下呼吸道感染发病率，以及慢阻肺的致死率。更有研究表明，尤其是对于老年人慢阻肺患者，接种流感疫苗多年以后其缺血性心脏病的风险会降低，当然注射疫苗也会有副作用，但一般都比较轻微，并且持续一段时间就会消失。接种流感疫苗的最佳时机在每年的流感季节开始前。在我国，尤其是对于北方地区，冬春季是流感流行季节，因此，9、10 月份是最佳接种时期。另外，《慢性阻塞性肺疾病全球防治倡议》推荐所有大于 65 岁的患者以及有明显心肺基础疾病的较年轻的慢阻肺患者接种肺炎链球菌疫苗。其中 23 价肺炎链球菌疫苗对于小于 65 岁，同时 FEV_1 小于预计值 40%，且伴有心肺并发症的患者来说，可以减少社区获得性肺炎的发生率。而对于大于 65 岁患者，新指南推荐接种 23 价及 13 价肺炎链球菌疫苗。13 价肺炎链球菌疫苗更能降低侵入性细菌性肺炎的发病率，并且接种后有效性至少持续 4 年。与流感疫苗相比，肺炎链球菌疫苗全年任何时候都可以接种，并没有明显的时间限制。

6. 体育锻炼

稳定期进行适当的体育锻炼可以提高免疫力，减少呼吸道感染，从而减少慢阻肺急性加重的次数。但是体育锻炼必须量力而行，要选择适合自身条件的运动方式、锻炼强度，以及锻炼时间。锻炼贵在坚持，而不是急于求成，运动量宜从小开始，逐渐增强运动耐受能力。期间如有不适立即停止运动。锻炼方式可以由慢走逐步过渡到慢跑、上楼梯、体操、骑车、游泳等。

但即便我们接受了最佳的治疗，肺功能仍旧会随着我们的年龄恶化。在日常生活中，除药物治疗外，我们一定要多做呼吸操，锻炼肺功能，适当运动，提高免疫力，并且保证营养，全方位地与慢阻肺作斗争。

五、慢阻肺急性加重期的自我管理

出现新的呼吸道症状或者原来的症状加重，这时可能是慢阻肺急性加重，我们须高度警惕，如观察一段时间仍无缓解，就应及时就医。另外当出现下肢水肿、口唇青紫、胸痛、咯血、晕厥时也可能是出现了慢阻肺的并发症，如右心功能不全、气胸、肺栓塞等，这时也需要到医院就诊。总的来说就是出现新的症状或者原有症状程度加重，都需要及时就诊。

急性加重时，须对药物进行调整，这时适合使用短效支气管扩张剂，并且配合全身使用糖皮质激素，以便快速改善症状。另外当出现感染征象，比如体温升高，痰量变多、出现黄痰，化验的结果显示白细胞、中性粒细胞百分比、C 反应蛋白等升高时，拍摄 X 线胸片表明肺部有新发的渗出影，这时就考虑肺部感染，须使用抗生素。

六、慢阻肺预防和治疗中存在的认识误区

1. 没症状就一定不会患慢阻肺吗？

慢阻肺的症状主要表现为咳嗽、咳痰、呼吸困难等，但并不是所有人都会有这些表现。有时症状不典型、轻微甚至是不明显，并且患者可能会忽略这些症状。慢阻肺的诊断主要依靠肺功能，只要吸入支气管扩张剂后，$FEV_1/FVC < 0.70$ 就能诊断慢阻肺。

2. 为什么有的人吸烟不得慢阻肺？

如前文所说，慢阻肺的主要危险因素是吸烟，但慢阻肺是吸入毒性气体和微粒与多种宿主因素复杂互相作用的结果，吸烟与慢阻肺并没有必然因果联系，只能说吸烟者有更高的概率发生慢阻肺，但并不代表其一定会患慢阻肺。因此有的人吸烟也可能不会患慢阻肺，而非吸烟者也有可能患慢阻肺。当然非吸烟慢阻肺呼吸道症状更轻微，气道炎性改变也较轻。肺癌、心血管并发症、骨质疏松症、代谢综合征、呼吸衰竭、肺气肿等均为慢阻肺的并发症，而非吸烟慢阻肺患者与正常非吸烟者相比并没有更高的肺癌和心血管并发症的风险，而仅仅是增加了肺气肿和呼吸衰竭概率。可见哪怕是同为慢阻肺患者，非吸烟者会比吸烟者有更好的预后。这更说明了吸烟有害健康，戒烟迫在眉睫。

3. 慢阻肺需要规律用药吗？

是否规律用药是由患者病情决定。呼吸困难非持续存在时，可

以在症状出现时吸入短效支气管扩张剂。当症状持续存在时，我们就须规律吸入长效支气管扩张剂，一般舒利迭或者信必可 一次 1 吸，每天 1 ～ 2 次，都能很好地控制症状。当然噻托溴铵作为长效抗胆碱能药，近年来获得良好的效果，其在减少慢阻肺急性加重发生率、住院率、改善肺康复及提高运动耐力等方面优于长效 β_2 受体激动剂。2017 年的指南已经推荐使用长效抗胆碱能药和长效 β_2 受体激动剂联合制剂作为稳定期药物治疗之一，当然噻托溴铵的价格更贵。当症状继续加重时也可考虑使用长效 β_2 受体激动剂 / 长效抗胆碱能药物 / 吸入性糖皮质激素三联吸入治疗。

4. 长期吸入激素对身体伤害大吗?

长期吸入糖皮质激素可导致口腔部真菌感染、声音嘶哑、口咽部不适等局部不良反应，但这与全身性使用糖皮质激素相比，副作用已经明显减少。在没有更好的治疗之前，规律吸入糖皮质激素是推荐的。但是最新研究表明规律吸入糖皮质激素会增加肺炎发生率，尤其是对于重症慢阻肺患者。且随着长效抗胆碱能药的推广使用，新的指南推荐我们使用长效抗胆碱能药和长效 β_2 受体激动剂联合制剂，而当其难以控制症状时，我们才会考虑长期联合吸入糖皮质激素。但是很多患者考虑到经济原因，仍旧会选择信必可、舒利迭这种含有糖皮质激素的联合制剂，因此我们期待价格低廉的长效制剂联合药物尽快上市。

（张智健　刘婷婷）

第八节　骨与关节疾病

除骨折外，骨关节炎、骨质疏松症、类风湿关节炎、颈椎病、肩周炎、腰椎间盘突出症、股骨头坏死等都是常见的骨与关节疾病。在这些疾病中，骨质疏松症、骨关节炎在老年人群中十分常见。有研究显示，骨关节炎在 55 岁以上人群中的患病率超过 80%。

一、骨关节炎

1. 骨关节炎的概念

骨性关节炎在老年人群中发病率很高。从医学角度来讲骨关节炎是一种退行性病变，主要是由年龄增长、肥胖、劳损、创伤等诸多因素引起的关节软骨退化损伤、关节边缘和软骨下骨反应性增生。常常表现为关节部位的疼痛，以膝、髋关节尤为常见，早期可表现为轻至中度的间歇性钝痛，休息后可以缓解。之后逐渐可发展为持续性，甚至撕裂样或针刺样疼痛，导致关节活动受限、关节功能障碍。关节疼痛可发生于活动时或活动后，严重时休息不能缓解，并可以出现夜间疼痛加剧和久坐、晨起后关节僵硬黏着。此外还可出现压痛、关节活动弹响、关节肿胀等症状。

骨性关节炎最重要的病理表现是软骨的破坏，常见有关节边缘的骨质增生，软骨及软骨下骨常有囊性变或者硬化，滑膜大量充血、水肿，关节囊挛缩，进而韧带松弛或者挛缩，肌肉也逐渐出现无力，这是一种慢性的关节炎性疾病。

根据有无局部和全身致病因素，将骨关节炎分为原发性和继发性两大类。

（1）原发性骨关节炎：其病因尚不清楚，可能与高龄、女性、肥胖、职业性过度使用等因素有关。

（2）继发性骨关节炎的发病原因包括以下几点。

- 机械性或解剖学髋关节发育异常，股骨头骨骺滑脱、股骨颈异常、多发性骨骺发育不良、陈旧性骨折、半月板切除术后、关节置换术后、急慢性损伤。
- 炎症性关节疾病：化脓性关节炎、骨髓炎、结核性关节炎、类风湿关节炎、血清阴性脊柱关节病、白塞综合征、佩吉特病。
- 代谢异常：痛风、戈谢病、糖尿病、进行性肝豆状核变性、软骨钙质沉着症、羟磷酸灰石沉积病。
- 内分泌异常：肢端肥大症、性激素异常、甲状旁腺功能亢进、甲状腺功能减退伴黏液性水肿、肾上腺皮质功能亢进。

● 神经性缺陷：周围神经炎、脊髓空洞症、沙尔科关节病。

2. 骨关节炎的临床表现

● 疼痛：疼痛是骨性关节炎最常见的症状，且常常在关节活动时加重，休息后缓解。

● 压痛：关节线处压痛提示关节病变，而偏离关节线的压痛提示关节周围软组织病变。

● 活动受限：由于边缘性骨赘和关节囊增厚，关节活动度会相应减小。

● 关节畸形：骨性关节炎终末期，关节常常发生畸形改变。

● 影像学检查：X 线平片于早期并无明显异常，约数年后才逐渐出现关节间隙狭窄，这表明关节软骨已开始变薄。开始时，关节间隙在不负重时正常，负重后出现狭窄。病变后期，关节间隙有显著狭窄，软骨下可有显微骨折征，而后出现骨质硬化，最后关节边缘变尖，有骨赘形成。负重处软骨下可有骨性囊腔，形成典型的骨关节病征象。CT 及 MRI 检查可在早期发现关节软骨及软骨下骨质的异常改变。

3. 骨关节炎的危险因素

骨关节炎的危险因素有很多，包括年龄、性别、肥胖、有无骨质疏松、有无关节损伤、职业、遗传因素等。

● 年龄：年龄是骨关节炎的最大危险因素之一。据美国的一项调查显示：25 ～ 34 岁人群中骨关节炎患病率低于 0.1%，而 55 岁以上人群中患病率超过 80%。

● 性别：女性是骨关节炎的高发人群，尤其是绝经期前后的女性。据研究显示，女性发病风险是男性的 2.6 倍。

● 肥胖：是骨关节炎的另一重要危险因素，有研究显示，BMI 每增加 2 个单位（相当于约 5 kg），影像学上证实膝关节骨关节炎的比值比增加 1.36。

● 关节损伤和过度使用：任何原因引起关节形状异常都可以改变关节负荷的传送，对关节软骨面局部的负荷和磨损增加，均可造成骨性关节炎。有研究分析发现，蹲坐超过 30 min（OR=6.9）、跪着超过 30 min（OR=3.4）和每日爬楼超过 10 层（OR=2.7）都会增加患病风险。

- 其他因素：与基因突变、免疫学异常等因素可能相关。

4．骨关节炎患者的运动及体重控制

前文已经提到，肥胖是骨关节炎的高危因素，同时肥胖也是人为可改变的最大危险因素。良好的体重控制对骨关节炎十分有益。美国骨科医师协会（AAOS）2017 年膝关节骨关节炎指南建议，如果体重指数（BMI）超过 25 kg/m^2。则建议减肥。有研究显示，即使轻微的体重减轻很可能也会提供一些益处。

提到体重控制，不得不提到运动。跑步是最常见的运动方式之一，跑步是否损伤膝关节，一直以来并没有定论。近期，著名医学期刊《美国骨科与运动物理治疗杂志》似乎给出了答案。研究指出，健身跑者关节炎发生率仅为 3.5%，而久坐不动人群的关节炎发生率为 10.2%，但竞技跑者的关节炎发生率也达到 13.3%。总体来说，跑步是有利于关节健康的，但过量、高强度的跑步可能会引发关节问题。对于大众而言，每周跑步量的上限为 92 km。虽然这是美国的研究数据，但是对中国人来说也有很大的参考价值。

此外，对已经患有骨关节炎的患者，比较推荐的运动方式包括游泳、骑自行车等。其中游泳是在关节无负重状态下的运动，同时又能对全身肌肉、耐力进行锻炼，对于骨关节炎患者来讲，是最佳的运动。

5．骨关节炎防治中存在的认识误区

- 骨关节炎可以完全治愈吗？怎样科学治疗骨关节炎？

到目前为止，骨关节炎尚无完全治愈的完美治疗方法，针对该病的治疗目的是减轻或消除疼痛、矫正畸形、改善或恢复关节功能、改善生活质量。骨关节炎患者可通过增加肌肉力量保护关节；选择对病损关节有益或伤害较小的运动，如游泳、散步、自行车、水上运动、仰卧直腿抬高、抗阻训练、在不负重的情况下的关节屈伸活动等。药物治疗包括非甾体抗炎药以及保护软骨的药物等。非甾体抗炎药物只要合理使用，是可以起到短期内快速缓解症状的作用的，而且严格遵照医嘱服用不会导致明显的不良反应。

软骨保护药如硫酸氨基葡萄糖属于“治本药物”，可以对关节产生结构性改善作用。

晚期的骨关节炎只能通过关节置换手术进行治疗。目前髋、膝关节置换手术技术已经较为成熟，膝关节关节置换术后的优良率已经达到95%以上。经过手术，大部分患者可消除病痛以及最大程度地恢复关节功能。

- 氨基葡萄糖能防治骨关节炎吗？糖尿病患者是否可以服用氨基葡萄糖？

氨基葡萄糖是一种天然的氨基单糖，是软骨基质中合成蛋白多糖的重要成分。它通过发挥促进软骨合成、抑制软骨分解、清除炎症介质等作用来保护关节软骨，达到预防和治疗关节炎的作用。

但国际医药界对氨基葡萄糖能否治疗骨关节炎持不同意见。欧美一部分学者持否定态度，所以美国的氨基葡萄糖只能是食品，而不是药品。我国及其他一些国家的学者则多持肯定态度，认为它有一定的防治作用，因此国家食品药品监督管理总局已批准氨基葡萄糖为药品，且已被一些地方列入医保基本药物。

氨基葡萄糖并不是真正的葡萄糖，在体内也不会生成葡萄糖，不会升高血糖，糖尿病患者可以安心服用。如果服用此类药物，建议连续服用2～3个月，才能够缓解疼痛、改善功能，短期服用并不可能产生明显效果。

- 骨关节炎患者关节腔注射玻璃酸钠的利弊？

很多患者在就医时，都进行了关节腔内注射玻璃酸钠等药物的治疗。但同时也有学者表示，并不推荐关节腔内注射玻璃酸钠等药物，这到底是为什么呢？原因是这样的，AAOS2017版指南给出了不使用透明质酸（黏度补充剂的一种）治疗膝关节骨关节炎的建议。协会根据一些文献分析认为，尽管很多研究表明，与对照组相比，使用高分子量透明质酸治疗骨关节炎的效果有统计学差异，但该差异达不到最小临床意义变化值标准，因此不具有临床差异。此外，还有一些文献研究认为，既往注射过玻璃酸钠等药物治疗膝关节骨性关节炎，是关节置换术后发生假体周围感染的高危因素，尤其是对于一些消毒不够严格的机构，穿刺后感染发生率较高。所以对于近期拟行关节置换手术的患者，关节外科医生并不推荐进行关节腔注射。但从实际临床经验来看，确实有一些患者在注射玻璃酸钠治疗后，关节症状得到了改善。这也是为什么仍有许多医生支持这项治疗。

综上所述，根据最新循证医学证据，不建议注射玻璃酸钠进行治疗，尤其是拟行关节置换术的患者。如近期无关节置换计划，且仍想尝试通过局部注射药物缓解症状的患者，建议到消毒严格的正规医疗机构进行治疗。

二、骨质疏松症

骨质疏松症，是由于多种原因导致的骨密度和骨量下降、骨的微结构破坏，造成骨“变脆”，从而容易发生骨折的全身性骨病。

骨质疏松症分为原发性和继发性两大类。原发性骨质疏松症又分为绝经后骨质疏松症（Ⅰ型）、老年性骨质疏松症（Ⅱ型）和特发性骨质疏松症（包括青少年型）三种。绝经后骨质疏松症一般发生在妇女绝经后 5 ～ 10 年内；老年性骨质疏松症一般指老人在 70 岁后发生的骨质疏松症；而特发性骨质疏松主要发生在青少年，病因尚不明。

人一生中的骨量是不恒定的，呈现出一定的变化规律。在 30 ～ 40 岁时，人体内骨量达到一生中的高峰期，之后随着年龄的增长，骨量开始降低，皮质骨变薄，骨小梁减少。女性 40 岁左右，男性 40 ～ 50 岁时骨髓腔开始逐渐扩大，出现骨质疏松症。

1. 骨质疏松和骨质增生

中年以后，人体往往是负钙平衡状态。每当钙摄入不足时，人体的血钙自稳系统即增加甲状旁腺激素的分泌，溶解骨钙，以补充血钙，使血钙维持原来的水平。如果人体长期缺钙而得不到纠正，会使血钙的稳定系统出现偏差。甲状旁腺长期受缺钙刺激，持续分泌过量的甲状旁腺激素，致使甲状旁腺进入亢进状态，造成骨钙减少，血钙和软组织钙含量增加的反常现象。高血钙刺激降钙素分泌增加，促进成骨，这就是骨质疏松与骨质增生并存的激素基础。骨质增生是身体对骨质疏松的一种代偿，人体用这种代偿作用形成的新骨远不能补足大量丢失的旧骨，本应进入骨骼内部的钙却沉积修补在某些受力最大的骨面上，如颈椎、腰椎、足跟骨等，这就是骨质增生。经常同时折磨中老年人的骨质疏松和骨质增生是因为身体缺钙所引起的一对骨病。

2. 骨质疏松症的危险因素

骨质疏松症除了主要与绝经和老年有关的原发性骨质疏松症外，还可能由多种疾病引起，称为继发性骨质疏松症。可能引起骨质疏松症的不良生活习惯和常见疾病包括以下几个方面。

- 吸烟，过度饮酒、咖啡及碳酸饮料等。
- 体力活动缺乏，饮食中营养失衡、蛋白质摄入过多或不足、高钠饮食、钙和（或）维生素 D 缺乏（光照少或维生素 D 摄入少）。
- 患有糖尿病（1 型、2 型）、甲状旁腺功能亢进、性腺功能减退、甲状腺功能亢进等内分泌疾病，慢性肾疾病，结缔组织疾病，胃肠疾病，营养性疾病，神经肌肉系统疾病和血液系统疾病等。
- 长期应用影响骨代谢的药物，如糖皮质激素、免疫抑制剂、肝素、抗惊厥药、抗癌药物、含铝抗酸剂、甲状腺激素、促性腺激素释放激素或透析液等。

3. 骨质疏松症的三大症状

疼痛：患者可有腰背酸痛或全身酸痛，负荷增加时疼痛加重或活动受限，严重时翻身、起坐及行走有困难。

脊柱变形：骨质疏松症严重者可有身高缩短和驼背。椎体压缩性骨折会导致胸廓畸形，腹部受压，影响心肺功能等。

骨折：骨质疏松症极易发生非外伤或轻微外伤的骨折，称为脆性骨折。发生脆性骨折的常见部位为胸、腰椎、髋部、桡、尺骨远端和肱骨近端。

4. 确诊骨质疏松症后的自我调整

确诊骨质疏松症后的自我调整包括：调整生活方式；富含钙、

低盐和适量蛋白质的均衡膳食；注意适当户外活动，有助于骨健康的体育锻炼和康复治疗；避免嗜烟、酗酒，慎用影响骨代谢的药物等；采取防止跌倒的各种措施，如注意是否有增加跌倒危险的疾病和应用了药物，加强自身和环境的保护措施（包括各种关节保护器）等。

5. 骨质疏松症的治疗

骨健康的基本补充剂包括：①钙剂，我国营养学会的成年人每日钙摄入推荐量为 800 mg（元素钙），绝经后妇女和老年人每日钙摄入推荐量为 1 000 mg。我国老年人平均每日从饮食中获得的钙约 400 mg，故平均每日应补充的元素钙量为 500 ～ 600 mg。②维生素 D，成年人推荐剂量为 200 IU/d，老年人推荐剂量为 400 ～ 800 IU/d。治疗骨质疏松症时剂量可为 800 ～ 1200 IU/d。目前国内销售的钙剂和维生素 D 复合制剂中维生素 D 含量普遍偏少。建议老年人血清 25- 羟基维生素 D 水平应为 30 ng/ml（75 nmol/L）以上，以降低跌倒和骨折风险。应定期监测血钙和尿钙，酌情调整剂量。但是，如患者伴有肾结石及高尿钙，则应慎用钙剂及维生素 D 制剂。

仅补充钙剂对于骨质疏松症的治疗是远远不够的，须根据患者情况加用药物。治疗和阻止骨质疏松症发展的药物分为两大类，第一类为抑制骨吸收药，包括降钙素、二磷酸盐、雌激素，以及异黄酮；第二类为促进骨生成药，包括氟化物、合成类固醇、甲状旁腺激素。这些药物都必须在医生指导下使用，切忌盲目滥用，导致不良后果。

雌激素类药只能用于女性患者，且应全面评估利与弊，雌激素依赖性肿瘤（乳腺癌、子宫内膜癌）、血栓性疾病、不明原因阴道出血、活动性肝病和结缔组织病为绝对禁忌证。患有子宫肌瘤、子宫内膜异位症、胆囊疾病和催乳素瘤者，以及有乳腺癌家族史者也要慎用。

6. 骨质疏松防治的认识误区

- 骨质疏松症就是缺钙导致的？

很多人认为，人到老年，腰背痛、腿脚痛是因为缺钙导致的，甚至认为这种疼痛不用治疗，坚持过去就好了。一般来说，骨质疏松症一旦出现明显的疼痛症状时，骨骼中的骨量已经丢失30% ~ 50% 以上了。此时骨破坏大于新骨的生成，骨骼中的矿物质减少，骨骼中的骨小梁变细、变脆或发生断裂，从而导致上述症状。此时单纯地服用钙剂效果往往不太理想，须综合地治疗骨代谢失衡的问题。不仅要促进骨生成，同时也要阻止骨丢失，这样才能有效地治疗骨质疏松症。

- 年轻人不会发生骨质疏松？

过去只发生在中老年人身上的骨质疏松症近年来正在走向年轻化。这和不少年轻人一些不良的生活方式有关，经常喝咖啡、吸烟、饮酒、喝碳酸饮料都是骨质疏松症的诱发因素。同时，年轻白领女性还普遍存在容易引起骨质疏松症的两大不良生活习惯：缺乏运动与缺乏日晒。年轻时的这些不良习惯会给骨质健康埋下很大的隐患，直接导致不少女性人到中年或绝经后就出现骨质疏松症。

- 血钙正常就不会患骨质疏松？

首先必须明确，血钙正常不等于骨骼中的钙正常。血液中的钙含量通过多种物质的调节使其维持在狭小的正常范围内，这些物质包括甲状旁腺激素、降钙素、活性维生素 D。当钙摄入不足或丢失过多而导致身体缺钙时，骨骼这一巨大的钙储备库中的钙就会释放到血液中，使血钙维持于正常范围内。这时人体骨骼中的钙发生流失，当膳食中钙摄入增加时，则通过成骨细胞重新形成骨质而重建钙的储备。如上述平衡被打破，即可引发骨质疏松症。须强调的是，原发性骨质疏松症患者即使发生了严重的骨折，其血钙水平仍然是正常的。因此，是否补钙不能简单地只根据血钙水平而定。

- 预防骨质疏松症补钙就可以？

缺钙并不是骨质疏松症发生的唯一因素，因此不是单纯补钙就可以的。骨钙的丢失与青年期骨峰的高低有关，补钙也不是越多越好。中老年人最好每晚睡觉前服用 1 次钙剂，以抵消夜间的低血钙。如果在服用钙剂的同时加服维生素 D，预防骨质疏松症的效果更好。另外合理饮食、运动也很重要。

● 喝骨头汤可以补钙预防骨质疏松？

很多人认为喝骨头汤可以补钙，其实这是不科学的。骨头汤的确含有丰富的蛋白质、脂肪等营养物质。但经检测证明，骨头汤里的钙含量非常少，如果要补充人体每天所需要的钙，每天须喝500碗骨头汤，这当然是不可能的。而且骨头汤更缺少具有促进钙吸收作用的维生素D。老年人应注意喝骨头汤过多还可能引起血脂和血尿酸升高。

● 骨质疏松症患者宜静不宜动吗？

保持正常的骨钙和骨密度需要不断的运动刺激，缺乏运动就会造成脱钙，出现骨质疏松。长期卧床的患者或因骨折而制动者都会出现骨质疏松。运动量减少、不注意体育锻炼，会导致骨丢失加快。因此，体育锻炼对于防止骨质疏松具有积极作用。另外，如果运动量减少导致骨质疏松，那么肌力也会减退，对骨骼的刺激进一步减少。这样，不仅会加快骨质疏松的发展，还会影响关节的灵活性，使人容易跌倒，造成骨折。

7. 老年人骨折后应该注意的问题

老年人本身骨质较为疏松，容易发生骨折。由于老年人对疼痛的敏感性差，有的已经发生了骨折，但未感到明显疼痛，不及时就诊，容易耽误病情。因此，老年人跌倒后，不能认为没有疼痛就不会发生骨折，只要跌倒就要及时就诊。以股骨颈骨折为例，如果在外伤后，患者没有疼痛或仅有轻度的髋部不适，仍能行走或骑自行车，也应引起高度重视，很可能是裂缝或嵌插骨折。须及时到医院检查摄片，避免误诊、漏诊。

（彭　江　李　睿　徐亦弛）

（本章组稿编审：何　耀　杨姗姗）

第八章　口腔保健

第一节　口腔健康的重要性

大家应该比较容易理解，口腔保健应该与口腔健康有关，但说到口腔健康关系到全身健康，可能就有些不解了。其实，口腔健康与全身健康有着密切的联系。人体是一个密切联系的统一整体，任何器官出现问题，不仅仅影响这个器官本身，随着病程的进展，还会逐渐影响到相关的器官，乃至全身，口腔也不例外。例如，孕妇在孕期中患有中度或重度的牙周炎，如果没有得到很好的治疗和控制，那么早产和导致低出生体重儿的概率就会明显增加；还有龋齿，如果没有很好地控制，导致了牙髓和根尖周病，细菌本身和有害的代谢产物会随着血液循环进入全身，影响靶器官的健康，导致如急性肾炎、心内膜炎、蛛网膜炎等疾病。当然还有其他许多例子，大家熟知的慢性病，如糖尿病的加重也会加重口腔牙周病的发生和进展；反之，牙周病的加重也会加重糖尿病的病情和愈后。

老年人会有深刻的体会，如果牙齿缺失没有修复、牙齿有龋齿或牙周病没有治疗，到一定程度，就会影响正常的咀嚼。他们不仅不能正常进食，不能享受美味，还会增加胃肠的负担，影响营养吸收，对整个消化系统乃至全身健康产生影响。

同样，我们的牙齿可能有如下情况，如牙齿发黄、排列不齐；可能牙齿缺失，无法修复，甚至说话因缺牙口齿不清；或者牙齿（尤其是前牙）因外伤缺损。以上这些都严重影响美观，很多人就出现不敢笑、不敢张嘴的情况，出现社交障碍。这也会影响我们的自信，会对心理和行为产生影响，也影响我们的生活质量，甚至伤害自尊心。

许多慢性非传染性疾病与口腔疾病有共同的危险因素。控制这些危险因素，不仅对口腔健康，而且对全身健康都有重要的作用。可见，口腔健康与全身健康有着密切的联系，养成良好的自我口腔保健，也就能保持良好的口腔健康，进而有利于全身健康的维持。

而如何维持和拥有口腔健康呢？做好自我口腔保健最为关键。口腔常见疾病如龋齿和牙周病，主要是由菌斑导致的。菌斑是附着于牙齿表面的细菌薄膜，是导致这些常见口腔疾病的元凶。自我口腔保健方法是去除牙菌斑最简便，也是最有效的方法。

在一生的不同时期，我们的口腔也有不同的特点，而口腔的自我保健也有侧重点。从小养成良好的自我口腔保健习惯，让这个习惯伴随终生，其实也就是让口腔健康乃至全身健康相伴一生。

（郑树国）

第二节　如何做好口腔保健

做好自我口腔保健最简便、最有效的方法就是刷牙。那么如何刷牙才能有效地去除牙菌斑，达到预防龋齿和牙周病的作用呢？

一、刷牙是最简便和最有效的口腔保健方法

1. 牙刷的选择

影响个人选择牙刷的因素包括一个人用牙刷去除牙面菌斑而又不损伤口腔中组织结构的能力、手的灵巧性、按刷牙操作程序进行的意愿和能力、牙龈与牙周的健康状况与解剖学特点、牙齿的排列状况（牙是否咬合错位与拥挤程度）、个人爱好、医生的推荐和指导等。选择牙刷的基本原则是：①刷头小；②刷毛硬度为中度或软毛；③刷柄易把握；④适合儿童生长发育的不同时期。已经掌握正确刷牙方法并养成良好刷牙习惯的人可根据自己的喜好选择。对于不同的人具体的选择原则是：①一般人可选择中毛或软毛、刷毛末端充分磨圆的牙刷，这样的牙刷在保证清洁力的同时，对牙齿牙龈更加

柔和，在刷牙过程中不易造成伤害；②对于不能掌握正确刷牙方法的人，特别是喜欢采用横刷方法的人，可适当选择更高效和特殊设计的牙刷，如交叉刷毛的牙刷或合适的电动牙刷；③对于不能养成良好刷牙习惯的人，可配合使用计时器、菌斑显色剂等工具，或推荐使用带有智能导向的电动牙刷；④对于舌苔多的人可选择带有舌苔清洁器的牙刷，能帮助清除舌苔，可减轻和预防口腔异味；⑤很多特异型的牙刷是针对口腔内的特殊解剖学情况或修复体而设计的，如正畸牙刷、牙缝刷（牙间刷）和义齿刷，可以根据具体情况选择几种牙刷组合使用，以最大限度地帮助控制牙菌斑、维护口腔健康或延长修复体的使用寿命。

儿童在不同年龄段，其口腔环境有不同的特点，建议根据不同年龄段的需求有针对性地选择阶段性儿童牙刷。0.5 ～ 1 岁，是乳牙开始萌出阶段，基本是父母给儿童清洁牙齿或刷牙，可以从指套型牙刷开始。宽柄软毛的儿童牙刷，利于成年人握持，刷头周围最好是软胶的。2 ～ 4 岁，乳牙阶段，儿童开始学着自己刷牙，因此要选择设计能够引起孩子兴趣并适合儿童握持、有防滑的卡通牙刷柄，同时是小头软毛的牙刷。5 ～ 7 岁，因开始萌出第一恒磨牙，所以应该使用末端刷毛长的牙刷，这样更有利于清洁萌出过程中的第一恒磨牙。8 岁以上的儿童进入混合牙列时期，口腔清洁难度加大，可选择有交叉刷毛和有末端动力刷毛的特殊设计的牙刷。

2. 牙刷的保管

刷牙后，牙刷毛间往往黏附口腔中的食物残渣，同时，也有许多细菌附着在上面。因此，要用清水多次冲洗牙刷，并将刷毛上的水分甩干，置于通风处充分干燥。牙刷应每人一把，以防止交叉感染。尼龙牙刷不可浸泡在沸水中，更不能用煮沸法消毒，因为刷毛受高热易弯曲变形，刷毛卷曲后牙刷不仅失去清洁作用还会擦伤牙龈，应及时更换。市场上有一种带颜色显示刷毛的牙刷，这种刷毛通常为蓝色，在使用过程中，其上半部分会逐渐褪色，当刷毛颜色褪掉一半时（通常是每天刷牙 2 次，每次刷牙不少于 2 min，持续 3 个月时），即提醒使用者需要更换新牙刷。临床试验结果表明，使用

3 个月后，刷毛会有一定程度的弯曲，清洁效率会下降，不能带来预期的口腔清洁效果。

3. 牙膏的选择

牙膏是辅助刷牙的一种制剂，可增强牙刷的摩擦力，帮助去除食物残屑、软垢和牙菌斑，有助于消除或减轻口腔异味，使口气清新。如果在牙膏膏体中加入某些有效成分，如氟化物、抗菌药物、控制牙石和抗牙本质敏感的化学物质，则分别具有防龋、抑制牙菌斑、抑制牙石形成和抗牙本质敏感的作用。成年人每次刷牙只须用大约 1 g（长度约 1 cm）的膏体即可。目前我国市场上出现的牙膏大致可以分为普通牙膏、功效牙膏两大类。

通常建议大家选择含氟牙膏，含氟牙膏主要有两大作用：一方面它对牙菌斑有抑制作用，抑制细菌对牙齿的破坏作用，抵御细菌酵解糖产生的酸对牙齿的腐蚀作用；另一方面，它具有加固牙齿、抑制牙齿脱矿、促进牙齿再矿化的作用。含氟牙膏适用所有人群，即使在高氟地区也可以使用。婴幼儿和学龄前儿童考虑误吞和误咽，在使用含氟牙膏的量上要注意。1 ~ 3 岁儿童，建议使用儿童含氟牙膏，每次以使用一粒大米大小的量为宜；3 ~ 6 岁儿童，建议使用儿童含氟牙膏，每次以使用一粒豌豆大小的量为宜。

对于其他功效牙膏，建议大家可以针对自己的口腔情况进行使用，但牙膏的作用是有一定限度的。若出现不适和异常，建议大家到专业医疗机构进行就诊，防患于未然，做到口腔疾病的早发现、早治疗。

4. 有效的刷牙方法

在自我口腔保健方法中，用含氟牙膏刷牙和使用牙线最简便，也最有效。

牙齿萌出于口腔中，前牙牙冠共有 4 个牙面（近中牙面、远中牙面、唇面、舌面 / 腭面），后牙有 5 个牙面（近中牙面、远中牙面、颊面、舌面 / 腭面、咬合面）。刷牙主要清除颊面、舌面 / 腭面、咬合面和少部分邻面（近中牙面和远中牙面）的菌斑。牙齿邻面大部分的菌斑靠刷牙是刷不到的，这时使用牙线是最好的去除邻面菌斑的方法。刷牙和使用牙线，去除了牙齿表面的绝大多数菌斑，起到了预防口腔疾病的作用。

对学龄儿童和成年人主要提倡水平颤动拂刷法。这是在竖刷法的基础上，有小幅度的水平颤动（图 8-2-1）。牙刷毛放置在龈缘的部位，刷毛与牙面呈 45°，上牙从上往下刷，下牙从下往上刷，咬合面要来回刷。在刷唇（颊）舌（腭）牙面时，还要小幅度地来回刷。实际上，每个人刷牙都是不同种方法的综合应用，只要彻底地清除了菌斑，就达到了刷牙的目的。但这里提醒大家，在刷唇颊牙面时，不能用横刷的刷牙方法，因为，长久下去会对牙齿造成很大的损伤，如导致楔状缺损。

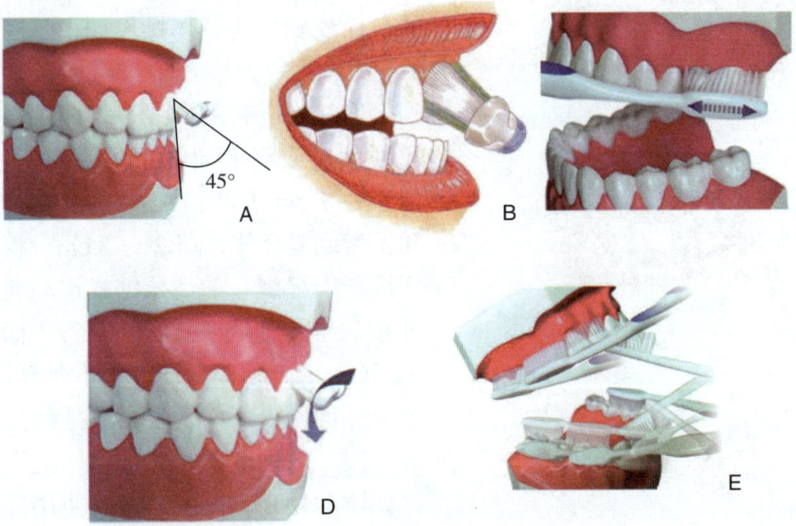

图 8-2-1　水平颤动拂刷法。A、B：将刷毛放在牙龈和牙齿交界处，斜向牙根方向与牙面成 45°；C、D：短距离水平颤动，幅度不超过半个牙面，每个部位颤动 8 次左右，颤动后上牙从上向下，下牙从下向上拂刷一次，最后来回刷咬合面；E：按照一定顺序刷牙，两个刷牙位置之间均应有重叠，面面俱到

对学龄前儿童或者更小的儿童，建议使用圆弧法进行刷牙。不过仍以主要看护人为儿童刷牙为主，儿童自己刷牙为辅。圆弧刷牙法，又称 Fones 刷牙法，这种方法最易被年幼儿童学习理解和掌握。在闭口的情况下，牙刷进入颊间隙，刷毛轻度接触上颌最后磨牙的牙龈区，用较快、较宽的圆弧动作，以很小的压力从上颌牙龈拖拉至下颌牙龈。前牙切缘对切缘接触，做连续的圆弧形颤动，舌面与腭面需往返颤动，由上颌牙弓到下颌牙弓。咬合面仍是来回刷。

二、牙线——你不能忽视的口腔保健方法

可能有很多人没有用过牙线，牙线的使用非常简单，希望大家能学会。目前主要有带柄（牙线架）的牙线，也有线轴型的。带柄的比较好操作，原理同线轴型的，而线轴型的具体操作如下（图 8-2-2）：

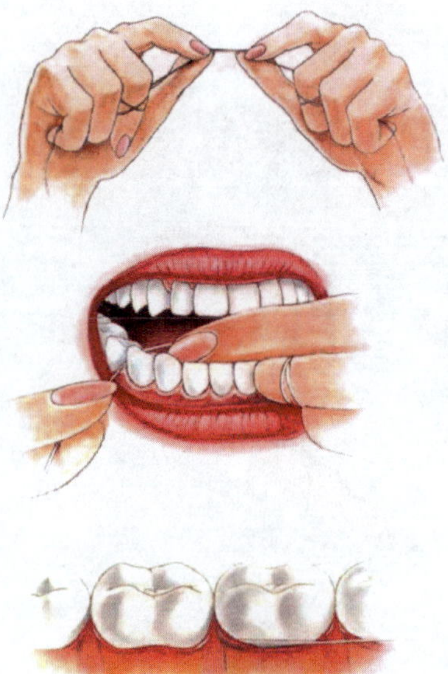

图 8-2-2　牙线使用方法

取 25 cm 长的牙线，将两端系成环状，或将末端绕于两手中指，留 5 ～ 7 cm 于两指之间。用拇指和示指绷紧牙线，留 2 ～ 3 cm。将牙线置于牙缝，前后拉锯式运动通过接触点。使牙线绕于一个牙面呈“C”形，贴紧牙面，上下刮动，每个牙面刮 5 ～ 6 次。再将牙线反绕到同一牙间隙的相邻牙面，上下移动清除菌斑（图 8-2-2）。使用牙线的频率因人而异，最好能每天 1 次。使用的最佳时机是在晚餐后、睡觉前，可在刷牙前或刷牙后。在使用牙线后一定要漱口，以去除被牙线清洁出牙间隙但还保留在牙面上的菌斑。

刚开始使用牙线时，可能比较慢，一旦熟练后，就非常容易了。有的人担心使用牙线会使牙缝变大，这是多虑了。经临床试验证明，使用牙线不会使牙缝变大。

三、不同人群的口腔保健

1. 孕妇

有一俗语是“不能带着牙病去怀孕”，就非常朴实地提到了口腔疾病对怀孕的影响，希望备孕的女性们注意这一点。前文提到，中度和重度牙周病能使早产和低出生体重发生的概率增加很多倍，因此有牙周病的女性在孕前应很好地治疗和控制牙周病，同时还应积极治疗其他口腔疾病，如智齿冠周炎、龋齿、牙髓及根尖周炎、残根和残冠等。孕期出现口腔疾病，治疗起来是非常棘手的。

孕期是女性的特殊时期，因为体内激素的变化，口腔中牙龈的血管增生和通透性增加，因此牙龈炎更容易发生，这一时期的牙龈炎我们称为妊娠期龈炎。妊娠期龈炎是孕期常见的口腔疾病，典型的症状就是刷牙出血。出现这种情况，有的孕妇会不敢刷牙，结果因为菌斑没有及时的清除，牙龈炎反而更重了。其实应选择刷毛偏软的保健牙刷，更加仔细和认真地刷牙，同时使用牙线，就会减轻甚至避免妊娠期龈炎的发生。

还有一点要提醒准妈妈们。儿童的乳牙发育和矿化主要在孕期完成，如果孕期营养不均衡，全身健康状况不佳，会影响胎儿乳牙的发育和矿化。这样儿童的乳牙就会出现发育缺陷，当萌出后就容易受到龋的侵蚀。在临床上，当儿童的乳牙发生了龋坏，仔细检查后，发现往往是在牙齿发育缺陷的基础上发生、加重，而且进展很快。

2. 婴幼儿

这个时期往往是乳牙开始萌出、乳牙列形成的时期。在婴儿约6个月时开始萌出第一颗牙齿，2岁半左右最后一颗乳牙萌出。这个时期关键是要养成良好的喂养习惯和口腔清洁习惯。

为婴幼儿进行口腔保健，清除菌斑应从第一颗乳牙萌出开始。这时家长可用指套牙刷、手指缠纱布等方法蘸温开水轻轻清洁婴幼儿的牙齿和轻轻按摩牙龈组织。建议每日睡前一次。这里提醒年轻的家长们，幼儿第一次进行口腔检查最好在第一颗牙齿开始萌出到

1 周岁以内这段时间。这时可以发现婴幼儿不正确的喂养习惯和口腔清洁习惯，并尽早纠正，避免这些不良习惯对他们的口腔产生影响。

幼儿期（1 岁以后）建议家长为幼儿开始刷牙去除菌斑，选择适合年龄的牙刷，将牙刷蘸温开水清洁即可，每天早晚 2 次，也可以考虑使用儿童含氟牙膏，每次使用大米大小的量，这样既安全又对牙齿起到保护效果。约在 3 岁左右，幼儿具有正常漱口的能力时，提倡开始使用儿童含氟牙膏，建议每次使用豌豆大小即可，主要是防止幼儿误吞。3 岁左右，当孩子乳牙列形成，牙齿邻面有接触时，建议家长可以开始使用牙线为幼儿清洁牙齿邻面。

有一点须特别强调，为幼儿进行口腔清洁，家长应主动参与并起主要的作用，同时培养幼儿逐渐养成早晚刷牙、饭后漱口的习惯。

3. 学龄前儿童

儿童在这个年龄正处于刷牙能力显著提高的阶段，他们可以参与并学着自己刷牙，但仍以家长帮儿童刷牙、清洁口腔为主。建议使用儿童含氟牙膏，每天早晚刷牙 2 次。此外，家长可以使用牙线为儿童清洁牙齿邻面。这个阶段也是养成良好的饮食习惯和口腔清洁习惯的关键时期。

进入学龄前期，儿童接触含糖食物的机会明显增多，因此，科学吃糖就尤为重要，不仅科学吃糖可以预防龋齿，而且还可以预防肥胖，避免因肥胖导致对全身健康的影响。这里提到的含糖食物，不仅仅包括糖本身，还包括各种含糖的点心、含糖的零食、含糖饮料（碳酸饮料、奶饮料、茶饮料、果汁饮料、运动或功能饮料等）。关键是控制含糖食物进食的次数和时机，如随正餐进食、睡前不进食含糖食品、餐间进食甜食时应用白水漱口等。

这时，家长仍在儿童的口腔清洁中起主要作用，并培养其良好习惯。

4. 学龄儿童

儿童在这一时期，自信心和责任心都明显增强，自己几乎能独立进行口腔保健，但家长的参与仍是必须的。家长应该由帮助清洁转变为积极的监督。在这一阶段，大多数儿童基本上能够自己刷牙和使用牙线（在家长指导下），家长仅仅须用牙刷或牙线帮助儿童清洁一些难以到达的区域。家长最好要定期仔细检查儿童的牙齿是否清洁干净，真正起到监督的作用。应使用含氟牙膏，每天早晚刷牙2次，并使用牙线清洁牙齿邻面。对于接受正畸治疗的特殊儿童，自我口腔保健就更得格外需要加强和重视了，包括使用含氟的漱口水，增加专业局部用氟的次数等。

此外，科学进食甜食尤为关键。不仅要控制含糖的点心和零食，尤其要控制含糖饮料的摄入，限制饮用的次数，同时注意饮用的时机。鼓励多喝白开水，养成良好的饮食习惯。

5. 青少年时期

这个阶段，虽然青少年自己具有足够的口腔自我保健能力，但是否自觉地进行成为这一年龄段的主要问题。家长应因势利导，采取鼓励的方法，克服青少年的逆反心理，让青少年养成良好的口腔自我保健习惯，早晚用含氟牙膏刷牙和使用牙线。同时因为青春期激素的变化，青少年也容易出现龈炎，如刷牙出血就变得较为常见。越是遇到这样的情况，越应提醒孩子加强自我口腔保健，使龈炎缓解和消失。

同时进行含糖饮食的控制，维持之前形成的良好的饮食习惯。

6. 成年人

中年时期是人的一生中最为年富力强的时期，处于事业的打拼阶段。这一阶段反而最容易忽视口腔保健。这个年龄，牙周病的发病率明显增加，同时，因为进展缓慢，早期症状并不明显。当出现严重的口腔异味、牙齿松动等症状时，再进行治疗，往往已经失去了最佳的时机，甚至导致牙齿的过早缺失。这个时期除了定期口腔检查外，自我口腔保健非常重要，掌握正确的刷牙方法，用含氟牙膏早晚刷牙和使用牙线，就可以有效地去除菌斑，预防龋齿和牙周病的发生。此外，中年时期，口腔肿瘤的发病开始增加，因此戒烟限酒、定期口腔检查就变得尤为重要了。

有的成年人，因为各种原因，认为用漱口水和嚼口香糖就能代替刷牙和使用牙线，这种观点是错误的。漱口水和口香糖只是刷牙和使用牙线的额外补充，绝对替代不了刷牙和使用牙线。

7. 老年人

因为一些随年龄增长的口腔结构的变化和口腔疾病的影响，老年人牙根表面部分会暴露出来，除了进食敏感外，往往容易导致根面龋的发生。此外，老年人因为牙齿的缺失、义齿的佩戴，若清洁不当，也会导致义齿相邻天然牙的龋齿及牙周病。因此，老年时期的口腔清洁和保健就变得更为重要，同时还要注意义齿的清洁。早晚刷牙，同时配合使用牙线及牙间刷，才能有效地清洁口腔、预防口腔疾病。老年时期，应定期进行口腔检查以及早发现口腔肿瘤。

（郑树国）

第三节　常见的口腔异常表现

1. 龋齿

龋齿俗称蛀牙、虫牙。当刷完牙后，自己对着镜子检查，发现牙齿变黑，甚至有牙洞形成，这就是典型的龋齿了。或者平时没有发现明显的牙齿颜色和形态改变，但往往出现食物嵌塞，有的人对冷热酸甜的食物比较敏感，这也可能是得了龋齿。所以，出现上述情况，请大家记住，牙齿可能有蛀牙，应该到专业医疗机构就诊，明确诊断。龋齿治疗得越早，疼痛反应越轻，甚至没有反应，预后也越好。

2. 牙周病

牙周病最典型也是最早期的症状是刷牙出血，即龈炎的表现。龈炎是可逆的，经过治疗和自我口腔保健是完全能够痊愈的。但有的人，更怕刷刷牙出血的地方，这样会使出血牙龈的炎症逐步加重，进一步导致牙周组织的破坏，形成牙周炎，导致牙龈退缩、牙根暴露、进食敏感，最关键的是牙齿咬合无力。炎症不断加重，最后会出现牙齿松动和脱落。牙周炎往往是不可逆的，即使经过治疗也只能维持牙齿所处的状态，不能恢复到健康正常的状态。所以当出现刷牙出血时，应引起重视，尽快到专业医疗机构就诊，防止炎症进一步发展，造成不可逆的损失。中老年人牙齿缺失，主要是由牙周炎导致的，可见牙周病，尤其是早期的牙龈炎就应该引起大家的重视。

3. 牙颌畸形

牙齿是人的第二幅面孔，随着人们口腔保健意识的提高，牙列不齐乃至牙颌畸形越来越引起人们的关注。牙颌畸形在乳牙期、替牙期、恒牙期均可出现。有的牙颌畸形适合在乳牙期及替牙期进行早期干预和矫治，有的适合牙齿替换完成后再进行矫正，有的须成年后再进行正颌手术治疗。因此，当我们遇到这样特殊表现时，就应该尽快到专业医疗机构就诊咨询，明确诊断，完成后续的工作。

4. 牙齿缺失

龋齿（蛀牙）、牙周病、外伤等因素，会使牙齿提前脱落，导致牙齿缺失。牙齿缺失会导致咀嚼功能下降，影响进食，进而影响消化和吸收，导致营养吸收障碍。此外，牙齿在口腔中都是紧密排列的，上下牙齿都是紧密咬合接触的。当一颗牙齿缺失，就会出现相邻的牙齿向缺失牙的空隙倾斜的情况，同时也会导致对应咬合的牙齿过长，最终导致咬合关系的紊乱，影响咀嚼功能，也给义齿修复带来了困难。有报道称，牙齿缺失是老年人痴呆的危险因素，还有报道表示因为缺乏咀嚼的刺激，牙齿缺失对视力的健康也会产生影响。可见牙齿缺失对全身健康的影响都很大，出现缺失后建议尽快到医疗机构进行治疗，否则长期不修复，导致相邻牙齿的倾斜移动，会给义齿修复带来困难。目前义齿修复的方法很多，包括活动义齿、固定义齿、种植修复，医生会根据牙齿缺失的情况给出合理的修复建议。

5. 牙外伤

儿童，无论是刚学会走路的婴幼儿，还是正在替换牙齿的学龄儿童，包括成年人，如果不幸因意外导致牙外伤，首先要尽快到医疗机构就诊，将牙外伤导致的影响降到最低。牙外伤治疗，距离发生的时间越短，成功率越高愈后越好。如果牙齿全脱出（磕掉），在

30 min 内再植，其成活率非常高。其次，牙外伤的预后还与保存的方式有关。磕掉的牙齿首选保留在生理盐水中，其次考虑冷的牛奶、常温牛奶。如果实在没有条件，可以保存在自己的口腔里，尽快到医院就诊。最后要注意，牙外伤有近期和远期的影响，因此要定期到医院复查。对于乳牙外伤，要考虑对继承恒牙的影响，尤其一旦在换牙期出现萌出异常，应尽快到医院就诊，尽量弥补乳牙外伤对继承恒牙的影响。所以，当发生牙外伤时，即使程度轻微，也没有明显的不适，也应及时到医院就诊。

6. 口腔肿瘤

口腔癌是世界上 10 种最常见的癌症之一，因此积极预防、早期发现和早期治疗是非常重要的。那么日常生活中，口腔出现哪些症状或现象就应该引起我们的重视，并建议到专业医疗机构就诊呢？常见的异常现象如下：①口腔内有 2 周以上未愈合的溃疡；②口腔黏膜有白色、红色和发暗的斑；③口腔与颈部有不明原因的肿胀和淋巴结肿大；④口腔内有不明原因的反复出血；⑤面部、口腔、咽部和颈部有不明原因的麻木与疼痛。

同时，日常生活中应控制危险因素，积极预防口腔癌的发生：①戒除吸烟、过量饮酒、嚼槟榔等不良嗜好；②注意对光辐射的防护，避免长时间直接日照；③不食过热食品，避免刺激口腔黏膜组织；④避免口腔不良刺激，及时调磨尖锐牙尖和义齿锐利边缘，防止对软组织反复刺激；⑤保持良好的口腔卫生。

第四节　定期接受口腔检查，保持口腔健康

早期口腔疾病，往往没有明显的症状，患者自己也很难发现，但治疗上简单、容易、没有明显不适，愈后好。因此，早期发现、早期治疗口腔疾病就变得尤为重要，而定期口腔检查就能很好地保证这一点。一般情况下，学龄前儿童，每 3 ～ 6 个月应进行 1 次口腔检查。学龄前儿童，口腔清洁的困难、饮食结构的特点，决定了其定期复查的间隔时间较短。对于学龄儿童，一般每半年定期口腔

检查。对于成年人，一般每半年或一年检查一次。定期口腔检查应该引起大家的重视，一方面，它可以发现一些引起口腔疾病的危险因素，防患于未然；另一方面它可以做到早发现、早治疗，防止口腔疾病发展到中晚期，引起更大的危害。另外，口腔疾病的患者，可以根据医生的建议调整定期口腔检查的间隔时间。希望每个人都能做到定期口腔检查，远离口腔疾病。

（郑树国）

第九章　妇幼保健

第一节　孕前保健和备孕

一、备孕中的父母生活方式要点

父母的健康是下一代身体素质良好的基础。计划受孕最好是在男女双方都处于体质健壮、精神饱满的状况下进行。夫妻双方关于何时要宝宝、怀孕期间以及宝宝出生以后如何安排好家庭生活都要达成共识，夫妻双方在准备怀孕阶段要劳逸结合、身心健康、保持精神愉快，并适当进行运动。夫妇之间感情和睦，性生活和谐满足，在双方都有意让小家庭增员的心理状态下最适宜怀孕。在这样的心理基础下受孕，最有利于家庭幸福，同时，家庭的幸福可以使宝宝在和谐美满的氛围中出生，并有一个良好的未来成长空间。

备孕时夫妇双方应进行全面体检，排除影响胎儿健康的疾患。夫妻双方应合理调整饮食结构，做到科学膳食、营养均衡，多吃一些高蛋白和维生素丰富的食物，使生殖细胞发育良好。在备孕阶段，夫妻双方都要注意加强自身免疫力，并且保持良好的卫生习惯，预防细菌和病毒感染。尤其是女性，如果在怀孕阶段遭受病毒袭击，除影响自身健康外，还可能损伤腹中胎儿。

女方尤其应注意叶酸的补充，补充叶酸的一般剂量为 0.4 ~ 0.8 mg，有神经管畸形儿生育史的妇女，每天应服叶酸 4 mg 至孕 3 个月。要提醒备孕的爸爸避免局部过热、过紧或受压。盆浴、桑拿以及紧身衣裤都会使睾丸过热，抑制生育能力，应穿宽松的裤子与内裤。骑自行车时注意调整座椅高度，避免车座对腹股沟产生持续的压力，尽量避免超过 1 h 的长时间骑自行车。

在工作或生活的环境中，某些物理和化学的因素会影响受孕的质量，如高温、放射线、噪声、振动等物理因素，及铅、汞、镉、砷等金属，某些化学物品，农药，杀虫剂，以及新装修的环境等，这些都要尽可能避免接触。夫妻双方应改变不良的生活习惯及行为，如停止吸烟、远离酒精。研究表明，吸烟男性的精子数量减少、畸形，而且孕妇被动吸烟也会使宫内胎儿受到危害，影响胎儿生长发育或存在出生缺陷的危险。饮酒会对男性的生殖系统有不良影响，使精子不正常，可能导致低体重儿和出生缺陷儿的出生。一些药物能使生殖细胞中的染色体或基因发生突变，导致胎儿畸形。有些药物虽不至于导致畸形，但还是会对孩子将来的身体发育与智力发育造成不良影响。因此，夫妇任何一方因某种疾病服用此类药物期间，不宜受孕。还有一些药物会导致生育能力下降和精子数量下降，包括治疗高血压、溃疡、癌症、心脏病、肠炎和抗病毒类的药物，但不要擅自停药减药，应向医生说明情况，协商调整用药。准备怀孕时切忌滥用药物，如果须服药应在医生指导下进行。女性如口服避孕药，应在停药后 3 ~ 6 个月再考虑受孕。

掌握女性的排卵期，对于受孕非常重要。女性排卵期一般在 2 次月经周期的中间几天。排放后的卵子大约可存活 1 ~ 2 天，精子在子宫内可存活 3 天，因此在排卵前三天和后一天进行性生活比较容易受孕。推测排卵期的方法有以下几种。

- 测基础体温：如体温曲线呈双相，则在体温上升前的那一天为排卵日。
- 排卵试纸：能提示排卵日。
- 观察宫颈黏液变化：女性的月经周期为干燥期 - 湿润期 - 干燥期。每月中，当白带出现较多且异常稀薄，为湿润期。在此期间分泌物呈蛋清样，清澈、透明、拉丝度长，这很可能是排卵期。
- 依靠仪器：超声监测排卵，能准确检测排卵日。

在孕育时间的把握上，一般认为结婚 3 ~ 6 个月后再受孕比较适当，这时，新婚阶段的体力疲劳已恢复，工作和家务也已安排就绪，性生活也有了规律，夫妻双方在各方面已能互相适应。如有过度疲劳、压力过大、心理焦虑、抑郁等都应在医生指导下进行干预、调整，必要时用药物、心理治疗。如果体重超出正常标准，甚至肥胖，就须在计划怀孕时注意减少脂肪、淀粉和糖类食物的摄入，加强运动，调整状态至体重恢复到接近正常标准时再怀孕。科学研究表明，过胖的男性精子活力往往减弱，而过胖的女性在怀孕后极易出现妊娠期糖尿病，不仅对孕妇本身的身体造成危害，而且可以造成胎儿在母体内发育或代谢障碍，出现胎儿高胰岛素血症及巨大儿。夫妻在健康良好的状态下，就可以考虑计划受孕。尽量避免大龄生育，妇女最好在 24 ~ 29 岁生育，一般第一次生育最晚不要超过 35 岁。

二、孕前检查项目

孕前进行一系列全面的健康检查和咨询十分必要，可以了解计划怀孕夫妇的健康状况，降低或消除导致出生缺陷等不良妊娠结局的风险因素，预防出生缺陷，提高出生人口素质。

孕前优生健康检查项目分为基本检查、选择性检查和针对性检查。

基本检查，主要是按照常规操作完成男女双方的体格检查，包括常规体检，如身高、体重、血压、心率测量，甲状腺触诊、心肺听诊、肝脾触诊、四肢脊柱检查等操作，以及男、女生殖系统专科检查。血常规、尿常规、阴道分泌物检查（含白带常规检查、淋球菌和沙眼衣原体检测）、血型检查、肝功能检查、肾功能检查、空腹血糖测定、乙肝抗原检测、梅毒检查、HIV 筛查、宫颈细胞学检查。

选择性检查项目是在基本检查的基础上，准备怀孕的夫妇根据需求和既往生育情况进行的一些特殊检查，如染色体检查、精液检查、微量元素检查、TORCH 检查（弓形虫、乙型肝炎病毒、梅毒螺旋体风疹病毒、巨细胞病毒、单纯疱疹病毒）、甲状腺功能检查、地中海贫血筛查、糖耐量检查、血脂检查、妇科超声、心电图、胸部 X 线检查等。医生会根据实际情况来确定检查项目。

针对性检查是根据准备怀孕夫妇的家族史、既往病情、生育史中存在或发现的异常情况，有针对性地进行相关项目的医学检查，找到发生异常的原因，进行有目的的预防。

在健康检查的同时，还可以获得来自医生的专业指导，从而更科学地选择最佳生育时期，以保证母子的安全与健康。

（金 曦 杨 琦 侯启春）

第二节 孕期保健

一、根据体征变化，早期发现怀孕

怀孕初期的症状一般都不会特别明显，但身体还是会发生一些变化。有一些重要的征兆，会提醒育龄女性，可能已经怀孕。

- 月经没来：如果你的经期一向很规律，但这一次月经却没有按时到来，这很有可能预示着你已经怀孕；停经 10 天以上，应高度怀疑怀孕；若停经 2 个月以上，则妊娠的可能性更大。

- 早孕反应：感觉很疲倦、尿频、食欲变化，常常也是怀孕的佐证。常在停经 6 周左右出现，还可有畏寒、头晕、乏力、厌恶油腻等

- 基础体温居高不下：如果你记录基础体温，并发现自己的基础体温连续 18 天呈高温状态，你很可能已经怀孕了。

- 乳房变大、变得敏感：乳头增大，乳房皮下的静脉明显，还可能乳房有刺痛、膨胀和瘙痒感，而乳头、乳晕颜色加深，这是由于激素水平提高所引起的。这种胀痛感与经期前的感觉很相似，但是持续时间更长，程度更强烈一些。

这些不适感在怀孕 3 个月后会有明显好转，这是因为身体已经适应了孕期激素水平的改变。

- 早孕试纸自测呈阳性：如果妊娠刚刚开始，或者有异位妊娠（宫外孕）的可能，体内绒毛膜促性腺激素（HCG）水平一般偏低，检测的样品须静置 3 min 以上，并必须仔细辨认早孕试纸上是否有弱阳性。只用早孕试纸，可能会出现假阳性或假阴性，仅可作为初

筛检查，建议育龄妇女根据末次月经和同房时间，结合以上征兆，到医院做检查进一步确定。

二、辅助确定早期妊娠的检查

有正常性生活、月经规律的妇女，月经延迟 7 ～ 10 天或以上，伴有厌食、恶心、呕吐等早孕反应者，应及时去医疗保健机构检查，确认是否怀孕。仅仅根据问诊、体征和体格检查有时难以确定早期怀孕，这时还须做妊娠试验以明确诊断。

- 妊娠试验：正常妇女体内绒毛膜促性腺激素的含量极少，一般检测不出来。在卵子受精后 10 天左右，孕妇体内就开始分泌这种激素，此时表示胚胎已经着床。采用妊娠试验可以检查出孕妇尿中的绒毛膜促性腺激素，临床上多用早早孕试纸法检测受检者尿液，阳性结合临床表现可确诊妊娠。
- B 型超声检查：阴道超声较腹部超声可提前 1 周诊断早孕。阴道超声最早在停经 4 ～ 5 周时，宫腔内见圆形妊娠囊。停经 5 周妊娠囊内见胚芽和原始心管搏动，可确诊宫内妊娠活胎。B 型超声波检查不但能诊断正常怀孕，还可以诊断宫外孕。
- 超声多普勒法：超声多普勒仪在子宫区内能听到有胎心音，可确诊早期妊娠活胎。

确定妊娠后，医生会给予妊娠早期的健康教育咨询和指导，开始进行孕产期保健措施。一旦出现阴道异常出血、腹痛等症状，应及时去医院检查，以便及早发现先兆流产、宫外孕、胎停育等，并由专业机构及时诊治。

三、怀孕期间子宫的变化

子宫是胎儿生长发育的地方，怀孕后子宫的改变最明显。如子宫血管变粗，增加对胎盘的血液供应，以保障供给胎儿足够的营养；子宫容积明显变大，到胎儿足月时，子宫容量约为 5000 ml，比未孕前增大约 1000 倍，重量约 1100 g，增加近 20 倍。受精卵着床以后，在孕激素、雌激素的作用下，子宫内膜腺体增大，结缔组织细胞肥大，血管充血。子宫颈黏液分泌增多，并聚集在子宫颈管内形成黏液塞，保护宫腔免受外来感染侵袭。

在怀孕最初的3个月里，子宫的增大并不明显，一般要到3个半月至4个月时才能从外观上看出肚子变大。

怀孕1个月时，子宫壁变得柔软、增厚，子宫的大小像鸡蛋。怀孕2个月时，子宫大小像柠檬。怀孕3个月时，子宫的大小像个拳头，宫底可在耻骨联合之上触及到，胎儿已经充满了整个子宫。增大的子宫开始压迫位于前方及后方的膀胱和直肠。怀孕4个月以后，子宫四周的韧带由原来松弛状态变为紧张状态，子宫开始长大并长出骨盆，大小像个柚子。怀孕5个月，子宫大小像个西瓜，孕妈妈可以在肚脐下方约1.8 cm处摸到自己的子宫。怀孕6个月时，子宫已经到了肚脐的上方，大约是在肚脐上约一横指的位置。怀孕7个月时，孕妈妈腹部隆起明显，宫底上升到脐上1 ~ 2横指，子宫高度约为22.4 ~ 29.0 cm。怀孕8个月时，孕妈妈下腹部也越来越紧绷，子宫高度为25.3 ~ 32.0 cm。怀孕9个月时，子宫高度为29.8 ~ 34.5 cm。子宫增大，几乎占据大部分的腹腔，压迫胃、膈肌，使它们上移，并压迫心脏，引起心悸、气短、胃胀、食欲缺乏。怀孕10个月时，绝大多数的孕妈妈会感觉呼吸畅快了，胃胀减轻了，此时胎儿的头部向下进入了盆腔的入口，到孕足月时，伴随着一阵阵的腹痛，子宫开始收缩，就会用力将成熟的胎儿娩出。

四、怀孕期间内分泌的变化

女性怀孕后，为满足胎儿生长发育的需要，孕妇体内的内分泌系统会积极调动，应对和适应身体发生的一系列生理变化。

- 促性腺激素：妊娠黄体及胎盘分泌的大量雌激素、孕激素，对下丘脑及腺垂体的负反馈作用，使促性腺激素分泌减少，故妊娠期间卵巢内的卵泡不再发育成熟，也无排卵。

- 催乳素：妊娠7周开始增多，随妊娠进展逐渐增量，妊娠足月分娩前催乳素分泌为非妊娠期的20倍。催乳素有促进乳腺发育的作用，为产后泌乳做准备。

● 睾酮：略有增加，孕妇表现为阴毛及腋毛增多增粗。

● 甲状腺激素：甲状腺功能旺盛，血清中甲状腺激素水平自妊娠8周开始增加，18周达到高峰，直至分娩后。升高的甲状腺激素水平使孕妇的代谢加快，有利于吸收和代谢营养素，同时对碘的需要量增加，有的孕妇可出现轻度甲状腺肿大。但游离甲状腺激素及皮质醇并未增多，故孕妇通常无甲状腺功能亢进及肾上腺皮质功能亢进表现。

● 甲状旁腺激素：甲状旁腺分泌的甲状旁腺激素有调节身体钙磷代谢的作用。妊娠早期孕妇血清甲状旁腺激素水平降低，随着孕周的增加、血容量和肾小球滤过的增加，以及胎儿对钙的需求增加，孕妇血钙浓度缓慢降低，刺激甲状旁腺激素在妊娠中晚期逐渐增高，以调节血钙浓度维持在正常水平。有些孕妇孕晚期持续腿部抽筋不能缓解，往往不是因为缺钙，而是甲状旁腺激素水平过低，必要时在医生指导下进行补充，效果非常明显。

五、怀孕期间骨骼、关节、韧带的变化

怀孕期间，在体内孕激素的影响下，全身的韧带、骨骼、骨盆的支持组织变得松弛，活动度增加。这都是在为分娩做准备。然而，另一方面，这也给孕妇带来不适。

孕妇常感觉到腰痛，各关节酸痛，甚至因耻骨疼痛而行走不便。到了孕中晚期，孕妇的肚子大起来，腰椎向前凸出明显。这样一来，身体为了维持重心的平衡，胸部必须后仰，颈部向前，肩部下垂。因此常引起腰背部一些肌肉过度负荷，孕妇易感到腰背部疼痛。支配上肢的神经也可因肩部下垂受到牵扯而疼痛或麻木。

孕妇要减少因骨骼系统的变化引起的不适，就应该注意保持正确的站、行、坐的姿势。站立时，两腿平行，两脚稍分开，把重量平分两脚上，使身体保持平衡不易疲劳。如果站立时间较久，两腿可前后略微错开，并随时前后倒换。无论怎样变换，始终将重心均匀地落在两腿上。走路时，胸部挺直但不要过于前挺，抬头、挺直后背、绷紧臀部。应避免走路时间过长，特别在妊娠晚期，散步也

不要走得太远。坐的姿势要保持上身平直，与大腿成一直角，背部及腰部同时靠在椅背上。坐姿时间过久不利于下肢的血液循环，脚可略垫高一些。

从卧位的姿势起来时，也要先侧卧，然后慢慢坐起身，避免直接从仰卧位起来，增加腰椎前方肌肉负荷，使腰部不适；同时，也避免腹肌过度用力。怀孕晚期会产生缺钙导致的关节酸痛，此时应注意多吃含钙的饮食，牛奶、鱼虾类、海藻类等含钙丰富，宜经常食用。

六、做好母乳喂养的准备

众所周知，母乳喂养有利于婴儿健康成长。怀孕期间，胎盘分泌大量雌激素刺激乳腺腺管发育，分泌大量孕激素刺激乳腺腺泡发育。乳房于妊娠早期开始增大、充血明显，孕妇自觉乳房发胀是早孕的常见表现。随着时间推移乳头会增大变黑，乳晕颜色加深。妊娠末期，尤其是在接近分娩期轻轻挤压乳房时，可有少量淡黄色稀薄液体溢出，这就是初乳。

孕妈妈要注意科学饮食、膳食平衡，适当摄入鱼、奶制品、坚果及海产品等可为母乳喂养做好营养储备。在孕期不宜穿过紧的胸罩和内衣，以免影响到乳房的正常发育导致乳头凹陷。采取侧卧位睡姿，趴着睡会使乳房受到挤压，血液循环不通畅。在怀孕期间，孕妈妈代谢旺盛，会出大量的汗。这时乳头上就可能有积垢，要常用温度适中的清水擦洗乳头，保持乳房卫生。如有乳头内陷问题，自孕期开始就应该矫正，具体方法为清洁乳房后，一手拇指与示指向下压紧乳晕两侧，另一手从乳头根部提起。向慢慢外牵拉，重复10 ~ 20 次，每天 2 ~ 3 次。但注意牵拉动作不要用力过猛，特别是孕晚期，以免刺激子宫收缩。用手动式吸奶器来吸引乳头，对乳头内陷也可有一定的作用。产后 1 ~ 2 天，是做乳头矫正的最佳时机。

七、孕期常见症状与自我调节

（1）妊娠呕吐：多发生在孕早期，有学者认为与绒毛膜促性腺激素增高有关，绒毛膜促性腺激素使胃肠平滑肌较松弛、胃的排空时间延长，或者引发胃的逆蠕动，有些孕妇就会出现恶心、呕吐、厌食，厌油腻，或者全身疲乏无力的症状、有的人还会出现畏寒、低热，这些都是妊娠反应，一般从怀孕 5 ～ 6 周出现，到了怀孕 11 ～ 12 周的时候就逐渐减轻，反应程度个体差异较大，都是正常的生理现象。

（2）白带增多：怀孕以后，由于阴道局部充血和激素的影响，子宫颈和阴道都会有更多的分泌物，属于正常的现象，不需要治疗。只要保持局部清洁干燥，穿棉质内裤，勤换洗即可。如果出现外阴瘙痒，分泌物发黄甚至有臭味，可能是子宫颈炎或者阴道炎，需要就医检查。尤其是合并糖尿病的孕妇，容易发生炎症，不要延误了病情。

（3）尿频：怀孕之后，子宫增大会压迫膀胱，尤其是子宫前位可能更早压迫膀胱。由于膀胱受到压迫，膀胱的容积就相对变小了，须更频繁地排尿。夜间平卧时，肾跟心脏处在一个水平面，肾的血流量就更加丰富，所以尿液滤出也更多。妊娠中期子宫进入腹腔，膀胱不再受压，尿频症状缓解，但在接近预产期时，胎儿头部下降，再度挤压膀胱，尿频的现象也会重新出现。尿频是怀孕的正常现象，若出现了尿急、尿痛或排尿困难，则可能是异常情况，应立即就医。

（4）反酸、胃灼热：主要出现于妊娠中期，可能是因为怀孕之后，胃的平滑肌张力减退，胃酸和胃内容物容易反流到食管甚至喉部、口腔，感觉反酸或口腔发苦。可以调整进食习惯，少食多餐，避免食用刺激胃酸分泌的食物，饭后不要立即躺卧，保持站姿 20 min 以上。症状严重时可在医生的指导下用药。

（5）便秘：怀孕以后，由于雌激素、孕激素水平增加，胃肠平滑肌松弛、蠕动缓慢，食物的残渣可能会在肠道存留。残留时间越长，水分被吸收越多，最后大便硬结，不易排出。孕期增大的子宫压迫了肠道，使大便排出不通畅。此外，缺乏运动和饮食习惯不良也是导致孕妇便秘的重要原因。应对方法是调整饮食结构，多吃含纤维素的食物，如蔬菜、粗粮、全麦等，多饮水，并在医生指导下保持适当的活动量。

（6）仰卧位低血压：妊娠晚期，若长时间采取仰卧位姿势，增大的子宫压迫下腔静脉，使回心血量及心排血量突然减少，可出现低血压的症状。改为侧卧位后，血压则迅速恢复正常。孕晚期要注意随时调整姿势，避免长期仰卧。

（7）下肢水肿：怀孕期间随胎儿不断增大，子宫压迫下腔静脉使血液回流受阻造成下肢水肿，多发生于双膝以下特别是脚踝部，呈可凹性水肿。因此，在孕晚期不宜久站、蹲、坐，可适当将脚抬高，活动踝关节。若适当增加卧床时间即可缓解，为生理性水肿。如水肿始终不能消退，且有加重，可能提示合并有妊娠高血压、肾病、低蛋白血症等疾病。因此，经休息不能缓解并加重的水肿应及时就医。

八、孕期检查

孕妇在整个孕期应至少接受 5 次产前检查，监测孕妇和胎儿健康状况。其中孕早期至少进行 1 次，孕中期至少 2 次（建议在孕 16 ~ 20 周、孕 21 ~ 24 周各进行 1 次），孕晚期至少 2 次（其中至少在孕 36 周后进行 1 次），发现异常者应当遵医嘱增加检查次数，及早发现妊娠合并症和并发症。保证一定的产检次数对于孕产妇及新生儿安全至关重要，务必重视。孕早期（怀孕 3 个月内）应到当地医疗保健机构建立母子健康手册，并接受孕期咨询和检查，仔细阅读和妥善保管母子健康手册。

有条件的孕妇都要进行产前筛查，必要时进行产前诊断。产前筛查是及早发现胎儿发育异常的重要措施，主要通过血生化和超声等方法来进行唐氏综合征等染色体病及神经管畸形等严重发育异常儿的筛查。孕中期是筛查出生缺陷和产前诊断的最佳时期。产前诊断对象主要包括 35 岁以上（包括 35 岁）的高龄孕妇，生育过染色体异常儿的孕妇，夫妇一方为异常染色体异常携带者，生育过无脑儿、脑积水、脊柱裂、唇腭裂、先天性心脏病患儿者，性连锁隐性遗传病基因携带者，夫妇一方有先天性代谢性疾病或已生育过代谢性疾病患儿的孕妇，在妊娠早期接触过化学毒物、放射性物质的孕妇，严重病毒感染的孕妇，有遗传病家族史或近亲婚配史的孕妇，有不明原因的流产、死产、畸胎或新生儿死亡史的孕妇，本次妊娠有羊水过多、羊水过少、发育受限等情况的孕妇，疑为胎儿畸形的妇女。

孕期应及早进行人类免疫缺陷病毒、梅毒、乙型肝炎病毒检测，以及早发现感染状况，及早干预，预防疾病母婴传播。

九、孕期体重管理

孕妇的体重增长是反映孕期营养状况的重要标志，增长过多或过少对母婴健康均不利。孕期应科学摄入营养，合理控制体重增长。孕妇饮食摄入营养过少，孕期体重增长过少，会出现胎儿营养不良，成年后易患代谢性疾病。饮食过度会导致孕妇体重增长过多，甚至发生妊娠期高血压、妊娠期糖尿病等并发症。孕期妇女的日常工作量和活动量明显减少，容易发生能量摄入与消耗失衡，再加上一些认识上的误区，认为新生婴儿越大越“有福”，导致孕妇肥胖及巨大儿的发生率上升。新生儿体重大于 4 kg 在医学上称为巨大儿，容易发生出生后低血糖等多种并发症。即使出生后没有立即表现出来，也会使成年后继发肥胖、高血脂、高血压、心脑血管疾病、糖尿病等疾病的危险性明显增加。孕期体重增长过多是胎儿出生体重过高的决定因素，为生育一个健康的宝宝，孕妇和家人应关注和监测孕妇体重的变化，并根据体重增长速率适当调节食物摄入量，开展适量和适宜的运动。

孕期体重管理包括孕期营养管理、运动管理和生活方式管理 3 个方面，孕早期胎儿生长发育速度相对缓慢，孕妇的恶心、呕吐、食欲下降等早孕反应比较明显，此时膳食应注意清淡、适口，少食多餐，保证足量富含碳水化合物的食物，多摄入富含叶酸的食物并补充叶酸。从孕中期开始胎儿进入快速生长发育期，与胎儿的生长发育相适应，母体的子宫、乳腺等生殖器官也逐渐发育，并且母体还要为产后泌乳开始储备能量以及营养素。因此，孕中晚期均须相应增加食物量，以满足孕妇显著增加的营养素需要，适当增加鱼、禽、蛋、奶、瘦肉、海产品的摄入量。同时孕中期开始监测体重、调控摄食量、适量活动（每天 1 ～ 2 h 的散步、体操等）。孕期建议适量食用粗粮或者全麦食物，不建议多吃甜食，这容易造成血糖大幅度波动，对体重控制也不利。

孕妇的体重随着孕周的增加而递增，但相同的体重对不同身高孕妇的意义并不一样，所以孕期的体重管理是以孕前的体重指数（BMI）为基础的，根据孕前的体重指数（BMI）划定整个孕期体重增长的范围，进而从饮食、运动和生活习惯等 3 方面加以控制，最终达到一个合理的增长目标。

孕妇应保持体重适宜增长，整个孕期体重增长在 12.5 kg 左右。2009 年美国医学研究所（IOM）发布了基于孕前不同体重指数的孕期体重增长推荐：

BMI（体重指数）= 体重（kg）/ 身高 × 身高（m^2）

孕前 BMI ＜ 18.5 属于体重较轻，整个孕期标准增重为 12 ～ 15 kg。

孕前 BMI 为 18.5 ～ 24.9 属于标准体重，整个孕期标准增重为 11.5 ～ 16 kg。

孕前 BMI 为 25.0 ～ 29.9 属于超重体重，整个孕期要适当控制体重的增加，标准增重为 7 ～ 11.5 kg。

孕前 BMI ≥ 30，属于肥胖，孕期总增重范围为 5 ～ 9kg。

以上是整个孕期的体重增长量，分配到怀孕的不同时期，更容易帮助孕妇和家庭理解和掌握，并主动控制体重。

• 第 1 ～ 3 个月，孕早期：孕妇每个月体重增加幅度在 0.2 kg 以内，一般不超过 0.5 kg。

• 第 4 ～ 6 个月，孕中期：孕早期的呕吐减轻了。饮食还是日常为主，每天多吃新鲜的蔬菜水果，保证一天 1 个鸡蛋，200 ～ 250 ml 牛奶，一般纯牛奶、脱脂牛奶或者孕妇奶粉都可以。体重增加控制在每个月 0.5 kg 左右。

• 第 6 ～ 9 个月，孕晚期：这段时间是胎儿发育最快的时间，应保证充足的睡眠、合理的饮食，适当补钙补铁。饮食中，猪肝、瘦肉、鸡蛋黄含铁比较丰富，虾皮含钙丰富，可以适量多吃。孕晚期体重增加在一个月 1 kg 左右。

在怀孕前就偏胖的孕妇，应该抓住孕前和孕中两个关键时期。体重过胖的女性，在怀孕前要制订合理的运动计划，使自己瘦下来，健康起来。一般需要健身、减肥的女性，应该从怀孕前 3 个月开始。备孕期我们不推荐运动减肥之外的其他减肥方法，药物减肥、过度节食都是不可取的。如果已经到了孕期，一定要做好体重监控、均衡膳食、合理摄入，并在专业机构指导下开展适量的运动。

（金 曦 杨 琦 侯启春）

第三节 分娩及产褥期保健

一、分娩准备

怀孕满 37 周的孕妇，如出现阴道排出血性分泌物多提示即将临产，如出现规律性的腹痛或阴道流水，应尽快到医院分娩。

阴道排出血性分泌物即见红。规律宫缩，每 10 min 出现 1 ～ 2 次的宫缩，每次持续 30 s 以上，疼痛强度逐渐增强，间隔时间越来越短。这些是临产先兆。

阴道分娩是自然的生理过程，对母婴损伤最小，有利于新生儿迅速建立正常呼吸，有助于胎儿神经系统的发育，可促进母亲乳汁分泌，促进子宫复旧，可减少产后出血和感染的发生。剖宫产是医务人员处理难产的医疗手段，并非正常的分娩方式，应避免非医学指征的剖宫产。

分娩的过程中有一定的风险，有些危险情况是难以预测的，如难产、产后出血等产时并发症。在医院可以最大限度地保障母婴安全，所有孕产妇都应住院分娩。特别是有高危因素的孕妇，更应提前住院待产、分娩，以减少产时并发症和意外事件的发生。

二、产时保健

临产开始至分娩后 2 h，是整个孕产期的关键时期，产时保健是由医院提供的专业服务。因产时保健直接影响母子健康和安全，孕妇和家人对相关过程应提前了解，这样可以更好地配合医生，保障母子健康。

1. 树立信心顺利完成分娩

在临产之前，孕妇可出现不规则的假性宫缩及血性分泌物，临产后出现规则宫缩，胎先露下降伴子宫口进行性开大，随着产程的进展宫缩渐紧，腹痛加剧，至宫口开全，胎儿娩出。这些过程均为生理现象，但对于产妇确实是一种持久而强烈的应激。很多初产妇从亲友那里听到分娩的负面诉说，会害怕分娩、出血、疼痛、难产，甚至担心自己的生命。这种焦虑、恐惧的情绪可使心率加快、呼吸急促，影响子宫血液供应，可能导致子宫缺氧收缩乏力，产程延长。产妇不能控制情绪、过度恐慌可能导致体力消耗过多、血压升高，导致宫内胎儿缺血缺氧。所以，在分娩过程中，产妇应积极配合医生和助产士的指导，理解分娩是一个正常、自然、健康的生理过程，树立信心，顺利完成分娩。

2. 产妇应注意饮食及休息

了解医院提供的分娩服务措施，掌握分娩的基本技能，保存体力，多休息，减少疲劳。多吃清淡易消化的食物，多饮水，保证体内有足够的能量和体力。适当活动，及时排便、排尿。

3. 以孕产妇安全为中心，适当分娩镇痛

产程中，医生和助产士会认真观察产程，提供有效帮助。必要时可能建议进行胎心电子监护、催产素静脉滴注、会阴侧切等措施。孕产妇和家人要根据以孕产妇健康为核心的原则，在充分了解的基础上进行选择和确认。如果条件许可，可以选择家庭式产房，让丈夫、家人或有经验的人陪伴分娩。分娩过程中可以通过调整呼吸、按摩、压迫来减轻阵痛。各项指征合适时也可应用药物镇痛，但必须在院方麻醉医生的指导监控下，方可应用。

4. 新生儿护理

新生儿娩出后，助产人员首先要为新生儿擦干、结扎脐带，同时要对新生儿进行评分，为新生儿系手牌（写有性别、出生时间、妈妈名字等辨识信息），在病历上印新生儿的脚印。世界卫生组织推荐“第一次拥抱”，即基于新生儿早期保健（EENC）的理念，开展EENC的助产机构会采取延迟脐带结扎至脐带停止搏动、出生后立即将新生儿放在母亲胸腹部、保持新生儿与母亲皮肤接触至少90 min、让新生儿吸吮母亲乳头、做首次母乳喂养等措施。“第一次拥抱”把母亲的温暖传递给新生儿，开始喂养“第一口奶”，开始母婴的“第一段亲密关系”，促进了母乳喂养和母子之间天然的情感维系。

5. 产后2小时观察

医生、护士会在产妇分娩2 h内测量产妇的血压、脉搏和呼吸。医院将严密观察子宫收缩、阴道出血量、宫底高度和膀胱充盈程度，协助产妇自行排尿。观察2 h无异常方可继续交给床位医生和护士继续观察至产妇出院。

三、产褥期家庭护理

产后，随着子宫蜕膜组织的脱落，有血液、坏死蜕膜等组织经阴道排出，即为恶露。正常恶露有血腥味，但无臭味，总量250 ~ 500 ml。恶露大约在产后3周内排除干净。纯母乳喂养，有利于子宫的缩复，减少出血。若出现恶露异味、颜色污浊、带有块状物，时间延长等情况，应及时就医。孕妇为了适应胎儿的发育及为分娩做准备，生殖器官及全身发生了很大变化，分娩后需要一段时间才能恢复到非孕状态，这个时期大概有6 ~ 8周，叫做产褥期。在此期间禁止性生活，在产后42天左右应做全面的产后健康检查，结果正常后可恢复性生活。无论是否哺乳，一旦恢复性生活，即应做好充分的避孕措施。

产褥期要注意合理营养，产后由于胃肠功能未恢复，为了保证营养，要少食多餐，每天5 ~ 6餐。饮食清淡适宜，干稀搭配，多喝汤水。荤素搭配利于营养吸收，还应多吃蔬菜、水果，促进肠蠕动，帮助消化，防止便秘。食物汤汁不但有营养、促进食欲，还能补充水分，利于乳汁分泌。喝的汤水除鱼汤、猪蹄汤、排骨汤、鸡汤外，应该包括果汁、牛奶、豆浆等。

产褥期要合理安排生活起居，保持会阴清洁。产后应当洗淋浴，水温 34 ~ 35℃，室温最好 26℃。浴后迅速用毛巾擦干，防止受凉，产后 1 个月内禁止盆浴。要坚持早、晚刷牙，且饭后漱口以保护牙齿。适当活动及做产后健身操，有助于体力恢复、排尿及排便，避免或减少静脉栓塞的发生率，且能使骨盆底及腹肌张力恢复，避免腹壁皮肤过度松弛。

由于产后体内激素水平及生活环境的改变，导致大多数产妇在产后 3 ~ 7 天内会出现短暂、轻微的心理和情绪变化，如心境不良、郁闷、易哭泣、轻度情绪不稳定等，家庭成员应关心、体贴产妇，及时疏导紧张焦虑，帮助产妇缓解不良情绪。一般产后轻微的抑郁情绪，在 1 个月内可恢复。如在产后 6 ~ 8 周症状持续存在，丈夫和家人应关心产妇情绪变化，若发现产妇持续失眠或睡眠过度、有自罪感、反复出现伤害自己或婴儿的想法，应考虑患有产后抑郁症，及时到专科医院就诊。

四、产后观察子宫复旧

子宫能用超强的能力孕育新生命，但同时也是脆弱的。产后复旧不全会使盆底肌松弛，影响生活质量。产妇分娩后应尽早下床活动，在保证充足的休息和睡眠的同时，适宜地运动和锻炼，如产后健身操、盆底肌肉功能训练，但应避免久蹲、负重等增加腹压的运动。

在胎盘排出之后，子宫会立即收缩，在腹部用手可以摸到一个很硬并呈球形的子宫体，它的最高处和肚脐的水平同高。之后子宫底的高度，会每天下降 1 ~ 2 cm。大约在产后 10 ~ 14 天内，子宫变小，降入小骨盆腔内。这时，在腹部就摸不到子宫底了。

产后促进子宫恢复应做好以下几点：①及时排尿，一般在产后 4 h 小便，避免发生尿潴留。②产后尽早下床活动，顺产后 4 ~ 6 h，剖宫产后 12 ～ 24 h 时下床活动，这样有利于生理功能和体力的恢复，帮助子宫复 和恶露排出。③乳头刺激帮助子宫收缩，在产后让婴儿尽早吃母乳，只要婴儿一吸吮，子宫就会收缩。婴儿频繁地吸吮会导致频繁地产生这种反射刺激，会使子宫的恢复加快。④子宫按摩，分娩结束后，当体力得到一定的恢复（一般在第二天）产妇就要主动按照医生指导，进行子宫按摩。具体做法是将手放在肚脐周围，做顺时针环形按摩，以此帮助、促进子宫收缩。

孕妇分娩后，由于子宫的收缩作用，小腹阵阵作痛，于产后 1 ～ 2 日出现，持续 2 ～ 3 日自然消失，称"宫缩痛"或"产后痛"，属生理现象，一般不需治疗。宫缩痛是由于子宫收缩所致，子宫收缩时，会引起血管缺血、组织缺氧、神经纤维受压，所以产妇感到腹痛。经产妇产后宫缩痛如果疼痛时间超过 1 周，并为连续性腹痛，或伴有恶露量多、色暗红、多血块、有秽臭气味，则怀疑盆腔炎症，应请医生检查治疗。

五、产后乳房护理，坚持母乳喂养

坚持母乳喂养，乳房的护理很重要，既可保证婴幼儿（0 ～ 2 岁）正常的母乳喂养，又可促进产妇产后身材的恢复。

妈妈要根据具体情况选择正确的喂奶方式，一般常用坐式、侧卧式、环抱式等。正确的喂奶姿势有利于防止乳头疾病的发生。哺乳时妈妈要先将乳房托起，用乳头逗引婴幼儿的下唇，在婴幼儿张口最大时，将乳头送入婴幼儿的嘴里。要让婴幼儿将乳头及乳晕的大部分一起含入口中，这样可有效防止乳头皲裂。哺乳结束后，在婴幼儿停止吸吮时，轻轻用示指按压婴幼儿的下唇，使空气进入口腔，消除负压，再轻柔地将乳头从婴幼儿口中移出。避免在婴幼儿吸吮的过程中强行将乳头拉出，这样易使乳头破损。喂奶时应将一侧乳房吸空后再吸另一侧，两侧乳房交替进行，以免引起两侧乳房不对称。

产后要注意合理饮食，不要急于进行节食减肥，要均衡摄取营养，尽量不挑食。主食要比怀孕晚期增加一些，还要多吃蛋白质含量丰富的食物和蔬菜、水果。增加豆类食品的摄入。粗粮、坚果类食物含丰富蛋白质，如杏仁、核桃、芝麻等，能让乳房组织更富有弹性。

妈妈们要选择舒适的棉质内衣，胸罩不可过松或过紧，要选择柔软棉质、方便哺乳的文胸，不要选择有塑胶边或支撑的胸垫。每天应更换干净的内衣，保持乳房清洁。可在每晚临睡前或起床前对乳房进行按摩。将一只手的示指、中指、无名指并拢，放在对侧乳房上，以乳头为中心，顺时针由乳房外缘向内侧推行、按摩，每次10 ~ 15 min。

哺乳期间每天可适量做仰卧起坐、俯卧撑和举哑铃等运动，以减少腹部、腰部、臀部的脂肪堆积，还能有效防止乳房下垂。乳房的下垂与妊娠后体内雌激素和孕激素的分泌、妈妈体重增加过多、重力作用和遗传等因素有关，并不是由于母乳喂养造成的。

遇到乳汁分泌不足、乳头皲裂、乳头扁平及凹陷、乳房胀痛等情况时，也要积极应对。

- 乳汁分泌不足：首先要调整好自己，放松心态，保持愉快的心情，充分休息，有信心坚持母乳喂养。其次要增加喂奶次数，促进乳汁分泌。若乳汁分泌不足，要寻找影响原因，有针对性地进行纠正。饮食上多吃富含蛋白质的食物，多进食汤类如鱼汤、猪蹄汤、排骨汤等。

- 乳头皲裂：轻者可继续给婴幼儿哺乳，喂奶时从损伤轻的一侧开始，以保护皲裂严重的一侧。哺乳后挤出少量乳汁涂在乳头上。严重者要停止哺乳，可用吸奶器将奶吸出喂给婴幼儿。乳头破损后更要注意保持乳房的清洁卫生，防止病菌从裂口进入引起感染。为保护乳头，可选择使用乳头套，避免疼痛的乳头受伤。

- 乳头扁平及凹陷：乳头扁平、向内凹陷，或乳头不突出乳晕都会导致婴幼儿无法含住乳头，不能顺利哺乳。若产后乳头仍然内陷，可佩带乳头罩帮助婴幼儿含住乳头。也可采用负压吸引法使乳头突出，哺乳时先让婴幼儿吸吮乳头平坦或内陷的一侧乳房，这时婴幼儿吸吮力强，容易吸住乳头和大部分乳晕。

• 乳房胀痛：产后若乳腺管不通畅，会使乳房形成硬结。加上分泌的乳汁不能及时排除，以致乳腺管扩张，引起乳房胀痛。哺乳前热敷会促进血液循环，减轻乳房局部充血、肿胀。轻柔地按摩有助于乳腺管通畅，减少疼痛。热敷和按摩后立即给婴幼儿喂奶，可缓解乳房堵塞和疼痛。

• 乳腺炎：当乳房局部出现红、肿、热、痛等症状，或有痛性结节，提示妈妈们可能患上了乳腺炎。发生乳腺炎时，一般不要停止给婴幼儿喂奶，停止哺乳不仅影响婴幼儿的喂养，还增加了乳汁淤积的机会。不但不要停止母乳喂养，还要勤给婴幼儿喂奶。哺乳前可热敷乳房 3 ~ 5 min，并用手指顺乳头方向轻轻按摩。每次哺乳时应尽量排空乳汁，若乳汁过多婴儿不能吸尽，要借助吸奶器将乳汁排空。哺乳后用胸罩将乳房托起。饮食上宜食清淡，进食容易消化的食物，忌辛辣。乳腺局部化脓时，患侧乳房应停止哺乳，并用吸奶器将乳汁排尽。

（金　曦　杨　琦　侯启春）

第四节　儿童及青少年保健

儿童及青少年生长发育总的特点为：出生后前 2 年身高、体重增长较快，2 岁至青春期以前有较为稳定的增加，青春期快速增长，以后渐渐停止。体格发育有头尾规律，即：婴幼儿期头部发育领先，随着年龄的增长，头增长不多而四肢、躯干增长速度加快。婴儿期头高占身长的 1/4，成年人头高占身高的 1/8。

0 ~ 6 岁时，父母、其他代养人、老师和专业人员都可对照 0 ~ 6 岁儿童发育问题预警征筛查表（表 9-4-1），随时观察和检查有无相应月龄的预警症状，每个年龄段任何一条预警征象阳性，提示有发育偏常的可能，应及时就诊。

表9-4-1　0～6岁儿童发育问题预警征筛查表

年龄	预警征象	年龄	预警征象
3月龄	1．对很大声音没有反应 □ 2．不注视人脸，不追视移动的人或物品 □ 3．逗引时不发音或不会笑 □ 4．俯卧时不会抬头 □	6月龄	1．发音少，不会笑出声 □ 2．紧握拳不松开 □ 3．不会伸手及抓物 □ 4．不能扶坐 □
8月龄	1．听到声音无应答 □ 2．不会区分生人和熟人 □ 3．不会双手传递玩具 □ 4．不会独坐 □	12月龄	1．不会挥手表示“再见”或拍手表示“欢迎” □ 2．呼唤名字无反应 □ 3．不会用拇指示指对捏小物品 □ 4．不会扶物站立 □
18月龄	1．不会有意识叫“爸爸”或 □ “妈妈” □ 2．不会按要求指人或物 □ 3．不会独走 □ 4．与人无目光对视	2岁	1．无有意义的语言 □ 2．不会扶栏上楼梯 / 台阶 □ 3．不会跑 □ 4．不会用匙吃饭 □
2岁半	1．兴趣单一、刻板 □ 2．不会说2～3个字的短语 □ 3．不会示意大小便 □ 4．走路经常跌倒 □	3岁	1．不会双脚跳 □ 2．不会模仿画圆 □ 3．不能与其他儿童交流、游戏 □ 4．不会说自己的名字 □
4岁	1．不会说带形容词的句子 □ 2．不能按要求等待或轮流 □ 3．不会独立穿衣 □ 4．不会单脚站立 □	5岁	1．不能简单叙说事情经过 □ 2．不知道自己的性别 □ 3．不会用筷子吃饭 □ 4．不会单脚跳 □
6岁	1．不会表达自己的感受或想法 □ 2．不会玩角色扮演的集体游戏 □ 3．不会画方形 □ 4．不会奔跑 □		

备注：适用于0～6岁儿童。检查有无相应月龄的预警征象，发现相应情况在“□”内打“✓”。该年龄段任何一条预警征象阳性，提示有发育偏常的可能，建议及时就诊。

一、新生儿期特殊的生理状态、家庭护理与保健要点

1. 新生儿期特殊的生理状态

- 生理性体重下降：新生儿出生数日内，因丢失水分较多，出现体重下降的现象，但一般不超过10%。生后10天左右，恢复到出生时体重。如果新生儿生后2～3周仍未回升到出生时水平，那就不是正常的生理性体重下降了。应该寻找原因，是否是喂养不当、奶量不足或疾病等其他原因导致的。

- 生理性黄疸：生理性黄疸是指新生儿出生2～3天后，皮肤出现轻度黄染，但精神好，吃奶正常，无其他临床症状。生理性黄疸一般7～10天内消退。尽早进行母乳喂养，可以促进新生儿的肠蠕动，以便及时排出胎粪，减少胆红素肠肝循环的吸收量，从而降低血清间接胆红素水平，减轻新生儿黄疸。因此应大力提倡早吸吮、早开奶，促进母亲乳汁的分泌。同时，新生儿早期母乳喂养量的增加能让新生儿及早获得足够的营养。临床上可以见到早期吸吮不足的新生儿，生理性黄疸不能缓解甚至加重，最终发展为病理性黄疸。

感染会加重黄疸，新生儿最常见的是脐带感染，因此脐带自然脱落前要保持局部干燥、清洁，防止沾水或污染。

- 乳腺肿大：生后第3～5天，男、女足月新生儿均可发生乳腺肿胀，为蚕豆至鸽蛋大小。这是由于母亲的黄体酮和催乳素经胎盘至胎儿，出生后母体雌激素影响中断所致。一般不需处理，切勿强烈挤压，以免继发感染，生后2～3周内消退。

- 口腔内改变：新生儿上腭中线和齿龈切缘上常有黄白色小斑点，分别俗称为“上皮珠”和“板牙”，系上皮细胞堆积或黏液腺分泌物积留所致，于生后数周至数月自行消失。其两颊部的脂肪垫，俗称“螳螂嘴”，对吸乳有利，不应挑割，以免发生感染。

- 假月经：有些女婴生后5～7天阴道可见带血性分泌物，持续2～3天，称假月经。这是由于因妊娠后期母亲雌激素进入胎儿体内，生后突然中断，而形成类似月经的出血，一般不必处理。

2. 新生儿家庭护理要点

胎儿从脱离母体、脐带结扎时起，到满 28 天这段时间被称为新生儿期。分娩的瞬间，周围环境发生了巨大的变化，为了身体能够适应外界新的生活环境，新生儿就必须调整身体内部各器官的生理功能，这一过程大概要出生后 4 周左右才逐步完善。所以，医学上将这一时期视为新生命能否健康成长的一个关键期，这一时期是人生各个阶段中抵抗力较弱、各器官功能尚不完善的时期，需要精心的照护。

- 早接触、早吸吮、早开奶。新生儿生后 1 h 内立即母婴皮肤接触、开始吸吮母亲的乳房，这称为早开奶。早接触、早吸吮、早开奶有利于母亲尽早分泌乳汁，成功实施纯母乳喂养。

初乳是母亲在分娩后最初几天内分泌的乳汁，外观较浓稠，呈淡黄色。初乳较成熟乳有更多的维生素 A，含比成熟乳多 5 倍的蛋白质，尤其是其中含有比成熟乳更丰富的免疫球蛋白、乳铁蛋白、生长因子、巨噬细胞、中性粒细胞和淋巴细胞。这些物质都有防止感染和增强免疫力的功能。初乳对新生儿的肠道像一个保护层，有助于在婴儿的肠道建立有益菌群。初乳有通便作用，能帮助婴儿排出胎便，有助于预防黄疸。

哺乳时，母亲要保持舒服和放松的体位，新生儿的头和身体保持一条直线，身体贴近母亲，鼻尖对着乳头，张大口含接大部分乳晕。通过以下措施帮助婴儿贴近乳房并正确地含接：使婴儿的下唇贴近乳头，使婴儿的嘴要张得足够大，能够将大部分乳晕含在嘴里；使婴儿的下颌能够碰到乳房。新生儿慢而深的吸吮、可闻及吞咽声，均提示为有效的吸吮。

母乳喂养应按需哺乳，无论白天还是夜里，只要新生儿想吃或母亲感到奶胀时就应该喂奶。为保证新生儿有足够的母乳摄入量，每天至少哺乳 8 次以上。母乳充足的判断标准为：①新生儿平均每吸吮 2 ~ 3 次，可以听到咽下的声音。②通过新生儿吃奶后的反应，新生儿吃奶后应能安静睡觉 3 h 左右，直到下次吃奶前才哭闹。③通过体重增长速度，新生儿期体重应增长达到 600 g 以上。④新生儿 24 h 的排尿次数不少于 6 次。如果新生儿排尿少，且体重增长慢，则表明没有吃饱。

吸吮不足会影响乳汁分泌，导致母乳分泌不足。如果乳房内的乳汁不能被婴儿吸出，母亲就不能分泌更多的乳汁。母乳不足时，更应增加哺喂次数。

- 补充维生素 D：母乳和配方奶中含钙丰富，只要新生儿正常吃奶，就不须额外增加钙剂。但母乳和牛奶中含维生素 D 很少，不能满足新生儿每日的需要量。维生素 D 参与体内的钙磷代谢，帮助钙沉积到骨骼的生长部位，使骨骼正常生长，维生素 D 缺乏可导致佝偻病。维生素 D 的来源主要是接受阳光照射后自身产生的。从新生儿生后数天开始应补充 400 IU（早产儿为 800 IU）维生素 D。

- 保暖：注意观察新生儿面色、体温，可以通过触摸新生儿的手脚，判断是否温暖。天气寒冷时应及时给新生儿增加衣被、戴帽子并包裹好。新生儿的体温在 36 ~ 37℃为适宜。如低于 35.5℃为低体温，要立即保暖并每小时测一次体温，直至体温正常。居室温度应保持在 22 ~ 24℃。新生儿洗澡时，室温须达 25 ~ 28℃。新生儿睡觉时要盖好被褥，也可使用睡袋保暖。天气寒冷的季节，更换衣服或尿布时，应预热到接近皮肤温度时使用。取暖条件不好时，鼓励母亲采用袋鼠妈妈保暖法：将新生儿抱在胸前，新生儿的皮肤与母亲的皮肤接触，用衣服被子等盖住新生儿，直接用母亲的体温温暖新生儿。

用热水瓶、热水袋保暖时，应隔着新生儿的衣服，以防皮肤烫伤。不提倡使用电热毯给新生儿保温。保暖不宜过度，如新生儿脸上有汗、烦躁不安，可考虑保暖过度，建议减衣或松开包裹衣物。注意居室定时通风，维持室内空气清新。

- 睡眠：新生儿一昼夜的睡眠时间一般为 16 ~ 22 h。充足的睡眠是生长发育的重要保障。大约 6 ~ 8 周以后，婴儿才开始出现比较规律的固定睡眠模式。要培养新生儿自然入睡的习惯，避免采取摇晃、抖动的方式。可以哼唱一些催眠曲或是说一些有节奏的话语帮助新生儿入睡。新生儿睡眠时需要环境安静、光线柔和。

● 感知觉刺激：新生儿已具备视、听、触等感觉，婴儿期是脑的重量增加最快的时期，脑细胞逐渐分化，神经突触的数量及长度都在不断增加。神经系统的发育，为感知觉发育、接受外界环境刺激提供了基础。可通过母婴间皮肤接触、表情和语言交流，以及利用颜色鲜艳、可发声的玩具等对新生儿进行感知觉刺激。

新生儿在视觉、听觉器官的结构上与成年人基本相同，触觉较敏感，听觉发育较好。出生时新生儿已有瞳孔对光反应；2 ～ 4 周时能两眼凝视光源，追随物体达中线。进行新生儿抚触，表情和语言交流，床上挂颜色鲜艳的风车、气球等，适时播放优美音乐、催眠曲等可促进感知觉发育。

● 清洁：新生儿皮肤薄嫩，容易损伤而招致感染，对新生儿护理时动作要轻柔。应选择质地柔软、吸水性强的棉布作为尿布，尿布应勤换洗。新生儿排便后，应用温水清洗臀部及外阴部，洗完后要轻轻擦干。一旦发生尿布疹，除保持臀部皮肤清洁干燥外，换尿布后局部可以涂鞣酸软膏。新生儿的衣物应易于穿脱、干燥清洁、不用扣子。衣物要用棉布制作，宽松不妨碍身体活动。新生儿脐带脱落时间一般在出生后 1 ～ 2 周，脐带自然脱落前要保持局部干燥、清洁，防止沾水或污染。要经常检查包扎的纱布外面有无渗血、渗液。如果脐部有脓性分泌物、红肿或有恶臭味，提示脐部可能出现了感染，要及时去医院。

3. 新生儿保健要点

● 筛查：新生儿遗传代谢病筛查的项目主要有先天性甲状腺功能减退和苯丙酮尿症。这两种代谢缺陷病主要造成患儿智力低下，及早发现并通过药物及饮食治疗，可以避免发生智力损害。正常足月儿在出生 72 h 并充分哺乳的情况下采足跟血，进行检验。需要延迟采血者，采血时间一般不超过出生后 20 天。初筛阳性的新生儿，应及时按要求复查，明确诊断后及早开始正规治疗。新生儿出院前应进行听力筛查，未通过者于 42 天内进行复筛，复查仍未通过者转听力诊断中心进一步行听力学全面评估。

● 异常：新生儿身体器官及功能发育不够完善，抵抗力弱，常会受到病菌侵袭，容易患病，而且症状不明显。在日常护理时，要注意观察新生儿的精神状况、面色、吃奶情况、哭声、黄疸、体温等情况，判断是否生病，以便及时采取措施。新生儿如出现体温异常、反应差、哭声弱、拒奶、呼吸急促、腹泻等异常情况，应及时就医。

二、婴儿期的发育特点、指标与家庭养育要点

出生后 28 天到满 1 周岁，为婴儿期，是出生后各年龄期中生长发育最快、最重要的时期。婴儿期的体重可达出生时的 3 倍，身长可增加 50%。特别是在出生后的前 6 个月，体重和身长的增加速率更为迅速，每月体重增加 600 g，身长增加 2.5 ～ 3 cm。

1. 婴儿期的发育特点和指标

• 体重：是反映婴儿生长发育的最重要的指标。体重可反映的营养状况，尤其是近期的营养状况。体重可以受多种因素，如营养、辅食添加、疾病等的影响。在出生前 3 个月体重增长最快，平均月增长 600 ～ 1000 g，最好不低于 600 g；3 ～ 6 个月，平均每个月增长 600 ～ 800 g；6 ～ 12 个月平均每个月增长 300 g。

• 身长：也是婴儿生长发育的重要指标，反映的是长期营养状况。身长受遗传、种族和环境的影响较为明显。身长的增加也是在生后第一年增长最快，平均增长量为 25 cm。

• 头围：是反映孩子脑发育的一个重要指标。头围在生后第一年增长最快。出生时头围平均为 34 cm，1 岁时平均为 46 cm。大脑发育不全时头围常偏小，但头围过大时应注意有大脑积水。正常婴儿后囟 3 个月时闭合，前囟 1 岁～ 1 岁半闭合。过迟闭合要考虑有无佝偻病的可能。

• 胸围：新生儿在出生时，胸围小于头围。随着月龄的增长，胸围逐渐赶上头围。一般在婴儿 1 岁时，胸围与头围相等。影响胸围增长的因素有营养状况、体育活动、疾病造成胸廓畸形（如鸡胸、漏斗胸等）。

• 睡眠：婴儿期的睡眠较新生儿期逐渐减少，每天睡眠时间约

13 ～ 18 h。

● 运动和神经系统发育：婴儿通过不断与外界环境接触和与人交往，促进了中枢神经系统的发育，条件反射不断形成。婴儿逐步有了辨认人的能力，能用简单的词表达思想，与人有基本感情的交流。婴儿期的运动发展也很迅速，逐渐学会抬头、坐、爬、站立和行走，学会这些动作的时间，每个婴儿不太一样，但每个婴儿运动发育的顺序是一致的，即头部的运动先发育，其次是上肢、躯干，最后是下肢。关于婴儿的运动发育，民间流传着“三抬、六坐、七拿、八爬”的谚语，抬头、坐、爬等动作，属于大动作的发育，拿属于精细动作的发育。

2. 婴儿期家庭养育要点

● 坚持母乳喂养：母乳是 0 ～ 6 个月婴儿的最佳食物和饮料，母乳含水量为 90%，即使在炎热干燥的气候里，只要坚持按需哺乳，母乳能满足 0 ～ 6 个月婴儿对水分的需求。母乳喂养应按需哺乳，母乳不足时，更应增加喂哺次数。母乳营养全面，易于消化，且比母乳替代品更加经济，奶粉、动物乳品米粥等食品的营养成分和比例都不如母乳更适合 0 ～ 6 个月婴儿。母乳也是各种生物活性物质的载体，如免疫活性物质、调节生理代谢的激素或类激素物质、生长调节物质、益生菌活化因子、神经营养物质等。哺乳的过程也是亲子交流的过程，可以促进母亲和新生儿之间建立起亲密的关系，使母亲更有满足感，新生儿更有安全感。

● 循序添加辅食：婴儿 6 个月时，单纯乳类喂养已不能满足婴儿的营养需要，应及时添加其他泥糊状食物。遵循由一种到多种、由少量到多量、由细到粗、少糖无盐的原则。同时继续母乳喂养至 24 个月及以上。婴儿食物转换期是对其他食物逐渐习惯的过程，引入食物应由一种到多种，如每种食物每天尝 2 次，持续 3 ～ 4 日，至婴儿习惯该种口味后再换另一种，以刺激味觉的发育。

首先喂给婴儿少量强化铁的谷类食物，从 1 ～ 2 勺到数勺，直至一餐。单一食物逐次引入的方法可帮助及时了解婴儿是否出现食物过敏。每添加一种新的食物，须观察婴儿排便、精神、睡眠、皮肤等方面情况，如无异常，2 ～ 3 天后可添加新的食物。添加泥糊状食物的顺序为：强化铁的谷类食物、根块类蔬菜、茎叶类蔬菜、水果、肉类、蛋类、鱼虾类。须在婴儿食品中添加盐、酱油或其他调味料。咸的食物含盐较多，会损伤婴儿发育未健全的肾。过早添加盐还可能养成婴儿一生嗜咸的偏好，增加未来发生心血管疾病的风险。不要给婴儿吃太甜的食品，糖除了增加食物中的能量外没有其他营养价值。早期进食含糖食物会养成婴儿对甜食的偏好，导致日后容易出现龋齿和肥胖等问题。提倡给婴儿喝白开水。

● 婴儿进食技能练习：婴儿进食技能的练习有助于培养婴儿神经心理的发展，引入转换食物的过程应注意食物的质地和培养儿童的进食技能。在食物转换过程中，婴儿进食的食物质地和种类逐渐接近成年人食物，进食技能亦逐渐成熟。从泥糊状食物过渡到碎末状食物可帮助婴儿学习咀嚼。婴儿从 7 ～ 8 月龄开始锻炼咀嚼能力，可让 7 ～ 9 月龄的婴儿坐在儿童餐椅上与成年人共进餐，开始学习用手拿条状或指状食物自我喂食。10 ～ 12 月龄的婴儿学习用杯子喝水，自己用勺进食，每日和成年人同桌进餐 1 ～ 2 次。用勺、杯进食可帮助口腔动作协调，学习吞咽。通过手或用勺将食物送入口中，可增加婴儿进食的兴趣，有利于促进手眼协调和独立能力，使婴儿增加成就感，同时也有助于语言发育。

● 运动与玩耍：家长应多与婴儿交流与玩耍，促进婴儿的发育。要让婴儿多看、多听、多摸、多活动。婴儿自 1 个月即可练习俯卧，6 个月后可练习爬行，但不要在吃奶后马上练习，以免漾奶。为促进婴儿精细动作的发育，家长可以给婴儿一些干净的塑料瓶、盆、勺等让婴儿抓、敲、扔。婴儿出生后，家长要多注视婴儿并对着他微笑，特别是在喂奶的时候，并鼓励婴儿咿呀发音。4 ～ 6 个月时家长可用声音加上手势对婴儿说话，可以让婴儿抓和玩一些颜色鲜艳的东西，如塑料球、积木等。6 ～ 12 个月，家长要注意用清晰的声音和正确的语言进行交流，注意培养婴儿有意识地模仿发音，逐渐理解简单语言。

每天带婴儿户外活动 2 h 以上，寒冷、炎热季节可酌情调整。

有条件可为婴儿进行空气浴、水浴、日光浴。人体质的强弱，与后天的锻炼有着密切关系。婴儿时期，是人一生运动功能发育的关键期，尽管不能独立进行活动，家长经常帮助和引导婴儿做一些活动，如抚触、被动操和主动操，以避免身体经常处于一种姿势，这对他们的身体发育极为有利。被动操适合 2 ～ 6 月龄的婴儿；主动操适合 7 ～ 12 月龄的婴儿，它是在成年人的帮助下完成伸展、扩胸、屈肘、屈腿、翻身、举腿、弯腰、蹲起等动作。

3. 婴儿期保健要点

婴儿腹泻是多病原、多因素引起的以腹泻为主的综合征。主要特点为大便次数增多和性状改变，可伴有发热、呕吐、腹痛等症状，及不同程度水、电解质、酸碱平衡紊乱，主要发生在 2 岁以下的婴儿。轻型腹泻多为饮食因素或肠道外感染引起，每天大便数次至 10 次以下，粪便呈蛋花汤样，偶有呕吐、轻微腹胀等；重型腹泻多因肠道内感染所致，常急性起病，腹泻频繁，每天 10 次以上，多者达数十次，伴有水样便、呕吐、发热、面色发灰、烦躁不安，甚至昏迷、惊厥，并有脱水、电解质紊乱等症状。

腹泻会使婴儿体内水分大量流失，出现脱水，必须及时给腹泻患儿补充足量合适的液体，如母乳、新鲜果汁、菜汤、稀粥、米汤、温开水、口服补液盐等。

口服补液盐必须在药房购买，按照说明，加入适量的温水搅拌均匀后，喂给患儿喝。

腹泻的患儿要坚持母乳喂养，像平时一样规律进餐，不减餐，配餐要稀软、易消化和富有营养。母乳喂养的婴儿尽可能多喂奶。

腹泻恢复期的患儿每天比平时可多加一餐，维持 2 周，以便尽快弥补腹泻期间损失的营养。

● 急诊就医：每一个生病的婴儿，如果出现以下情况必须立刻去医院就诊，避免延误病情：精神差，嗜睡、昏迷、惊厥，或病情加重；体温低于 35.5℃或发热（体温高于 37.5℃）、不能喝水或进食母乳；原有咳嗽的患儿出现呼吸增快，2 月龄以下婴儿呼吸次数 ≥ 60 次 / 分以上，2 ～ 12 月龄的婴儿呼吸次数 ≥ 50 次 / 分以上；

腹泻的患儿出现喝水差或脓血便；婴儿皮肤脓疱、巩膜黄染、眼睛流脓性分泌物。

• 健康检查和免疫接种：婴儿3、6、8、12月龄时，家长应带儿童在乡镇卫生院、社区卫生服务中心进行健康检查和咨询指导，共4次。在婴儿6～8月龄时至少进行1次血常规检测，以便及时发现贫血，及时治疗。健康检查内容包括体格检查、生长发育和心理行为发育评估，可帮助及时发现体格生长偏离，预防营养不良，接受婴幼儿喂养和饮食指导。婴儿应按时接受预防接种，以有效预防相关传染病。具体免疫程序参见《国家扩大免疫规划儿童疫苗免疫程序及说明》。

三、幼儿期的发育特点、指标与家庭养育要点

幼儿期是指从1岁至3岁的时期。幼儿期体格生长速度较婴儿期减慢。

1. 幼儿期的发育特点和指标

• 体重：1～2岁间，幼儿体重一般增加2.5～3. 5 kg。2岁时体重约为出生时的4倍，体重约为12 kg。2～3岁间，体重增加1.5～2 kg，3岁时体重约为14 kg。

• 身长：1～2岁间，幼儿身长一般增加10 cm左右，2岁时身长约85 cm。2～3岁间，身长增加5～7.5 cm，3岁时身高约95 cm。

• 头围：1岁时头围平均为46 cm，第二年增加2 cm，第三年增加1～2 cm。3岁时头围平均为48 cm，已与成年人相差不多了。由此可看出，脑发育主要在生后前3年。

• 牙齿：2岁内幼儿乳牙总数约为月龄减4～6，2岁时牙齿约为16颗。30月龄出齐20颗乳牙。

• 运动和神经系统发育：幼儿12～15月龄时手的小肌肉开始发育，精细动作趋于灵活和准确，可以开始用勺、翻书和涂画；18月龄的幼儿能叠2～3块方积木，自己脱手套、袜子，画重叠的线或弧圈等；2～3岁时，幼儿能自己用勺进食或用杯喝水（泼洒少），

可一页一页翻书。

大运动发育的进程为 12 月龄可以独走，15 月龄独走稳，18 月龄扶栏杆上楼梯，24 月龄双脚跳。

12 ～ 18 月龄为语言初期，幼儿对成人语言的理解能力迅速发展，会使用单词，词汇量增加到 20 个，能使用词表达自己的愿望或与他人进行交往。18 ～ 24 月龄的幼儿逐渐学会说 2 ～ 3 个词组成的简单句，模仿能力增强，交流的内容增多，喜欢与小朋友做交往游戏。

2. 幼儿期的家庭养育要点

● 膳食营养：幼儿膳食逐渐趋于家庭饮食，但幼儿牙齿处于萌发和生长过程，牙齿的数目有限，其咀嚼功能刚刚开始出现，尚未发育成熟。因此，2 岁以内幼儿的膳食应专门单独加工、烹调，并选用适合的烹调方式和加工方法。应将食物切碎煮烂，易于幼儿咀嚼、吞咽和消化，特别注意要完全去除皮、骨、刺、核等；宜采用蒸、煮、炖、煨等烹调方式。幼儿膳食口味以清淡为好，不应过咸，更不宜食辛辣刺激性食物，尽可能少用或不用含味精或鸡精、色素、糖精的调味品。要注重食物品种的交替更换，以利于幼儿保持对进食的兴趣，避免偏食的发生。2 岁以上的幼儿可以和成年人同餐。

幼儿每天可安排 3 餐主食，上、下午主餐之间各安排 2 ～ 3 次以乳类、水果和其他稀软面食为主的加餐，餐间控制零食。幼儿膳食须做到定时、定量，有规律地进餐，不随意改变幼儿的进餐时间和进食量，固定进餐场所，创造良好的就餐环境，使幼儿集中注意力进食，以养成良好的饮食习惯。

通过饮食可以培养幼儿的独立能力和正确反应能力。1 岁的幼儿应该开始练习自己用勺进食；1 ～ 2 岁幼儿应分餐进食，鼓励用勺自己进食；2 岁后的儿童应独立进食。幼儿时期是儿童饮食习惯养成的重要阶段，应按时进餐，合理安排零食，给予零食的数量和时机以不影响幼儿主餐食欲为宜。控制纯能量类零食的食用量，如糖果、甜饮料等含糖高的食物，甜食摄入过多或时间不当均会增加患龋齿的危险。幼儿需要的水除了来自营养素在体内代谢生成的水和吃的食物所含的水分外，大约有一半的水须通过直接饮水来满足，每天约 600 ～ 1000 ml。幼儿的最好饮料是白开水。目前市场上许多含糖饮料和碳酸饮料含有葡萄糖、碳酸、磷酸、咖啡因等物质，过多饮用这些饮料，不仅会影响孩子的食欲，使儿童容易发生龋齿，还会造成摄入过多能量，从而导致肥胖或营养不良等问题，不利于儿童的生长发育，应该严格控制摄入量。

幼儿食物中，每天都应包括肉、蛋、奶，如果日照时间不足，还应补充维生素 D。幼儿食物的选择应依照营养全面、丰富、易消化的原则，应充分考虑满足能量需要，增加优质蛋白质的摄入，以保证幼儿生长发育的需要；应增加铁的供应，以避免铁缺乏和缺铁性贫血的发生。幼儿每天应摄入 1 个鸡蛋，约 50 g 鱼虾肉、瘦畜禽肉，100 ～ 150 g 谷物，150 ～ 200 g 新鲜蔬菜，150 ～ 200 g 新鲜水果，300 ～ 500 ml 乳类，不能继续母乳喂养的 2 岁以内幼儿建议选择配方奶。天然食物中维生素 D 含量少，主要来源是户外活动时由紫外线照射皮肤转化而来。如果户外活动不足，很容易发生维生素 D 缺乏，引起佝偻病，最好每日补充维生素 D 400 IU。

● 健康生活方式的养成：儿童应养成饭后漱口、早晚刷牙的口腔卫生习惯。饭后漱口可去除口腔内的食物残渣，保持口腔清洁。幼儿仅有前牙萌出时，父母可用纱布蘸白开水，每天轻轻擦洗牙 2 次。当有多颗牙萌出时，应用带软毛的指套或软毛刷为儿童刷牙，并确保能够清洁上下颌所有的牙面，特别是咬合面和接近牙龈缘的部位。

儿童牙齿完全萌出后，家长要用软毛的儿童牙刷采用“画圈法”为孩子刷牙。顺着牙齿生长的方向刷，先将牙刷平放在口腔里，刷毛轻压牙龈的边缘，然后轻轻转动手腕，将刷毛逐渐转向牙面，上牙从上往下刷，下牙从下往上刷，反复刷动。每刷一个地方，须往返 5 ～ 10 次。刷完外面，再刷里面。刷上、下前牙的内面时，应将牙刷竖起来，沿牙缝上下提拉刷动，刷后面磨牙的咬合面时，则用横刷方法来回刷。幼儿应有专用的牙刷和牙杯，牙刷毛应是柔软、圆头的尼龙丝，刷柄易于持握。刷头的大小和形状应适合幼儿的口腔，符合保健牙刷的标准，每3个月左右更换一把牙刷。

养成良好的卫生习惯是预防幼儿肠道感染的关键，做到不喝生水、不吃生冷食物、饭前便后洗手。保持幼儿居室空气流通，尽量不要带幼儿去人群密集的场所。

● 运动、游戏与玩耍：2～3岁是幼儿语言发育的关键时期，应多让幼儿看画报，给他讲故事，教他儿歌，鼓励幼儿多说话、多回答问题。幼儿期感知觉发育迅速，语言发展快，对周围环境产生好奇心，发展的重点是促进动作、语言的发展。通过游戏、模仿操等活动，促进幼儿肢体大运动和精细运动，要多同幼儿一起玩耍。选择促进小肌肉动作协调发育的玩具，如球、拖拉车、木马、滑梯等，以训练幼儿的手指精细动作，有助于幼儿神经行为发育。与幼儿说话时，态度应和蔼、亲切。家庭气氛和谐，幼儿做错事时讲清道理，维护幼儿的自尊心。

3. 幼儿期保健要点

● 幼儿发热：发热时应尽量少穿一些，多饮水、休息，千万不可让幼儿发汗而捂得严严实实。家长应密切观察幼儿体温变化，采取合理的退热方法，预防高热惊厥。物理降温的方法有温水擦浴，水温应略高于体温，主要擦洗幼儿的手心、足心、腋下、腘窝、腹股沟等处，擦洗过程中应避免幼儿受凉，病情加重。用冰袋枕在幼儿头部，用冷水湿毛巾较大面积地敷在前额以降低头部温度，保护大脑。体温超过38.5℃时应在医生指导下服用退热药，退热药物的服药剂量和间隔遵医嘱，不要滥用抗生素。

● 幼儿咳嗽：幼儿出现咳嗽时，应数1 min的呼吸次数，若多于40次，应及时就医。正确的做法是要数满1 min。数呼吸时要注意一吸一呼为1次呼吸，有的父母将一吸一呼数为2次呼吸就数错了。幼儿胸廓上下运动幅度小，以腹式呼吸为主，因此观察呼吸运动时观察腹部运动更明显，数出来的呼吸次数更准确。数呼吸时，要在幼儿安静时数，不要在幼儿哭闹、吃奶或刚吃奶后数呼吸，这时数出来的呼吸次数不能反映真实情况。在冬春季节或疾病流行时，不要带幼儿去拥挤的公共场所，如商场、车站等。家中有患感冒、气管炎等常咳嗽者，要注意和幼儿隔离，如戴口罩抱幼儿或给幼儿喂食时先洗手。不要在幼儿活动场所、居室吸烟。吸烟污染空气，而且还影响肺的发育和抵抗力。有一些传染性疾病如结核、麻疹、百日咳等是呼吸系统传染病，应按时接种疫苗。

● 预防伤害：幼儿活泼好动，自我保护意识差，注意预防烧烫伤、溺水、跌落、窒息和交通事故等伤害。给幼儿洗澡时，先在盆里加入凉水，后放热水。注意不要碰倒装了热水的容器。使用热水袋给幼儿取暖时，要将塞子塞紧，擦干外表的水，并用毛巾或厚布包裹，让幼儿的皮肤不要接触到热水袋。幼儿会走后，注意将热的水、汤、粥等放在远离幼儿的地方、饭菜晾凉后再吃，不能放在桌边，特别是不能放在有桌布的桌子上，以免被幼儿碰翻。夏天蚊香应放在远离幼儿的地方。严禁幼儿玩火柴、打火机，避免引起烧伤和火灾。

不要让幼儿玩过小的玩具，注意玩具上是否会有容易脱落的细小零件。为幼儿选择玩具时，应注意玩具上标示的适用年龄，凡带尖、有棱角、容易坏的玩具都不适合幼儿玩。要经常检查幼儿的周围是否有遗落的纽扣、硬币、棋子等物品。不要把塑料袋拿给幼儿玩。幼儿睡觉时，鼻子和嘴巴都要放在被子外面。花生米、豌豆等坚果类食物捣碎后再给幼儿吃，以免吞咽误吸到气管里，甚至导致窒息。

用浴缸的家庭，要随时将浴缸里的水放干，浴室门关好，以防幼儿掉进装满水的浴缸。如果家庭中有水缸或水井，一定要加盖；如果屋外有水沟、池塘等，要装栅栏；若实在无法安装，一定要照看好幼儿，以免落水。

当幼儿一个人躺在床上时，床边一定要有东西挡住。住楼房的家庭，窗户应该安装护栏，不要让幼儿一个人站在窗台上，窗户下不要摆放可攀爬的床、桌椅等。不能将幼儿单独留在汽车里。乘坐小型汽车时，要给幼儿准备专用汽车座椅并正确使用。在户外活动时注意避让车辆，防止交通意外。

不要把药品、洗涤用品、杀虫剂、刀子、火柴等可能会对幼儿造成伤害的物品放在他们能接触到的地方，以防误食、误伤或中毒。过敏性体质的幼儿慎用毛绒玩具。

任何时候都不要把幼儿独自留在家中，以避免发生伤害。

- 健康检查和免疫接种：幼儿 18、24、30、36 月龄时可各接受一次由社区妇幼保健机构提供的免费健康检查和咨询指导，18、30 月龄时分别至少查 1 次血常规。定期体检时医生会了解幼儿 2 次随访间的膳食、患病等情况，并对幼儿进行体格检查、生长发育和心理行为发育评估、血常规检测。咨询指导给予家长关于幼儿合理膳食、心理行为发育、意外伤害预防、口腔保健、常见疾病防治等健康指导。幼儿阶段虽然基础免疫基本完成，但每种疫苗产生免疫力只能持续一定的年限，要根据每种疫苗接种后的免疫持久性按期加强免疫，继续预防接种。

- 生长监测：利用生长监测图对幼儿进行定期生长监测，可以及时发现体格生长偏离，预防营养不良，指导幼儿喂养和饮食。生长监测图横坐标是幼儿的年龄，纵坐标是幼儿体重（或身长、头围等）测量值。生长监测的方法是称量—画点—连线—评价—询问—指导，可以监测幼儿的体格生长水平和匀称度，及时发现和早期干预低体重、生长迟缓、消瘦或超重 / 肥胖。

图 9-4-1 的 4 种年龄别体重曲线图，a 和 b 为正常生长曲线图；c 和 d 为异常生长曲线图，幼儿的体重增长缓慢或下降，要特别关注。

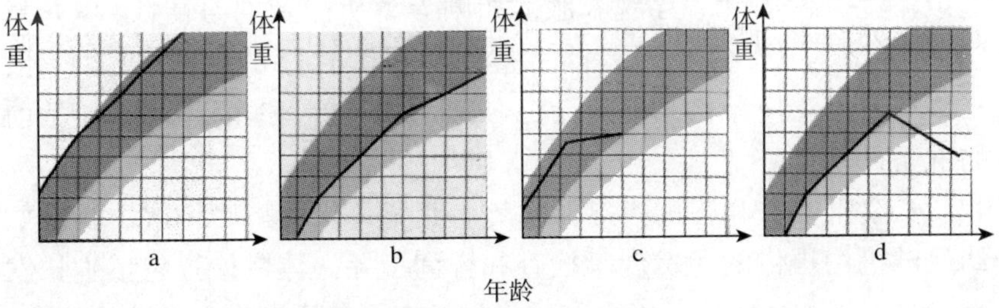

图 9-4-1　年龄 - 体重曲线

四、学龄前儿童的发育特点、指标与保健要点

1. 学龄前儿童的发育特点

学龄前期是指儿童 3 ～ 6 岁。此阶段儿童体格发育处于稳步增长状态，但比婴幼儿期减慢。身高的增长相对大于体重的增长，下肢的增长速度大于躯干的增长速度，坐高占身高的比例逐渐缩小。学龄前期儿童在进入青春期前体重每年增加 2 kg，身高增加 5 ～ 7 cm。儿童活动量增加，体内热量消耗增加，皮下脂肪减少，肌肉开始增长，身体变得瘦而结实。

2. 学龄前儿童的保健要点

- 膳食营养：儿童从 3 岁左右开始，消化吸收能力都基本接近成年人，但营养需要量相对较高。3 ～ 6 岁儿童膳食中蛋白质、脂肪、碳水化合物的供给量比例为 1 ∶ 1.1 ∶ 6，应摄入足够的维生素、矿物质，如钙、磷、铁、碘、锌、铜等微量元素。须摄入足够数量的优质蛋白，如牛奶、鸡蛋、瘦肉、鱼和豆制品等，来源于动物性食物和豆类食物的优质蛋白比例应达到 60% ～ 70%。碳水化合物所提供的能量达到 50% ～ 60%，脂肪能量一般不超过 30%。

- 健康生活方式的养成：注意使儿童保持正确的坐、立、走姿势，预防脊柱弯曲异常。注意用眼卫生，保护视力。最晚从 4 岁开始定期测查视力，发现异常及时矫治。食物要多样化，要定时进餐，不挑食，少吃零食、甜食和冷饮。

要训练学龄前期儿童的生活自理能力，鼓励 3 岁儿童独立进行吃饭、洗手、刷牙、穿脱衣服、如厕等力所能及的事情；4 岁儿童应学习折叠被子、整理床铺、整理和保管自己的玩具和图书等；5 ～ 6 岁儿童应学会整理书包、文具及图书等物品，做好入学前的准备。

- 健康检查和咨询指导：学龄前儿童每年可享受一次由当地妇幼保健机构提供的免费健康检查和咨询指导。体格检查包括生长发育评估，视力、听力、贫血和龋齿的检查；健康指导包括合理膳食、心理行为发育、伤害预防、常见疾病防治等方面。

五、学龄期和青春期的发育特点、指标与保健要点

1. 学龄期儿童的发育特点

学龄期儿童的体格维持稳步增长，但个体差异较大，与遗传、性别、运动、营养状况、进入青春期迟早有密切关系。

2. 青春期的发育特点

国际上公认的青少年期为 10 ~ 19 岁，这一阶段跨越了小学高年级、初中、高中和高等教育或者初步接触社会的一段时间。这段时间的保健需求很旺盛，因为身体的快速发育导致青少年有很多困惑，心理和社会适应能力相对滞后也常常使得青少年产生疑问，这些都需要家庭和社会的关注。青春期从体格快速增长开始，到骨骺完全融合、躯体停止生长、性发育成熟而结束。一般女孩青春期开始和结束的年龄比男孩早 1 ~ 2 年。女孩从 9 ~ 11 岁开始，男孩从 11 ~ 13 岁开始。

- 青春期的少年逐渐出现第二性征：青春期发育启动以后，在促性腺激素及性激素的作用下，第二性征也逐渐出现。男性阴毛出现的最早，11 ~ 12 岁；腋毛的出现比阴毛晚 1 年左右；胡须在 15 岁左右萌发。进入青春期声带也变长，约在 14 岁出现变声，喉结变得明显。女性乳房发育是首先出现的第二性征，一般在 8 ~ 13 岁之间开始发育。乳房发育表现为乳房逐渐丰满而隆起，乳晕逐渐扩大，颜色逐渐加深。阴毛在乳房发育后 0.5 ~ 1 年左右出现，腋毛的出现要比阴毛晚 1 年多。

月经初潮是女性青春期生殖功能发育的重要标志，初潮年龄一般在 12 ~ 14 岁，也可能早在 11 岁或者推迟至 15 岁，如果女孩 15 岁以后月经尚未来潮，应当引起家长重视，须带女孩到医院进行咨询。正常月经具有周期性，两次月经第 1 天的间隔时间称月经周期，一般 1 个月经周期为 21 ~ 35 天，平均 28 天。每次月经持续时间称为经期，一般 2 ~ 8 天。月经初潮后 1 ~ 2 年内，由于卵巢功能尚未发育健全，常有月经不规律的现象出现。

- 青春期是决定个体生理、心理、社会适应能力和价值观的关

键时期：青春期人体的外部形态、生理功能、心理、行为等都发生巨大变化，表现为体格生长加速，出现第二次生长；各内脏器官体积增大，功能逐渐完善；与生长发育有关的激素明显增加；生殖系统发育明显增快并逐渐成熟，到青春晚期已具有生殖功能；第二性征迅速发育，男女两性的形体差别更加明显；认知、情感、个性等心理因素的发展使心理与行为产生相应的改变，如发展不平衡，这一时期容易出现心理和行为问题。

3. 学龄期保健

学龄期儿童在青春期开始以后，就会逐渐成长为青少年，而学龄期儿童和青少年的阶段，一般都处在以学校为主的社会环境中。儿童、青少年的健康与生物遗传因素和环境因素密切相关，与社会经济状况、家庭因素、营养、体育锻炼、生活作息方式、环境污染与保护等都相关。

绽放生长发育的潜力，平稳度过青春期，成为有担当的社会人，是每个儿童、青少年成长的必由之路。这样长达 9 ~ 12 年甚至更长的时间，儿童、青少年的健康关注点都比较相近，也需家庭、学校和社会持续关注，故在本条目中合并讲述。

• 加强营养，膳食多样化和合理平衡：为了补充生命活动和生活、学习过程中的消耗，和保证儿童青少年生长发育的需要，应合理安排进餐时间和营养分配，保证各种营养素的足量供给。要保证早餐的质量，早餐中应包括谷类、豆类、蔬菜、水果类、肉、蛋、奶类。培养良好的饮食习惯，少吃零食及含糖饮料，养成不偏食、不暴饮暴食的习惯，防止肥胖症等营养失衡的发生。处于生长发育期的儿童青少年，由于生长迅速，血容量增加，对铁的需要量明显增加，容易出现体内铁相对不足而发生贫血，青春期女生加之月经来潮后的生理性失血，更易发生贫血。青少年应经常吃富含铁的食物，如动物血、肝、瘦肉、蛋黄、黑木耳、大豆等，还可以增加铁强化食品的摄入，如铁强化酱油、铁强化面包来改善铁营养状况。每天的膳食均应含有新鲜的蔬菜、水果等维生素 C 含量丰富的食物。维生素 C 可以显著增加膳食中铁的消化吸收率，单独补充维生素 C

在一定程度上就可以改善人体的铁营养状况。

• 保证充足的睡眠时间：小学生每天睡眠时间应达到 10 h，初中生 9 h，高中生 8 h。睡眠过程中内分泌系统释放的生长激素比平时增加，有利于生长发育。同时，在睡眠过程中氧和能量的消耗最少，有利于消除疲劳。儿童、青少年睡眠不足易导致烦躁、易怒、食欲减退、体重减轻和生长发育迟缓。睡眠不足还会引起睡眠困难、不易入睡、夜间易醒等情况，从而造成恶性循环。

• 适当的体育锻炼：儿童、青少年每天应保证 1 h 的体育锻炼，最好在户外进行。大多数日常身体活动应该是有氧活动。5 ~ 17 岁的儿童、青少年应每天累计至少 60 min 中等到高强度的身体活动。累计是指将一天内分散进行的多次较短时间身体活动的累加。身体活动形式可以是有氧活动、力量性活动、柔韧性锻炼、平衡训练，但以有氧活动为主。有氧活动包括快走、跑步、骑车、跳绳和游泳等。中等强度身体活动为自我感知运动强度量表中的 5 ~ 6 级，而高强度身体活动为 7 ~ 8 级（表 9-4-2）。

运动中须注意适度、适量，循序渐进，避免超负荷运动；运动中应补充水分；防范意外伤害；选择适合的运动环境，注意个体差异；运动期间适当增加各种营养素。

儿童、青少年每天进行适宜的体育锻炼，能够增强体质和耐力，提高身体各部位的柔韧性和协调性，促进新陈代谢、血液循环和肌肉增长，增强呼吸功能和心脏功能，使肺通气量、最大耗氧量增加，心脏收缩能力增强，心输出量增加，心率减慢。运动可促进生长激素分泌，促进身体各组织细胞数增加及骨骼的形成和发育。适宜的体育锻炼使神经、肌肉的功能活动更加协调，促进肌纤维增长、变粗，使骨骼承受一定的压力，骨骼直径增粗、骨皮质增厚、骨密度增加，明显改善青少年的身体素质，促进青少年的生长发育。舞蹈、瑜伽、健美操等运动可拉伸关节、刺激骨骺、促进钙的沉淀，对身高有很好的促进作用。跑步、游泳、骑车、跳绳、踢毽、需要身体跑动的球类等耐力运动能刺激下肢管状骨两端的骺软骨，使之繁殖旺盛，促进骨增长，对身高有明显的益处。适宜的运动还能帮助保持健康体重，预防和控制肥胖，对某些慢性病也有一定的预防作用。户外运动能接受一定量的紫外线照射，有利于体内维生素D的合成，保证骨骼的健康发育。

表9-4-2　自我感知运动强度量表

级别	感觉
0	休息状态
1 ~ 2	很弱、弱
3 ~ 4	温和
5 ~ 6	中等
7 ~ 8	疲惫感
9 ~ 10	非常疲惫

- 早晚刷牙、饭后漱口，是保持口腔健康、有效预防龋齿的最好方法。

- 养成健康文明的生活方式：青少年作为自己健康的第一责任人，保持积极向上健康心理状态、主动学习健康知识和技能、努力提升自身健康素养、养成健康文明生活方式，是保障、促进自身健康最有效的方法。青少年健康文明的生活方式包括合理膳食、科学运动、不吸烟、不饮酒、讲究个人卫生、保证充足睡眠、保持积极向上的健康心理状态等。科学运动可以强身健体，促进心理健康。积极、主动、科学的膳食安排与运动是超重、肥胖青少年控制体重增长的主要措施。烟草严重危害身体健康，要抵制烟草诱惑，拒吸二手烟。应掌握科学的应对方法，保持积极向上的健康心理状态，积极参加文体活动和社会实践，有问题及时求助。

- 保护视力：儿童青少年应注意防治弱视、近视。遗传因素、环境因素是学生患近视的内因和外因，慢性疾病以及其他眼病也可使视力减退。读写姿势不端正、忽视用眼卫生、采光不良，以及体质衰弱、不合理饮食是学生近视发病的主要因素。学生应养成良好的卫生习惯，做到读写姿势端正，每天视屏时间最好控制在 1 h 之内。坚持做好眼保健操，每天 2 次，上下午各 1 次。每学期定期检查视力，发现视力异常，要及时到眼科医疗机构检查，遵从医嘱，进行科学的干预或近视防治。

- 科学用耳，注意保护听力，养成安全的聆听习惯。控制个人音频设备的使用频度、强度和时长，单次使用时间不宜超过 60min；减少噪声接触，特别是娱乐性噪声接触，了解掌握常见的耳毒性药物，提高安全用药意识。

- 肺结核是常见的慢性呼吸道传染病，易在聚集性群体中传播。出现咳嗽、咳痰 2 周以上等症状，须及时就诊，并主动向学校或单位、集体报告；按程序完成预防接种，预防相关传染性疾病。各地的具体接种程序可能略有不同，以当地保健科医生的要求为准。

- 预防伤害：父母和老师应进行行人安全和交通法制教育；儿童、青少年应掌握并遵守交通规则，注意察觉危险环境，预防交通事故的发生。

不要在江河、池塘、井边玩耍、游戏，游泳训练和娱乐应有救生人员看护，水上娱乐活动时要穿救生衣，加强安全教育和安全技能训练，预防溺水发生。

闪电打雷时，不要接近一切电力设施，如高压电线变压电器等；不要开电视机、电脑等，应拔掉一切电源插头，以免伤人及毁坏电器；不要拨打、接听电话，关闭手机；不穿戴湿衣、帽、鞋等在雷雨天气时走动；不在大树下避雨避雷（至少离大树 5 m 外）。

被动物咬伤、抓伤或被有毒昆虫叮咬后应立即冲洗伤口，并及时就医；不要主动去激怒动物，如捉蛇、捅马蜂窝、捉蝎子和蜈蚣等；外出时涂抹一些防护油，防止有毒昆虫的靠近。

在购买包装食品时应注意查看生产日期、保质期、包装有无发涨或破损，不购买无证摊贩食品；不采摘和食用野果、野菜；不吃容易引起中毒的食物，如发芽土豆、不熟扁豆和豆浆、毒蘑菇、新鲜黄花菜、河鲀鱼等；拒绝滥用镇静、催眠等成瘾药物和毒品。

文具可能存在气味污染、重金属污染、荧光剂污染的危害。在挑选文具和玩具时，应观察产品合格证，适合年龄，厂名厂址，安全质量认证标志是否齐全、明确；试一试零件是否结实，音量是否合适，是否存在安全隐患。

4. 青春期常见健康问题

● 肥胖或超重：导致儿童青少年肥胖或超重的主要因素是进食热量过多而消耗能量的体力活动和体育锻炼过少及家族遗传因素。高蛋白、高脂肪、高热量食物的不良膳食结构，经常食用甜食、零食、西式快餐，非饥饿状态下进食，边看电视或者边玩边进食，睡前进食等不良饮食习惯是导致进食热量过多的常见原因。肥胖或超重可导致自我意识受损、自尊心降低，表现为心情压抑、焦虑、缺乏自信等，女孩比男孩更明显；肥胖或超重还可导致生理功能损伤，如呼吸系统免疫力降低、血压升高、运动能力下降、性发育提前等；肥胖或超重可成为糖尿病、高血压和心脏病等成年期疾病的危险因素。

家长可以与孩子讨论如何通过限制摄食量、增加运动和体育锻炼来减轻体重，讨论如何减少静坐的时间，如看电视、长时间使用电脑等。鼓励孩子与朋友保持联系和积极参加社交活动也很重要。家长可以帮助儿童、青少年制订膳食计划，减少每天的进食次数，减少每餐的进食量，坚持每天进行大约 60 min 的体力活动或者体育锻炼。家庭膳食安排中应减少含糖或脂肪过高的食物。

● 身材矮小：在生长发育过程中，因受各种内、外因素的影响，生长速度减慢或者停止，引起生长延迟或障碍，最终导致的低身高即为身材矮小。其判断标准为在相似生活环境下，同种族、同性别和年龄的青少年身高低于正常人群平均身高 2 个标准差（-2SD），或低于正常人群身高的第 3 百分位数。

身材矮小的原因有多种，主要考虑遗传、营养、性发育障碍。父母及其他家庭成员的身高对青少年的身高有一定影响。婴幼儿期的营养不良可影响青少年身高的生长，通常会持续到成年期，并且很难赶上生长。青春期营养不良也会减缓这一时期的正常生长速度。14 岁时未出现体毛、阴茎和睾丸的发育（男生），乳房发育（女生），或女生 16 岁时还未出现月经初潮要考虑是否有青春期（性）发育延迟。

如果青少年身材矮小因遗传或快速生长期延迟引起，则对身体无不良影响。如果是因营养不良、慢性病或复发性急性疾病引起的，则可能会对健康产生一定的影响。青少年可能会因为身材矮小而被取笑，产生压抑、自卑、退缩心理，或因担心就业、择偶等受限制而产生焦虑情绪。

发现孩子身高偏常的家长，须尽快帮助孩子到医院检查骨龄等指标，判断可能影响生长的因素，遵从医生的建议并接受治疗。要给孩子准备足够的、营养丰富的、结构平衡的食物，满足身体生长所需。鼓励孩子积极和朋友或同龄人一起参加日常活动和体育锻炼。加强体育锻炼可以在一定程度上促进身高的增长。要注意，除了在性发育延迟等极少数情况下，没有药物可使身高增长，不要听信一些广告，滥用药物。

● 痤疮是一种毛囊皮脂腺的慢性炎症，由各种原因造成的皮脂腺管与毛孔的阻塞，使皮脂外流不畅所致。痤疮包括粉刺（白头、黑头以及未发炎的肿块）、脓疮（突出于皮肤表面，充满脓液）、丘疹（发炎的小肿块，浅色肤色者会出现发红）、结节（影响深部皮肤、发炎）、囊肿（由两个或两个以上结节共同形成）。痤疮常见于面部，其次是胸部、背部和肩部。

引起痤疮的原因是多因素的综合作用。一是青春期雄激素分泌增多，雄激素能促进皮脂腺细胞的增长，促进皮脂腺分泌皮脂的作用加强；二是皮肤偏油性，分泌油脂多，容易堵住毛囊口；三是人的皮肤上存在一些寄生菌，一般情况下它们不引起发病，当皮肤皮脂增多时，如痤疮棒状杆菌、卵圆糠秕孢子菌、白色葡萄球菌等释放出溶解皮脂的脂酶，使皮脂转变成游离脂肪酸。这些酸性的产物引起毛囊及毛囊周围发生炎症，就会引起痤疮皮损。

将近 80% 的青少年长过痤疮。痤疮是青少年面部最常见的皮肤病，对青少年的心理和社交影响很大，但青春期后往往能自然减轻或痊愈。青少年多生长轻度或中度痤疮，通过局部治疗可以治愈，并不留瘢痕。但有的青少年痤疮程度较严重，如果治疗不当，可能会留下瘢痕。青少年应尽量减少油腻食品的摄入量，积极治疗和护理皮肤。注意经常保持皮肤清洁，每日1至2次用温水和中性肥皂洗脸、清洁皮肤，不要挤、抓、压痤疮皮损部位，以免感染。忌用油脂类、粉类化妆品和含有糖皮质激素的软膏及霜剂。暴露在阳光下不会增加痤疮，痤疮不具有传染性。

● 痛经与经期保健：痛经是指月经前后或月经期出现的下腹部疼痛、坠胀，伴腰酸或其他不适，症状严重者可影响生活质量。痛经可表现为持续痛或阵痛，通常始于下腹部，并放射至下背部和大腿内侧。在月经期第2 ~ 3天激素水平较高，所以这期间疼痛最为严重。如果痛经非常严重，可能会影响情绪。疼痛较轻时，可以通过喝温水、卧床休息、保温、热水泡脚热敷（将热水袋或热水垫放在腹部或背部）缓解疼痛。如无效，须服用一些药物，以减轻疼痛。尽量照常进行日常活动，将有助于转移注意力。

女性月经期应注意个人卫生，每天清洗外阴，及时更换卫生用品。2次月经间隔28 ~ 30天，提前或延后7天以内属于正常。月经初潮后1 ~ 2年内，由于卵巢功能尚未发育健全，常有月经不规律的现象出现。经期应避免寒冷刺激，如游泳、冷水浴、下水田等；洗澡要用淋浴，不可坐浴；大小便后用清洁卫生纸自前向后擦拭；经期注意多饮白开水；保持大便通畅，减少盆腔充血；注意劳逸结合，保持充足的睡眠；避免可能造成盆腔充血的活动，如长时间骑自行车、长跑等剧烈运动；若有情绪改变，除自我调节外，周围人应予体谅。经期如有严重腹痛或出血量多，精神焦虑或抑郁等不适，应找医生诊治。

● 遗精：遗精是男性青春期生殖功能发育的重要标志，是正常生理现象，首次遗精一般发生于12 ~ 18岁，每月1 ~ 2次遗精属于正常。发生遗精的原因有生殖器局部受刺激，如内裤过紧、被褥压迫、太热或趴着睡觉；生殖器炎症，如尿道炎、前列腺炎、包皮过长或包茎；性刺激，如与女性密切接触，看描写性的视频小说或电影；思想过分集中在性问题上、频繁手淫等均会导致遗精。如果一夜数次或每次有性冲动，甚至无性冲动时出现遗精，则属不正常。造成频繁遗精的主要原因是泌尿系统炎症或生殖器炎症和性刺激。青少年要把精力集中到学习和工作上来，注意参加健康的文体活动，学习健康的性知识，转移注意力，使大脑的性兴奋减缓，不看色情书籍和影视片。

● 学习困难：学习困难是指智力基本正常的学龄期儿童学业成绩明显落后的一类综合征。一般是指有适当学习机会的学龄期儿童，由于环境、心理和素质等方面的问题，致使学习技能的获得或发展出现障碍。其原因是发育障碍，主要在言语、学习技能（包括阅读、拼音、计算等）、运动技能等方面发育延迟，表现为与其实际智力水平有明显的差距、经常性的学业成绩不良或因此而留级，是由多种原因造成的行为问题。

学习困难以男孩多见，主要包括特定阅读障碍、特定拼写障碍和特定计算技能障碍。学习困难可以继发情绪问题，如课堂上多动或打瞌睡（觉醒不足）、情绪冲动、自我意识发展不良、品行障碍或青少年违法等问题。学习困难的状态持续和发展会影响青少年的心理健康，并可能进一步演变成严重的行为问题，从而影响人生道路的发展。

如果儿童、青少年有学习成绩差、学习困难的问题，家长不要责骂甚至体罚孩子，要积极分析原因，并带孩子到专业的心理门诊进行咨询和诊疗。

● 焦虑和抑郁：焦虑和抑郁是常见的青少年心理卫生问题，带有一定的隐匿性。焦虑和抑郁常相互伴随和重叠。儿童、青少年的抑郁和焦虑与成年人相比，出现比较隐蔽，其发生通常有一个缓慢的、长期的过程。青少年焦虑和抑郁状态有多种表现形式，抑郁表现的核心症状为情绪低落、丧失兴趣、精力下降，可伴发食欲减退、失眠、早醒、体重下降、胃肠功能紊乱、无望感、无助感、自罪、自杀、注意障碍、思维迟缓等表现，有晨重暮轻的特点。焦虑的表现为莫名的或与现实不符的担心、害怕、不安，理智清醒而无法自控，伴发躯体症状。

焦虑和抑郁通常与吸烟、饮酒、物质滥用、不安全性行为、暴力等健康危害行为有关，影响青少年正常的生活、工作，并削弱社会功能，甚至引起自杀意念和自杀行为。焦虑、抑郁的早期识别和干预非常重要。家人、朋友或老师发现儿童、青少年有可疑症状或表现时，要及时咨询专业医生，并尽快带他们就医。

5. 青春期保健要点

● 强化并鼓励健康的饮食起居，养成良好的生活习惯：合理安排生活和学习，培养良好的卫生习惯，注意体育锻炼和适当的劳动。个人卫生包括日常清洁和勤换洗衣物、口腔卫生、用眼卫生以及写字、读书、坐、立等正确姿势，以防龋齿、近视和脊柱弯曲。养成良好的睡眠习惯，不熬夜，有规律地睡眠，每天睡眠时间要保证 7 ~ 9 h。

帮助青少年建立适应生理需要的饮食行为，一般为每日三餐，两餐间隔 4 h ~ 6 h。三餐比例要适宜，早餐提供的能量应占全天总能量的 25% ~ 30%，午餐应占 30% ~ 40%，晚餐应占 30% ~ 40%。每餐所需时间最好为 15 ~ 20 min，这样可保证有充分的时间细嚼慢咽，促进各种营养素充分吸收，防止因进食过快和过多所致的肥胖。纠正不吃早餐、盲目跟风广告食品、过度偏食或挑食甚至厌食等问题。青少年不应盲目进行节食减重。

● 理解和保护青少年进入青春期所发生的心理变化：青少年进入青春期后，同伴关系更趋于密切，是青少年在社会交往中的非常重要的社会关系，不良的同伴关系会导致负面的影响。亲子冲突在青少年进入青春期后比较常见，是儿童过渡到青少年的一个正常和适应性反应，也代表家庭对孩子发展的调节和适应。家长或老师要真诚地关心和正确地评价孩子的思想、生活、身体和学习，尊重青少年的意见，并在他们需要的时候提供合理的帮助和适当的指导。

● 引导青少年要学会用合理的途径缓解不良情绪：若情绪不好可通过一些方法调节和疏导：做其他事情转移注意力，如听音乐、散步、做运动、读书等；用不损害自己和他人的方式宣泄，如独自大哭一场、大喊几声、打沙袋等；寻求专业人员倾诉烦恼、写日记诉说自己的悲痛；适当为自己找些理由，多想事情好的方面。家长或老师要有意识地主动对出现迷茫、困惑或紧张的青少年提供适宜的心理指导，使青少年获得有益的心理支持。

• 引导青少年形成正确健康认知和自我保健意识，积极参与健康决策：青春期是通向健康生命的关口，在青春期获得的很多行为方式（如两性关系、性行为、吸烟、饮酒、吸毒、饮食习惯、处理冲突和危险的方式）将持续终生，同时青春期的孩子渴望接受新鲜事物和新观念，他们的好奇心和兴趣是培养个人健康责任的极好通路。家长、老师或长辈通过耐心聆听和关注、合理解释，引导青少年以积极的心态接纳生理变化，学会欣赏自己，引导青少年发现健康认知的不足，理解自身的体格生长状况、社会心理发育状况和性心理发育状况，形成健康的信念和生活方式，能够主动为维护自己的身心健康甄别健康信息，寻求正规的保健服务。

（金　曦　杨　琦　侯启春）

第五节　妇女保健

一、女童期保健

10 岁以下，尚处青春期前的女性儿童，称为女童。女童的健康是妇女一生健康的基础，女童期可能遇到的特殊健康问题有生殖道感染、生殖器损伤、性早熟、女童性虐待等。

家长和老师注意引导女童培养正确的性别自认和行为角色意识，可以通过日常生活中的事物，告诉她地球上许多动物和植物都分为雌雄两性，只有两性的结合才能繁衍后代，适度进行生命由来的教育和解释，合理引导。

女童性发育前要准备一些知识、技能和物品，如告诉女童来月经是怎么回事，提前准备好护垫和卫生巾，教给女童来了月经如何做，怎样使用卫生用品等。

从小培养儿童养成良好的卫生习惯，不用脏东西擦外阴、穿棉质内裤。除表演等情况，日常生活中不穿紧身牛仔裤或尼龙紧身衣，保护好娇嫩的外生殖器，避免因运动、外伤等造成损伤。家长、监护人或保育员一旦怀疑或确诊自身患有妇科炎症，应及早诊治，避免传染给孩子们。注意合理膳食，不要给女童食用含激素的食品，保管好避孕药。家长应加强修养，注意以身作则。家庭成员不要有重男轻女的思想，营造融洽温馨的家庭气氛，避免使用暴力来教育孩子。明确告诉女童，身体是属于自己的，自己的背心短裤所遮盖的部分，是任何大人包括父母都是不能有意识地去触摸的。告诉女童远离有过分兴趣和亲热举动的成年人，不随意上陌生人的车，不接受来自陌生人用于交换亲密关系的零食、玩具或钱；遇到可疑情况要躲开，及时告诉家长或监护人。

二、妇女日常保健

女性日常要保证充足的睡眠、均衡膳食、常做运动、保持愉快的心情；同时还应密切关注自己的身体健康，有良好的卫生习惯、安全的性行为。这是预防女性生殖道感染 / 性传播疾病的重要措施。具体措施注意经期卫生，勤换内裤和卫生巾；经期避免性生活，防止病菌感染；包括注意个人卫生，穿着具有良好透气、宽松的棉质内裤；每天清洗外阴（包括男性性伴），保持外阴部的清洁、干燥，特别关注性生活前后外阴的清洁；便后使用干净消毒的卫生纸；洗澡用淋浴；避免使用不洁的马桶、浴盆、毛巾等；应用安全有效的避孕措施，减少怀孕和避免不安全流产，需要人工流产时应到正规医疗保健机构进行；避免婚前性行为、提倡安全性行为；避免多个性伴。

男性患泌尿、生殖系统感染时可通过性行为传染给女性，因此性伴侣应同时治疗，未治愈前避免性行为。需要时应使用避孕套，以减少性伴侣间疾病的传播。

治疗阴道炎及其他性传播疾病，全身治疗和阴道局部治疗相结合效果更佳。治疗期间性伴侣双方的内裤应每天换洗、阳光下曝晒。

成年女性至少每1～2年到正规医疗机构进行妇科检查，及早发现疾病，及时治疗。如出现阴道分泌物颜色或气味异常、阴道出血、腹痛、接触性出血等症状，表明阴道或宫颈出现了异常，应及时去正规医疗保健机构就诊。为了及早发现和控制疾病，妇女应积极参加宫颈癌、乳腺癌和生殖道感染等疾病的筛查。医疗服务机构会针对上述疾病主要开展阴道分泌物检查、宫颈脱落细胞检查或人乳头瘤病毒检测、乳腺触诊和超声检查、妇科超声检查、妇科双合诊或三合诊检查等检查项目。

乳腺癌一般是无痛性肿瘤，通过定期乳房的触诊检查和影像检查才能尽早发现和诊断。妇女每月进行1次乳腺自我检查，发现乳房内有肿物、乳头溢液或皮肤凹陷，呈“橘皮样”改变等异常时，应及时到正规医院做进一步专科检查，以便做到早发现、早诊断和早治疗。

三、避免意外妊娠

避孕方法知情选择是指在医生的指导下，了解各种适宜的避孕方法的特点、使用方法、主要优缺点等，结合自己的喜好、健康状况、生育和避孕意愿，知情、自主地选择适宜的避孕方法，并尽快有效地使用，避免非意愿妊娠。

育龄夫妇在选择避孕方法前，须对可以选用的各种避孕方法有较为全面的了解，包括有哪些方法可以选择、各种方法的避孕效果及是否可逆、如何获得这些方法（途径、价格等）、如何使用及使用中注意事项、可能会出现哪些副作用（包括避孕以外对健康有益的作用，及可能会对健康、性生活带来负面影响的不良反应）、这些避孕方法有无预防性传播疾病的作用。

新婚期（生育前期）避孕应考虑新婚夫妇以后还要生育，选择简单、有效、可逆、对以后生育功能影响小的避孕方法。

如果夫妇生育计划已经完成，不再需要生育，可以使用长效、稳定的避孕方法。

在性生活过程中，偶然没采取避孕措施或使用避孕方法发生失误，应立即采用紧急避孕措施。紧急避孕仅是一种临时性的补救措施，切不可作为常规的避孕方法。

目前我国常用的避孕措施有宫内节育器，常用的有含铜T型宫内节育器、含铜宫腔形宫内节育器、母体乐、V形宫内节育器等；避孕药，可分为复方短效口服避孕药、复方长效口服避孕药、复方长效避孕针、速效避孕药、单纯孕激素避孕针、皮下埋植避孕剂等；屏障避孕法，包括避孕套、阴道隔膜、宫颈帽等；绝育术，包括男性绝育术和女性绝育术。

发生意外妊娠意味着已经妊娠，如不希望继续妊娠，不得已须采取人工的方法终止妊娠。如果有需要人工流产的适应证，应在医生帮助下尽早终止妊娠，以减少对身体健康的影响。不论采取哪种终止妊娠的方法，都必须在正规医疗保健机构内进行，不可草率选择，一旦出现大出血、感染等并发症将危及生命或影响以后的生育。

女性正常怀孕是胚胎种植在子宫腔内，但如果种植在子宫腔外某处（最常见于输卵管），则成为宫外孕。若不及时诊断和治疗，可能会导致严重内出血，重者可出现休克甚至危及生命。发生宫外孕须及时就医，采取正确的措施终止妊娠。

育龄妇女须对宫外孕高度警惕。一旦出现停经、腹痛或伴有异常阴道出血（少于月经量）时，应立即去医院检查确诊。

四、备孕二孩

合理的生育间隔让子宫能够得到恢复，保证身体完全调整好才可以生二胎。如果第一胎是顺产，恢复期相对较短，一般只要经过1年，产后女性的生理功能基本恢复。经过检查之后，输卵管、子宫等生殖系统情况正常，就可以考虑怀第二胎。而第一胎是剖宫产的女性，在剖宫产过程中并未伤及卵巢、输卵管等组织的，医生一般都会建议避孕2年以上，再怀第二胎。因为过早怀孕，就使得剖宫产后子宫瘢痕处拉力过大，有裂开的潜在危险，容易造成大出血。另外剖宫产术后的子宫瘢痕处，内膜局部常有缺损，受精卵在此着床时也不能进行充分的蜕膜化，或原着床在正常的子宫内膜，在发育过程中，滋养细胞会扩张到蜕膜化不良的子宫内膜部位。因此，受精卵在剖宫产术后瘢痕子宫内膜缺陷处着床时，极易发生胎盘植入。所谓胎盘植入，就是胎盘生长到了子宫肌层，分娩后胎盘不能娩出，极易发生产后大出血，甚至导致切除子宫。如果受精卵着床在子宫下段，将来可能发展为前置胎盘，也可发生早中期妊娠的胎盘植入。

瘢痕子宫患者前置胎盘的发生率比普通孕妇高近5倍，同时胎盘位置低可增加胎盘植入的危险性。因此，不管第一胎是顺产还是剖宫产，当子宫完全恢复后，女性还要到正规医院咨询医生之后才可以做再次怀孕的准备。

已采取避孕措施的拟再生育的夫妇在计划妊娠前，首先须中止避孕措施。注意采用宫内节育器、皮下埋植避孕剂、绝育术等避孕方法者，应到医疗服务机构中止避孕措施，并在医生指导下择期怀孕。

宫内节育器一经取出，就可以恢复生育能力，取环的时机一般选择在经期结束后3～7天。注意月经结束后不要有性行为，到医疗服务机构进行检查后再预约取环。输卵管复通术，有其相应的适应证。若双侧输卵管切除或输卵管多处堵塞、有输卵管妊娠史等情况，医生会建议不适宜做输卵管复通术。在做此项手术前要做好各项检查并详细咨询医生。实施输精管结扎术的夫妇准备再生育，可以考虑输精管复通术；不适宜做输精管复通术的情况也很多，医生会在全面检查泌尿、生殖系统和体格检查后，提出适当的建议。进行输精管复通术后也有比较多的术后注意事项，要听从医生指导。避孕药的种类和药效时间不一样，停药后生育能力的恢复以及可能对胎儿的影响，都是不太一样的。一般来说，避孕药的避孕效果较短的，停止服用或使用后，也能较快恢复生育能力，具体要向医生咨询。

除了避孕措施的停止，备孕二胎的女性，也要注意夫妇双方的年龄、生殖系统健康状况，并设置合理的生育间隔。随着年龄增大，卵巢、输卵管、子宫（宫颈），这些器官的生殖功能随着年龄而衰老。另外，女性随着年龄的增长，产道和会阴、盆骨的关节会变得僵硬、不易扩张，子宫的收缩力和阴道的张力也较差。

五、关注女性盆底健康

女性盆底功能障碍又称为盆底缺陷或盆底支持组织松弛，是各种原因导致盆底支持薄弱，进而盆腔器官移位引发的一系列其他盆腔器官的位置和功能异常。

女性盆底功能障碍性疾病包括盆腔器官脱垂、尿失禁、便失禁、性功能障碍等。尿失禁是女性盆底功能障碍最常见、也是最容易被轻视的临床表现，长期以来不为医患双方所重视。其次，子宫脱垂、阴道前/后壁脱垂在临床上也很常见。

以下人群要特别重视盆底功能状况，必要时到专业机构进行检查：①产后女性，特别要提醒的是，剖宫产分娩的女性也不能免除盆底功能障碍的困扰。这是由于女性在怀孕的10个月的时间内，子宫要逐渐从50 g增重到数千克，子宫、胎儿包括羊水的持续压迫，同样会对盆底造成慢性的损伤。所以，无论是经阴道分娩还是剖宫产都会导致盆底功能障碍疾病。产后42天是医学上公认的进行盆底肌肉康复训练、治疗的最佳时机。②已育和30岁以上的女性。③肥胖者、长期在日常活动中腹压高的人群。④更年期及绝经期女性，更年期是女性盆底功能障碍及病变的一个爆发期。随着女性体内激素水平下降、身体状况的变化，尿失禁等盆底疾病进入高发期。⑤接受妇科手术的女性。

在医疗专业机构进行盆底功能测评后，发现的已发生盆底功能障碍者，应及时开展康复训练和治疗。盆底功能障碍的非手术治疗主要有盆底肌锻炼、药物治疗、阴道哑铃、生物反馈疗法及电刺激疗法等。

凯格尔运动是一种简便易行的、随时都可以做的盆底康复训练法，其主要做法是有意识地收缩盆底肌肉，即做收紧肛门及阴道的动作，可以利用等车、排队等零碎时间自主进行，旁人不会察觉。每收缩2～3 s，放松5～10 s，如此反复，每20～30次为一组，每次锻炼 3 组以上。随着循序渐进的训练，可增加收缩时间至 5 ~ 10 s，放松 5 ~ 10 s，如此反复进行锻炼。锻炼时要注意，肛门收缩时要保持正常呼吸，腹部肌肉不收缩。

在进行盆底肌康复训练的同时，保持健康饮食、适量运动也是不可少的。管理好自身体重、治愈慢性咳嗽、保持大便通畅、避免过重体力活动等均有利于女性盆底的稳固。

六、更老年期妇女保健要点

更年期是妇女的一个生理过渡期，一般在 40 ~ 60 岁期间，最突出的表现是绝经。更年期妇女可能会出现潮热、出汗、心慌、易哭泣、激动、头昏、耳鸣、注意力不集中等症状。

更年期妇女由于卵巢功能逐渐减退，雌激素水平下降，也可导致动脉硬化，容易发生冠心病和心肌梗死。绝经后雌激素水平低下可影响钙的代谢与平衡，易导致骨质疏松，临床表现为骨痛（主要表现为腰背疼痛，另可合并腿痛），肌肉、关节疼痛。更年期雌激素水平的下降，还可使膀胱、尿道黏膜萎缩变薄，呈不同程度的萎缩性改变，易造成膀胱炎、尿道炎。因抗炎能力减弱，易发生反复的尿路感染。可在医生的指导下，进行相应的预防与治疗。老年妇女盆底肌肉和韧带逐渐松弛，并由于神经系统功能失调，易发生尿失禁。更年期妇女每天应进行肛提肌收缩训练，可增强盆底肌肉力量，改善尿失禁，提高性反应能力。每日至少 3 次，每次至少做 15 ~ 30 次，每次持续 10 s 以上，坚持 3 ~ 6 个月，有效率达 70% ~ 100%。

更年期症状严重的妇女可在医生指导下接受激素替代疗法和中医治疗。更年期是一些肿瘤的好发时期，因此每年应进行 1 次全面体格检查，包括妇科常见疾病（宫颈病变和乳腺癌）的筛查，做到及早发现、及早诊断、及早治疗。更年期妇女应定期测量体重、腹围及进行乳腺自我检查，出现（特别是绝经后出现）阴道排液或不规则出血、乳腺肿块或乳头溢液等症状，应及时就医。

更老年期妇女要坚持规律的生活，保证充足的睡眠。合理安排好每日的作息，有张有弛，避免过度紧张和疲劳。建议每周至少有

3 次以上的体育锻炼，每次不少于 30 min，运动量不宜过大，但要达到心率加快的强度。经常体育锻炼可增加自信心，使精力更加充沛，缓解紧张和焦虑的情绪；可以有效缓解更年期症状和预防老年常见病，提高心脏收缩能力，增强身体免疫力，有效控制体重的增加。运动以散步、慢跑、快走、游泳、太极拳、气功、广播操、瑜伽、跳舞和网球等为主，避免过分剧烈的运动。

（金　曦　杨　琦　侯启春）

（本章组稿编审　金　曦　杨　琦）

第十章　家庭安全与急救常识

第一节　家庭安全

一、家庭安全常识

安全关乎每一个人、每一个家庭，乃至整个社会。离开安全，我们的生命健康、家庭的幸福美满、国家和社会的进步与发展，都将无从谈起。燃气安全、交通安全、饮食安全、水电安全、家庭装修安全等，这些都是在我们的日常生活中经常遇到的安全问题。因此，我们每个家庭都要抓好安全教育，树立安全意识，最大限度地减少安全事故的发生。

“隐患险于明火，防范胜于救灾”“凡事预则立，不预则废”，《中华人民共和国消防法》规定“消防工作贯彻预防为主、防消结合的方针”虽然我们不可能完全杜绝安全事故的发生，实现绝对安全，但只要我们平时拧紧安全这根弦，积极探索安全事故发生的规律，采取有效的防范措施，将事故消灭在初始和萌芽状态，家庭安全事故是可以大大减少甚至可以避免的。

家庭日常生活中确实或多或少隐藏着一些不安全的因素，我们要学会识别危险信号，从而及时发现异常情况，尽早采取应急措施，及时消除安全隐患。那么，我们应该如何识别环境中的危险信号，防患于未然呢？生活中，只要我们多观察、多分析，就可以发现这些危险信号。例如出门时检查煤气阀门是否关好；在燃气炉上烧水或做饭时，不要远离或遗忘炉子上的东西；出门前检查家里的电源是否关闭、门窗是否锁好、水龙头是否拧紧等。因此只要你善于观察、分析和留心，很多不安全的因素是完全可以避免的。

二、出现家庭应急问题如何联络

1. 认识警报系统和救援信号

警报系统是指发生或可能发生突发事件时，通过广播、电视、报刊、通信、信息网络、警报器、宣传车或组织人员逐户通知等方式报警的装置和机制。

当被困或发生危难又没有通信工具时，应及时施放简易的求救信号。常见的救援信号主要有以下几种。

- 声音求救信号：当遇到危难时，可用大声喊叫、吹哨子或敲脸盆、敲水桶等方法，向周围发出求救信号。在求救时可以发出声响，三声短，三声长，再三声短，间隔 1 min 后重复。
- 光线求救信号：当遇到危难时，可用手电筒、镜子、玻璃、罐头盖或其他金属片反射太阳光等方法，通过持续的反射产生一条长线和圆点，吸引救援人员注意。
- 抛掷软物求救信号：当在高层建筑里遇到危难时，可抛掷枕头、毛巾、塑料空瓶等软物，向地面发出求救信号。
- 烟火求救信号：当在野外遇到危难时，白天可在火堆里加入绿草、树叶、苔藓或蕨类植物来产生浓烟。潮湿的树枝、草席、桌垫可以熏烧更长的时间，增大获救的概率。将火堆摆成正三角形，燃放三堆火焰是国际通用的求救信号。晚上可点燃干树枝，利用明亮的火光，向周围发出求救信号。
- SOS 国际求救信号：求救信号重复 3 次都象征求助。发出声响，三声短，三声长，再三声短，间隔 1 min 后重复可通过手电来回闪烁，利用开关进行求助。也可用树枝、石块或衣服等物品，在空地上堆出“SOS”或其他求救字样，字样信号应醒目。
- 旗语信号：将一面旗子或一块色泽鲜艳的布料系在木棒上，挥动时，左侧长画，右侧短画，做“8”字形运动。如果双方较近，只需左侧长画一下，右侧短画一下即可。

2. 应急通讯工具的使用

全国统一的紧急报警电话：公安为“110”，交通事故为“122”，火警为“119”，医疗救护为“120”，北京医疗救护还包括“999”。现在，“110”“122”与“119”实现了“三网合一”，报警电话联网运行，24 h 有人值班接警。

- 怎样拨打“110”报警电话？

当我们遇到生命财产安全的紧急危难情况或其他需要紧急求助的情况时，可以拨打“110”报警电话，寻求警方救助。

拨通“110”电话后，请立即说清楚报案或求助的具体地址，如果不清楚具体地址，请说出周边主题建筑或者标志性建筑，便于警方找到。简要说明情况。如果求助，要说清事由；如果报案，要说明案件性质、作案人数、作案工具、交通工具、财产损失及人员伤亡等情况。说清自己的姓名和联系方式，便于公安机关保持联系。“110”答复出警后，要在事发现场等候，主动与赶到的公安民警联系，积极协助警方调查。

切记，如果遇到歹徒正在行凶时，拨打“110”报警电话，一定要注意隐蔽，在确保自身安全的情况下，择机拨打电话报警。否则，歹徒一旦发现有人报警，后果将不堪设想。

- 怎样拨打“119”火灾报警电话？

我们通常说的拨打“119”，是在遇到火灾的紧急情况下拨打的。其实，除了家庭火灾，在遇到危险化学品泄漏、道路交通事故、地震、建筑坍塌、重大安全生产事故、空难、爆炸、恐怖事件、群众遇险事件、地质灾害、自然灾害森林、草原火灾、矿山事故、水上事故、重大环境污染、核与辐射事故和突发公共卫生事件时均可拨打消防报警电话“119”。

拨打火警电话“119”时，一定要沉着冷静，用简练的语言把火灾情况讲清楚。报警时应注意：电话接通后，要讲清楚起火地点及其所在区、街道、门牌号，如说不清楚具体地址时，要说出地理位置、周围明显建筑物或道路标志；说明是什么东西着火，有无爆炸危险物品等情况；要讲清报警人的姓名、单位和电话号码；待对方说明可以挂断电话时，方可挂断电话。电话挂断后，应立即派人到路口迎接消防车，引导消防车迅速赶到火灾现场。如果火情发生了新的变化，应立即告知公安消防部门，以便他们及时调整力量部署。

• 怎样拨打“120”医疗急救电话?

日常生活中遇到危及生命的疾病、创伤、中毒急需抢救时，可拨打“120”急救电话，北京居民也可拨打“999”急救电话。拨打“120”或“999”急救电话时应注意：保持镇静，讲话要清晰、简练、易懂；必须说清需要急救者的年龄、性别、病情，便于准确派车；说清现场地点及等车地点，便于确定行车路线；同时说清自己的姓名和联系电话，便于救护人员和你保持联系。约定具体候车地点，准备接应救护车，最好选择路口、公交车站、高大建筑物等有明显标志的地方，见到救护车时应主动挥手示意。

切记，等救护车时，不要急于将急救者搀扶或抬出来，以免影响救治。

需要特别提醒大家的是，“110”“119”“122”“999”“120”等报警电话是为群众应急服务的特种专用电话，必须在遇到紧急情况时才能拨打。不能随意拨打报警电话，更不能用报警电话取闹。恶意骚扰、滥打紧急报警电话，既是对急救资源的蓄意破坏，也可能延误对公民生命财产安全的保护。我国法律明确规定，对于故意报假警或干扰报警服务台工作的，公安机关将依法给予处理。

三、居家安全

1. 家庭燃气安全

管道煤气和液化石油气通称燃气，它是一种使用便捷、经济实惠的新型能源，它易燃、易爆，如果不能正确使用，极易引发火灾或中毒等事故。据博燃网不完全统计，2017 年全国共发生燃气爆炸事故 702 起，造成 1100 余人受伤，126 人死亡。燃气爆炸事故发生的地点主要分布在民居区。燃气爆炸等事故离我们并不遥远，正确使用天然气是防止发生燃气爆炸事故的关键。

安装、使用燃气器具前，要仔细阅读使用说明书，根据说明书的要求正确操作；使用人工点火的燃气灶具，在点火时，要坚持“火等气”的原则，先将火源凑近灶具然后再开启气阀；家中长时间无人或不使用燃气时，要关闭表前阀，防止漏气；定期检查燃气管是否漏气，连接胶管和减压阀是否老化、损坏；使用燃气时，要保持室内通风，如发现点不着火，应先更换电池或插上电源，然后与燃气公司联系；不要在燃气管道上悬挂物品，更不能在燃气管道上缠绕电线，防止因电线老化等原因产生电火花，引起火灾事故；保持燃气器具完好，发现漏气是应及时检修；使用过程中遇到漏气的情况，应该立即关闭总阀门，切断气源。

当闻到家中有轻微燃气异味时，要进行仔细辨别和排除，如果确定自己家有轻微泄漏，立即关闭气源，清除火种。要打开门窗通风，在开窗时应缓慢轻开，关闭各截门和阀门，进行检修。在开窗通风的同时，要保持泄漏区域内电器设备的原有状态，避免开关电器，以防引起爆炸，如开灯、开排风扇、开抽油烟机和打电话等，以免产生电火花和电弧，引爆燃气。如果检查发现不是因燃器用具的开关未关闭或软管破损等明显原因造成的燃气泄漏，要立即通知物业部门检修。不要进入燃气异味特别浓烈的房间，因为燃气积聚易造成中毒或使人窒息。如果发现邻居家有燃气泄漏，请不要按门铃或打电话，以免发生危险，应敲门告知，如家中无人应答，应立即拨打燃气报修电话。

煤气泄露时容易引发煤气中毒。一旦发现有人煤气中毒时，切勿惊慌失措。如须进入煤气浓度较高的事故现场，抢救人员可用湿布、湿毛巾等捂住口鼻，减少一氧化碳的吸入量。不要穿鞋底带钉的鞋子，以防走动时产生火花而引起爆炸。立即打开门窗，把中毒人员转移到通风良好、空气新鲜的地方，查找煤气漏泄的原因，排除隐患。迅速松解中毒人员的衣裤、腰带，保持呼吸道通畅。如有呕吐，应使中毒人员的头偏向一侧，并及时清理口鼻内的分泌物。若中毒人员已处于昏迷状态，应将其平放，进行人工呼吸抢救，同时应在第一时间拨打急救电话求援，寻求专业救护。

2. 家庭装修安全

家庭装修是大事，装修的好坏决定了你的生活质量。有的装修可以富丽堂皇，有的可以简约淡雅。但家庭装修不仅要考虑外观设计和布局，还要考虑到安全问题，不合理的装修设计可能对以后的生活带来严重的威胁。

第一，要考虑消防安全。许多火灾都是由装修材料的燃烧引起的，吊顶、隔墙采用了木制品使火势迅速蔓延。因此，家庭居室装修尽量选用石膏板、石棉板等防火、阻燃材料，最大限度地减少火灾荷载，避免大面积使用木质材料，预防火灾的发生和蔓延。要购买正规厂家生产的装修材料，保障质量。另外在装修的过程中，从施工资质、工艺到布局的各个细节都要严格执行消防安全措施。施工现场不要乱拉临时电线，施工中的木屑刨花不要到处堆积，禁止吸烟，保持施工现场通风。

第二，要考虑电路安全。家庭装修的电路设计和安装是全家人日常生活的安全保障，一个合理的电路可以确保全家人的安全。因此，在家庭装修的时候，电路设计和安装一定不能大意。装修时，首先要选择持有上岗证的正规电工施工，要使用合格的电器设备，在选择电线时，要选择正规厂商的绝缘铜芯线或阻燃绝缘铜芯线。在电线的布局上，不能在墙上或地板下面直接埋电线，一定要套穿绝缘金属管或套穿阻燃管，且管内不可有接头。因为电线接头处理不好会直接造成短路、火花甚至爆燃。装修过程中也要注意用电安全，使用安全的插头插座，不要随意搭接电线。

第三，要考虑水路安全。水的施工在家庭装修中非常重要，用水安全主要存在于卫生间和浴室。如果卫生间和浴室水的施工没有做好，要么水管漏水，水漫金山，家具发霉，要么就是家里用水，楼下漏水。在装修前应该先试水，在卫浴间放满 5 cm 深的水，24 h 后到楼下观察是否漏水，不要等装修好了才做漏水试验，到时候再返工，费钱、费力、费时。另外，要选择质量过硬的水管，在水管铺设的时候，安装在墙体里的水管一定要检查好，不能有破损。

第四，要考虑燃气安全。近几年，生活燃气引发的安全事件呈现上升态势，其中一部分是装修改造或者装修过程中造成的。在安装煤气管道时，要与电线管保持安全的距离，至少要在 10 cm 以上，煤气灶要安装在防水、防火的位置，燃气开关要在明显的位置，不能单纯为了美观而将燃气开关包在柜里。不要擅自改动燃气管道或更换燃气设施的配件，在装修时如须改造燃气管道或更换燃气设施的配件，一定要由燃气公司的专业人员进行。装修时，不能用三型聚丙烯管代替无缝钢管。

第五，要考虑房屋质量安全。很多人装修时为了美观，不惜改变房屋的结构。敲掉很多墙，任意改变房屋自身的格局。有些墙体是承重墙，对墙体随意拆除或在墙体凿洞，将会严重影响房屋的主体结构，影响房屋的质量安全。此外，要尽量少地使用较重的装修材料，很多人不考虑楼板的承载能力，使用很重的大理石地板，容易造成危险。吊顶的时候也要考虑墙体和楼顶板的承重能力，不要用太重的材料。阳台作为悬臂梁的延伸，承重有限，装修时不要为了增加阳台的使用面积，任意封闭阳台，增加阳台的承受重量。

3. 家庭用电安全

随着水平的提高，家里的电器也越来越多。空调、电视、洗衣机、冰箱、电脑、电磁炉、电饭锅等，它们改变了我们的生活。但是，电器的操作和使用不当，也会给我们带来一些安全问题。怎么才能安全用电呢?

熟悉家中电源总开关的位置，确保遇到紧急情况时能及时关掉电源总开关。不用湿手触摸电器，不用湿布擦拭带电的电器。电器使用完毕后，应拔掉电源插头，拔电源插头时，不要用力拉拽，防止电线的绝缘层受损造成触电。电线绝缘皮剥落时，要及时更换新线。使用安全、优质、多路开关控制的排插，不得随意拆卸、安装电源线路、插座、插头。发现电器冒烟、冒火花、有焦糊的异味时，应立即切断电器电源。不让儿童使用电热棒、电热水壶、电熨斗、电吹风等家用小电器。墙面的插座位置较低的，应给插座盖上一个保护罩，防止儿童将手指或其他导电的异物塞进插孔内触电。在客厅等电器较多的地方使用排插，要将线收好，防止儿童被电线绊倒，伤害到儿童。

触电事故是家庭用电事故中最为常见的。发现有人触电，千万不要惊慌，抢救者应快速、准确对触电者进行简单的急救。首先要快速切断电源，使触电者与电源分开。人体触电以后，由于受到电流冲击，身体痉挛或失去知觉而紧抓带电物体，自身无法摆脱带电物体。对于普通电线，可用干燥的木棒、竹竿等绝缘工具将电线挑开。对于断落的高压线，必须首先拉闸断电，禁止旁人接近触电者或用绝缘物挑开电线，防止发生危险。抢救者要注意自身安全，在确保自身安全的情况下做好断电等工作，切不可用手去拉触电者，也不能用潮湿的木棍、金属等导电的物体拨电线。

时间就是生命！越短时间内开展急救，被救活的概率就越大。触电者脱离电源后，要区分情况，准确施救。如果触电者神志清晰，可将其转移到通风干燥处仰卧，解开衣领让其更好地呼吸，检查其身体有没有烧伤、外伤并及时处理，尽快送医院做进一步的治疗。如果施救者接受过心肺复苏专项技能培训，一旦发现触电者意识丧失，要立即检查触电者是否有呼吸和脉搏。如触电者呼吸和心脏搏停，应立即对其实施心肺复苏术，同时在第一时间拨打急救电话求援，寻求专业救护，边抢救边等待救护车到来。

四、老年人居家安全

1. 防跌倒

跌倒是老年人的隐形杀手。据卫生部《老年人跌倒干预技术指南》有关调查数据显示，因跌倒造成的死亡是65岁以上的老年人伤害、死亡的首位原因。老年人跌倒造成的残疾甚至死亡，严重影响了老年人的身心健康和生命安全。

老年人随着年龄的增长，身体的平衡性明显减弱，视力、记忆力减退，再加上类风湿关节炎、帕金森病等常见疾病的影响，易发生跌倒。老年人跌倒后，可造成骨折、关节积血、关节脱位、扭伤及血肿等躯体损伤，还会诱发心血管疾病。这会增加老年人的心理负担，对老年人的心理健康也会造成一定的影响。预防老年人跌伤，应注意以下几方面的问题。

（1）防地板打滑：生活中，因地板打滑造成老年人跌倒的情况较为常见。若家中有老年人，在家庭装修时，应注重选择表面摩擦力较大的防滑地板。常用的地板中，木质地板较为安全，如选择地板砖的话，应选用防滑型的砖。无论是木地板还是防滑性的地板砖，都要及时擦干上面的水及油渍，同时在家里尽量穿防滑的拖鞋。还可以铺上地毯，把地毯粘牢，防止滑动。

（2）防浴室内打滑：老年人在家中跌倒的情况中，在浴室中滑倒的概率最大。要保持浴室内地面干燥，在地面上安装防滑砖，在浴缸中放置防滑垫子或贴上防滑粘贴。可以在洗澡间为老人配备一个防滑小板凳，让老年人坐着洗澡既节省体力，又不担心摔倒。可以为老年人在马桶及浴缸周围安装能够支撑身体重量的扶手，以避免滑倒。

（3）防光线不足：老年人随着年龄增长，视力也在减弱。要保持室内有良好的光线，防止老年人因看不清而发生跌倒。首先，家中的物品摆放整洁，不使用容易给老年人造成视觉误导、让人眼花缭乱的装饰。其次，要安装便于老年人开关的夜灯，方便老年人傍晚行动或者夜间起夜使用，减少因光线不足而造成跌倒摔伤的风险。

（4）老年人活动不宜着急和过快：深圳市慢性病防治中心曾对1300名60岁以上的老年人进行家访，发现在卧室摔倒的老年人，80%以上是因为着急去接电话。老年人随着年龄的增加，身体的许多器官功能衰退，例如血管运动中枢功能减低、小脑萎缩、视力降低等，造成肢体反应迟缓，腿脚也变得不灵活，对身体平衡的反应也变得较为迟缓，这些都是造成老年人跌倒的潜在因素。因此，在日常生活中，应告诉和引导老年人，做事情不着急，凡事慢半拍，每个动作后可暂停片刻，防止眩晕和身体不稳定。

（5）坚持长期规律运动：长期规律运动可以增强老年人下肢肌力，改善平衡。建议老年人坚持锻炼，打太极拳是一项非常好的锻炼，也可以每周至少做2次平衡操和柔软操。每次活动时间不宜太长，以不感觉到累为宜。通过长期有规律地运动，重点训练腰部、腹部及下肢的肌肉群，帮助老年人提高身体素质，防止跌倒，同时也能减少老年人跌倒造成的伤害。

2. 防压疮

压疮俗称褥疮，是人体皮肤或皮下局部组织长时间受压导致组织坏死而产生的创伤和溃疡，通常位于骨隆突处。长期卧床不起或者乘坐轮椅的老年人，他们的活动能力、移动能力减退或丧失，组织耐受性降低，压疮的发病率较高。压疮一旦发生，病情较轻的老年人，经过治疗，也要经过数周甚至数月才能痊愈。病情较重者，若治疗不及时，还可能危及生命。据有关部门统计，长期居家需要照护的老年人压疮发生率高达25.8%。因此，家庭生活中，预防老年人压疮要特别引起重视。那么，我们的日常生活中，该怎样预防压疮呢？

（1）勤翻身：对于卧床老年人来说，勤翻身是预防压疮最简单、最有效的方法。勤翻身就可以预防因长时间压迫身体某一个固定部位而引起的压疮。家人应帮助卧床老年人每2～4 h翻一次身，同时在骨隆突处放置软枕等支撑物，条件允许的家庭还可以购置防褥疮充气床垫、褥疮翻身垫等专业护理物品。翻身时，要先将老年人的身体轻轻抬起，再帮助挪动身体的位置，千万不要拖、拉、推，防止将皮肤擦破，感染病菌。

（2）勤擦洗：保持卧床老年人皮肤，特别是被压迫处皮肤的清洁，用热毛巾每隔2～3 h擦洗一次，促进皮肤血液循环。遇到大小便失禁、出汗较多的情况，要随时清理和擦洗。擦洗时，动作要轻柔，皮肤干燥者可以擦洗后涂抹润肤乳，在腋窝、腹股沟等容易出汗的部位擦拭爽身粉。

（3）勤按摩：对于长期卧床或者乘坐轮椅的老年人，每次协助老年人翻身和为老年人擦洗后，再进行按摩。重点按摩骨隆突处，从而保持关节的活动性和肌肉张力，促进血液循环，减少压疮的发生。

（4）勤更换：俗话说“家有一老如有一宝。”老年人卧床不起，本身心理压力就比较大，家人更要多加关心。要经常性地给卧床老年人更换床上用品及衣物，保持老年人使用的床单、被罩及衣物干净、整洁、干燥，随湿随换。应为老年人更换透气性好、柔软的纯棉的床上用品，更换后保持床上用品及衣物平整，以免皱褶处压伤皮肤。

（5）加强营养：通过科学合理的膳食，给卧床老年人多补充高蛋白、高热量、高纤维素、易消化的食物，多摄入蔬菜和水果，保证营养和水分的供给，从而增强机体抵抗力，减少压疮的发生。

3. 防噎呛

噎呛是指进食时食物误入气管或卡在食管的某一狭窄处，或呛到咽喉部、气管，压迫呼吸道，而引起呛咳、呼吸困难，甚至窒息。老年人随着年龄的增加，咽喉、气管在生理、形态及功能上退化，咽喉黏膜、肌肉退化、神经通路障碍或协调功能不良，防止异物进入气道的反射性动作减弱，消化功能降低，进食时咀嚼困难，唾液分泌功能减弱，会引起食物的吞咽障碍，使老年人容易发生噎呛现象。现实生活中，老年人因噎呛而导致呼吸不畅，甚至窒息致死的情况时有发生。

老年人进食、饮水时应尽量采取坐位或半卧位，卧床老年人应侧卧并抬高床头。老年人的食物要做到少、细、精、软、既营养丰富又容易消化，避免食用过于干燥、粗糙的食物，避免进食粉状食物。对于喝稀食容易呛咳的老年人，应将食物加工成糊状。进食时要缓慢、小口进食、细嚼慢咽，进食期间注意力要集中，还要准备水或饮料，以防止噎呛。

老年人一旦发生噎呛，很容易发生窒息，甚至危及生命。因此，要及时进行急救。我们可采取以下急救措施。

（1）拍背法。抢救者站立在噎呛者的侧后位，一只手放置于噎呛者胸部以做围扶，另一手掌根部对准噎呛者肩胛区脊柱，用力给予连续 4 ～ 6 次急促拍击。拍击时应注意噎呛者头部保持在胸部水平或低于胸部水平，充分利用重力作用使异物排出。

（2）腹部冲击法。美国学者海姆立克发明了一种简便易行、人人都能掌握的急救法。其具体操作方法是：意识尚清醒的噎呛者可采用立位或坐位，救护者站在噎呛者背后，双臂环抱噎呛者，一手握拳，拳眼置于噎呛者肚脐上两横指，另一只手的手掌压在拳头上，连续快速地向腹部后上方冲击 5 ～ 6 次（注意不要伤及肋骨），直至异物排出（图 10-1-1）。昏迷倒地的噎呛者可采用仰卧位，救护者骑跨在噎呛者髋部，将一手掌根部置于噎呛者脐上两横指的正中部位，另一手重叠于第一只手上，并连续、快速、用力地向噎呛者上腹部的后上方冲击。每冲击 5 次后，检查一次噎呛者口腔内是否有异物。如有异物，立即清理出来，如未排出，可重复进行（图 10-1-1）。

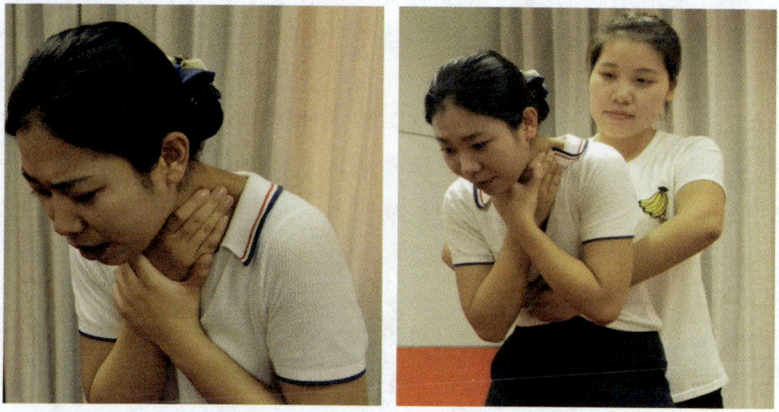

图 10-1-1　气道异物堵塞腹部冲击法

4. 用药安全

老年人随着年龄的增加，身体的很多功能逐渐衰退，不少老年人身患数病，须服用的药物较多，须注意潜在的药物不良反应等危险因素。因此，老年人在安全用药方面，应注意以下事项。

（1）避免不必要的用药：要坚持先食疗、后用药，先用中药、后用西药，先用外用、后用内服，先用内服、后用注射，先用成药、后用新药的原则，尽量少用药物，更不能滥用药物。有些情况下，可以通过调整饮食方式、纠正不良习惯，达到减少病痛、延缓衰老的目的。防病于未然，胜过吃药，要通过适当的户外活动、保持乐观心态等方式，预防疾病发生。

（2）用药要少而精，尽量减少多种药物合用：老年人因肝肾功能减退，对药物的代谢能力减退。因此，老年人一定要在医生指导下服药并坚持少而精的原则，尽量避免重复用药对身体带来的危害。

据有关部门统计，约 1/4 的老年人同时服用 4 ～ 6 种药，药物的副作用发生率约为 15%，且发生率与用药种数成正比。所以说，要根据老年人病情的轻重缓急合理用药，一般先服用急重病症的治疗药物，待病情基本控制后，再适当兼顾其他方面的药物。多种慢性病综合治疗时，用药品种应少而精，一般不超过 5 种。

（3）严格掌握用药剂量：老年人的用药剂量应根据年龄、体重和体质情况而定。由于老年人的药物代谢能力差、对食物耐受力差、药物半衰期延长，且个体差异大，老年人的用药剂量必须十分慎重。60 岁以上老年人的用药剂量为成年人的 3/4，而中枢神经系统抑制药，应当以成年人剂量的 1/2 或 3/4 作为起始剂量。为慎重起见，对老年人的用药最好从小剂量开始，如能进行血药浓度监测，则可更准确地根据个体差异调整用药剂量。

（4）不要自行滥用药物：不少老年人自认为“久病成良医”，不去就诊，擅自吃药。还有些老年人迷信药物小广告，偏信民间“神医”和民间偏方，这不但会贻误病情，还很容易造成药物不良反应。因此，要到正规的医院或找专门的医生做出检查、诊断，安全准确用药。

（5）严格观察药物不良反应：用药，特别是使用新药过程中，如果出现与所患疾病无关的新的症状，很可能是药物引起的不良反应，一定要重视。即便是已经用过一段时间的药物，出现了新的症状也应考虑到是否是用药过量引起的蓄积反应、药物过敏反应等。遇到这种情况时，首先要停止用药，咨询医生，查明原因。同时不要错误地认为中药无毒或毒性小，就忽视对不良反应的观察，其实不论是中药汤剂还是中成药，同样都会有毒副作用发生。

（6）正确保管药品：药柜应放在干燥避光处，按内服、外用、水剂、片剂等分类放置，以免老年人因视力不好而拿错、误服药品。所有药品都要用标签注明药品的名称、规格、作用、用法、用量等。定期对药品进行清理，发现药物过期或变质、药品标签脱落，应立刻丢弃，及时补充。

五、儿童居家安全

1. 预防婴幼儿坠床

首先，为婴幼儿准备好适合的婴儿床。对于床的选择，有的家长喜欢选择带滑轮的，移动起来方便，但若忘记锁住，移动时会造成婴幼儿摔伤。所以，床要稳定牢固，高度最好小于 50 cm，这样即使掉下来，婴幼儿也不致摔得太重。从安全角度来看，宜选择圆柱形的栅栏，栅栏的间隔应在 9 cm 以下，即婴幼儿的拳头能伸得出为好。护栏高度一般不低于 60 cm。

婴儿床的护栏可以对婴幼儿起到预防坠床的作用，但护栏也不能保证绝对安全。可以在床的四周设上床栏，当婴幼儿睡觉或玩耍时，拉上床栏。床栏的插销安装在婴幼儿够不着的地方，避免婴幼儿在玩耍时无意将插销打开而坠床。家长还可以在床边的地面上铺些具有缓冲作用的物品，如海绵垫、绵垫、厚毛毯等，即便婴幼儿坠床了，也不会出现严重损伤。

婴幼儿在床上玩耍时要在监护人的视线内，若短时间必须离开，最好将婴幼儿放到地面上，同时准备好玩具让婴幼儿玩，不时地跟婴幼儿说话，给婴幼儿心理支持。千万不能存有侥幸心理，不要认为自己离开一时婴幼儿不会出意外。事故往往就是这样发生的。

婴幼儿的活动空间不能放置任何危险物品，尤其是床边和床上。床上尽量收拾整洁，少放床上用品，如玩具、衣物、过多的被褥等。这些不但影响婴幼儿的活动，而且容易造成意外伤害。

大一些的婴幼儿喜欢在大人的床上玩耍，尤其是席梦思床，会把床当成蹦蹦床，高兴之余随时有可能发生意外，导致坠床。这种伤害比直接从床上掉下来还严重，造成的伤害可能更大。

如果婴幼儿坠床一定不要慌张，可以就地观察 5 min。不要轻易移动婴幼儿，更不要摇晃婴幼儿，只要观察婴幼儿是否有意识改变，是否有流血、骨折等表现，必要时尽快到医院就诊。

总之，预防坠床最重要的是家长要有防范意识，不能大意，要时时留心，处处警惕，不能存在侥幸心理。

2. 预防误吸

误吸是指来自鼻、口腔、食管或胃的物质从咽进入气管的过程。这些物质可能是食物，也可能是异物；可以是固体，也可以是液体。临床表现为呼吸急促、呛咳、口唇或全身发绀，严重者可能气道梗阻、呼吸困难甚至窒息死亡。所以，误吸重在预防，重在识别高危患者。

家长应注意以下几点，预防误吸。

(1) 新生儿，尤其是早产儿，容易发生胃食管反流。建议喂奶时尽量抱起来，喂奶后拍嗝。必要时适当抬高床头，让婴儿侧卧，注意护理，防止其窒息。婴幼儿的胸壁柔软，覆盖衣被不能多，否则会影响呼吸。婴儿的吞咽功能不完善，添加辅食时要逐渐添加，以液体 - 流食 - 半流食 - 固体食物的步骤。

(2) 婴幼儿进食时，最好有大人在旁边看护，并让婴幼儿从小养成安静吃饭的习惯，不在吃饭时聊天。进食时不要逗笑婴幼儿，不要让婴幼儿在口含食物时跑跳。尽量将坚硬的食物弄碎食用，给婴幼儿吃有籽有核的瓜果时，应先将籽和核抠出再吃。注意尽量少给婴幼儿喂食果冻、软糖、花生、瓜子、葡萄等易导致窒息的食物，特别是软糖、果冻等食品多含明胶，有弹性，在胃内消化慢，不易溶化变形，误吞后容易在气管或消化道内嵌顿，造成气管、咽喉或消化道堵塞。

(3) 把物品放在婴幼儿不能触及的地方，看好婴幼儿的身边物品。不要让婴幼儿玩细小物品，如扣子、钱币、小球等，尤其是药品，经常叮嘱他们不要随便将东西放入口内。为 3 岁以下的婴幼儿购买玩具时，要特别留意玩具盒里有没有小零件，是否可以拆卸，婴幼儿的玩具最好要大于口腔，防止放入口内。不要让婴幼儿吹气球，因为吹气球时，如误吸进咽喉，会使患儿立即窒息死亡，根本来不及抢救。

(4) 若婴幼儿有反复的呼吸道感染，尤其是肺炎，要注意有支气管异物可能，必要时做胸部 CT 或纤维支气管镜检查。如偶然不慎将口中异物误吸入气道，婴幼儿在进食时发生剧烈咳嗽或疑有异物吸入时，不管有无呼吸困难，都要急送医院诊治，切勿拖延时间，加重病情。

3. 预防误服药物、毒物

婴幼儿年龄小，对外界事物充满了好奇，容易受到某些物品的颜色、造型、气味等诱惑，产生触摸、品尝的欲望，但对周围事物又缺乏认知能力和判断能力，容易导致药物及毒物的误服。有报道称误服毒物或药物的儿童男女比例为1.6 ：1，平均年龄为3.6岁。误服物主要为液体，其原因是家长以饮料瓶盛装误服物。主要误服物为农药、杀虫及灭鼠药、酒精及其他溶液。鼠药误服多是因为儿童在小区灭鼠期间无意捡食。为了避免悲剧的发生，要注意此类物品的妥善保管。

有了孩子之后，家中很多物品的摆放都要发生改变，尤其是药品。建议用专门的药箱收纳药物并上锁，尽量放在孩子不能碰到的地方。最好在存放药品时将儿童和成年人、外用和口服分开，以免用错。每次服用后把剩余的药品立即放好。现在已经有了儿童不易打开的安全瓶盖。

要养成保存说明书和药品包装的习惯。用药前，认真阅读说明书，按说明书或药盒上标注的用法用量、认真核对，最好双人核对，有疑问时暂停给药。尤其是一些非处方药物，仔细阅读说明书，了解药物成分，才能为孩子选择合适的药物及剂量，避免重复用药，同时还应查看孩子是否有药物成分过敏。

根据孩子年龄体重用药。防止剂量过多而中毒，或剂量少起不到药效。应咨询医生或按说明选择合适的剂量才能起到相应的治疗效果。建议用专用量杯或滴管，不能用汤勺给孩子测定剂量。即使是很小的用量差异也会对孩子造成很大的伤害。用药前要把药物摇匀，还应注意这些量具的卫生清洁。

给孩子喂药时千万不能骗他说那是糖果，否则他有可能认为那真是糖果，默默去尝试。家长应告诉孩子为什么要吃药以及没病时吃药的严重后果。不要让孩子单独接触药物，家长在喂药的过程中如果要离开，必须将药物收好。家长自己用药时应避开孩子，并将药物妥善保存。

若不幸发生药物误服，建议即刻催吐，及时就医，防止不良事件发生。

4. 烫伤、烧伤的预防

烫伤、烧伤是意外伤，很多情况下都是由于家长对儿童看护照顾不周，或环境设施不合理。

烫伤是指由无火焰的高温液体，如沸水、热油、高温固体、高温蒸汽等所致的组织损伤。在家庭中最多见的是被热水或热油等烫伤，其次是家里的电烫斗、电暖器等发热的器具所引起的烫伤。

厨房和浴室是儿童发生烫伤的常见场所，因此一定不要让儿童单独停留在这些地方。要在暖气和火炉的周围设围栏，并将可能造成烫伤的危险品移开或加上防护措施，如热水瓶、熨斗等电器用具要放在儿童触摸不到的地方。不要在餐桌上放置台布，以免儿童扯拽将餐桌上的热菜、热汤等打翻造成烫伤。在端热汤或上热菜时一定要打招呼提醒家人照顾好儿童，避免冲撞造成烫伤。洗澡时水温不应高于 40℃。热水器温度应调到 50℃以下，如果水温为 65℃ ~ 70℃，2 s 内就可能使婴幼儿严重烫伤。

另外还有一种低热烫伤也常常发生在不会用语言表达的婴幼儿中。如冬天用暖水袋保暖，如果暖水袋温度偏高，使用时间过长，发生烫伤后，家长不易察觉，直到烫伤到了很严重的程度才被发现。低热烫伤又可称为低温烫伤，是因为皮肤长时间接触高于体温的低热物体而造成的烫伤。接触 70℃的温度持续 1 min，60℃的温度持续 5 min 以上时，就可能造成低温烫伤。低温烫伤和高温引起的烫伤不同，创面疼痛感不明显，常常仅在皮肤表面出现红肿、水疱、脱皮或者发白，面积不大，看上去不太严重；但创面常较深，严重者甚至会造成深部组织坏死。如果处理不当，会发生溃烂，长时间无法愈合。因此，如果冬季使用暖水袋为小婴儿保暖时，暖水袋外边最好用毛巾包裹一下，以手摸上去不烫为宜。

烧伤是因火、电、腐蚀剂或放射线等的作用而造成的身体损伤。烧伤时会出现不同程度的皮肤充血，或在烧伤局部形成水疱。严重的烧伤病例可有组织烧焦。

夏季雷雨天时在大树或高压电线下玩耍或避雨被雷电和高压电击伤也时有发生。因此，雷雨天时不要让儿童在大树下或在高压电线下玩耍。不用的电器插座要应用防触电的插头封闭，避免儿童触摸。过年过节燃放烟花爆竹时一定要看管好儿童，正确燃放。

日光紫外线灼伤也是一种特殊的皮肤烧伤。尤其是婴儿，皮肤娇嫩，长时间暴晒在烈日下，可能造成皮肤烧伤，如海边游泳、日光浴、长时间室外活动等。这种烧伤一般发生在面颈部、背部等暴露部位，多为浅度烧伤。为防止日光灼伤，夏季要避免长时间在烈日下暴晒，难以避免时应该加强防晒防护，如戴遮阳帽、裸露部位涂抹薄层防晒霜等。

总之，儿童常常是烫伤、烧伤的受害者，因此家庭成员要定期进行急救知识培训，并检查落实情况，还要经常提醒孩子自我防护。

5. 谨防儿童溺水

儿童溺水是一个令人沉重的话题，不幸的发生大多缘于家长缺乏预防儿童溺水的意识。很多时候即使家长就在眼前，但溺水还是发生了。

儿童溺水不一定都会拼命挣扎或大声呼救，有时溺水来得迅速和安静，家长还没反应过来，儿童们已经溺水身亡了。这是由于在没入水中时，儿童会本能地屏住呼吸，这种情况持续 30 ~ 60 s 后就会失去意识，这也可能是儿童在水中太过紧张，或溺水前已呛水了。

要想儿童不发生溺水，预防很重要。

对于小年龄段的儿童，洗澡时一定不要单独把儿童留在浴缸中。游泳时家长不仅要全程陪同，还要注意和儿童们的距离一定要近，最好能触手可及，要紧盯着儿童，而且要去有专门的救生员、齐全的求生设备，以及医务室的正规游泳池去游泳。另外，正确选择和使用游泳圈也很重要，不应过分依赖游泳圈。儿童使用裤式坐圈时可能会侧翻，头部会栽进水里；如果游泳圈太大，无法卡住儿童的腋窝，很容易滑脱，发现不及时则容易酿造惨剧。游泳前还要评估儿童的身体状态，如果当天身体状态不是很好，让儿童在浅水区玩水就可以了。身体不舒服或有心脏病的儿童不要游泳。同时还要警惕和避免延迟性溺水和干性溺水。有时即使儿童溺水后出水，但由于有少量水进入肺部，可能会造成数小时至 1 天内的逐渐缺氧。即使水分没有进入肺部，也可能会导致儿童喉部或声带痉挛、呼吸道闭塞。所以，游泳后家长仍要观察儿童的行为和表现。

对于年长一些的儿童，平时要教导儿童不要独自或和未成年的同学或朋友一起游泳。以学校为主的健康教育也是非常重要的，可以主题班会、主题黑板报等多种形式正确引导和教育学生“远离水源，珍爱生命”。

作为家长，也要做好监护工作。平时经常教导、提醒和告诫儿童关于游泳的注意事项，关注儿童的去向，防止儿童单独或与玩伴偷偷去水库、河流等水域。平时家长应该教授儿童一些自救和其他有助于防止儿童溺亡的本领与方法。

在公开水域周围设立隔离栏杆等安全措施也非常重要，同时不应在栏杆周围放置有助于帮助儿童翻越栏杆的物体。各种水井和蓄水池的盖子必须盖好。家中在使用各种盛水装置后应保持无水状态；水桶等盛水装置应有密封的盖子，并放在儿童不易接触到的地方。

如果儿童不幸发生了溺水，家长或最早发现的成年人要以最快的速度将儿童拉上岸。当同伴发生溺水险情时，要及时向附近的大人求救，儿童不得自行救助。上岸后要让儿童头朝下，迅速清除口鼻中的杂物，然后用手掌迅速连续击打儿童的背部。儿童吐出水后如果仍然不能恢复自主呼吸，要进行人工呼吸，同时要尽快拨打 120，联系急救中心或送溺水者去医院。

六、灾害预防及逃生

1. 火灾预防及逃生

根据公安部消防局统计，2016 年全国共发生火灾 31.2 万起，共造成 1582 人死亡，1065 人受伤。其中家庭住宅火灾共 11 万起，造成 1269 人死亡，占了很大的比例。我们要有“小小隐患预防为先，星星之火扑救为先，火势蔓延逃生为先”的思想，做好火灾预防、扑救和逃生。

事实证明，很多火灾是可以预防的。家庭火灾的预防除了本节谈到的要注意用电、燃气安全之外，还要注意不要将汽油、烟花爆竹等易燃易爆物品长期放在家中，更不能在家中燃放烟花爆竹。在家中吸烟时，应将烟头彻底掐灭，同时不要将打火机等火种放在阳台等太阳直射的地方，不要放在距燃气灶较近的地方，以免发生爆燃，引发火灾。有孩子的家庭，要教育孩子从小树立火灾安全意识，教育孩子不要玩火。外出时，关好窗户，防止外面的火种飞到室内。有条件的家庭，可配备灭火器，以备不时之需！

家中一旦发生火灾，千万不要惊慌，更不能着急跳楼，应根据火情及周围环境及时采取以下措施。

第一，火势蔓延逃生为先。科学证明，火灾发生时的最佳逃生时间是 90 s，普通民用住宅是 2 ～ 3 min，高层建筑是 5 ～ 6 min。火灾现场逃生的速度极为重要。身处火灾现场时，要尽快撤离，不要贪恋财物而延误逃生时间。

第二，星星之火扑救为先。火灾现场的火势不大，而且尚未对人生命安全造成威胁时，如果家中有消防器材，应及时扑灭。

第三，逃生之时要镇静。遇到火灾，要迅速判断火灾情况并决定逃生办法，切勿惊慌失措，乱跑乱窜。逃生时，要朝明亮的地方或空旷地带以及低楼层的地方跑。遇火灾不可乘电梯，要从安全出口方向逃生。若所有逃生线路均被阻断，要立即退回室内，用打手电筒、挥舞衣物、呼叫等方式发出求救信号，等待救援。

第四，简易防护，匍匐前进。火灾发生时，烟气大多聚集在上部空间，穿过浓烟逃生时，为防中毒、窒息，可用湿毛巾、口罩捂住口鼻，尽量使身体贴近地面或匍匐前进。

第五，身上衣物着火不慌张。当身上的衣物着火时，不要惊慌，可以就地打滚，或用厚重的衣物压住火苗。千万不要奔跑或用力拍打，这样只能使身上的火苗越来越旺。

第六，无法逃离等待救援。无法逃离时，尽量待在阳台、窗口等能避免烟火近身的地方，这些地方容易被救援人员发现，同时要及时发出求救信号，等待救援人员到来。

第七，非不得已不跳楼。盲目跳楼，非死即伤。要首先利用疏散楼梯、阳台、落水管等逃生自救，也可用绳子或把床单、被套撕成条状连成绳索，拴紧在窗框、铁栏杆等固定物上，用毛巾、布条等保护手心，顺绳滑下，或下到未着火的楼层脱离危险。须注意的是，只有消防队员准备好救生气垫并指挥跳楼或楼层不高时，才可以跳楼。不具备这些条件时，千万不要跳楼，特别是高楼层。

2. 地震逃生

（1）发生地震时，室内的人可采取避险措施：地震时以就近躲避为先，不要着急往室外逃跑。破坏性地震从感知到建筑物被破坏平均只有 12 s 的时间。如住在平房或楼房的一、二层，可利用这段时间迅速跑到室外空旷的地方。在这么短的时间，想从楼房，特别是三层以上的楼房逃脱出去，是不现实的。因此遇到地震时就近躲避，震后稳定后再迅速撤离到空旷安全的地方，才是应急避震较好的办法。

明确家中安全的避震空间是躲避地震的关键。实践证明，根据危险系数划分，家中最危险的空间从大到小依次为客厅、大卧室、非承重墙下、大衣柜和钉在墙上的橱柜下；家中最安全的空间由大到小依次为厕所、厨房、承重墙的墙根下和铁制、实木床下。地震时，如果住在高层楼房不能及时跑出时，要尽快躲在较安全的避震空间里。抓住桌腿等牢固的物体，尽量卷曲身体，蹲下或坐下，降低身体重心。同时要本着“近水不近火，靠外不靠内”的原则，不要靠近炉灶、煤气管道和家用电器，以免遭受失火、煤气泄漏、电气短路的直接威胁；靠近水源，有利于延长被困时的存活期，应尽量靠近外侧墙壁，便于获得救助。千万不要躲在客厅、大卧室等危险的地方。要远离窗户，因为地震可能会造成玻璃碎裂，防止被扎伤。

国际上地震自救的通用规则是“地震时保持冷静，地震后走到户外”。地震时，要保持镇静，千万不要惊慌失措。高层住户向下转移时，不要乘坐电梯，更不能跳楼。如果地震时在电梯里，应将各楼层的按钮全部按下，一旦电梯停下，迅速离开。若门打不开时，要抱头蹲下，抓牢扶手。当大地震后，利用2次地震之间的间隙，迅速撤离。

（2）震后我们要及时进行自救：树立生存信心，传递求救信息。地震被困时，一定要树立生存的信心，消除恐惧心理和急躁情绪，相信会有人来救你。听到动静时，用身边的石块、金属等坚硬且易发出声响的物品敲击管道或墙壁，向外界发出求救信号。

判断所处位置，改善周围环境。设法挣脱被束缚的手脚，清除压在身上的物体，竭力扩大生存空间，寻找和开辟脱险通道。但在找不到脱离险境的通道的情况下，不要盲目哭喊、急躁和行动，要注意保存好体力，想方设法发出求救信号。

保持呼吸畅通，保护好头部。设法将双手从压塌物中抽出来，挪开头部、胸部周围的杂物，用手护住头部或后颈，移开身边的较大杂物，以免再次被砸伤和因倒塌建筑物的灰尘窒息。闻到煤气、毒气时，用湿衣服等捂住口鼻，保持呼吸畅通。

要注意保存体力，等待救援队到来。尽可能控制自己的情绪或闭目休息，不要大喊大叫。注意保存体力，尽量寻找和节约食物、饮用水，可用不透水的东西接水以备所需，必要时自己的尿液也能起到解渴作用。总之要设法延长生命，等待救援人员的到来。

（田振彪　马圣奎　魏建民　李　方　张忠浩　崔　红）

第二节　急救常识

我们希望您和家人一生都遇不到突发疾病、意外伤害和灾害，但是万一遇到了，最可能及时救护患者的就是家人。如果在医护人员到来之前，及时采取了正确的救护方式，就可以减轻患者的痛苦和伤病的危害，有利于患者早日康复，防止出现后遗症。因此，平时多了解一些家庭救护的常识，对您和家人的健康十分有益。

一、紧急救护与心肺复苏

1. 心肺复苏现场救护

心搏骤停是指各种原因引起的心脏突然停止跳动，有效泵血功能消失，引起全身严重缺氧、缺血，临床表现为扪不到大动脉搏动和心音消失；继之意识丧失、呼吸停止、瞳孔散大，若不及时抢救可引起死亡。一般认为，心脏停搏 5 ～ 10 s 可出现眩晕或晕厥，超过 15 s 可出现晕厥和抽搐，超过 20 s 可出现昏迷；若心脏停搏超过 5 min 常可造成大脑严重损伤或死亡，即使复跳也往往会遗留不同程度的后遗症。因此，心搏骤停是临床上最危重的急症，必须争分夺秒积极抢救。

整个抢救过程可以称为一个“生存链”：判断心搏骤停立即呼救→实施徒手心肺复苏→尽早除颤→高级生命支持→入院治疗（图 10-2-1）。

图 10-2-1　抢救过程的生存链

抢救流程为：①判断意识，双手轻拍伤员双肩，附耳大声呼喊“你怎么啦？”没有任何反应就是没有意识了。②检查呼吸，仔细观察患者的胸廓有无起伏，如无起伏，则说明患者没有呼吸。③呼救求助，拨打“120”或“999”急救电话。④摆正伤员体位，将伤员翻转成仰卧位，放在坚硬平面上。⑤胸外心脏按压，按压时上半身前倾，双肩正对患者胸骨上方。一只手的掌根放在两乳头连线中点，然后两手掌根重叠，手指离开胸壁，双臂伸直。以髋关节为轴，借助上半身的重力垂直向下按压，每次抬起时掌根不要离开胸壁。按压频率为 100 ～ 120 次 / 分，按压深度为 5 ～ 6 cm。⑥开放气道，用一只手按压伤病员的前额，使头部后仰，同时另一只手的示指及中指置于下颌骨部分向上抬起额头，使患者鼻孔朝天。⑦口对口人工呼吸，按于前额手的示指和拇指捏紧患者鼻孔，吹气前把患者的嘴全部包住，持续向患者口内吹气 1 s，使患者胸廓升起。抬头换气，松开患者口鼻，再以同样的方法吹第二口气。吹气时暂停按压，按压吹气比例为 30 ∶ 2。5 个按压 - 通气周期后，再次检查和评价，如仍未恢复心跳和呼吸，继续进行心肺复苏（图 10-2-2、图 10-2-3）。

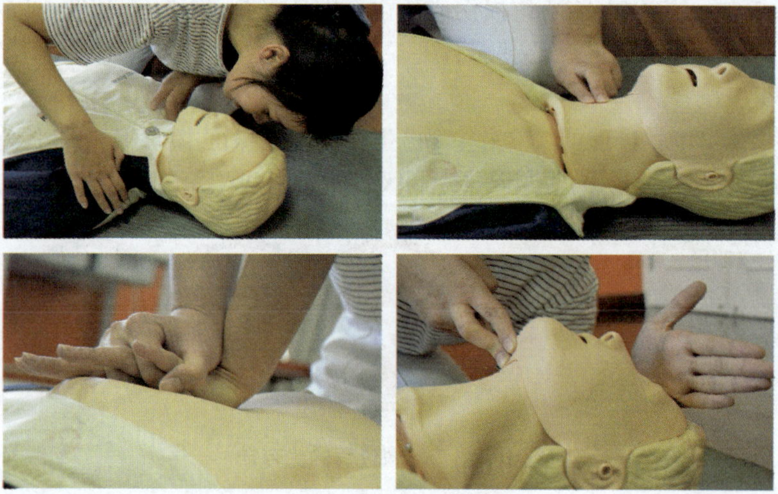

图 10-2-2　心肺复苏图示 1

2. 创伤包扎

创伤发生率高、危害性大，对严重的创伤若救治不及时，将导致残疾，甚至威胁生命。创伤后要及时、妥善地进行包扎、压迫止血、保护伤口和固定骨折等。包扎常用的材料有三角巾、弹力绷带、纱布垫等；包扎材料要清洁、柔软、吸水力强。包扎时尽量选择医用包扎材料，如果没有医用包扎材料，可以就地取材，使用干净的毛巾、手绢、床单、衣物、口罩、领带等作为临时包扎材料。包扎伤口要快、准、轻、牢，即包扎部位要准确、严密、不遗漏伤口；

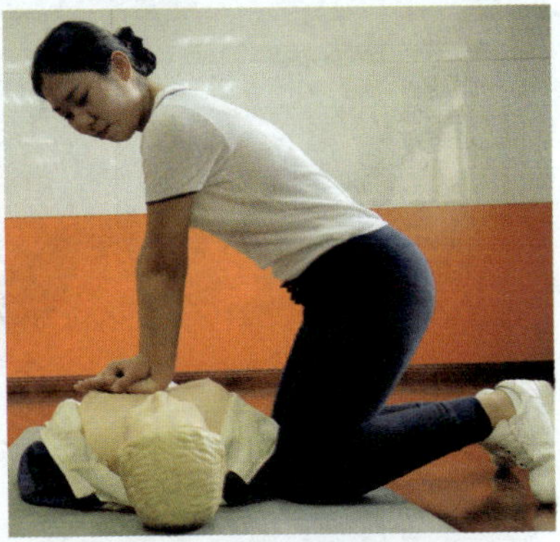

图 10-2-3　心肺复苏图示 2

包扎动作要轻，不可用手碰触伤口及辅料与伤口接触的内侧；包扎要牢固，但不宜过紧，以免影响血液流通和压迫神经；包扎前伤口上一定要加盖敷料。必要时，救护者要先带上防护手套，再为患者包扎伤口，防止被传染疾病。

包扎完成后，必须检查肢体血液循环的状况。检查的方法为：按压手指（脚趾）甲，放开手后两秒钟，手指（脚趾）甲如不能迅速恢复红润，仍然苍白，说明血液循环不佳，还可观察伤肢远端的皮肤是否苍白，询问患者伤侧手指（脚趾）尖是否麻木，如果苍白或麻木，说明血液循环不佳，则应该松开绷带，重新包扎。

常用的包扎方法有：用绷带螺旋包扎、人字形包扎、8 字包扎和用三角巾包扎等。

（1）简单螺旋包扎因操作简便，最为常用。用绷带螺旋包扎的方法适用于包扎患者的四肢。操作步骤为在受伤处覆盖一块无菌或干净的敷料（纱布垫或布垫），从受伤肢体的远端开始，向近端包扎。先将绷带环形缠绕 2 圈固定，再将绷带在辅料的下方由下向上缠绕。从第三圈开始，每向上绕一圈，绷带应遮盖前一圈绷带的 2/3，前一圈绷带应露出 1/3。把敷料完全遮盖后，将绷带重复绕一圈，在肢体外侧（上肢大拇指为外侧，下肢小脚趾为外侧）打结或用胶布粘贴固定绷带（图 10-2-4）。

（2）人字形包扎用于能弯曲的关节，如肘部、膝部、还有手和脚跟。操作步骤为先将绷带在患者肢体关节中央处缠绕一圈做固定，然后绕一圈向下，再绕一圈向上，反复向下向上缠绕。包扎结束时，在关节的上方重复缠绕一圈固定（图 10-2-5）。

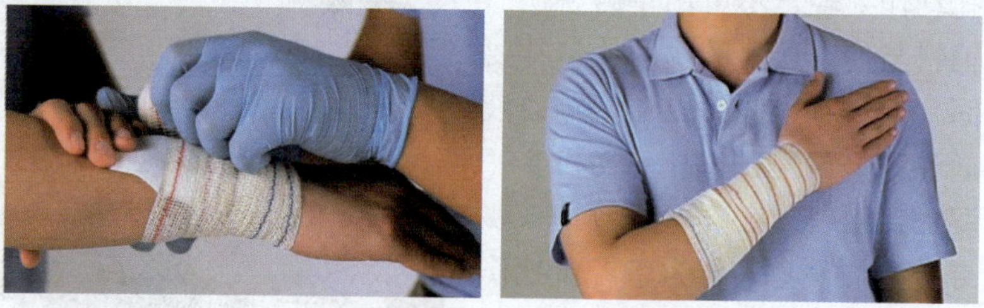

图 10-2-4　螺旋包扎

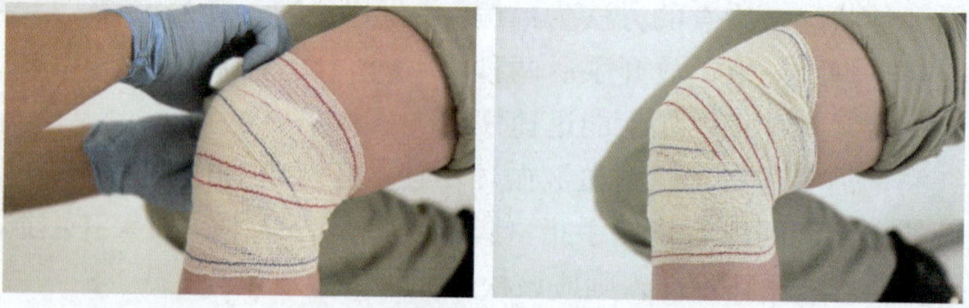

图 10-2-5　人字形包扎

（3）8 字形包扎用于包扎手（足）部。操作步骤为用无菌或干净的敷料覆盖伤口，将绷带在手腕（足踝）处先环形缠绕两圈做固定，然后 8 字形缠绕手（足）部，直至绷带将敷料完全覆盖，结束时在手腕（足踝）处重复缠绕做固定（图 10-2-6）。

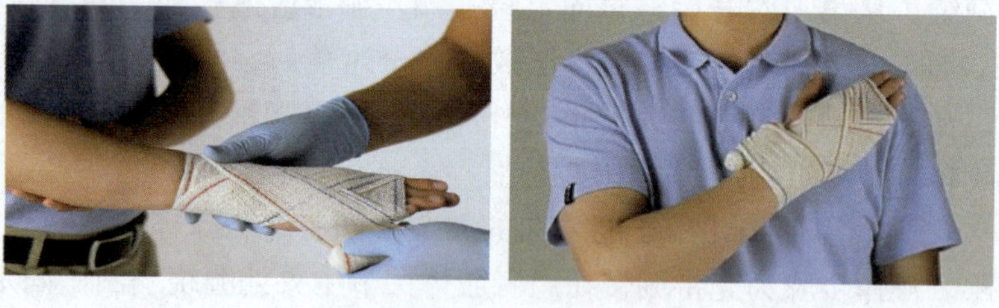

图 10-2-6　8 字形包扎

（4）用三角巾包扎头部操作步骤为让患者坐下，在受伤处盖一块敷料。将三角巾的底边折叠成两横指宽，折叠的边缘置于患者前额齐眉处，顶角向后。把三角巾的两底角经两耳上方拉向头后部枕骨下方交叉，并压住顶角，然后绕回前额齐眉处交叉打结。最后将头后部的三角巾的顶角拉紧，折叠后掖入头后部交叉处内（图10-2-7）。

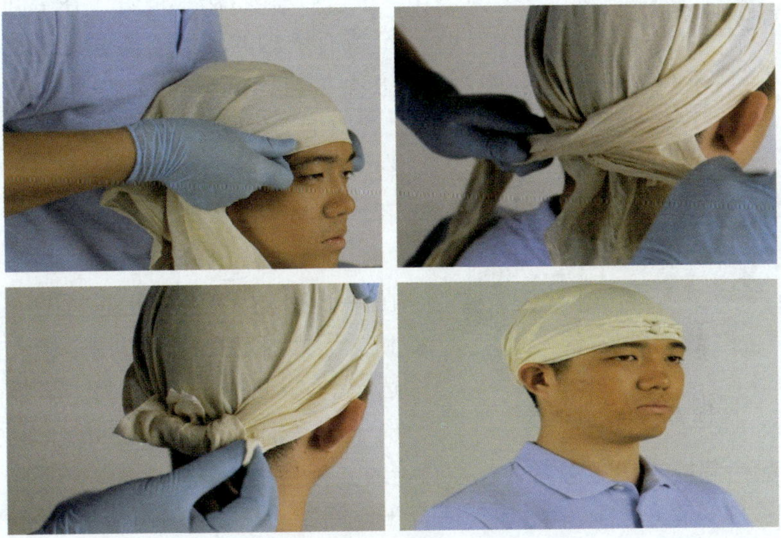

图 10-2-7　三角巾包扎头部

3. 急救患者搬运

当遇到家人发生意外伤害时，合理、及时的搬运对患者的治疗非常重要。如果搬运方法不当，容易对患者造成二次伤害，轻则会加重患者的痛苦、加重骨折等病情；重则会使患者瘫痪，甚至危及生命。所以，意外伤害发生后，要根据现场情况选择是否搬运，并掌握正确的搬运方法，搬运时做到轻和快。以下是几种简易的搬运方法。

（1）扶行法：适合于运送清醒、一侧腿或脚受伤，在别人帮助下能自己行走的患者。

（2）背负法：适合于运送清醒、体型小、身体轻、没有脊柱损伤的患者。

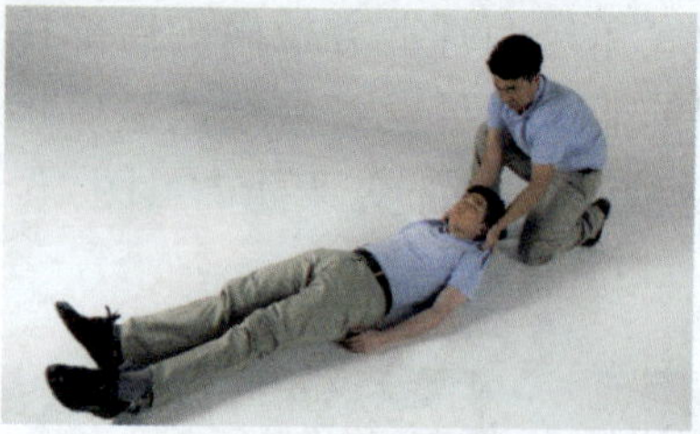

图 10-2-8　拖行法

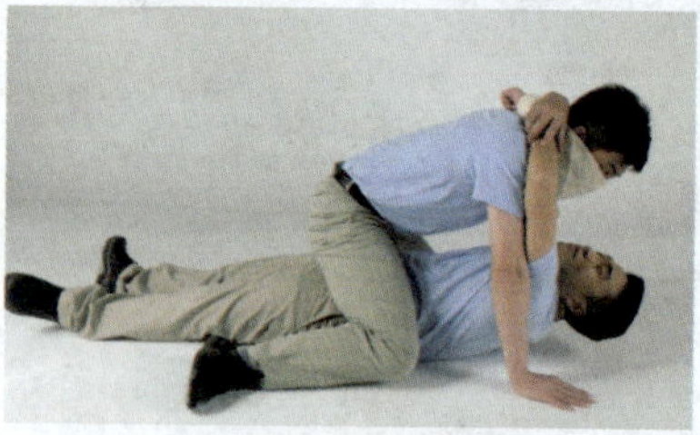

图 10-2-9　爬行法

（3）拖行法：适合于清醒或昏迷、下肢受伤、体型较大且较重、不适合采用其他徒手方法搬运的患者（图 10-2-8）。

（4）爬行法：适合于在空间狭窄或有浓烟的环境下清醒或昏迷的患者（图 10-2-9）。

（5）手抱法：适合于年幼体轻、伤势较轻的患者，对脊柱损伤者禁用此法。

（6）椅子搬运法：让患者坐在椅子上，用宽布袋把患者的上身和椅子背固定在一起。由 2 个人搬运，一人抓住椅子背，另一人抓住椅子腿，把椅子倾斜约 45°。两人一起抬起椅子运送患者，注意行走时要保持平衡。

（7）毛毯、床单搬运：适合于空间狭小、担架不容易通过的地方。搬运时将结实的毛毯或床单铺在地上或床上，将患者搬运到毛毯或床单上，救护者各自抓紧毛毯或床单的角，抬起搬运患者。

二、家庭常见急症的处置

1. 脑卒中

脑卒中包括两种情况：脑梗死和脑出血。这两种情况的症状相似，紧急处理方法一样。患有高血压、心脏病或糖尿病的患者，突然出现头晕、失语、口舌歪斜、流涎、说话含混不清或呕吐、一侧肢体瘫痪等症状就很有可能是脑卒中。

发现家人脑卒中，不要惊慌，我们可以采取以下急救措施。第一，要保持镇静，尽快拨打“120”“999”急救电话，争取抢救时间。千万不要拖拽、随意移动患者，更不能摇晃患者。第二，松开患者的领口及胸前的衣扣，使衣物保持宽松。如果患者神志清醒，可以让患者半卧或平卧休息。如果患者神志不清，可将患者摆放成侧卧位，头稍后仰，保持呼吸道通畅。第三，及时清理患者口中的呕吐物，防止患者将呕吐物吸入肺中，造成窒息，如果患者有义齿，将其取出。第四，要密切关注患者的意识、血压、呼吸和脉搏。不要给患者进食、喂水，更不能给患者滥用药物，等待急救车辆的到来。

2. 休克

休克可以由很多原因引起，如急性心肌梗死、严重感染、严重创伤、大面积烧伤、开放性骨折、严重腹泻、过敏反应等。发生休克时，患者血压下降、血流减慢、皮肤湿冷、脉搏快而微弱、嗜睡直至昏迷。休克会导致脑和身体重要器官缺氧，危及生命。

发现有人休克，应采取以下救护措施。首先，要保持镇静，尽快拨打急救电话，呼叫救护车。并检查患者的呼吸、脉搏，有外伤出血时要立即止血。其次，要让患者平卧，把双脚垫高过胸，这利于静脉血回流，增加脑部的血液供应，有条件时给患者吸氧。休克患者体温低、怕冷，要注意给患者盖上毯子或被子保暖。再次，注意监测并记录休克患者的血压，直到救护车到来。

3. 昏迷

昏迷是持续的意识丧失。当人脑的正常功能受到严重干扰时，往往会陷入无知觉的状态，大声喊叫或摇动均不能使其醒来，这就是昏迷。昏迷是临床上的危重症，要引起重视。

昏迷可以缓慢地形成，也可以突然发生。当发现患者昏迷时，立即拨打急救电话，呼叫救护车。检查患者的呼吸、脉搏，如果呼吸、脉搏消失，说明患者已经发生心搏骤停，应立即呼救，同时实施心肺复苏术。对有呼吸、心跳的患者，解开患者的领口及胸前的衣扣，使衣物保持宽松，及时清理气道异物，保持呼吸道通畅。然后将患者摆成侧卧位，并紧急呼救。对于昏迷后跌倒的患者，还要检查有无外伤，如果有外伤，要及时进行简单的包扎止血。在急救车到来前，不宜自行变动昏迷后外伤者的体位。

4. 晕厥

晕厥又称昏厥，是患者突然发生严重的、一过性的脑供血障碍，从而导致的短暂意识丧失，常引起摔倒。患者通常很快可以恢复知觉，意识丧失时间很少超过 20 ~ 30 s。人昏厥前，可能出现一些先兆，像脸色突然苍白、恶心、冷汗、浑身无力、流涎等，但也可能没有先兆，突然晕倒在地。

患者出现晕厥前的恶心、冷汗、浑身无力等症状时，应立即蹲下或坐下，以免摔伤。如果发现家人出现晕厥，应解开患者的领口及胸前的衣扣，让患者平卧位，头偏向一侧，将患者的下肢抬高（增加脑血流量），在患者的面部及颈部冷敷。如果患者体温较低，还要加盖毛毯或被褥保暖。开窗通风，保持室内空气清新。即使患者的症状完全缓解，也要拨打急救电话，将患者送至医院检查晕厥的原因。

5. 癫痫

癫痫，俗称“羊癫风”，是由于短暂的脑功能失调引起的，常表现为不定期反复发作。大发作前常有头痛、烦躁不安的前兆，接着突然意识丧失、跌倒在地、四肢僵硬、全身抽搐、口吐白沫或血沫、瞳孔散大，甚至大小便失禁，一般持续几分钟。我们可以通过规律的生活和充足的睡眠、健康的饮食、定期诊治等方面预防癫痫复发。癫痫虽然是一种慢性疾病，但是长期频繁的发作对患者的身心、智力将会产生严重影响。这种疾病发作有时很突然，易造成摔伤、烫伤、溺水等意外伤害，严重时还会危及生命。

癫痫发作时，应采取以下措施。当患者发作将要倒地时，周围人员较多的情况下可将其扶至床上，人员少或者来不及时，可顺势让其慢慢躺倒，迅速移开周围硬物、锐器，以免跌伤、扎伤。当患者抽搐、痉挛停止时，松解患者的领口及胸前的衣扣、腰带，使其保持呼吸通畅，将患者的头转向一侧，防止呕吐物引起呛咳、窒息。患者抽搐期间，不要强制性按压其肢体，增加患者的痛苦。癫痫发作一般在 5 min 之内可自行缓解。如果连续发作或频繁发作，应迅速拨打急救电话，将患者送至医院救治。

6. 异物堵塞

脑血管病后遗症等疾病和不良的进食习惯（如进食时说笑、吃大块食物、进食速度太快，孩子边跑边吃糖或果冻）等，是造成呼吸道异物阻塞的常见原因。不完全阻塞危害较轻，完全阻塞则会危及生命，患者会不由自主地手呈“V”字状紧贴于颈前喉部，面色青紫，不能说话、不能咳嗽、不能呼吸，严重时会发生窒息，导致知觉丧失、呼吸和心跳停止。家庭常用的抢救方法如下：

首先，大声呼叫，呼喊其他人前来帮忙，拨打急救电话。其次，如果患者能呼吸，能用力咳嗽，应尽量鼓励其用力咳嗽，并让其弯腰，拍打他的背部，力争将异物自行咳出。注意不可将手指伸进口腔咽喉处扣取异物，其结果不仅无效反而会使异物更深入呼吸道。如果患者呼吸困难、难以发声，但神志清醒，能站立或坐稳，可采取腹部冲击法解救。具体方法可见第一节家庭安全中的老年人居家安全。如果患者是孕妇或肥胖者则不适宜采用腹部冲击法，应采取胸部冲击法。即抢救者站在患者背后，双臂从患者腋下环绕其胸部。一手握空心拳，将拇指侧顶住患者胸骨中部，注意避开肋缘及剑突，另一手握紧拳头快速向内、向上挤压冲击患者的胸部，约每秒1次，直至异物排出。

如果患者心跳、呼吸停止，应立即呼叫急救车，并对患者进行现场心肺复苏抢救，直至急救车到来。

7. 婴幼儿窒息

常见的婴幼儿呼吸道堵塞的原因有俯卧时被毯子、枕头堵住口鼻，或是脑袋钻进塑料袋里蒙住口鼻，异物误入气管等，如不及时解救，可能会发生窒息。3个月以内的婴儿不可以俯卧睡觉，以免口鼻被枕头、被褥等物品堵住，自己又翻不了身而发生窒息。刚会翻身的婴幼儿在睡觉时，成年人要加强监护，如婴幼儿俯卧睡觉，则不要束缚他的双臂，使婴幼儿可以抬头、动肩或双手支撑，避免窒息。不要给婴幼儿玩塑料袋等对婴幼儿有危险的物品。

如果发现婴儿异物误入气管，引起窒息，则可采用拍背、胸部快速按压法解救。将婴儿面朝下放在前臂上，用手托住婴儿的头部和下颌，用另一只手掌根拍击婴儿肩胛骨之间的区域5次。如果拍击5次后异物仍未排除，将婴儿翻转为面朝上，用手托住头部。用另一只手两手指按压婴儿胸骨中部5次，反复拍击背部和按压胸部，直至婴儿恢复呼吸、咳嗽或啼哭。

8. 哮喘

哮喘是支气管哮喘的简称，是一种常见的过敏性疾病。发病一般有季节性，多发于初春、深秋及气温变化明显时，也可因接触过敏源（如花粉、尘螨、食物、药物等）引起。哮喘发作时常会出现剧烈咳嗽、急促喘息，可有吹哨一样的哮鸣音，严重时会出现呼吸困难、口唇青紫、烦躁不安。多数患者可以自行缓解或服用药物后缓解。

家庭救护方法如下：第一，打开门窗，保持空气清新，让患者要尽快离开致敏环境。第二，保持镇定，安慰患者，帮助其缓解紧张情绪。第三，协助患者调整坐姿，半卧或坐下休息，以缓解缺氧状况。第四，帮助患者使用气喘喷雾剂等快速平喘药，以尽快缓解其病症，给患者拍背，帮助其排痰。第五，如呼吸困难未能缓解或症状加重，应立即拨打急救电话，将患者送至医院救治。

三、家庭急救包及防灾包

当家人遭受疾病袭击时，在遭遇一些突发事件如火灾、地震等时，除了掌握必要的急救措施，家里还应配备家庭急救包和防灾包，用于抗灾减灾、自救互救，保证家人安全。要将急救包和防灾包放在便于拿取的地方，以备遇到紧急情况时使用，在5～10 min内实施自救。家庭急救包及防灾包应配备以下6类应急用品。

第一类，应急食品。主要用于储备，所以要保证食品保质期长，这是最重要的。其次，食品要具有高能量、高营养。例如可以保存4年的军用食品，包括单兵自热食品、军用能量棒、压缩食品及军用罐头；可以保存3年的应急淡水，能有效地为机体利用，延缓人体对水的需求（普通固体食品和瓶装水也可以，但要注意定期更换）。

第二类，应急卫生用品及药品。应急卫生用品主要包括消毒纱布、三角巾、医用弹性绷带、胶布、止血带、创可贴、酒精棉片、安全别针、剪刀、镊子、医用手套、一次性口罩、体温表，以及酒精、聚维酮碘等包扎、止血、固定、伤口处理的基本工具；应急药品包括日常退烧药、消炎药、止泻药、云南白药气雾剂、维生素片。止泻药尤其重要，在灾难发生被困后，因为生存条件恶劣，极易引起腹泻，在食物补给有限的情况下，腹泻脱水是很危险的事。其次是各种维生素，不同家庭应根据自身情况适当增加所需药品。

第三类，自救工具。主要包括棉质毛巾（火灾发生时用水将毛巾打湿，捂住口鼻，可防止吸入烟尘）、具备收音机功能的手摇充电电筒（可对手机充电、FM 自动搜台、按键可发报警声音）、呼吸面罩、便携式灭火器、防火毯、魔术领巾（可以保护脸部和颈部避免灰烬灼伤）、保温毯（维持体温、抵御寒冷）、长明蜡烛、破窗锥（打开逃生通道）、9 芯伞绳、防磨手套、割绳器、多功能小刀等。

第四类，求救工具。主要是指发出光和声音的应急物资，包括救生哨（3000 Hz 高频口哨），可发送求救信号 SOS、手摇 / 强光电筒（照明、闪光发送求救、金属锯齿具有破窗功能）、反光衣等。

第五类，家庭应急卡。家庭应急卡应正面附家庭成员照片、血型、常见病及用药情况，反面附家庭成员住址、家属联系方式和紧急联络人联系方式。紧急情况下，将给抢救伤员赢得宝贵时间。

第六类，重要文件资料。重要财务资料，如适量现金、银行、存折、房屋使用权证书、股票债券等；重要证件的复印件，如身份证复印件、保险单复印件、存折复印件等。

（田振彪　马圣奎　魏建民　李　方）

第十一章　老年保健

第一节　衰老与健康老龄化

一、寿命与长寿

1．寿命相关的基本概念

（1）寿命：寿命指个体从出生开始，经过发育、成长、成熟、老化以至死亡前身体生存的时间，通常以年龄作为衡量其长短的尺度。寿命的影响因素主要有遗传基因、外界环境、社会经济发展水平、生活条件和医疗技术水平等。普遍认为，人的寿命应在100 ~ 150岁之间，如以细胞分裂次数和分裂周期测算法计算，人的最长寿命应是120岁。

（2）平均期望寿命：平均期望寿命又称“生命期望值”或“人均预期寿命”等，是对人生命的一种有根据的预测，即预测年龄为某岁的人今后尚能生存的平均寿命。通过平均寿命的比较分析，可以衡量出一个国家或地区人们的健康水平。国务院新闻办在2017年9月29日发表的《中国健康事业的发展与人权进步》白皮书中指出，我国人均预期寿命从1981年的67.9岁提高到2016年的76.5岁。

（3）健康期望寿命：健康期望寿命又称活动期望寿命，是一个相对数据，估算的是一个人在完全健康状态下生存的平均年数，即个人在良好状态下的平均生存年数，其终点是日常生活自理能力的丧失。来自北京的一份调查结果显示，北京市18岁组人群健康期望寿命为40.17剩余年，男性为43.40剩余年，女性为38.06剩余年。这一结果意味着，一名18岁的北京人，预期可在健康状态下平均活到58岁以上，之后其生命可能会陷入疾病、残疾等非健康状态。

（4）长寿：老年人按世界卫生组织的划分，60 ~ 75岁为年轻老年人，75 ~ 90 岁为老年人，90 岁以上为长寿老人。我国将 90 岁的老人称为“九秩”“九龄”“眉寿”等。所谓“眉寿”，是指老年人的眉毛甚长，是老年人长寿的特征之一。我国“长寿”文化历史悠久，内容丰富，含意深刻，代代传承。

2. 如何实现健康长寿

健康长寿是人人追求的目标，也是衡量生活幸福的一个重要指标。长寿不一定就幸福。一个长寿者即使活到了 100 岁，但卧病在床几十年，这样的老人后期的生活也不是幸福的。可见，幸福的前提是健康。为了实现健康长寿的目标，需要从以下 4 个方面做起。

（1）合理膳食：“民以食为天”讲的是饮食的重要性，合理膳食强调的是饮食的科学性和合理性。合理膳食是指膳食中所含的营养素应种类齐全、数量充足、比例适当，并与身体的需要保持平衡。具体建议如下：①每次菜肴应品种多、数量少，这样每顿都能摄入较多的营养素；②动、植物食品应一起吃，肉类食品和五谷杂粮各占一半，每天进食肉类最好为 50 ~ 100 g；③一日三餐都应有蔬菜，主食和蔬菜应一起食用，确保纤维和维生素的吸收；④每天应喝牛奶和食乳制品；⑤应多吃鱼，吃鱼优于吃其他动物肉类，可预防或降低心肌梗死的发生；⑥每天应吃 1 个鸡蛋，鸡蛋含有 8 种氨基酸和维生素；⑦避免高盐饮食，适量使用醋、芥末、辣椒等调料，使菜的味道加重；⑧每天应吃 1 次豆腐等易消化的豆类食品，可防衰老、防疾病；⑨每天应吃水果，确保身体摄入足量的维生素。

（2）适量运动：早在 2500 年前医学之父、古希腊名医希波克拉底就讲到“阳光、空气、水和运动是生命和健康的源泉”；200 多年前法国哲学家、作家伏尔泰更是直接提出“生命在于运动”，他们都强调了运动的重要性。如何才能做到适量运动？建议老年人在运动时遵循以下原则，即三五七原则：“三”指每次要走 3 km 以上，每天 30 min 左右，最好一次走完；“五”是指一周运动 5 次以上，不间断，不搞突击式，偶尔健身如同暴饮暴食，反而有害。坚持适度锻炼才能真正获得提高体能、增进健康的效果。

（3）戒烟限酒：大量研究表明，吸烟和过量饮酒都有害健康。

我国每年死于与吸烟有关疾病的吸烟者达120万人，另外被动吸烟者的人数超过10万。曾任世界卫生组织总干事的中岛宏博士说："全世界大约每10秒就有一名吸烟者死亡。"我国饮酒者更甚，过量饮酒者不计其数。有人说，喝醉一次酒，等于得一次急性肝炎。故饮酒者一定要适量饮酒，绝不可过量，否则还会造成多脏器的损害。

（4）心理平衡：当今社会是一个节奏快、工作强度大、竞争异常激烈的社会，很多人难以承受挫折的打击和种种压力，造成心理失衡，进而损害身心健康。心理平衡是人们保健最重要的措施之一，怎样才能时刻保持心理平衡，建议大家做到以下几点。第一，应尽量避免或设法消除忧郁、急躁、孤独、悲观、多疑和牵挂等心态，尤其是老年人更要注意。第二，要学会自我调适，以广阔的心胸正确看待自己、他人和社会，严以律己，宽以待人。第三，要减少欲望，降低要求。有专家提出，如要为心态做出一个衡量公式的话，心态等于现实与欲望的比值，欲望越高，心态越差；反之，欲望越低，心态越好。

二、老年健康标准

1. 健康的概念

长久以来，人们对于健康的概念就是"不生病"或"不衰老"，即躯体上的健康。1948年，世界卫生组织在其宪章中首次提出健康概念，即健康是指身心没有疾病，而且身体上、精神上和社会适应上处于完好状态。1989年，世界卫生组织以更高标准提出人体健康的概念，即健康是指无疾病、无虚弱的躯体健康、心理健康、社会适应健康及道德健康完美结合的个体，是处于营养、功能、生理、精神动态平衡状态的个体。

2. 老年健康的标准

中华医学会老年医学分会于2013年9月在中国老年医学和老年健康产业大会上发布了老年健康的最新标准，即《中国健康老年人标准》，具体如下。

- 重要脏器的增龄性改变未导致功能异常，无重大疾病 。相关高危因素（主要有高血压、糖尿病、血脂紊乱）控制在与其年龄相适应的达标范围内，具有一定的抗病能力。

- 认知功能基本正常，能适应环境，处事乐观积极，自我满意或自我评价好。
- 能恰当处理家庭和社会人际关系，积极参与家庭和社会活动。
- 日常生活活动正常，生活自理或基本自理。
- 营养状况良好，体重适中，保持良好的生活方式（不吸烟、慎饮酒、合理膳食搭配、坚持科学锻炼）。

本套标准更加注重老年人的功能状态，如日常生活活动能力、认知能力和社会参与能力。充分考虑了老年人老化的特点，认为老年人即使有病，只要能维持基本日常生活活动能力，达到相关身体指标，也可视为健康老年人。明确强调了营养状况和生活方式对于健康的重要性，倡导老年人养成健康的生活习惯，积极预防疾病。标准首次纳入自我满意度的评价，以此突出积极老龄化的概念，鼓励老年人积极参与社会活动，积极融入家庭和社会。

3. 老年人“五快”健康标准

能吃、能喝、能睡、能说、能走、能排便是老年人最基本的生活需求。因此，良好的功能状态对于老年人而言，更能增强其幸福感，更具衡量健康的维度和价值。可以用“五快”标准来简单地衡量老年人的健康水平，老年人“五快”健康标准的具体内容如下。

- 吃得快：它反映老年人胃肠功能正常，进食时有良好的食欲，不挑剔食物，能快速吃完一餐饭。
- 便得快：一旦有便意能很快排泄大小便，而且感觉轻松自如，说明消化和泌尿系统功能良好。
- 睡得快：上床后能很快入睡，且睡得深沉酣甜，睡醒后精神饱满、头脑清醒，说明神经中枢的兴奋与抑制功能协调，内脏没有病理信息传入神经中枢。
- 说得快：语言表达准确、说话流利，表明思维敏捷、大脑清醒。

● 走得快：行走自如，转动灵活敏捷，反映老年人的心肺功能、运动功能与神经系统的协调正常，精力充沛旺盛。

三、健康老龄化

老龄化是指一个地区、国家或全世界人口生育率降低和人均寿命延长，导致总人口中年轻人口数量减少、年长人口数量增加而出现的老年人口比例相应增长的社会状态。老龄化具有2层含义：一是指老年人口相对增多，在总人口中所占比例不断上升；二是指社会人口结构呈现老年状态，进入老龄化社会。国际通用标准是当一个国家或地区60岁以上老年人口占总人口数的10%及以上，或65岁以上老年人口占总人口数的7%及以上，即意味着这个国家或地区处于老龄化社会。根据个人或国家对老龄化所采取的应对措施和方法，老龄化具有以下4层概念。

● 通常老龄化：指那些虽然功能尚好，但有疾病、部分功能丧失和有早逝危险的老年人所处的状态。这些老年人常有血压升高、腹部脂肪堆积、1个或多个生理过程恶化的表现。

● 积极老龄化：指人到老年时，为了提高生活质量和健康期望寿命，使健康与保障机会尽可能发挥最大效益的健康干预过程。这个过程以承认老年人的权利、尊严和自我实现为原则基础。

● 健康老龄化：指在老龄化的社会背景下，通过全社会的共同努力，从生命全过程的角度，对所有影响健康的因素进行综合、系统的干预，营造有利于老年健康的社会支持和生活环境，延长健康预期寿命，维护老年人的健康功能，提高老年人的健康水平。

● 成功老龄化：指同时具备以下3个条件的老人。①发生疾病与功能丧失的危险性低；②高水平的心理和身体功能状态；③生活充实富有活力。

在上述4个老龄化的概念中，通常老龄化为一种不加干预的、自然老化的过程；积极老龄化为一种充分发挥个体主观能动性，有益于延缓衰老、增进健康的主动健康干预过程；健康老龄化体现的是一个国家或地区积极应对老龄化的策略和措施；成功老龄化则是应对老龄化的终极目标。愿每个老年人在国家和政府积极倡导健康老龄化的背景和环境下，通过积极老龄化的行动，实现成功老龄化。

（宋岳涛）

第二节　安度晚年

老年人要想幸福安度晚年，必须以成功老龄化为目标，通过老年常见疾病的有效干预、老年综合征和老年照护问题的及早识别与预防，方可实现延年益寿、鹤发童颜、幸福美满、长命百岁的夙愿。

一、老年病的有效预防

1. 老年病的概念

简单地讲，老年病就是指老年人多发的疾病，如高脂血症、冠心病、糖尿病和阿尔茨海默病等。严格地讲，老年病是在器官老化基础上发生、与退行性改变相关的疾病。因此，只有少数疾病发生于老年期，为老年人特有。通常可将老年病分为3类：①中青年可发病，而老年人患病率明显增高的慢性疾病，如高血压、糖尿病、脑卒中、慢性阻塞性肺疾病和肿瘤等；②老年人在器官老化基础上发生、与退行性改变相关的疾病，为老年人所特有，如老年期痴呆、骨质疏松症及白内障等疾病；③衰老使机体功能减退而引起的急性疾病，如肺炎等感染性疾病。

2. 老年病的有效预防

随着年龄的增长，老年病的发病率也随之增高。要想有效预防老年病的发生，从年轻时就应做好健康促进、身体保健和慢病防控等工作，应有终身维护自身健康工程的理念，方可起到事半功倍的作用。否则，到老年时才注重自身的健康，为时已晚，很多慢性疾病已没有了完全康复的可能。概括地讲，有效预防老年病的发生和发展，应该重点从以下几方面做起。

（1）保持积极乐观的心态：积极乐观的心态有利于身心健康。老年人，特别是离退休者应做到自得其乐、助人为乐和知足常乐，避免退休综合征的发生。情绪紧张、消极苦闷、心理失衡常常引起人体的生理功能失调、免疫力低下、抵抗力下降，人们易患高血压、冠心病、神经症和消化性溃疡等疾病。

（2）注重合理的膳食营养：合理、科学、平衡的膳食营养有助于保持健康的体格，可预防或降低老年人某些常见疾病的发生，如动脉粥样硬化、高血压、冠心病和高脂血症等。老年人应选择低热量、低脂肪、低糖、高蛋白质、高维生素的饮食，且要多食用蔬菜和水果。

（3）重视平时的预防保健：中老年人每年应定期体检 1 ~ 2 次，平时应注意身体的不适反应，即使是轻微症状也不容忽视，应及早就医，做到有病就及时诊断、尽早治疗。慢性病患者应严格按照医嘱按时、规律用药和定时复查，不得随便停药或乱用药。

（4）养成良好的生活习惯：中老年人应养成规律的生活习惯、饮食定时定量、不嗜烟酒、积极参与各种户外活动、睡前泡脚、按时就寝、保持良好的睡眠习惯。

（5）参加适当的体力劳动和体育运动：适度的体力劳动和经常参加体育锻炼（如慢跑、打太极拳、打门球等）可有效预防骨质疏松症和肌少症的发生，能提高身体的抗病能力，对改善器官和系统的功能状况大有裨益。

二、老年综合征

1. 老年综合征的概述

老年综合征也称老年顽症，一般是指老年人由多种疾病过程或多种诱发因素导致的同一种临床表现的病症，具有“多因一果”的特点。以老年跌倒为例，年老体衰、高血压和糖尿病等多种疾病、抗精神病和抗感冒药等多种药物、不良的心理状态、不适的物理环境等，均可导致老年跌倒的发生。

老年人的跌倒、痴呆、尿失禁、便秘、晕厥、谵妄、抑郁、焦虑、衰弱、肌少症、慢性疼痛、睡眠障碍、多重用药和帕金森综合征等老年综合征比较常见。

2. 老年综合征的识别与预防

及时发现老年综合征的患病风险或正确识别已发生的老年综合征，对于患者生命质量的提高、残疾率和死亡率的降低、住院时间的减少和重复就诊率的下降均具有重要意义。下面一些简易的方法有助于老年综合征的早识别、早预防、早诊治。

（1）高龄、走路摇晃、步速减慢、服用抗精神病或抗感冒药物、害怕跌倒或曾发生过跌倒、痴呆、感觉异常、尿失禁、睡眠障碍和不适的物理环境等，都是老年跌倒的危险因素。可用跌倒风险评估工具进行筛查，预防的方法是针对各种可能导致跌倒的危险因素，进行有针对性的预防或治疗。有效预防老年跌倒的发生，对于提高老年人的生命质量和延长健康期望寿命意义重大。

（2）近期记忆能力严重下降，时间、地点和人物定向逐步低下，注意力、计算力和语言能力明显变差，频繁跌倒或尿失禁，均是老年期痴呆的先兆或已发症状。老年期痴呆的预防以加强照护、提供心理支持、延缓痴呆进展为主，必要时可用药物进行控制。

（3）老年人不愿出门，不愿参与社交活动，不敢大笑、咳嗽、打喷嚏，频繁去厕所，有时可闻及异味，这些情况可怀疑老人有尿失禁的发生。可疑尿失禁者应及时到医院进行诊疗，切不可因为心里排斥而耽误病情。

（4）老年人饮食尚可，但 2 ～ 3 天以上没有排便，即使排便时也感觉非常困难，应高度怀疑有便秘的可能。便秘的预防方法为多食蔬菜与水果，适当增加动物性脂肪的摄入，必要时应到医院就诊。

（5）老年人频繁发生头晕，严重时感觉天旋地转、意识丧失或跌倒，这应高度怀疑为发生晕厥。老年人的晕厥往往是几种疾病相互作用引起的，而不是由单一疾病造成的。如有这种情况发生，一定要让老年人及时就诊，否则会导致老年人致残或致死危险。

（6）如老年人在久病、大病或术后等情况下，出现急性意识混乱、意识模糊或间断意识障碍，注意力难以集中，有时伴胡言乱语，此时应高度怀疑老年人处于谵妄状态。谵妄是住院老年人常见的严重潜在致残或致死的情况。老年人一旦发生谵妄，应立即到急诊就诊。

（7）如老年人长时间表现为情绪低落，对任何事情都不感兴趣，甚至有自杀的企图或行为，应高度怀疑老年人有抑郁情绪或罹患抑郁症的可能。抑郁老年人的家庭照护，一是应对患者提供心理慰藉，尽可能给予其心理上的关怀和生活上的悉心照护，让患者重新燃起生命的希望，重拾生活的乐趣；二是应密切观察患者的所有动向，避免患者实施自杀行动。对于中重度抑郁者，应给予相应的药物治疗。

（8）如老年人总是表现为精神紧张、烦躁不安、注意力难以集中和睡眠障碍等症状，应怀疑老年人有焦虑症状。焦虑属于一种情感障碍，消除导致焦虑的可能因素，是预防焦虑进一步发展的关键。

（9）如老年人出现进行性的体重变轻、步速变缓、握力变弱、体力变差、抵抗力下降等情况，应怀疑老年人有衰弱或肌少症发生的可能。预防衰弱和肌少症，主要应从治疗疾病、加强营养和注重锻炼等方面入手，尽可能维持老年人的各种功能状态。

（10）如老年人长时间处于周身或局部不适、持续疼痛达半年以上，可视为老年人有慢性疼痛的症状。预防慢性疼痛的方法是消除引发疼痛的病因，必要时辅以镇痛药物治疗。

（11）如老年人长时间有下列情况：入睡困难（入睡时间≥ 30 min）、睡眠维持障碍（夜间觉醒次数≥ 2 次，次晨早醒）、睡眠质量下降（睡眠浅、多梦）、总睡眠时间缩短（通常少于 6 h）和有日间残留效应（次晨感到头晕、精神不振、嗜睡、乏力），应考虑老年人有睡眠障碍。睡眠障碍的治疗须消除其病因。

（12）如老年人多病共存，往往有多重用药的问题。一般认为，如每天用药≥ 5 种即为多重用药。凡有多重用药的老年人，应定期向老年科医生或临床药师咨询其用药情况，尽可能减少用药的种类或减少药物的剂量，避免或降低药物的副作用或药物之间的相互作用引起脏器功能的损害。

（13）如老年人有运动徐缓、运动功能减退（如面部表情和摆臂能力丧失、精细活动困难）、僵直和静止性震颤等临床表现，应考虑有帕金森综合征的可能，须让老年人尽早到神经科进行诊治。

三、常见的老年人照护问题

1. 常见的老年人照护问题的概述

常见的老年人照护问题主要指生活基本不能自理、长期卧床的患者出现的照护问题，如压疮、深静脉血栓、肺栓塞、吸入性肺炎和营养不良等。

2. 常见老年照护问题的识别与预防

预防老年照护问题的出现或早期识别已发生的老年照护问题，对于提高老年患者的生活质量具有极其重要的意义。

（1）压疮：如发现长期卧床的老年人在身体骨隆突部位有皮肤局部发红、破溃、结痂等情况发生时，应考虑有压疮的发生。临床上预防压疮发生的方法是加强长期卧床老年人的照护，在给老年人足够营养、合理使用压疮垫和减压床的基础上，指导老年人保持正确的卧位姿势，并勤为老年人翻身、洗澡或擦身，及时更换床单、尿垫，时刻保持皮肤的清洁、干燥。如已发生压疮，应尽早就医，及时进行压疮的评估与干预。

（2）深静脉血栓：长期卧床的老年人，运动功能减退与运动量减少、血液循环变缓、静脉回流能力变差，容易发生深静脉血栓。如老年人感觉局部肢体胀痛、局部皮肤发凉，应考虑有深静脉血栓形成的可能。长期卧床的老年人，应主动或被动进行肢体功能训练，尤其应进行踝泵运动（指通过踝关节的运动，像泵一样促进下肢血液循环和淋巴回流，可分为屈伸和绕环2组动作）的锻炼，尽可能避免深静脉血栓的形成。

（3）肺栓塞：肺栓塞多发生于长期卧床缺乏运动、锻炼或有可能发生深静脉血栓形成的老年人，表现为老年人在发生体位变换时突然发生呼吸困难、胸部剧痛等一系列临床急性症状，如遇这种情况，必须进行急救。

（4）吸入性肺炎：长期卧床伴有吞咽障碍的老年人，较易发生吸入性肺炎。对于呼吸困难伴发热而用抗炎药物治疗无效的长期卧床老年人，应考虑有吸入性肺炎的可能。预防的基本方法是老年人在进食时，尽可能让老年人处于坐位或半卧位，并让老年人的颈部微屈。

（5）营养不良：如老年人在 1 个月内体重减轻 5%，在 3 个月内体重减轻 7.5%，在 6 个月内体重减轻 10%，或体重在理想体重的 90% 以下，应考虑患者有营养不良的可能。预防营养不良的方法是尽可能寻找导致患者营养不良的原因，进而采取针对性的预防干预措施。

（宋岳涛）

第三节　舒缓医疗

一、舒缓治疗

1. 舒缓治疗的概念

舒缓治疗亦称姑息治疗。世界卫生组织对舒缓治疗的定义为对治愈性治疗无反应的患者，进行积极整体照护，包括控制疼痛及其他症状，重视和解决患者心理、社会和精神方面的问题。简单地说，当疾病的处理从临床治疗走向症状控制的时候，就可以称为舒缓治疗。

2. 舒缓治疗的对象

首先是指晚期肿瘤患者和一些存在疾病进展、器官衰竭而且现有医学没有有效治疗手段的非肿瘤患者，如肺心病晚期、心力衰竭晚期、脑血管疾病并发感染、尿毒症晚期、糖尿病晚期等的患者。

3. 舒缓治疗的方法

舒缓治疗的基本原则为治疗以缓解症状、提高生活质量为重心，强化全方位护理，发展规范化的整体照护模式，重视死亡教育，为患者家属提供心理辅导和居丧服务。舒缓治疗的方法如下。

(1) 以缓解症状的治疗为主，为患者减轻疼痛、乏力、消瘦等痛苦症状。

(2) 提供整合式的照护措施：综合考虑患者的躯体功能和精神心理状态，为患者提供基础护理、心理护理、营养支持、躯体康复、中医姑息照护等全方位服务，尽可能提高患者的生活质量。

(3) 维护患者尊严，尊重患者生命，关心患者生活品质，帮助患者追求平和的归途。

(4) 提供支持系统帮助家属正确对待患者的疾病过程和生命的终结。

(5) 应用团队的工作方法以满足患者和其亲人的整体需求，包括必要时的居丧服务咨询。

二、疼痛控制

1. 疼痛的概念

疼痛是一种令人不快的感觉和情绪上的感受，伴随着现有的或潜在的组织损伤。疼痛既包括伤害性刺激作用于身体引起的痛觉，也包括身体对伤害性刺激的疼痛反应。

2. 引发疼痛的因素

引起疼痛的因素是多种多样的，概括地讲包括以下 4 种。

(1) 神经损伤：神经组织本身受损，产生病理性冲动传向神经中枢，引起脊髓侧角、丘脑、大脑皮质处于过度兴奋状态，如反射性交感神经营养障碍、灼性神经痛、带状疱疹后神经痛和幻肢痛等。

(2) 组织损伤：缺血、炎症等组织损伤导致细胞受损，释放致痛物质，如钾离子、氢离子、组胺和 5- 羟色胺、缓激肽等，作用于游离神经末梢而产生痛觉。

(3) 理化刺激：酸碱、制冷和电流等，对人体可造成一种伤害性刺激，经感觉神经传入神经中枢引起痛觉，也容易形成疼痛的恶性循环造成顽固性疼痛。

（4）末梢神经的机械刺激：局部张力的增高及组织炎症水肿，可使末梢神经因压迫刺激而产生疼痛。

3. 疼痛的治疗

对于老年慢性疼痛患者除应积极进行原发疾病的治疗外，更应注重锻炼身体、合理饮食、保证充足的睡眠和休息，也应采取适当的针灸、推拿和理疗等非药物治疗。对于新发的老年急性疼痛，患者应及时到附近的医院进行诊治，切不可强忍而延误病情。导致疼痛的原因多种多样，疼痛的治疗一般应在医生的指导下进行。

三、消除恐惧

1. 恐惧的概念

恐惧是指人们在面临某种危险情景，企图摆脱而又无能为力时所产生的担惊受怕的一种强烈压抑的情绪体验。恐惧心理就是平常所说的“害怕”。

2. 引发恐惧的因素

对于处于生命末期的患者，引发恐惧的主要因素是对死亡的恐惧。死亡恐惧症是指患者面临不治之症和死亡危险处境时所出现的过度情绪反应。其发病原因往往是内心情感体验偏差、持续或反复的现实环境刺激，造成皮质与皮质下神经中枢发生紊乱所致。患有死亡恐惧症的患者多数伴有焦虑或抑郁情绪。

3. 消除恐惧的方法

对接受舒缓治疗的患者应进行死亡教育，使他们认识到人类和其他动物一样，生、老、病、死是一种自然规律，人固有一死，只是迟与早的问题，任何人均不可避免。对于有焦虑症或抑郁症的患者，应给予抗焦虑、抗抑郁药物结合心理治疗促进病情好转，但这种治疗至少要服药治疗 2 ～ 4 周才能开始起效，且病情容易波动，须长期在医生指导下进行治疗。对于有严重死亡恐惧的患者，应在精神科专科医生或心理治疗师的指导下，采用药物结合心理治疗的方法进行综合治疗。

四、改善睡眠

1. 失眠的概念

失眠是睡眠障碍中的一种，是睡眠发动和维持障碍，常常与其他睡眠障碍共存或交替出现，如过度睡眠、睡眠节律紊乱、睡眠障碍伴发功能障碍（如睡眠呼吸暂停综合征等）。

2. 失眠的评估

失眠对于临终患者而言是一种很常见的并发症。临床上常用失眠严重指数、匹兹堡睡眠质量指数、疲劳严重度量表和生活质量问卷等进行睡眠质量的评估，用 Beck 抑郁自评量表、状态 - 特质焦虑问卷等进行情绪状态的评估，用韦氏记忆量表、简易智能状态量表等进行认知功能的评估。用脑电图、头颅 CT 等进行脑组织功能性及结构性的检查，以排除一些其他器质性问题。

3. 引发失眠的因素

失眠在老年人群中非常普遍，其发生并非单纯一个因素造成，往往是多种因素共同作用的结果，临终患者常见的主要失眠因素如下。

（1）衰老因素：随着年龄增大，松果体萎缩，睡眠结构发生变化。年龄越大，其伴随的器官系统的生理储备下降越明显，抵抗和忍受外界影响睡眠应激源的能力下降。

（2）不良睡眠习惯：白天活动量减少，很容易在沙发或床上打盹，造成白天睡眠过多，而夜间难以入睡。

（3）不良的睡眠环境：老年患者睡眠较浅，容易被环境中的噪声惊醒；此外，光照过亮也会影响其睡眠。

（4）躯体疾病的影响：临终患者常合并多种躯体疾病，这些疾病引起的夜间的咳嗽、气喘、疼痛、尿急、尿频等都会影响其睡眠。因病重或瘫痪而长期卧床，睡眠时间不规律，导致睡眠节律紊乱。

（5）精神疾病的影响：除躯体疾病外，心理因素也是导致失眠发生的一个常见因素。其中抑郁与失眠关系密切，焦虑也和失眠存在相关性。

（6）药物或饮食的影响：因合并疾病较多，存在多重用药情况，导致药物不良反应的发生率增高，其中很多药物经常引起睡眠障碍，如糖皮质激素、甲状腺激素、某些抗抑郁药物等。另外，睡前饮茶、吸烟也会影响睡眠质量。

（7）原发睡眠障碍：阻塞性睡眠呼吸暂停低通气综合征、不宁腿综合征等也是导致失眠的重要因素。

4. 失眠的治疗

失眠的治疗方法重点强调病因治疗，即必须对症下药。概括地讲，失眠的治疗主要采用以下几种方法。

（1）行为疗法：旨在改善那些使失眠长期存在的因素，具体包括睡眠训练、改善睡眠卫生和睡眠习惯、放松训练和睡眠限制疗法等。

（2）药物疗法：临终患者使用药物较多，因此对所有用药都应进行仔细筛查，也要对包含咖啡因的食品进行筛查。常用的催眠药物包括短效苯二氮䓬类催眠剂（如羟基安定等）、长效苯二氮䓬类催眠剂、非苯二氮䓬类催眠剂、褪黑素等。

（3）光照疗法：因光线是昼夜节律的重要调节因素，所以让患者适当地定时暴露于光线中，持续 2 ~ 3 天，可改变患者的昼夜节律周期。光照疗法对相当多的昼夜节律障碍患者有效。

（4）有氧锻炼：一般认为，有氧锻炼有助于改善睡眠。对于呼吸困难、缺氧的患者，吸氧有助于患者睡眠。

（5）中医治疗：包括中药、针灸、理疗等，对失眠有一定的疗效。

5. 失眠的预防措施

以下方法有助于改善睡眠质量，能避免或减少失眠的发生。

（1）起居生活规律化：如按规定的时间上床和起床，形成自己的睡眠生物节律。午睡最好不超 30 min，过长的午睡可能会使已有的失眠恶化。

（2）生活习惯科学化：如吸烟、饮酒、饮咖啡或浓茶、吃零食（特别是睡前进食）、吃饭过饱、晚睡、在床上看电视或看书等不良习惯，均是导致失眠的重要因素，一定要予以纠正。要注意劳逸结合，避免睡前过度兴奋，坚持温水沐浴和热水泡脚。

（3）睡眠环境最优化：要为患者创造适宜的睡眠环境，如保持安静、光线适中、温度适宜、空气清新、床铺与被褥清洁舒适等；也可根据个人情况，在卧室或病房安装低沉、单调声音的放声器，以排除外界噪声对睡眠的影响。

（4）饮食习惯合理化：有研究报道，谷物中L-色氨酸易于消化吸收，并对睡眠有益，因小米中L-色氨酸含量最高，所以适当多食小米等谷类食物有助于改善睡眠。另外饱食后不宜马上睡觉，睡前不宜进食和饮用大量的饮料。

五、解除抑郁与焦虑

1. 抑郁症与焦虑症的概念

抑郁症又称抑郁障碍，以显著而持久的心境低落为主要临床特征。临床可见心境低落与其处境不相称，情绪的消沉可以从闷闷不乐到悲痛欲绝、自卑抑郁，甚至悲观厌世，可有自杀企图或行为，甚至发生木僵、焦虑和精神运动性激越，严重者可出现幻觉、妄想等精神病性症状。精神运动性激越在行为上表现为烦躁不安、紧张激越，有时不能控制自己的行为，但又不知道自己为何烦躁，临床上易误诊为焦虑症，但仔细观察的检查会发现这类患者精神状况还是以抑郁为主。

焦虑症又称焦虑性神经症，以焦虑情绪体验为主要特征，可分为慢性焦虑（如广泛性焦虑障碍）和急性焦虑（如惊恐发作）两种形式。主要表现为无明确客观对象的紧张担心、坐立不安，以及植物神经功能失调症状（如心悸、手抖、出汗、尿频等）及运动性不安。

2. 抑郁与焦虑的评估

抑郁具有多种不能用躯体疾病充分解释的躯体症状，如食欲缺乏、容易疲劳、体重下降、行动迟缓、少言寡语、慢性疼痛等。在认知功能方面主要表现为思维迟缓、反应迟钝、精神恍惚、记忆力减退、理解力下降、判断力低下、意志力低落、注意力不集中，呈现假性痴呆的表现；在情感方面，主要表现为感情淡漠、悲观绝望、忧心忡忡、愁眉不展、消极厌世、丧失自信，有人甚至有自伤或自杀的企图。如患者有可疑抑郁症状时，在详细询问病史的基础上，应结合患者的躯体症状、精神心理问题和行为方式的改变来诊断。首先与躯体疾病症状相鉴别，常规应做心电图和甲状腺功能检查，如为严重的抑郁，还须做脑 CT 或 MRI 扫描，以排除器质性病变，并确定是否有明显的脑血管疾病。在排外器质性病变后，可用 Zung 氏抑郁自评量表、汉密尔顿抑郁量表、老年抑郁评估量表等进行评定。

对焦虑正确的评估基于对病史、症状、体征的全面掌握，如患者有坐立不安、容易疲劳、注意力难以集中、易激惹、神经肌肉性紧张、睡眠障碍等躯体症状；同时有与处境不相符合的痛苦情绪体验，如担忧、紧张、着急、烦躁、害怕、不安、恐惧、不祥预感等情绪反应，应尽早让患者进行老年焦虑的综合评估，尽可能明确患者是属于躯体疾病引发，还是由其他精神病性障碍引发的焦虑或是焦虑症。临床上常用焦虑自评量表、汉密尔顿焦虑量表、贝克焦虑量表等进行评定。

3. 抑郁与焦虑的区别

首先是症状不同，抑郁者表现为情绪低落、兴趣下降、活动减少、精力不足，有的人有失眠、悲哀、自责等表现；焦虑者表现为过分的担心、紧张、不安、烦躁和失眠等。其次是睡眠障碍的形式不同，抑郁者入睡时间尚可但易早醒，而焦虑者常常入睡困难。第三是严重程度不同，严重抑郁者有自杀的行为和企图，而严重焦虑者无自杀的行为和企图。在实际的临床工作中，有时抑郁和焦虑难以明确区分，部分患者同时会有抑郁和焦虑症状。

4. 抑郁与焦虑的治疗

对可疑有抑郁症或焦虑症的患者，应在精神心理专科医生的指导下进行治疗。对较轻的抑郁症或伴有焦虑情绪者可用一般的抗焦虑药物进行治疗，如艾司唑仑（舒乐安定）和氯硝西泮等。这类药物既可改善睡眠，又可抗抑郁与焦虑，不良反应有疲劳、乏力、嗜睡等。对较重的抑郁症应用抗抑郁药品进行治疗，具体用药应在医生的指导下规范使用。

5. 抑郁与焦虑的预防措施

对于患者来说，要理解和认识抑郁症和焦虑症这两种心理障碍，须处理好家庭矛盾、夫妻矛盾以及其他心理问题，尽可能营造一个温馨和谐的家庭气氛。对家属来说，应多对患者进行安慰、劝导，化解消极因素，并帮助患者树立战胜疾病的信心；还应注意患者饮食营养的调节，防止跌倒，帮助其保持个人卫生和大小便通畅。

六、改善营养不良

营养不良通常指起因于摄入不足、吸收不良或过度损耗营养素所造成的营养不足。如果不能长期摄取由适当数量、种类或质量的营养素所构成的健康饮食，个体将会营养不良。多数接受舒缓治疗的患者有营养不良的表现，为此对其进行营养筛查、评估提供合理规范的营养支持，非常有益于患者生命质量的提高。

1. 营养不良的评估

一般通过人体成分测定、体重指数测量、生化检查、体格检查及多项综合营养评定方法等手段，可判定人体的营养状况。确定营养不良的类型及程度后，可估计营养不良所致后果的危险性，并可监测营养支持的疗效。营养不良的评估应由临床营养师或其他专业人员进行，常用的评估量表有微型营养评定（MNA）量表、主观全面评定量法（SGA）、营养风险筛查（NRS）量表等。

2. 引发营养不良的因素

（1）生理功能下降：老年患者咀嚼功能差、消化吸收功能减退及进食量少等，会引发蛋白质能量营养不良（PEM）及微量元素缺乏。患者在 1 个月内体重减轻 5%，在 3 个月内减轻 7.5%，在 6 个月内减轻 10%，或体重在理想体重的 90% 以下，以及血浆白蛋白小于 25 mg/L 都将可能发展成为蛋白质能量营养不良状态。

（2）疾病和药物因素：老年患者往往多病共存，尤其是糖尿病、慢性肾病和肿瘤术后的患者饮食受限，没有专业的临床营养师指导，患者很难从日常不均衡的饮食中获取全面的营养。同时，由于患者长期服药，许多药物都有明显的抑制食欲的作用，如红霉素等抗生素和大黄、黄柏等中草药都会抑制食欲。

（3）饮食行为认识的误区："有钱难买老来瘦"和"少吃长寿"是老年人饮食方面的一大误区。已经营养不良的老年人，由于自己和他人都认为这是正常甚至是好的，导致没有及时地调整饮食行为。尤其是患有2型糖尿病、高脂血症等慢性疾病的老年人由于得不到专业人员的指导，不科学的长期节食必然导致营养不良。

3. 营养不良的治疗

营养不良的治疗应在临床营养师的指导下进行，治疗原则为去除病因、调整饮食、补充营养物质、防止合并症、增进食欲和提高消化能力。对于生理功能低下的患者，应通过增加食物的种类、改善食物的形状、改变进食的途径等方法治疗营养不良；对于因肿瘤或术后不能进食的患者，应通过鼻胃管和胃造瘘等给予相应的营养支持；对于因消化系统炎症导致的营养不良患者，应进行抗炎治疗；对于其他消化不良的患者，可给予助消化药、复合维生素和铁剂等治疗。

4. 营养不良的预防措施

对接受舒缓治疗的患者，营养不良的预防措施如下。

（1）保持膳食平衡：食物应多样化，包括食物类别和品种的多样化，不偏食、不挑食，并且要注意主副食搭配、荤素搭配、粗细搭配、颜色搭配等，维持营养的平衡，保证充足的优质蛋白质、维生素、微量元素等的摄入。

（2）保证饮食易于消化吸收：由于老年患者消化功能的减退，如咀嚼能力的减弱，食物的加工应该遵循软、细、松的原则，应少用煎、炸和多用煮、炖、熬、蒸等烹调方法，保证饮食易于消化和吸收。

（3）养成良好的饮食习惯：老年患者应养成定时、定量的饮食习惯，本着"早上吃好，中午吃饱，晚上吃少"的原则，避免过饥或过饱，饮食内容不宜改变过快，防止因不耐受而引起不必要的意外。

(4) 注意饮食卫生：病从口入，因此应注意饮食卫生，注意餐具卫生，尽量少吃垃圾食品，以防疾病的发生。

（宋岳涛）

第四节　正视死亡

人固有一死，生命是有限的，死亡是生命不可避免的一部分。为此，任何人都应该正视死亡。

一、安乐死与尊严死

安乐死指对无法救治的患者停止一切救治措施，让患者无痛苦地死去。安乐死一词源于希腊文，意思是幸福的死亡。它包括2层含义，一是安乐的无痛苦死亡，二是无痛致死术。我国将安乐死定义为罹患不治之症的患者在生命垂危状态下，由于精神和躯体的极端痛苦，在患者及其亲友的要求下，经医生认可，用人道方法使患者在无痛苦状态中结束生命的过程。

尊严死即不采用延长生命的救治措施而使患者自然死亡。根据尊严死的基本要求，对于无任何生命价值可言的植物人，应停止延续生命的治疗，任由其自然死亡。对于一些自我意识丧失而无治愈希望的患者，可由亲属凭他们建立的生前预嘱向医院、法院等提出停止治疗的要求，由患者自然死亡。尊严死，对患者而言，摆脱了临死前的凄惨状态和医源性的伤害；对亲属而言，摆脱了传统观念的束缚、沉重的精神压力和毫无价值的医疗费用支出；对医院而言，节约了医疗卫生资源，降低了医护人员的劳动强度，提高了医院的服务价值。尊严死涉及医学伦理、道德习惯、文化传统等一系列问题，已引起全社会的普遍关注。

安乐死与尊严死的共同点是都不采取延长生命的治疗；其不同点是安乐死是患者在医生协助下生命的提前结束，好的方面是患者可以免去临死前的痛苦和医源性伤害，不好的方面是患者的亲属难以接受，有违传统道德习惯；尊严死是指对没有任何恢复希望的临终患者或植物人停止使用呼吸机和心肺复苏术等治疗手段，只给予不适症状的控制或缓解，既不加速患者的死亡，也不延长患者的生命，使生命回归一种自然的状态，目的是减轻患者肉体痛苦使其安详、自然地等待死亡的降临。

二、遗嘱与预嘱

广义的遗嘱内容极其广泛，自然人凡于生前或临死时建立的与处理后事有关的口头嘱托或书面字据，均称为遗嘱，可以包括财产、政治、身份、情感、道德和隐私等。狭义的遗嘱即法律意义上的遗嘱，亦即继承法上的遗嘱，是指自然人生前按照法律规定处置自己的财产和安排与财产相关的事务，并于死后发生法律效力的单方民事法律行为。

生前预嘱是指人们在健康或意识清楚时事先签署的、说明在不可治愈的伤病末期或临终时是否需要医疗护理的指示性文件。换言之，生前预嘱是一份在本人清醒时自愿签署的文件，明确表达本人在生命末期希望或放弃使用什么种类的医疗护理，包括是否使用生命支持系统（如气管切开，人工呼吸机和心脏电击等）和如何在临终时尽量保持尊严等内容。公益网站“选择与尊严”，推出了中国首个民间生前预嘱文本。该文本的核心内容为签署生前预嘱者，如果因病或因伤导致身体处于不可逆转的昏迷状态、持续植物状态或生命末期时，不管采用何种医疗措施，死亡来临时间都不会超过6个月，而所有生命支持治疗的作用只是延长几天寿命，而存活毫无质量时，希望停止救治。

医疗预嘱目前还没有确切的定义。一般地认为，医疗预嘱是急危重症、失能失智和接受安宁疗护的患者，在入院后由患者、家属和医护人员三方共同签署的医疗文书，其中明确写明患者在意识不清的状态下由谁决定其医疗过程和对后世的处理、在生命末期是否使用生命支持系统（如气管切开、人工呼吸机和心脏电击等）和如何在临终时尽量保持尊严等内容。

三、正确面对死亡

对死亡有多种多样的描述，如死亡是身体整体功能的永久性停止，是身体生命活动和新陈代谢的终止，是生命的丧失或生命的终止等。死亡是生存的反面，是一个不可逆的自然现象，是生命轮回的一种体现。

从生物进化的角度来说，个体生命的死亡带来的是种群的繁荣和不断进化。从生命过程的角度讲，死亡是机体生命活动的一个必经阶段，不可避免，我们应坦然接受。只有认识到“生如夏花般灿烂，死如秋叶般静美”，才是人类对死亡认识的最高境界。从生命价值的角度讲，死亡也是对人类社会的一种奉献，没有死亡，就没有社会的文明进步。

1. 死亡的判定标准

习惯上，死亡是通过没有心跳和呼吸来确定的，即心死亡标准；也有学者提出，死亡应以脑死亡来确定，即脑死亡标准。

(1) 心死亡及死亡分期：人的生命迹象表现形式多样，其中呼吸和心跳是最容易观察和测定的，最不容易产生歧义。因此心脏停止跳动是人类公认的死亡标准，也是我国现行法律承认的死亡标准。心死亡分期如下。

- 濒死期：身体各系统的功能严重障碍，脑干以上部位的神经中枢处于深度抑制状态，表现为呼吸节律不整、心跳减弱、血压降低、意识不清、各种反射减弱与迟钝、肢体抽搐，以及面容苦闷等征象。

- 临床死亡期：延髓处于深度抑制状态，表现为心搏、呼吸停止，心电图呈直线，各种反射消失，瞳孔散大，但组织仍进行着微弱的代谢活动。

- 生物学死亡期：死亡过程的最后阶段。此期，自大脑皮层开始，整个神经系统及各器官的新陈代谢相继停止，并出现不可逆的变化，整个身体已不能复活。随着生物学死亡期的进展，相继出现尸冷、尸斑、尸僵和尸体腐败等现象。

（2）脑死亡：即脑组织或脑细胞全部死亡，包括大脑、小脑和脑干的全部功能完全而永久不可逆地丧失和停止。1968 年美国哈佛大学医学院特设委员会提出的脑死亡的诊断标准为：① 不可逆的深昏迷，对各种内外刺激均无反应；② 自发呼吸停止；③ 脑干反射消失；④ 脑电波消失。要求以上 4 条标准在 24 h 内反复测试，结果无变化，并排除体温过低及中枢神经抑制药的影响，即可做出脑死亡的诊断。

2. 死亡教育

始于 20 世纪 70 年代，发展至今有许多不同的概念。简言之，死亡教育是有关死亡和濒死的教育。

纵观不同学者对死亡教育的定义，死亡教育有以下几层含义。

（1）是一个探讨生死关系的教学历程，这个历程包含了文化、宗教对死亡及濒死的看法与态度，希望借着对死亡课题的讨论，使学习者更加珍惜生命、欣赏生命。

（2）探讨有关死亡及濒死的因素及其与生存之间的关系，促使人们意识到死亡在生命中所扮演的角色。

（3）探讨人们之间的人际关系以及人与世界之间的关系，帮助人们深入思考这些问题，延长人们的生命及增进人际关系的和谐。

（4）从心理学、精神、经济、法律等不同层面着手，增进人们对死亡的认识。死亡教育也是预防教学，以减少各式各样因死亡而引发的问题，并进一步增进人们对生命的欣赏。

（5）教育的形式包括正式教学（有教学目标、课程内容、教学方法以及教学评价）和非正式教学（非直接的、偶发的、自然的、定期与不定期的与死亡相关的教学）。

死亡教育的意义体现在以下几个方面。

（1）让人们懂得身心健康的意义，教育人们应活得有价值，死得有尊严。

（2）使人们认识到死亡是不可抗拒的自然规律，应珍视生命，爱惜自己，不逃避死亡，从容面对死亡。

（3）使人们深刻认识生命的本质，破除迷信，解放思想，促进人类社会的文明与进步。

(4) 帮助人们正确面对自我之死和他人之死，理解生与死是人类自然生命历程的必然组成部分，从而树立科学、合理、健康的死亡观。

(5) 消除人们对死亡的恐惧，教育人们坦然面对死亡。

(6) 使人们思索各种死亡问题，学习和探讨死亡的心理过程以及死亡对人们的心理影响，为处理自我之死、亲人之死做好心理上的准备。

四、如何传递临终与死亡消息

我国由于长期受“讳死”文化的影响，人们当开始得知自己或自己的亲人处于临终阶段或死亡时，好似晴天霹雳，一般难以接受。因此，在这种情况下，如何向患者及其家属传递临终或死亡信号成为医护人员一个十分棘手的问题。究竟如何做才算比较稳妥的办法，推荐方法如下。

(1) 如经过检查或老年综合评估后，发现患者已经处于生命的终末期，一般不要轻易下结论或立即告知患者，而应做进一步检查、评估或者召开多学科小组会议，为患者制订尽可能完备的照护方案。在实际工作中，照护者一定要注意交流方式，否则会给患者带来身心伤害。

(2) 当明确患者处于临终阶段时，应采用循序渐进的方式，由轻到重逐步向患者及其家属交代病情，使患者及其亲属在心理上有一个逐步适应的过程。

(3) 应向患者及其家属进行死亡教育，让其懂得生老病死是一种自然规律，任何人都不能逃避死亡。

(4) 通过建立生前预嘱或医疗预嘱，让患者及其家属提前有一定的心理准备，使患者明白自己的生命不会太长，应提前安排好自己的身后事；使患者家属清楚自己的亲人不久会驾鹤西归，应提前做好丧葬事宜的准备。

(5) 应根据患者的文化、职业、家庭和社会背景来设计不同的交谈方式，传递前重新构建消息，根据患者的意愿选择合适的场合进行交流。以患者为中心的交流是主题，倾听和共情是原则。

（宋岳涛）

第五节　优逝与临终关怀

一、优逝

优逝与“优生”相对应，是指让临终患者身体尽可能无痛苦、心灵尽可能安宁祥和、人生最后旅程尽可能有尊严的谢世方式。

临终患者优逝，需要患者、家属及医护人员等密切配合才能共同完成，具体方法如下。

（1）尽力解除临终患者的任何不适症状，尤其是要全力解除疼痛症状。

（2）尊重患者人格，保护患者隐私。患者有权知晓自己的病情、治疗方案、医疗花费及预后，有权要求和拒绝某种治疗方案。

（3）选择合适的时机和方式，由患者、家属和医务人员三方共同签署生前预嘱或医疗预嘱。它使患者能够面对自己病笃的现实，表达自己对临终或濒死阶段的治疗和抢救措施的意见，选择离世的地点和方式，安排好后事；使患者家属明白自己的亲人在临终过程中的处置措施及谢世后的处理办法；使医护人员明确临终患者的治疗方案和应对策略。

（4）公平合理地利用医疗资源，避免任何形式的过度治疗，维护社会公平，体现医疗公益。

（5）按照生前预嘱或医疗预嘱，完成临终患者谢世前的治疗、谢世过程中的抢救或照护、谢世后的各种处置。

二、患者临终的信号

临终是指患有各种疾病、治疗无效、日益衰竭的患者的终末期，即进入临终阶段。临终阶段可能很短，如几小时或几天，主要见于遭受各种严重创伤性疾病的患者；也可能几个月，如患恶性肿瘤、器官衰竭的患者。在美国，临终关怀的对象是预计生存期不超过6个月的终末期患者，我国也沿用这一标准。据统计，临终关怀患者中60%以上是癌症晚期患者。

患者临死前，可能会出现疼痛、回光返照、呼吸困难、谵妄、出血（如呕血、便血、阴道出血等）、大汗淋漓、皮肤湿冷等情况。

患者临终前后，家属需要做的事情如下。

（1）与患者亲切交流：面临亲人即将离去，多数家属由于家庭情感等因素，无法真正与患者交流。这既不利于患者减轻痛苦，也不利于家属释放精神压力。家属可在治疗早期就适时进行心态的调整，尽可能与患者多交流。患者可从亲人的自信、热情、言谈等方面感受到亲情、关爱与安慰，会安然、舒心地谢世；家属也会当面倾听或从患者的示意和表情中理解自己的亲人在离世前的嘱托和心情，不留遗憾。

（2）接受心理辅导和死亡教育：在患者临终阶段，家属要陪伴亲人走完人生的最后阶段，这是一段既辛苦又痛苦的旅程。随病情变化容易产生一系列心理问题。通过接受心理辅导和死亡教育，患者可以调整心态、正视现实、珍视亲情，并通过了解死亡的相关知识，较好地接受优逝理念。有助于释放压力、排解痛苦、消除或降低死亡恐惧感，以积极、乐观的态度面对死亡。

（3）实现患者的尊严死：家属在患者谢世前，应尽可能尊重患者事先建立的生前预嘱或医疗预嘱，不要求医护人员做任何无效的治疗和无意义的抢救，实现患者的尊严死。

（4）后事料理：患者谢世后，遗体的处理是对临终患者整体护理的继续，是临终关怀的重要内容。这不仅是对死者的尊重，而且也是对死者家属心理上的安慰，更加体现了人道主义精神。当临床宣布患者去世后，家属对死者应依次做仪容整理、服饰穿戴、送往殡仪馆、安排追悼会及殡葬事宜。

（5）心理修复：亲人离世后，家属应充分认识到生老病死是自然规律，需要尽早从亲人离去的悲痛中解脱出来，节哀顺变，恢复常态。

三、照护临终患者应注意的问题

1. 临终患者的不适症状

临终患者的不适症状因人而异。一般来讲，临终患者会出现疼痛、恶心呕吐、呼吸困难、厌食或吞咽困难、腹泻或便秘、大小便失禁、水肿、发热、虚汗、褥疮等不适症状。照护人员必须针对患者的具体症状，采用相应的干预措施，尽可能不做有创的治疗或抢救，一切以提高患者的生命质量为宗旨。

2. 临终患者不适症状的照护措施

（1）控制疼痛症状：对于临终患者而言，最大的不适症状是疼痛，尤其是癌症晚期患者的癌性疼痛。由于患者对疼痛的感觉不同，治疗必须个体化，应尽可能选择那些最合适、最易得的止痛药，轻度疼痛可用解热镇痛药 / 水杨酸类，中度疼痛可用弱阿片类镇静剂，重度疼痛可用强阿片类镇静剂。

（2）排解恶心呕吐：引起恶心、呕吐的原因有便秘、中枢神经系统对阿片的反应、颅内压增高、胃炎、消化性溃疡、高钙血症、尿毒症或药物的毒性反应等。根据引起呕吐的原因，选择合适的控制呕吐的方法及药物进行治疗。

（3）缓解呼吸困难：呼吸困难是临终患者最恐惧和痛苦的症状之一，大部分患者在临终时都会在疾病的某个时期经历呼吸困难。在确认患者使用镇静剂之前，排除可逆转的呼吸困难的原因是非常重要的，如由胸膜渗出造成的呼吸困难可通过引流予以控制，由重度贫血造成的呼吸困难可通过输血来逆转，急性支气管痉挛可通过吸入 β 受体激动剂来控制，肺水肿用利尿剂来解除。当病因不能缓解时，要积极给予吸氧治疗、控制呼吸症状，即使吸氧没有治疗价值，也可在心理上给患者和家属予以安慰。同时，对呼吸困难不能控制和治疗无效的临终患者应用吗啡等进行治疗。

（4）改善厌食情况：在临终患者中厌食很常见。厌食者，用鼻饲或胃肠外营养一般没有益处，因此要采取合理的方法增加患者的进食量。建议给患者的食物应精心制作，患者用餐时间应灵活机动。用餐前 30 min 可给予患者少量含酒精的饮料，或用味道和气味很浓的食物刺激患者的食欲。此外，低剂量的皮质类固醇、甲地孕酮和三环类抗抑郁药等也能提高患者的食欲和味觉；甲氧氯普胺因能增加胃的排空可能对治疗厌食有帮助。临终患者仅有极少数须给予鼻饲或肠外营养，而绝大多数终止鼻饲或肠外营养后可能感到更舒适。

（5）重视压疮护理：许多临终患者多病共存，活动能力极度下降，营养状况差且伴有恶病质，发生压疮的危险性极高。预防压疮发生最重要的方法是用特殊的床垫，并每隔 2 h 辅助患者翻身一次。对于已经发生压疮的患者，应给予积极的压疮护理，以防压疮的发展。

（6）保持大便通畅：由于临终患者活动量小、摄入纤维性食物少、脱水、接受阿片类药物或抗胆碱能药物治疗，使得便秘很常见。对于便秘者，要积极地干预，保持大便通畅，防止粪便嵌塞。通常先让患者口服松软大便的物质，如可溶或不可溶纤维或多库酯钠以助排便。但大多数接受阿片类药物治疗的患者须加用一种刺激排便的物质，如番泻叶或比沙可啶。严重者可用渗透性通便剂如乳果糖、镁盐、磷酸盐灌肠剂，间接刺激胃肠道功能以助排便，必要时寻求医生帮助。

（7）进行综合护理：对待临终患者，除应采取上述照护措施外，还应对患者出现的吞咽困难、腹泻、大小便失禁、水肿、发热和虚汗等不适症状进行综合护理。

3. 临终患者的心理问题

临终患者会出现许多心理问题，如悲伤、忧虑、抑郁、焦虑、失眠、谵妄、幻视、幻听、意识模糊等。与此同时，临终患者也会有许多心理需求，如希望看到亲人的面孔、听到亲人的安慰和得到亲人的抚慰。照护人员应熟悉临终者的各种心理状态，帮助和指导家属做好临终者的心理慰藉工作，让他们有尊严、幸福、安详地离开人世，走向他们理想中的极乐世界。

4. 临终患者的心理慰藉

解除临终患者的心理问题对提高患者的生命质量、维护患者的尊严具有重要的意义。

（1）区别对待意识模糊：意识模糊在临终患者很常见。病因包括药物治疗、缺氧、代谢障碍和中枢神经系统疾病。若能找到病因或者治疗意识模糊有利于患者与亲人交流，但如果患者很舒适且失去对周围环境的感知，则可不予处理。

（2）缓解悲伤情绪：悲伤、忧郁对于临终患者和家属都属于正常过程，通常在预期死亡即将发生前开始。医护人员通过倾听患者所关心的事、帮助患者实现自我控制、向患者解释未来的情况，并保证能够解除患者的疼痛和其他不适症状，在很大程度上能够缓解患者的悲伤情绪。

（3）积极治疗抑郁：抑郁在临终患者中是非常常见的心理症状，为保证患者的生命质量，医护人员尽可能采取措施帮助患者缓解抑郁。对于少数持续性、有临床意义的抑郁，可用小剂量的抗抑郁药如帕罗西丁等治疗；抑郁合并躁狂的患者，通常可用三环类抗抑郁药，如阿米替林等进行治疗；抑郁合并严重失眠的患者，可给予曲唑酮等治疗。患者在生命的最后数周内，镇静性抗抑郁药有时可缓解抑郁，促进患者的睡眠。

（4）排解忧虑和焦虑：忧虑和焦虑可能是由治疗疼痛、呼吸困难、失眠、膀胱充盈、恶心或多重用药所引起。在药物治疗前，应先给予精神支持治疗，包括聆听患者的求诉和与患者交谈。有时医护人员对患者温和的承诺、音乐治疗、亲人的祈祷、患者的遐想等均可起到排解其忧虑和焦虑的作用。如果决定用药物治疗，可选择苯二氮䓬类药物，根据患者的具体情况选择剂量。

（5）改善睡眠：抑郁和焦虑是失眠的主要原因，还包括环境、噪声、疼痛、缺少活动、代谢障碍、药物等，尽量找到并改变这些影响因素是改善睡眠的关键。轻者可用放松疗法如冥想、渐进的肌肉放松、深呼吸和听放松的音乐等进行治疗，较重者可用镇静催眠药，如曲唑酮、唑吡坦等进行治疗。

（6）释放压力：面对死亡，正常人都会产生巨大的压力，更何况临终患者。死亡来临时，患者可能由于担心被抛弃、与亲人分离、忧虑、无助感或身体外表的改变等而感觉到有压力。当面临不希望发生的死亡、患者和家庭成员分离不能共度患者最后时光时，压力最大。这种矛盾能引起患者的巨大悲痛，并导致家庭成员间的过度内疚和难以表达的悲痛。释放临终患者及家属压力的最佳方法是同情、提供信息、进行短时间的心理治疗等，必要时可短暂使用镇静剂。

（7）正确对待谵妄、幻视、幻听：有部分临终者会出现谵妄、幻视或幻听等症状，医护人员应正确对待这些情况的发生，必要时给予一定的药物治疗。

总之，在面对患者及家属的一系列心理状况时，要及时给予一定的心理治疗和药物治疗。不管是来自家庭成员的富有同情心的照料，还是来自专业照料者的悉心照护，在解决这些负性情感问题上都是大有益处的，在必要时可联系心理治疗师、精神科医生等提供帮助。

（宋岳涛）